Ruckstuhl · Schizophrenieforschung

Urs Ruckstuhl

Schizophrenie-forschung

Die theoretischen und empirischen Beiträge der Experimentellen Psychologie

Beltz Verlag · Weinheim und Basel 1981

Urs Ruckstuhl, Dr.phil., Dipl.Psych., Jahrgang 1950, Studium der Germanistik und Philosophie in Basel (1970–71); von 1971–76 Studium der Klinischen Psychologie an der Universität Zürich. Ab 1976 Beginn einer Dissertation zur Schizophrenieforschung, daneben Aufbau eines psychologischen Praxis-Kollektivs für Verhaltenstherapie und Hausmann. Mitbegründer der Schweizerischen Gesellschaft für Verhaltenstherapie (SGVT) 1978; gewerkschaftliches Engagement für eine bessere psychosoziale Versorgung.

CIP-Kurztitelaufnahme der Deutschen Bibliothek

Ruckstuhl, Urs:
Schizophrenieforschung : d. theoret. u. empir. Beiträge d. experimentellen Psychologie / Urs Ruckstuhl. – Weinheim ; Basel : Beltz, 1981.
ISBN 3-407-54616-5

Gesamtherstellung: Beltz Offsetdruck, 6944 Hemsbach über Weinheim
Umschlaggestaltung: E. Warminski, Frankfurt/M.
Umschlagbild: Johannes Lindenmeyer, nach einer Idee von Stanislaw Markowski
Printed in Germany

ISBN 3 407 54616 5

Inhaltsübersicht

Zum Geleit 9

Vorwort 11

1. Einleitung 15
1.1. Nicht behandelte Theorien 16
1.2. Zur Darstellung der Theorie 19
1.2.1. Die Theorie 19
1.2.2. Empirische Evidenzen für die Theorie 19
1.2.3. Zur Kritik der Theorie 20
1.3. Die schizophrenen Untergruppen 24
2. Die experimentalpsychologischen Schizophrenietheorien 26
2.1. Der Zusammenbruch der Informationsaufnahme und -verarbeitung in der Schizophrenie 26
2.1.1. Die Theorien 26
2.1.2. Evidenzen für die IV- und Filtertheorien 52
2.1.3. Zur Kritik der IV- und Filtertheorien 59
2.2. Silvermans perzeptiv-kognitive Schizophrenietheorie 71
2.2.1. Die Theorie 71
2.2.2. Empirische Evidenzen für die Schizophrenietheorie von Silverman 98
2.2.3. Zur Kritik der perzeptiv-kognitiven Schizophrenietheorie 113
2.3. Die Theorie der Set-Segmentierung 127
2.3.1. Die Theorie 127
2.3.2. Empirische Evidenzen zur Theorie der Set-Segmentierung 138
2.3.3. Zur Kritik der Theorie der Set-Segmentierung 142
2.4. Die Arousal-Theorien zur Erklärung des schizophrenen Defizits 150
2.4.1. Die Theorien 150
2.4.2. Empirische Evidenzen für die Arousal-Theorien in der Schizophrenieforschung 166
2.4.3. Zur Kritik der Arousal-Theorien 182

2.5. Der neobehavioristische Ansatz 193
2.5.1. Die Response-Interferenz-Theorien 194
2.5.2. Gehäuftes Auftreten normaler Response-Präferenzen 224

3. Theorien und Hypothesen zu spezifischen kognitiven Störungen in der Schizophrenie 234
3.1. Einleitung 234
3.2. Die betroffenen Prozeßebenen der Informationsverarbeitung 236
3.3. Hypothesen und Theorien zur Erklärung normdevianter Begriffsbildungen 236
3.3.1. Übermäßige Konkretheit im Denken Schizophrener 237
3.3.2. Das Konzept Overinclusion 254
3.3.3. Idiosynkratische Begriffsantworten 267
3.3.4. Die Personal-Construct-Theorie 269
3.4. Hypothesen und Befunde zu einzelnen Aspekten des Problemlösens 272
3.4.1. Erforschte Dimensionen des Problemlösens 273
3.4.2. Deduktives Denken in der Schizophrenie 277

4. Methodische Probleme der experimentalpsychologischen Schizophrenieforschung 283
4.1. Einführung 283
4.2. Probleme der Selektion 289
4.2.1. Die Selektion der Schizophrenen 289
4.2.2. Die schizophrenen Untergruppen 296
4.2.3. Fragen der Parallelisierung (matching) 310
4.3. Meßprobleme 317
4.3.1. Das Grundproblem 318
4.3.2. Verschiedene Meßmethoden 318
4.3.3. Allgemeines und spezifisches Defizit 320
4.4. Design-Probleme 324
4.4.1. Probleme bei der Parallelisierung von Gruppen .. 324
4.4.2. Design-Probleme 325
4.4.3. Die Spezifitätsfrage: nicht-psychotische und psychiatrische Kontrollgruppen 327

5. Eine ganzheitlich-integrative Konzeption der Schizophrenie 330
5.1. Einleitung 330
5.2. Schizophrenie: Eine Integrationsstörung 330
5.3. Gründe, die für eine Störung der Integration in der Schizophrenie sprechen 332
5.3.1. Experimentelle Befunde 332
5.3.2. Schizophrene Symptome, klinische Erscheinungsbilder 338

5.3.3. Klinische und experimentalpsychologische Theorieansätze 341
5.4. Der theoretische Bezugsrahmen 342
5.4.1. Der neobehavioristische Integrationsversuch von Magaro 342
5.4.2. Welcher theoretische Bezugsrahmen? 342
5.4.3. Die Notwendigkeit eines ganzheitlich-integrativen Theorieansatzes 343
5.5. Eine ganzheitlich-systemtheoretische Konzeption der Schizophrenie 346
5.5.1. Der normalpsychologische Bezug 346
5.5.2. Schizophrenie: Eine Integrationsstörung 351
5.5.3. Ansätze zu einer Forschungsstrategie 359
5.5.4. Ein Modell der hierarchischen Verhaltenssteuerung 362
5.5.5. Ein kognitives Modell der hierarchischen Verhaltensorganisation 370

Literaturverzeichnis 405

Personenregister 461

Sachregister 473

Heidi und Luca
und allen Mitbewohnern der Wohngemeinschaft
für die mir erwiesene Geduld

Zum Geleit

Der seit Eugen Bleuler schizophren genannte Mensch ist als ganze Existenz unserem Erkennen unfaßbar. Die Frage nach den Vorbedingungen und nach dem Hineingeraten in das ich-psychopathologische Ereignis multipler Ätiologie, das wir schizophrene Psychose nennen, das als persönlichkeitsspezifisches Reaktionsmuster verstanden werden kann und das nach der ersten Manifestation der Psychose mit ihren sozialen und persönlichen Folgen unter Umständen nach ganz anderen funktionell-finalen Motiven wiederholt oder gar chronifiziert wird, ist im Grunde genommen so unbeantwortet wie die Frage nach dem Wege, der wieder herausführt aus der Krankheit. Gibt es Therapie im Sinne von Gesund-machen oder ist das beste, was Therapie leisten kann, den Selbstheilungsprozeß möglichst wenig störend zu begleiten, um dabei Mut zu geben und die Anregung, bei diesen Rekonstruktionsanstrengungen nicht müde zu werden?

Alle Schizophrenietheorien, die das "Wesen" (selbst eine Idee!) der Störung fassen wollen, wie auch die, welche Ursache und Entstehungsgang begreifen wollen, können immer nur Teilbereiche näher ins Auge fassen. Solche partikularen Aspekte gehen von bestimmten anthropologischen Modellen des Gesunden und des Kranken aus, ob reflektiert oder nicht. Alle im strengen Sinn wissenschaftlich-empirischen Studien sind notwendig reduktionistisch. Sie erfassen nur Teilbereiche und müssen oft die Frage nach der Integration zu einem Ganzen offen lassen. Sie sind durch die Bedingungen wissenschaftlicher Empirie, nämlich experimentelle Prüfbarkeit, Wiederholbarkeit, Vergleichbarkeit der untersuchten Populationen, und durch den Einfluß anderer Umstände (intervenierender Variablen) auch schwierig exakt durchzuführen. Oft wird die Erklärungsmöglichkeit einer Theorie überschätzt oder es kommt zu monomanen Deutungen mit einer der klinischen Wirklichkeit nicht mehr angepaßten Inflation einer Idee, von psychologischen Teilbereichen aus (z.B. Aufmerksamkeit, Denken, Wahrnehmung, Wachheit) das Schizophren-Sein in den Griff zu bekommen.

In der vorliegenden Arbeit sichtet der Autor kritisch einen wichtigen Teil der experimental-psychologischen Forschungsansätze zum Thema Schizophrenie. Zur Hauptsache bespricht er die Theorien, die das Schizophren-Sein mit Störungen der Informationsverarbeitung auf verschiedenen Ebenen in Zusammenhang bringen: mit Wachheit, globaler und selektiver Aufmerksamkeit (Filtertheorien), Wahrnehmung, Denken (concreteness, overinclusion), Problemlösungsverhalten, Informationsaufnahme und -abgabe, resp. Beantwortung von Information. Der Autor analysiert diese Theorien hinsichtlich Methodik, Aussage- und Erklärungswert, Generalisierbarkeit resp. Gültigkeit für bestimmte Gruppen. Damit wird eine Übersicht über die Problematik experimental-psychologischer Schizophrenieforschung hinsichtlich ihrer empirisch-wissenschaftlichen Durchführbarkeit und hinsichtlich ihres Gültigkeitsbereiches gewonnen. Die Uneinheitlichkeit der Ergebnisse ist bemerkenswert. Die Schwierigkeit, verschiedene theoretische Ansätze in einem Modell zu integrieren, ist aufgezeigt.

Es scheint sich abzuzeichnen, daß auch auf diesem Gebiete Theorien nach ihrer ursprünglichen Kreation ein Eigenleben gewinnen, indem es nicht mehr um ihre sorgfältig transparent gemachte Bewährung, Handlungsrelevanz oder um ihre Eliminierung nach Falsifikation geht, sondern um den Versuch, mit dem Instrument einer Theorie durch ad hoc-Erweiterungen immer mehr Erklärungs"einsichten" zu gewinnen, womit das Instrument bis zur Unbrauchbarkeit überlastet wird.

Das Buch von Urs Ruckstuhl, für den deutschen Sprachraum eine wichtige kritische Übersicht, mag vor solchem Gebrauch von Theorien, die immer nur partikularen und temporären instrumentellen Wert haben, eindrücklich warnen.

Zürich, September 1980

Prof. Christian Scharfetter
Burghölzli
Psych. Uni-Klinik Zürich

Vorwort

Dieses Buch macht den Leser mit einer Disziplin der Schizophrenieforschung vertraut, die in angelsächsischen Ländern längst einen prominenten Platz einnimmt, im deutschen Sprachraum aber dem breiten klinisch und wissenschaftlich interessierten Publikum weitgehend unbekannt ist.

Verfolgt man den Gang der Schizophrenieforschung, kann man sich des Eindruckes kaum erwehren, eine gewisse Stagnation habe sich gegenwärtig eingestellt (vgl. Zubin & Spring, 1977). Um die Familienforschung ist es nach den stürmischen fünfziger und sechziger Jahren etwas ruhiger geworden, die Psychoanalyse versteift sich auf das Borderline-Syndrom, die genetische Richtung hat bedeutende Rückschläge zu verzeichnen. Auch der experimentalpsychologische Ansatz ist nicht geeignet, Zeugnis von spektakulären Errungenschaften abzulegen. Für sich genommen, scheint heute jeder partikuläre Ansatz, auch der experimentalpsychologische, zur Stagnation verurteilt. Die experimentalpsychologische Forschungsrichtung - auch Labor- oder Defizitforschung - kann zudem die sozialhistorischen Ansätze (Familienforschung, Psychoanalyse, soziologische Modelle) nicht ersetzen. Beide Forschungsrichtungen verfügen über unterschiedliche Greifstellen und konzentrieren sich auf ganz andere Betrachtungsebenen. Die Schizophrenie aber ist eine unteilbare Störung, jede Disziplin betreibt somit Aspektforschung. So trägt die experimentalpsychologische Forschung u.E. wenig zur Aufhellung der Ätiologie der Schizophrenie bei, sie könnte aber eine Struktur in das Kaleidoskop der schizophrenen Erscheinungsvielfalt bringen und den sozialhistorischen Ansätzen konzise Beschreibungen von devianten Zuständen und Prozessen bereitstellen. An den sozialhistorischen Ansätzen wäre es dann, systematisch die interaktiv-kommunikativen Entsprechungen der aktuellen Verhaltensabweichungen in der Lerngeschichte Schizophrener zu identifizieren.

Die Wirklichkeit des Forscheralltags stellt sich etwas nüchterner dar. Die einzelnen Forschungsrichtungen stehen in einem ausgesprochenen Konkurrenzverhältnis zueinander. So Cromwell: "Der Mangel an interdisziplinärer Zusammenarbeit hat einen Karussell-Effekt erzeugt. Jeder Forscher wählt eine Konzeption der Schizophrenie, die mit seiner Disziplin vereinbar ist. Er konzipiert die Schizophrenie als eine Störung, die mit Variablen aus der eigenen - und aus keiner andern - Disziplin erfaßbar wird. Die Ergebnisse aus den andern Disziplinen werden als sekundäre Folgeerscheinungen derjenigen Variablen aufgefaßt, die in der eigenen Disziplin als die primären angenommen werden ... Wie bei der Karussell-Fahrt wählt man sein Pferd. Jedermann darf sich des Glaubens erfreuen, daß sein Pferd den Rest anführt. Ist die Fahrt zu Ende, genügt es, beiseite zu treten, um festzustellen, daß die Pferde gar nicht vom Fleck kamen" (1972, S. 123-124). Dieses Buch möchte eine weitere Bedingung schaffen für vermehrte interdisziplinäre Verständigung, Zusammenarbeit und theoretische Integrationsbemühungen, damit so der Schizophrenieforschung neue Impulse zufließen.

Eine bessere Verständigung und interdisziplinäre Integrationsbemühungen werden aber erst denkbar, wenn innerhalb der einzelnen Forschungsrichtungen selbst ein Niveau an Vereinheitlichung und Integration erreicht ist, das den Forschern aus andern Disziplinen zugemutet werden darf. Nun ist aber der experimentalpsychologische Ansatz verantwortlich "für eine schnell wachsende, aber zunehmend unverdaulichere Masse von klinischen Beschreibungen und Experimenten" (Callaway, 1970, S. 193). Eine Index-Zählung der "Psychological Abstracts" seit 1960 legt nahe, daß pro Jahr etwa 300 Arbeiten zum Thema Schizophrenie veröffentlicht werden, mit einer zusätzlichen Wachstumsrate von 10% pro Jahr. Schon vor dieser Indexzählung kommt man aufgrund von Schätzungen auf ca. 5 000 Publikationen (siehe die Übersicht von Bellak, 1958). Der Anteil der experimentalpsychologischen Arbeiten an der Gesamtzahl der Schizophreniestudien ist beträchtlich und wächst dauernd. Ein Buch von Schooler & Feldman (1967) umfaßt Zusammenfassungen von 995 experimentellen Schizophreniestudien. Cash (1973) zählte bei einer kritischen Durchsicht der Artikel aus nur zwei Zeitschriften (Journal of Abnormal Psychology, Journal of Consulting and Clinical Psychology) in einer Periode von fünf Jahren (1966-1970) insgesamt 166 experimentalpsychologische Arbeiten, theoretische und Übersichtsartikel ausgeschlossen. Die Bibliographie von Studemund (1975), die nur Arbeiten zu schizophrenen Sprachstörungen berücksichtigt, enthält allein 1 203 Titel, wovon rund zwei Drittel empirischer Ausrichtung sind. Diese wenigen Beispiele genügen, um einen Eindruck der stetig anschwellenden Flut experimentalpsychologischer Untersuchungen zu vermitteln. Die Menge der einschlägigen Veröffentlichungen, selbst eines begrenzten Zeitraumes und zu einzelnen Bereichen, kann ein Einzelner kaum mehr überblicken. Die Ergebnisse sind außerdem uneinheitlich, die Theorien oft gegensätzlich. Hinzu tritt eine zunehmende methodische Diversifikation und inhaltliche Partikularisierung. Trotzdem wird in diesem Buch der Versuch unternommen, einen repräsentativen, keinesfalls erschöpfenden Überblick über weite Gebiete dieses Forschungsfeldes zu verschaffen. Ein zentrales Anliegen des Buches liegt auch darin, den Blick vom Besonderen, von den tausend Einzelheiten etwas abzuziehen und wieder vermehrt auf das Ganze der Störung zu lenken. Im Schlußkapitel werden Vorschläge zur Überwindung der Zersplitterung und des Partikularismus der experimentalpsychologischen Forschung unterbreitet. Das Buch hat den Zweck erfüllt, wenn es dem Anfänger den Einsteig in das Forschungsgebiet erleichtert und verkürzt und dem klinisch wie wissenschaftlich interessierten Fachmann eine Orientierungshilfe bietet, sich in diesem wissenschaftlichen Dschungel zurechtzufinden. Ganz bestimmt wird das Buch nur einem Teil das Chaos Herr, viele Widersprüche bleiben zurück.

Zum Aufbau und zur Lesart des Buches: Der Einleitung folgt die Darstellung wichtiger experimentalpsychologisch fundierter Theorien und der ihnen zugehörigen empirischen Belege. Jedes Theoriekapitel wird abgeschlossen mit einer kritischen Beurteilung des betreffenden Ansatzes (Kap. 2.1. bis 2.5.). Ein großes Gewicht wird der Darlegung der normalpsychologischen Theorien, auf der die jeweilige Schizophrenietheorie aufgebaut ist, beigemessen. Der Leser, der vorwiegend theoretisch interessiert ist und sich weniger um Detailwissen kümmert, kann die Abschnitte, in denen die empirischen Belege für die Theorien referiert werden, überspringen. Die Theoriekapitel sind im übrigen einigermaßen in sich abgeschlossen, es besteht keine Notwendigkeit, sie in der vorgegebenen Reihenfolge zu lesen. In Kapitel 3 werden die Hypothesen und Experimente zu spezifischeren kognitiven Defizits behandelt. Einen bedeutenden Raum nimmt die Diskussion von methodischen Fragen, insbesondere von Fragen der Diagnose und Untergruppenbildung, ein (Kapitel 4). Wenn sich beim Leser im Laufe der Lektüre die methodischen Unklarheiten häufen, dann empfiehlt es sich, Kapitel 4 vorzuziehen. Im Schlußkapitel schließlich werden Wege zur Integration der disparaten Ergebnisse diskutiert und eine ganzheitlich-systemische Konzeption der Schizophrenie vorgelegt, die die Schizophrenie selbst als eine Integrationsstörung begreift. Sollte beim Leser schon während der Auseinandersetzung mit den verschiedenen Theorien das Bedürfnis wach werden, ein integrativeres Verständnis der schizophrenen Störung zu gewinnen, kann er wiederum Kapitel 5 vorschalten und dann in den früheren Kapiteln weiterlesen. An Kritik und einer allfällig während der Lektüre des Buches gewonnenen eigenen integrativen Konzeption der schizophrenen Störung ist der Autor sehr interessiert und bittet um Mitteilung an folgende Anschrift: Urs Ruckstuhl, Psych. Praxis-Kollektiv, Bolleystr. 30, CH-8006 Zürich.

1. Einleitung

Gegenstand der Kap. 2.1.-2.5. ist die Darstellung einer Reihe wichtiger experimentalpsychologischer Schizophrenietheorien (der Einfachheit halber im weiteren oft und nicht ganz korrekt Schizophrenietheorien) und der dazugehörigen empirischen Belege. Eine kritische Einschätzung des betreffenden Ansatzes steht jeweils am Schluß jedes Kapitels. Dem ersten Teil dieses Buches stand weniger der Anspruch Pate, einen erschöpfenden, aber äußerst pauschalen Abriß über sämtliche experimentalpsychologischen Schizophrenietheorien in der Art zu geben, wie man dies in Sammelreferaten vorfindet, als vielmehr das Anliegen, exemplarisch einige besonders wichtige Ansätze mit ihren verschiedenen Implikatikonen breit auszulegen. Weiteren Aufschluß über die Theoriebildung in der experimentellen Schizophrenieforschung und über Details empirischer und methodischer Art geben eine Reihe von Sammelreferaten (deutsch: Cohen & Meyer-Osterkamp, 1974; Plaum, 1975; Rey, 1978; Wittchen & Rey, 1978; englisch: Hunt & Cofer, 1944; Rabin & Winder, 1969; Reitan, 1962; Venables, 1964; Buss & Lang, 1965; Lang & Buss, 1965; Buss, 1965; Yates, 1966; Broen, 1968; Reed, 1970; Zimet & Fishman, 1970; McGhie, 1970; Neale & Cromwell, 1970; Payne, 1970; Chapman & Chapman, 1973; Salzinger, 1973; Magaro, 1973; Cromwell, 1975; Venables, 1978; Sprache: Pavy, 1968; Vetter, 1968; Maher, 1970; Seeman, 1970; Schwartz, 1978). Ausschlaggebend für die Auswahl der Theorien waren etwa Kriterien wie: 1. der Einfluß, den eine Theorie im Forschungsfeld ausübt, 2. der Geltungs- und Erklärungsanspruch einer Theorie, 3. die Bedeutung, die ihr im Zusammenhang mit den empirischen Befunden zukommt, 4. experimentalpsychologische Theorieansätze im engeren Sinn, d.h. Labortheorien. Natürlich waren auch persönliche Präferenzen im Spiel. Die präsentierten Theorien unterscheiden sich sehr stark in ihrem Geltungs- und Erklärungsanspruch; das Spektrum reicht von Einzelhypothesen zu spezifischen Leistungsbesonderheiten bis hin zu komplexen Theoriegebilden. Die Ausführlichkeit der Darstellung entspricht jeweils der Elaboriertheit einer Theorie. Informationsverarbeitungstheorien erfreuen sich in der experimentellen Schizophrenieforschung großer Beliebtheit. Dieser Umstand schlägt sich in der Anzahl der referierten Theorien im entsprechenden Kapitel, wo auch spezifischere Hypothesen erörtert werden, nieder. Auch wenn vielleicht wenige bedeutende Ansätze aus Raum- und Konzeptgründen nicht berücksichtigt wurden, so glauben wir trotzdem, die wichtigsten, einflußreichsten und umfassendsten Theorien in diesem Buch zu würdigen.

1.1. Nicht behandelte Theorien

Neben älteren, überholten oder widerlegten Ansätzen bleiben in diesem Buch folgende Theoriegruppen unberücksichtigt:

1. Die kommunikationstheoretischen Ansätze aus der Familienforschung (Bateson, Jackson, Haley & Weakland, 1964; Wynne & Singer, 1963; Lidz, 1973; siehe Bateson et al., 1972, sowie Mishler & Waxler, 1966, 1968). Diese Theorien haben, sofern Aspekte davon im Labor überprüft wurden, nur eine magere Bestätigung erfahren (Schuham, 1967). Wie die problematische Überprüfung der "Double-bind"-Hypothese anhand von Studien zur inkonsistenten Kommunikation (z.B. Mehrabian, 1972) nahelegt, ist die Frage berechtigt, ob ein experimentelles Paradigma diesen Makrotheorien überhaupt je gerecht wird. Gerade zentrale Bestandteile dieser Theorien wie Dauer und Schweregrad der Beeinflussung sowie das spezifische familiäre Klima sind in einem Labor kaum je angemessen simulierbar.

2. Die psychodynamischen Regressionstheorien: Im Zentrum dieser Theorien steht meist die Annahme einer Rückkehr Schizophrener zu Denk- und Wahrnehmungsformen früher Entwicklungsstufen (Jung, 1906; Freud, 1911; Fenichel, 1945; Rapaport, 1951; Federn, 1956; usw.). Die psychodynamischen Theorien sind aber in bezug auf das Verhalten, das als deviant erwartet wird, meist zu allgemein und unspezifisch. Ohne Zweifel können im schizophrenen Denken Merkmale identifiziert werden, die für das von Freud beschriebene Primärprozeß-Denken von Kindern und Primitiven und für Träume charakteristisch sind. Die Frage, ob diese Merkmale in der Schizophrenie häufiger auftreten als bei Normalen, ist bis jetzt unbeantwortet. Chapman & Chapman (1973) geben eine kritische Übersicht über die verschiedenen Regressionstheorien (vgl. auch Freeman, Cameron & McGhie, 1965) und referieren einige empirische Vergleichsstudien zwischen Schizophrenen und Normalen. Mit der Theorie von Arieti (Kap. 3) ist der psychodynamische Ansatz in diesem Buch am Rande vertreten.

3. Entwicklungstheorien: Neben Storch (1922) und Schilder (1920) vertraten auch Vigotsky (1934), Hanfman & Kasanin

(1922) einen entwicklungstheoretischen Ansatz zur Erklärung schizophrener Phänomene. Vor allem aber die Entwicklungstheorien von Werner (1948) und Piaget (1923, 1950) haben eine Reihe von Forschern zu Vergleichsstudien angeregt. Es handelt sich hierbei meist um relativ direkte und spezifische Vergleiche bezüglich der Gemeinsamkeiten von kindlichem, primitivem und schizophrenem Verhalten. Im Gefolge von Werner hat vor allem Goldman (1962) eine umfassende und experimentell recht gut abgestützte Regressionstheorie entwickelt, die im Gegensatz zu psychodynamischen Regressionstheorien auf der Identifikation rein formal-struktureller Ähnlichkeiten zwischen kindlichen und schizophrenen Verhaltensformen basiert (siehe auch Kaplan, 1974). Die entwicklungstheoretischen Grundlagen von Piaget haben zuerst Cameron (1944), später Trunnell (1964, 1965), Feffer (1967) und neuestens Kay & Singh (1975) und Kay, Singh & Smith, 1975) zum Ausgangspunkt für einen systematischen Vergleich zwischen Denken und Wahrnehmung von Kindern und Schizophrenen gewählt (vgl. auch Silverman, Kap. 2.2.). Ebenfalls einen entwicklungstheoretisch orientierten Ansatz legte DeWolfe (1974) vor. Leider wurde der entwicklungspsychologische Ansatz nie von einer Forschergruppe systematisch und kohärent über längere Zeit hinweg verfolgt. Dies ist äußerst bedauerlich, da die großen Entwicklungstheorien ein reichhaltiges Reservoir von Erkenntnissen und Hypothesen bilden, das für die Schizophrenieforschung fruchtbar zu machen sicher lohnend wäre.

4. Theorien zur emotionalen Störbarkeit: Diese Theorien stehen in engem Zusammenhang mit den Theorien unter Punkt 1 bis 3 oder sind teilweise gar identisch mit ihnen. Die Hypothese, Schizophrene seien durch emotionale Reize besonders störbar und daher in ihren Leistungen beeinträchtigt, wird von Theoretikern ganz divergierender Richtungen vorgetragen. Psychodynamisch orientierte Denker (Jung, 1909; Arieti, 1974; usw.) erachten jeden schizophrenen Fehler als durch ein spezifisches Bedürfnis motiviert, andere Theoretiker (Cameron, 1944; Sullivan, 1944) interpretieren die schizophrenen Symptome als Ausdruck für den Verlust der normalen Motivation, mit der Umgebung zu kommunizieren. Nach Haley (1959) wiederum versuchen die Schizophrenen, aktiv nicht zu kommunizieren, um einer Definition ihrer Beziehung andern gegenüber aus dem Wege zu gehen. Watson & Jacobs (1977), Harrow, Grinker, Holzman & Kayton (1977) und Chapman, Chapman & Raulin (1976) postulieren für gewisse Schizophrenen eine spezifische Unfähigkeit, starke Emotionen zu empfinden (Anhedonie). Lediglich bei Silverman (Kap. 2.2.) bildet die Hypothese der emotionalen Störbarkeit einen integrierten Bestandteil in seiner theoretischen Gesamtkonstruktion. Einen kritischen Überblick über diese Theorien geben Chapman & Chapman (1973).

5. "Impression management"-Theorien: Diese und ähnliche Theorien (Braginsky, Braginsky & Ring, 1969; Ludwig & Farrelly, 1966) interpretieren das symptomatische Verhalten hospitalisierter Schizophrener im Sinne aktiver interpersoneller Strategien zur Sicherung und Aufrechterhaltung stationärer Privilegien. Diese Theorien entbehren einer fundierten empirischen Basis. Wir erachten den Versuch, schizophrenes Verhalten als aktiv und zielstrebig, besonders in einem kreativen und neoformativen Sinne, aufzufassen, als sehr fruchtbar, jedoch nicht im einseitig negativen und diskriminierenden Sinne von Braginsky et al.

6. Neurophysiologische Modelle: Rein neurophysiologische Modelle (Fish, 1961; Meehl, 1962; Stilson & Kopell, 1964; Rashevsky, 1964; Kornetsky & Mirsky, 1965; Hernandez-Peon, 1975), auch wenn sie auf der Basis von psychologischen Methoden und Ergebnissen konzipiert sind, sind nicht Gegenstand dieses Buches.

7. Analogiemodelle: Das sind Modelle, die aufgrund schizomimetischer Bedingungen, d.h. Bedingungen, unter denen das Verhalten Normaler in einigen oder vielen Aspekten demjenigen von Schizophrenen gleicht, konzipiert wurden. Diese mehr oder weniger weitgehenden Analogisierungsversuche (Halluzinogene Drogen, Schlaf- und Reizentzug, Reizüberflutung, Hypnose, systematische Ablenkung, gelockerte Aufmerksamkeit, operantes Konditionieren usw.) sind im allgemeinen recht problematisch und meist nur mit gewaltsamen Übergeneralisierungen aufzurechtzuerhalten. Wohl die interessanteste und weitestgehende Analogisierung wird mit stark halluzinogenen Drogen (LSD-25, Meskalin und Sernyl) erzielt (Modellpsychosen).

8. Spezifische Hypothesen und Gedächtnistheorien: Wenn im Buch von Wahrnehmungsstörungen die Rede ist, beschränken sich die Aussagen entweder auf die visuelle (perzeptiv-kognitive Theorie) oder auditive (Filtertheorie) Sinnesmodalität. Es sind auch Untersuchungen und Theorien zu Störungen in andern Sinnesmodi und zu spezifischen Funktionen vorgelegt worden, z.B. zur Propriozeption (Ritzler & Ebner, 1973; Ritzler & Rosenbaum, 1973), zur Zeitwahrnehmung (siehe Kap. 4) oder zur vestibulären Funktion (Ornitz, 1970). Weder diese modusspezifischen Theorien noch Theorien zu einzelnen kognitiven Defizits, mit Ausnahme der in Kap. 3 behandelten, können im vorliegenden Buch erörtert werden. Ebenso wird auf eine Besprechung der Theorien zu spezifischen Gedächtnisstörungen in der Schizophrenie (wahrscheinlich sind deviante Strategien der Enkodierung und Abrufung von Information) verzichtet (siehe Koh, 1978).

Wenn die interaktionellen und sozialhistorischen Schizophrenietheorien (Punkte 1 bis 4) in diesem Buch nur am Rande erwähnt werden, dann sicher nicht, weil wir sie für weniger bedeutend oder empirisch fundierbar halten. Ganz im Gegenteil! Diese Ansätze sind von besonderer Relevanz, weil sie im Gegensatz zu den Labortheorien, die ja naturgemäß weitgehend ahistorisch, reduktionistisch und rein deskriptiv sind, meist auch ätiologische Hypothesen implizieren. Schon deshalb verdienen sie eine besondere Beachtung und Förderung. Leider entsprechen die verwendeten methodischen Mittel und der im Vergleich zur experimentellen Forschung geringfügige Forschungsaufwand in keiner Weise der Bedeutung dieser Theorien. Wir stellen uns eine gegenseitige Auseinandersetzung als durchaus fruchtbar für beide Ansätze vor. So könnten die Laboransätze konzise Beschreibungen der schizophrenen Verhaltensdevianzen und der Grundstörung herausarbeiten. Die Reihe wäre dann an den sozialhistorisch orientierten Forschern, die kommunikativ-interaktiven Entsprechungsmuster in der Lerngeschichte und im Sozialisationsmilieu Schizophrener zu identifizieren (sieh z.B. Wynne & Singer, 1963). Nur systematische und großangelegte Langzeitstudien vermöchten u.E., dem in dieser Hinsicht nach wie vor bestehenden großen Vakuum Abhilfe zu leisten. Wir werden im Buch verschiedentlich auf die Notwendigkeit einer solchen dialektischen Forschungsstrategie zurückkommen.

1.2. Zur Darstellung der Theorie

Jedes Theoriekapitel ist in die folgenden drei Hauptabschnitte gegliedert:

1.2.1. Die Theorie

Den Schwerpunkt des Buches bilden eindeutig theoretische Fragen, sie nehmen entsprechend den größten Raum ein. Wie schon eingangs erwähnt, wurde eine intensive, d.h. ausführliche und relativ autorennahe, statt extensive Darstellungsweise gewählt. Einen wichtigen Platz nimmt dabei jeweils die Erörterung der normalpsychologischen Bezüge der exemplarisch dargestellten Theorien ein (siehe Punkt 3).

1.2.2. Empirische Evidenzen für die Theorie

Eine ausführliche Darstellung der empirischen Belege für die einzelnen Theorien ist nachträglich zum großen Teil dem Buchumfang zum Opfer gefallen. Detaillierte Angaben zum Design, zu den Kontrollverfahren und statistischen Methoden fehlen weitgehend. Eine Diskussion und pauschale Beurteilung allgemeiner Sample- und Designfragen findet sich in Kap. 4. Spezifischere Informationen muß sich der Leser über die entsprechende Primärliteratur oder die Übersichten zu methodischen Problemen der experimentellen Schizophrenieforschung aneignen (siehe Kap. 4). Besonders empfehlenswert ist das Buch von Chapman & Chapman (1973). Darin werden neben grundsätzlichen methodischen Problemen der Schizophrenieforschung auch eine Menge methodischer Details besprochen und kritische Betrachtungen zu besonders wichtigen experimentellen Anordnungen und Aufgaben angestellt.

Trotzdem wird an einem relativ umfassenden Überblick über die empirischen Ergebnisse, die für oder wider die jeweilige Theorie sprechen, festgehalten. Damit soll der Leser einen Eindruck der Fülle und Widersprüchlichkeit des Forschungsfeldes gewinnen und eine Orientierung über die Vielfalt durchgeführter Experimente erhalten. Es ist dann am Leser, zu entscheiden, in welches Spezialgebiet er sich tiefer einarbeiten will.

Ein besonderes Problem ergibt sich aus dem Umstand, daß die meisten Schizophrenietheorien post hoc-Erklärungen einer Menge disparater Ergebnisse sind. Es versteht sich von selbst, daß bei diesem Vorgehen alternative Erklärungen nie ausgeschaltet werden können. Die gleichen Ergebnisse werden so meist zur Stützung verschiedener Theorien beansprucht. Wir gliedern die Ergebnisse aus einer spezifischen experimentellen Anordnung mit einer gewissen Willkür jener Theorie an, die diese Ergebnisse primär für sich reklamiert.

1.2.3. Zur Kritik der Theorie

Abschließend soll jeweils ein Raster von zehn Rubriken über die Theorien gelegt werden, um Mängel, Einseitigkeiten und Unangemessenheiten des theoretischen Ansatzes aufzudecken. Die Theorien sollen danach beurteilt werden, ob und wie sie den von uns aufgestellten Kriterien genügen. Natürlich ist es legitim, eine Theorie zu irgend einem isolierten Phänomen zu konzipieren. Es gibt jedoch gewisse Fragen, auf die jede Schizophrenietheorie u.E. eine Antwort geben sollte, will sie für sich eine minimale klinische Relevanz geltend machen. Was die einzelnen Kriterien betrifft, so erachten wir die einen als unerläßlich, die andern als relativ willkürlich; möglicherweise fehlen auch wichtige Aspekte. Nicht alle, sondern nur die wichtigsten Theorien werden übrigens dem Kriterienraster unterzogen; die übrigen Theorien werden summarisch beurteilt. Auch wird nicht der Anspruch erhoben, jeweils alle relevanten kritischen Einwände beizubringen. Die einzelnen Rubriken sind:

1. Zur empirischen Begründung der Theorie
Unter dieser Rubrik wird eine zusammenfassende Einschätzung der empirischen Belege für die jeweilige Theorie versucht. Eine Antwort soll gegeben werden auf Fragen wie: Stehen die vorliegenden empirischen Befunde im Einklang mit den postulierten Unterschieden zwischen verschiedenen schizophrenen Untergruppen? Sind die verwendeten experimentellen Anordnungen oder Aufgaben angemessene Operationalisierungen der gewählten Konstrukte? Stimmen die Ergebnisse mit den von der Theorie abgeleiteten Hypothesen überein? Sind die Verhaltensphänomene durch die Konstrukte eindeutig erklärt oder bieten sich alternative Erklärungen an? Usw.

2. Der normalpsychologische Bezug
Im Unterschied etwa zur Psychoanalyse, wo die normalpsychologischen Modelle von den abweichenden Prozessen her rekonstruiert werden, gehen die experimentellen Schizophrenietheorien in der Regel von normalpsychologischen Modellen aus und versuchen, die abweichenden Funktionsweisen in der Schizophrenie aus diesen Modellen heraus zu spezifizieren. Wählt man diese Vorgehensweise, und wir erachten sie im Prinzip als richtig, hängt natürlich jeder Fortschritt in der Schizophrenieforschung entscheidend von den Fortschritten der Theoriebildung und Methodologie in der Normalpsychologie ab. (Damit ist nicht bestritten, daß die Normalpsychologie nicht umgekehrt stark von der Schizophrenieforschung bereichert werden kann.) Entsprechend viel Raum in der Darstellung der Theorien wird aus diesem Grunde den Exkursen gewährt, in denen das normalpsychologische Modell, auf das sich der Schizophrenieforscher abstützt, dargestellt und erörtert wird.

Fragen: Ist das benützte Modell überhaupt noch aktuell? Entspricht es noch den Befunden aus der Normalpsychologie? Welches sind die Schwächen des Modells? Hat der Autor das Modell korrekt auf die schizophrenen Verhältnisse spezifiziert? Hat er das ganze Modell oder nur Aspekte davon auf die Schizophrenie transferiert? Usw.

3. Der Erklärungsanspruch der Theorie
Welchen Geltungs- und Erklärungsanspruch macht der Autor für sein Modell geltend? Gefragt wird zunächst, ob die Theorie die Ansprüche, die sie sich selbst stellt, erfüllt und erst in zweiter Linie, inwiefern sie theoriefremden Kriterien genügt. Welche Verhaltensbereiche und -phänomene sollen erklärt werden? Leider ist es gang und gäbe, daß in der experimentellen Schizophrenieforschung von Ergebnissen zu relativ spezifischen Verhaltensdefizits auf weitere Störungen oder die schizophrene Störung schlechthin generalisiert wird. Es stellt sich also die Frage, ob die Verallgemeinerungen von einem spezifischen Set von

Ergebnissen auf unterschiedliche Störungsanteile oder die Gesamtstörung berechtigt ist. Beschränkt sich der Erklärungsanspruch der Theorie auf die Grundstörung oder soll damit ein ganzes Spektrum spezifischer Verhaltensbesonderheiten abgedeckt werden? Wenn ja, leitet der Autor von der postulierten Grundstörung Vorhersagen für die spezifischen Verhaltensebenen und -phänomene ab? Die wenigsten Theoretiker bemühen sich darum, eine systematische Verbindung zwischen den im Labor identifizierten Defizits und der Vielfalt der klinischen Erscheinungen (Symptome) herzustellen. (Storms & Broen (1969), Epstein (1979) und Hemsley (1977) gehören zu den wenigen Autoren, die solche Beziehungen explizit herzustellen versuchen.)

4. Lokalisation
Mit dem Begriff Lokalisation ist die deskriptiv-funktionale Ansiedlung der als primär erachteten Störungen im mentalen System gemeint. Welche psychischen Funktionen, Systeme oder Prozesse sind in der Schizophrenie zentral berührt? Die Lokalisationsproblematik ist die Schlüsselfrage der experimentalpsychologischen Schizophrenieforschung, sie wird uns über das ganze Buch hinweg beschäftigen. Ist es die Stimulus- resp. Input-Seite, die Response- resp. Output-Seite oder irgend eine Stufe des Informationsverarbeitungsprozesses dazwischen, die als defekt vermutet wird? Oder ist es gerade die Integration der multiplen Prozesse, die beeinträchtigt ist? Ist die Frage der Lokalisation aufgrund der verwendeten methodischen Mittel gegenwärtig überhaupt lösbar? Usw.

5. Ätiologie
Alle experimentalpsychologischen Schizophrenietheorien sind primär rein formal und deskriptiv, d.h. sie thematisieren das Wie und Was und nicht das Warum der Störung. Ätiologische Annahmen sind in den wenigsten Theorien impliziert. Werden sie dennoch statuiert, wirken sie oft aufgesetzt und scheinen mehr programmatisch die ätiologische Grundposition (Somatogenie, Psychogenie) des Autors zu verkünden. Grundsätzlich sind ätiologische Schlußfolgerungen aus einem Laborbefund äußerst selten zulässig. (Schlüsse etwa von einem erhöhten autonomen/kortikalen Erregungsniveau auf eine biologische Ätiologie sind in der Regel rein willkürlich.) Eine der entscheidenden Beschränkungen des vorliegenden Ansatzes ist gerade der vorwiegend deskriptive Status dieser Theorien. Dennoch ist es natürlich für die Forschungsrichtung, die ein Autor einschlägt, entscheidend, ob ein Verhalten grundsätzlich als erlernt oder ererbt betrachtet wird.

6. Untergruppenspezifische Aussagen
Unterscheidet der Ansatz zwischen verschiedenen schizophrenen Untergruppen? Besser: Trägt er den verschiedenen, oft diametral einander entgegengesetzten Verhaltensweisen verschiedener Schizophrener Rechnung? Beinhaltet die Theorie Hypothesen zu verschiedenen Grundstörungen? Usw.

7. Störungsbeginn und Zustandsänderungen
Eine Schizophrenietheorie müßte u.E. die spezifischen Bedingungen nennen, welche den Zusammenbruch auslösen. Ferner: Welche Bedingungen und Prozesse halten die schizophrene Störung aufrecht? Wann, warum und wie kommt es zu Zustandsänderungen im Laufe des schizophrenen Prozesses? Die letzte Frage stellt sich auf folgenden drei Ebenen: 1. Übergang eines Symptoms in ein anderes. 2. Übergang von einem Zustandsbild in ein anderes. 3. Übergang vom akuten in den chronischen Zustand.

8. Flexibilität/Weiterentwicklung der Theorie
Ist die Theorie flexibel genug angelegt, um Vorhersagen für ein breites Spektrum von Verhaltensphänomenen zu erlauben? Läßt sich das Modell erweitern? Wurde es vom Forscher faktisch weiterentwickelt und laufend verfeinert? Usw.

9. Erklärung positiver Verhaltensmerkmale
Die Schizophrenie zeichnet sich nicht nur durch eine Reihe negativer Verhaltensabweichungen und Defizits aus, sondern ebenso durch positive Verhaltensmerkmale, die von einem kreativen und neoformativen Potential zeugen. Trägt die Theorie auch diesen positiven Verhaltensphänomenen Rechnung? Wird gewissen schizophrenen Reaktionen oder der Schizophrenie allgemein auch eine adaptive Funktion eingeräumt? Wie lassen sich die positiven Verhaltensmerkmale erklären und allenfalls mit den Defizits in Beziehung bringen? Usw.

10. Therapeutische Implikationen
Laut einer Studie von Cash (1973) diskutieren nur 12% der Forscher die prophylaktischen und therapeutischen Implikationen ihrer Ergebnisse. Eine Forschungsrichtung, die sich in therapeutischer Hinsicht als irrelevant erweist, wird es schwer haben, sich auf die Dauer zu legitimieren. Keine Forschung ist bekanntlich wertfrei und zweckungebunden. Mehr noch: Die Laborforschung wird schließlich, will sie nicht in Verruf geraten, nur Artefakte zu erzeugen, die Richtigkeit ihrer Ergebnisse durch die Effizienz abgeleiteter praktisch-therapeutischer Prozeduren unter Beweis stellen zu müssen.

Zieht der betreffende Theoretiker explizite Folgerungen von therapeutischer Relevanz aus seinem Ansatz? Welche therapeutischen Konsequenzen ergeben sich allenfalls indirekt? Usw. Diese Fragen, wie übrigens alle unter Punkt 1 bis 10 aufgeworfenen Fragen, können natürlich nur gestreift werden. Eine erschöpfende Herleitung und Diskussion therapeutischer Prinzipien aus experimenteller Sicht wäre ein notwendiges und interessantes Unterfangen, lohnender Gegenstand für ein neues Buch.

1.3. Die schizophrenen Untergruppen

Wenig ist so gesichert wie der Befund, daß die Schizophrenie keine einheitliche Störung darstellt. Oft streben Ausmaß und Richtung der erzielten Leistungswerte bei verschiedenen schizophrenen Gruppen deutlicher auseinander als bei den Normalen und der schizophrenen Gesamtgruppe. Untersuchungen, die die schizophrene Gesamtgruppe nicht weiter in Subgruppen unterteilen, sind daher von sehr begrenztem Wert. In den folgenden Kapiteln wird deshalb viel von schizophrenen Untergruppen die Rede sein. Damit sich der Leser ein Bild machen kann, welche Kriterien bei der Gruppenbildung zur Anwendung gelangen, seien diese Untergruppen eingangs kurz beschrieben. Das Problem der Untergruppen ist Gegenstand einer ausführlichen Erörterung im Methodenkapitel (Kap. 4). Sollten sich beim Leser im Laufe der Lektüre die Verständnisschwierigkeiten in bezug auf die Untergruppen häufen, kann er den betreffenden Abschnitt im Methodenkapitel (4.2.2.) jederzeit vorziehen.

Die wichtigsten Gruppenunterscheidungen sind:

1. Die Unterscheidung: paranoid vs. nicht-paranoid
Schizophrene Vpn. werden der paranoiden oder nicht-paranoiden Untergruppe aufgrund des Vorhandenseins/Nichtvorhandenseins paranoider Symptome zugeteilt.

2. Die Unterscheidung: reaktiv vs. Prozeß- oder gute vs. schlechte prämorbide Anpassung
Beide Unterscheidungsdimensionen sind praktisch austauschbar.

Schlecht prämorbid angepaßte oder Prozeß-Schizophrene sind durch folgende Merkmale charakterisierbar: Anpassungsschwierigkeiten vor allem in sexueller und sozialer Hinsicht vor dem Zusammenbruch, schlecht integrierte Persönlichkeit, schlechte Prognose, hohe Therapieresistenz, langsamer, undramatischer Störungsbeginn (eben Prozeß; aber dieser Begriff impliziert hier keine ätiologischen Annahmen), ausgeprägte Denkstörungen, Nivellierung des affektiven Lebens.

Die Untergruppe der gut prämorbid angepaßten oder reaktiv Schizophrenen ist durch Merkmale festgelegt wie: geringe Anpassungsschwierigkeiten vor der Psychose, akuter Beginn der Störung, auch im Zusammenhang mit auslösenden Streßsituationen, relativ gut integrierte Persönlichkeit, gute Prognose, Therapiezugänglichkeit, starkes Affektleben.

Die prämorbide Anpassung wird meist über Informationen aus der Krankengeschichte erfaßt. Die Premorbid History Scale von Philips (1953), Wittman's Elgin Prognostic Scale (1941) sind die am häufigsten verwendeten Skalen. Bekannt sind aber auch Selbsteinschätzungsmaße (Ullmann & Giovannoni, 1964) zur Erfassung der prämorbiden Anpassung.

3. Die Unterscheidung: akut vs. chronisch

Der unter Forschern allgemein anerkannte Trennstrich zwischen akut und chronisch Schizophrenen ist eine Hospitalisationsdauer von zwei Jahren. Dieses Kriterium von zwei Jahren basiert auf epidemiologischen Studien von Brown (1960).

2. Die experimentalpsychologischen Schizophrenietheorien

Gegenstand der Kap. 2.1.-2.5. sind, wie in der Einleitung erwähnt, die allgemeineren und umfassenderen Schizophrenietheorien. Im Gegensatz dazu bilden die Theorien und Hypothesen zu spezifischeren kognitiven Funktionen und Leistungsbereichen (Begriffsbildung, höhere kognitive Leistungen) das Thema von Kap. 3.

2.1. Der Zusammenbruch der Informationsaufnahme und -verarbeitung in der Schizophrenie

Jede Gruppierung von Theorien hat etwas Willkürliches an sich. Nicht alle in diesem Kapitel dargelegten Theorien berufen sich explizit auf Konzepte des Informationsverarbeitungsansatzes (im folgenden steht für Informationsverarbeitung kurz: IV). Andererseits könnten auch die kognitiven Theorien von Silverman (Kap. 2.2.) und Shakow (Kap. 2.3.), Aspekte der Arousaltheorien (Kap. 2.4.) sowie die unter Kap. 3 referierten Theorien weitgehend dem IV-Ansatz zugezählt werden.

2.1.1. Die Theorien

In einer frühen Phase der Theoriebildung spielte vor allem eine spezifische Variante der Aufmerksamkeitstheorien eine hervorragende Rolle: die Filtertheorie. Verschiedene Autoren (Payne, Matussek & George, 1959; Payne, 1966; McGhie & Chapman, 1961; Lawson, McGhie & Chapman, 1964; Maher, 1972) haben wiederholt die Vielfalt schizophrener Leistungsstörungen im Lichte eines Zusammenbruchs der selektiven Aufmerksamkeit zu interpretieren versucht. Letztere wurde als eine Art Filtermechanismus konzipiert, dem die Aufgabe zufällt, die einlaufende Flut von Informationen, bevor sie der weiteren Verarbeitung zugeleitet wird, nach bestimmten Kriterien zu verdünnen und auszuwählen.
McGhie & Chapman (1961) stellten aufgrund von Interviews mit akut Schizophrenen verschiedene Hypothesen über die Ursache des schizophrenen Leistungsdefizits auf:

- Die Fähigkeit, die Aufmerksamkeit auf relevante Stimuli (innere wie äußere) zu konzentrieren, welche eine notwendige Voraussetzung für normales Wahrnehmen und zielgerichtetes Denken ist, scheint bei den Schizophrenen verloren zu sein. Da die Fähigkeit, die ablenkenden und irrelevanten Stimuli zu ignorieren, außer Kraft gesetzt ist, wird das Individuum vom sensorischen Input überflutet.
- Das schizophrene Individuum vermag seine Aufmerksamkeit nicht mehr willkürlich zu lenken. Seine Aufmerksamkeit ist ohne Ziel und wird durch das diffuse Stimulusmuster der Umwelt gesteuert.
- Der Schizophrene ist nicht länger imstande, verschiedene Stimuli simultan zu verarbeiten.

Die große Beliebtheit des Filterkonstruktes zeugt ein wenig von der Hoffnung, die man in eine elementare, passiv-mechanische Vorrichtung, die das hochkomplexe und wirre Erscheinungsbild der Schizophrenie schlagartig vereinfachen würde, gesetzt hatte. Mit fortschreitender Forschung erwies sich allerdings die wissenschaftliche Sehnsucht nach diesem elementaren Störungsmodell, aus dem das ganze Spektrum der Störungserscheinungen verständlich würde, als unrealistisch. Die Modellvorstellungen eines hypothetischen Selektionsmechanismus wurden zunehmend komplexer.

2.1.1.1. Exkurs: Die normalpsychologischen Modelle der selektiven Aufmerksamkeit

In vielen experimentalpsychologischen Schizophrenietheorien spielen Aufmerksamkeitskonzepte eine zentrale Rolle. Die Auseinandersetzung mit den neueren Aufmerksamkeitstheorien sollte u.a. zur Klärung folgender Fragen beitragen:

a) Werden die neueren aufmerksamkeitstheoretischen Ansätze den komplexen und widersprüchlichen Befunden der experimentellen Schizophrenieforschung gerechter als ihre Vorläufer?
b) Sind Aufmerksamkeits- bzw. Filtertheorien für die Erklärung schizophrener Störungen überhaupt adäquat oder sind die Experimentalpsychopathologen möglicherweise selbst einer Verengung der wissenschaftlichen Aufmerksamkeit erlegen?

2.1.1.1.1. Das Filtermodell von Broadbent

Wir wenden uns zunächst jenem älteren Filtermodell zu, auf das von mehreren Autoren explizit Bezug genommen wird. Gerade im Laufe der Auseinandersetzung mit diesem Modell wurden die oben erwähnten reduktionistischen Illusionen zerstört, die Kritik an zentralen Aspekten des Modells gab Anlaß zu komplexeren und adäquateren Theorien.

Broadbent (1958) faßt die auf induktivem Weg gewonnenen Generalisierungen in eine Menge von theoretischen Prinzipien zusammen, von denen hier einige angeführt werden sollen.

- Ein Nervensystem funktioniert bis zu einem gewissen Grad wie ein Ein-Kanal-Kommunikationssystem mit einer begrenzten Kapazität.
- Ein Selektionsverfahren wirkt eingangs auf den in diesen Kanal gegebenen Input, wobei das Verfahren so funktioniert, daß Information aus all jenen sensorischen Ereignissen selegiert wird, die irgendein Merkmal gemeinsam haben. Physikalische Merkmale wie Lautstärke, Tonhöhe und räumliche Anordnung von Lauten bilden die bevorzugten Selektionskriterien.
- Organismische Triebzustände erhöhen die Selektionswahrscheinlichkeit für bestimmte Ereignisklassen.
- Wenn zwei Signale nacheinander selegiert worden sind, wird die bedingte Wahrscheinlichkeit des zweiten Signals in einem Langzeit-Speicher gespeichert, vorausgesetzt das erste Signal wurde entschlüsselt.
- Einlaufende Information kann noch vor Eintritt in den Kanal mit begrenzter Kapazität in einem kurzzeitigen Speicher aufbewahrt werden: Die Information passiert dann den Kanal, wenn die Ereignisklasse, zu der sie gehört, als nächste gewählt wird.
- Die Information kann nach Passieren des Kanals mit begrenzter Kapazität wieder in den Kurzzeit-Speicher gelangen. Damit ist eine Speicherung auf unbegrenzte Zeit gewährleistet, dies allerdings auf Kosten einer mehr oder weniger starken Reduktion der Kanalkapazität.
- Ein Wechsel des selektiven Prozesses von einer Ereignisklasse zu einer andern erfordert eine im Vergleich zur minimal auf jede Klasse verwendeten Zeit eine zusätzliche, nicht vernachlässigbare Zeit.
- Die Interferenz zwischen zwei Aufgaben wird in dem Maß zunehmen, wie die Wahrscheinlichkeit der Stimuli in beiden Aufgaben abnimmt. Zwei hochwahrscheinliche Stimuli interferieren kaum miteinander.

Folgendes Flußdiagramm bildet die wichtigsten Prinzipien in ihrer integrierten Wechselwirkung ab.

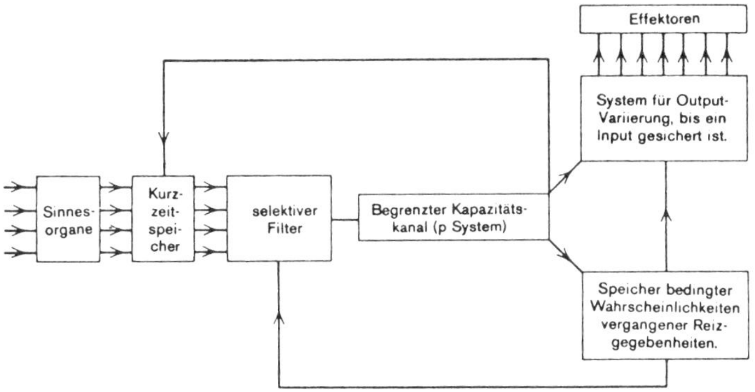

Figur I: Informationsfluß-Diagramm für den Organismus von Broadbent (1958)

Das Filtermodell von Broadbent ist heute weitgehend überholt und kann hinsichtlich wesentlicher Aspekte als falsifiziert gelten. Der Hauptmangel des Modells sei kurz beleuchtet.

Der hypothetische Filter kann erklärterweise vom Hörer auf einen beliebigen Kanal aus der Gesamtmenge der vorhandenen Kanäle abgestimmt werden (Kanäle hier definiert als Sinnesorgane, Richtungen im akustischen Raum, spezielle Stimmqualitäten etc.). Der Filter nimmt nur von demjenigen Kanal Informationen auf, auf den er gerade abgestimmt ist. Nur Information, die den Filter passiert, wird weiter verarbeitet und gespeichert. Es sind nicht psychologische Attribute, sondern die physikalischen Merkmale der Stimulusinformation, die die exklusive Rolle bei der Informationsselektion spielen. Das Modell vermag eine der kritischsten Fragen nicht zu beantworten: Wie kann der Filter auf verschiedene Inputs umgeschaltet werden, wenn der Inhalt der nicht-selegierten Inputs gar nicht bekannt ist? Im System von Broadbent wird der Filter in einem frühen Stadium der Verarbeitung sensorischer Information umgeschaltet, lange bevor irgendeine Bedeutung extrahiert wird.

In Experimenten zum dichotischen Hören, in denen die selektive Aufmerksamkeit gegenüber einer von zwei widerstreitenden, je einem Ohr dargebotenen Botschaften untersucht wurde, kam zum Vorschein, daß aufgabenirrelevante, aber für die Vp. bedeutsame Reize doch wahrgenommen werden. Die Versuchsanordnung: Es werden einem Ohr via Kopfhörer relevante Stimuli, dem andern Ohr irrelevante Stimuli zugeführt. Die Instruktion lautet: Das mit irrelevanten Stimuli versorgte Ohr soll "unterdrückt", d.h. die irrelevanten Stimuli sollen mißachtet werden. Die Fähigkeit einer Vp., irrelevante Botschaften zu unterdrücken, ist graduell verschieden und kann variiert werden. Bedeutsamkeit, Redundanz, Bekanntheitsgrad, Übergangswahrscheinlichkeiten und linguistische Regeln, das ergaben die Experimente, spielen im Gegensatz zu den Voraussagen des Filtermodells eine wichtige Rolle bei der Informationsselektion.

Diese Einwände und Befunde stellen das Filtermodell radikal in Frage: Der Umstand, daß irrelevante, aber bedeutsame Informationen doch verarbeitet werden, impliziert, daß der Filter bei diesen Informationen auf einen andern Kanal umschaltet. Das bedeutet wiederum, daß diese irrelevant-bedeutsamen Botschaften vor der Umschaltung bekannt sein müssen. Es findet, mit andern Worten, eine globale oder teilweise Vorverarbeitung sämtlicher Botschaften statt. Der Filtermechanismus ist im Modell auf einer zu frühen Stufe angesetzt.

2.1.1.1.2. Alternative Aufmerksamkeitsmodelle

Zur Überwindung der theoretischen Mängel des Broadbentschen Filtermodells sind eine Reihe alternativer Modelle vorgeschlagen worden.

1. Die Filter-Amplituden-Theorie von Treisman
Treisman (1960, 1964a, b, 1965), eine prominente Vertreterin der Aufmerksamkeitsforschung, zieht aus ihren Forschungen drei Schlußfolgerungen:

1. Irrelevante Botschaften werden nicht durchwegs vollständig, sondern nur teilweise und in unterschiedlichem Grad analysiert.
2. Die Merkmale der einlaufenden Botschaften werden vermutlich sukzessiv vom Nervensystem analysiert, wobei die Analyse mit allgemeinen physikalischen Merkmalen beginnt, um dann zur Identifikation von komplexeren Strukturen, wie z.B. Wörtern und deren Bedeutung, fortzuschreiten.
3. Weit komplexere als die physikalischen Merkmale sind für die selektive Tätigkeit des Filters und die Kanalumschaltung verantwortlich.

Treisman schlägt zur Erklärung ihrer Befunde ein modifiziertes Filtermodell vor, auch Filter-Amplituden-Theorie genannt. Der Filter eliminiert danach das einlaufende irrelevante Signal nicht vollständig und schaltet die "unterdrückten" Kanäle nicht restlos aus, sondern schwächt das irrelevante Signal bzw. den "unterdrückten" Kanal lediglich ab. Diese abgeschwächten Signale (nicht die Intensität, sondern der Informationsgehalt einer Mitteilung ist abgeschwächt) können in einem späteren Stadium der Verarbeitung von speziell abgestimmten kognitiven Systemen wieder aufgefangen werden. Treisman postuliert einen Schwellenmechanismus, der je verschiedenen Botschaften unterschiedliche Signalintensitäten abverlangt:

"Ein mögliches System der Wortidentifizierung ist eine Hierarchie von nacheinander ausgeführten Tests, welche für jedes Wort oder jede andere linguistische Einheit eine spezifische Äußerung liefert. Die Entscheidung an jedem Testpunkt könnte man sich als Signalerkennungsproblem vorstellen ... Auf der diskriminierten Dimension wird ein verschiebbarer Trenn- und Kriteriumspunkt angenommen, oberhalb dessen Signale akzeptiert und unterhalb dessen sie als 'Rauschen' unterdrückt werden. Die Kriterien, die die Testergebnisse bestimmen, würden für gewisse Äußerungen liberalisiert, wenn diese durch den Zusammenhang, durch kürzliche Verwendung oder durch ihre Wichtigkeit begünstigt werden. Durch den Filter abgeschwächte Mitteilungen würden die Tests nur dann überstehen, wenn die Kriterien zu ihren Gunsten gesenkt worden wären, und würden andernfalls die Hierarchie nicht weiter durchlaufen. So ist keine vollständige Analyse von Bedarf, da die meisten irrelevanten Botschaften bereits an frühen Tests in der Hierarchie scheitern würden" (1964b, S. 14).

2. Neissers Analyse-durch-Synthese

Neisser (1974) entwickelte eine andere Modellvariante:

Aufmerksamkeit bedeutet in Neissers Theorie die Zuweisung von Analysemechanismen zu einem begrenzten Teil des Wahrnehmungsfeldes. Die Prozesse der fokalen Aufmerksamkeit können unmöglich gleichzeitig auf den ganzen Wahrnehmungsraum wirken. Das Aufmerksamkeitsmodell von Neisser sieht deshalb zwei Verarbeitungsstufen vor:

1. Die *präattentiven Prozesse* haben die Aufgabe, die visuell-figuralen bzw. die klanglichen Einheiten voneinander grob zu trennen. Für das visuelle System heißt dies, die im optischen Umfeld präsentierten Objekte grob voneinander zu isolieren, d.h. eine globale, ganzheitliche Voranalyse zu leisten. Für den akustischen Bereich bedeutet es eine grobe Segmentierung von Klangstrukturen, eine vorläufige Identifikation von Wörtern und andern klanglichen Einheiten mit Hilfe eines passiven Filtersystems (vergleichbar mit Treismans Testhierarchie) vorzunehmen. Die präattentiven Prozesse können bereits direkte Reaktionen auslösen und haben gar Steuerfunktionen inne. So steuern sie die Aufmerksamkeit selbst (Kopf- und Augenbewegungen) sowie die meisten Routine- oder automatisierten Handlungsabläufe.
2. In die Phase der *fokalen Aufmerksamkeit* (attentive Prozesse) fallen die feineren Analysen und Interpretationen der distinkten Merkmale der zuvor grob getrennten Objekte; dieser Pro-

zeß ist bekannt als Mustererkennung. Diese im Brennpunkt der Aufmerksamkeit stattfindenden Prozesse sind von aktiv-konstruktiver Natur. Die sogenannte Analyse-durch-Synthese besteht darin, daß die sensorischen Informationen vor der Wahrnehmung an Gedächtnisinhalten getestet werden; das Ergebnis, die bewußte Wahrnehmung, ist eine Synthese aus momentanem Reizmuster und der Gedächtnisspur.

Irrelevante Botschaften werden weder gefiltert, wie bei Broadbent, noch abgeschwächt, wie bei Treisman, sie erfahren ganz einfach keine Behandlung durch die Analyse-durch-Synthese-Mechanismen in der Phase der Aufmerksamkeit; sie werden nicht in den Langzeit-Speicher hinübergerettet und haben demnach keine langfristigen Auswirkungen auf das Verhalten.

3. Das Zweistufenmodell von Broadbent
Broadbent (1971) legt ein revidiertes Aufmerksamkeitsmodell vor. In den Verarbeitungskanal mit begrenzter Kapazität gehen keine fixen (determinate) Informationen, sondern probabilistische Evidenzen von der Außenwelt ein. Es existiert an drei Stellen im System eine Reihe möglicher Zustände. 1. Ein "Stimulus" ist derjenige besondere Zustand aller möglichen Umweltzustände, der bei einer bestimmten Gelegenheit auftritt. 2. Die "Evidenz" ist derjenige Input aus der Menge der für den beschränkten Kanal möglichen Inputs, der aus dem Stimulus resultiert. 3. Es folgt dann einer der möglichen Outputs bzw. Kategorien- oder Klassenzustände aus dem Kanal mit beschränkter Kapazität.

Regeln verknüpfen die drei verschiedenen Mengen von Zuständen. Als erstes bestimmen diese Regeln, welche Evidenz sich aus einem Stimulus ergibt. Dies entspricht dem Filtervorgang, wobei Broadbent den Begriff Filter für die Selektion aufgrund klarer physikalischer Merkmale reserviert. Der Filter ist derart beschaffen, daß er sich zunehmend auf jene Stimulusereignisse verläßt, denen einige Merkmalsmuster gemeinsam sind. Die Evidenzen, die sich aus irrelevanten Stimulusereignissen ergeben, werden wie in Treismans Modell abgeschwächt und können später wieder aufgefangen werden.

Eine andere Regel verknüpft die Evidenz-Zustände mit den kategorialen Zuständen. Z.B. kann die Auftretenswahrscheinlichkeit eines bestimmten kategorialen Zustandes im Vergleich zu andern erhöht werden, indem man diesen kategorialen Zustand einer größeren Zahl möglicher Evidenz-Zustände folgen läßt. Dieser Vorgang entspricht einer Veränderung in der Response-Bias. Im Extremfall bedeutet dies, daß nur die für bestimmte kategorialen Zustände relevanten Evidenzen in Betracht gezogen werden. Diese neben der Filterung zweite Selektionsform am Response-Ende des Systems (von Broadbent auch als "pigeonholing" bezeichnet) richtet sich nicht nach Stimulusquellen, sondern nach internen Erwartungen. Da die durch den Filter nicht selegierten Botschaften nicht ausgeschieden, sondern nur abgeschwächt werden, können diese dennoch ins Bewußtsein gelangen, vorausgesetzt, die Schwelle für den betreffenden kategorialen Zustand ist hinreichend niedrig. Mit dem zweiten Auswahlmechanismus gelingt es Broadbent, einige Mängel seines ersten Filtermodells aufzuheben (vgl. das Konzept der Relevanz im Modell von Norman, Kap. 2.1.1.1.3.).

4. Das Aufmerksamkeitsmodell von Norman

Im Modell von Broadbent (1958) hätte der Verarbeitungskanal durch Ausfilterung irrelevanter Botschaften entlastet werden sollen. Die an den Filter gerichteten Anforderungen sind aber mittlerweile derart komplex geworden, daß jener als beinah ebenso kompliziert wie der Endmechanismus erscheint. Die Wahl zwischen alternativen Kanälen ist selbst das Ergebnis eines komplexen Prozesses. Der Sinn eines Selektionskonstruktes scheint in Frage gestellt zu sein, da ja, um den Gegenstand der Aufmerksamkeit zu fixieren, die Bedeutung aller einströmenden Signale teilweise ermittelt werden muß.

Norman (1968, 1973) löst dieses Dilemma auf, indem er den Selektionsmechanismus einfach später einsetzen läßt. Die Hypothese der begrenzten Kapazität des primären Verarbeitungskanals wird aufrechterhalten, die Konzeption des Einzel-Kanal-Systems hingegen verworfen, da der Aufmerksamkeitsmechanismus auf einer ersten Stufe noch nicht begrenzt sein darf.

Die selektive Aufmerksamkeit wird im vorliegenden Modell als Resultat der Interaktion verschiedener, hierarchisch integrierter Prozesse konzipiert:

1.a) Zunächst wird das Signal von der physikalischen Form in seine physiologische Repräsentation überführt.
1.b) Die auf die sensorischen Rezeptoren auftreffenden Signale gehen durch ein Stadium der Analyse, die von frühen physiologischen Prozessen durchgeführt wird.
1.c) Anschließend werden die aus diesen Prozessen extrahierten Parameter zur Bestimmung des Ortes (Adresse) benutzt, an dem die Repräsentation des sensorischen Signals gespeichert ist.
2. Die sensorischen Inputs aktivieren ihre gespeicherten Repräsentationen. Das sensorische Signal gelangt also auf automatischem Wege zum Gedächtnis. Die Aktivierung der gespeicherten Repräsentation vollzieht sich allein aufgrund der sensorischen Merkmale des Signals, ohne intervenierende kognitive Prozesse.
3. Die Steuerung der Informationsauswahl erfordert die Einbeziehung von extrasensorischen Betrachtungsebenen. Sie wird sowohl durch die physikalische Form des Inputs wie durch kon-

textuelle, erwartungsgeschichtliche, semantische und grammatische Merkmale bewerkstelligt. Es wird ein Relevanz-Maß für jeden Input berechnet. Die Relevanzbemessung beruht auf den Erwartungen für künftige Inputs und den Merkmalen des aktuell berücksichtigten Informationskanals. Das Relevanz-Maß setzt sich demnach aus Variablen der Erwartungsgeschichte (Motivation, Übergangswahrscheinlichkeiten etc.), des Kontextes und den Regelsystemen der Linguistik und der Wahrnehmung zusammen. Das Maß muß vor oder während der Analyse bzw. des Selektionsaktes bestimmt werden. Bestimmte Input-Klassen haben einen permanent hohen, andere einen andauernd tiefen, wieder andere einen kontinuierlich mit der Erwartung und andern Variablen oszillierenden Relevanzpegel. Das Relevanzmaß geht schließlich als Input in den Speicher ein und aktiviert dort die von ihm favorisierten gespeicherten Items.
4. Der Speicher-Output setzt sich aus den verschiedenen Aktivierungsgraden der gespeicherten Items zusammen. Die Aktivierungsgrade ihrerseits ergeben sich aus der Kombination der sensorischen Aktivation und des Relevanz-Inputs.
5. Nur jene Outputs des Speichersystems mit den höchsten Aktivierungsgraden werden vom Selektionsmechanismus für die weitere intensive Datenverarbeitung ausgewählt.

Anschließend das Aufmerksamkeitsmodell von Norman (aus Norman, 1973, S. 52):

→

Figur II: Der Selektions-Prozeß. Sowohl die physikalischen Inputs als auch die Relevanz der Information bestimmen darüber, was für die weitere Verarbeitung ausgewählt wird. Physikalische Inputs passieren das sensorische System und die Stimulus-analysierenden Mechanismen, bevor sie ihre Repräsentation im Speichersystem aktivieren. Gleichzeitig bestimmt die Analyse früher begegneten Materials, zusammen mit der Erwartungsgeschichte und den Wahrnehmungsregeln, die Klasse von Ereignissen, die zu diesem Zeitpunkt am relevantesten zu sein scheint. Dasjenige Material, das die größte kombinierte Aktivierung erhält, wird für die weitere Analyse ausgewählt.

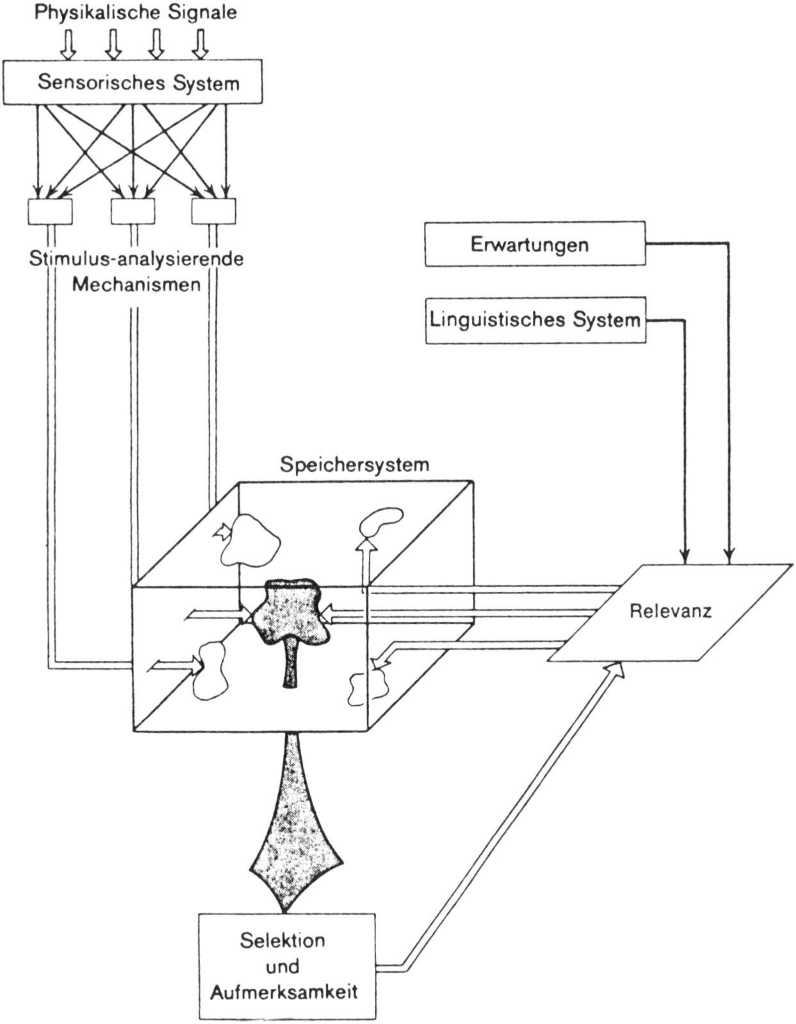
Physikalische Signale
Sensorisches System
Stimulus-analysierende
Mechanismen
Erwartungen
Linguistisches System
Speichersystem
Relevanz
Selektion
und
Aufmerksamkeit

2. 1. 1. 2. Aufmerksamkeits- und IV-Theorien in der Schizophrenieforschung

2.1.1.2.1. Die Defekt-Filter-Theorie

McGhie & Chapman (1961) fassen ihre empirischen Beobachtungen in folgenden theoretischen Verallgemeinerungen zusammen (vgl. auch Freedman & Chapman, 1973):

"Mit dem Prozeß der Aufmerksamkeit bewältigen und kategorisieren wir sowohl die Information aus der Umgebung wie die interne, in Form vergangener gespeicherter Erfahrung verfügbare Information wirksam ... Wir reduzieren, organisieren und interpretieren mit diesem Prozeß den sonst chaotischen, zum Bewußtsein drängenden Informationsfluß auf eine begrenzte Anzahl distinkter, stabiler und bedeutsamer Perzepte, aus denen dann die Wirklichkeit konstruiert wird ... Nehmen wir nun einen Zusammenbruch dieser selektiv-hemmenden Funktion der Aufmerksamkeit an. Das Bewußtsein würde, aus der Umgebung über die Sinnesorgane vermittelt, mit einer undifferenzierten Flut sensorischer Daten überschwemmt. Zu dieser unwillkürlichen Flut von Eindrücken kämen all die innern Bilder samt ihren Assoziationen hinzu, die mit der äußern Information nicht länger abgestimmt wären. Die Wahrnehmung würde zu den passiven und unwillkürlich assimilativen Prozessen der frühen Kindheit zurückkehren und würde, bei einem ungehinderten Fortdauern der Informationsflut, allmählich die stabilen Konstrukte der frühern Realität hinwegfegen" (S. 110-112).

Der Aufmerksamkeit wird hier die Funktion der Auswahl, Reduktion, Ordnung und Interpretation sensorischer Daten zugesprochen. In die Konzeption ist auch die Gedächtnisebene einbezogen. Beide Datenströme, der sensorische Input wie die intern gespeicherte Information werden also dem Filter zugeleitet. Durch die spätere explizite Bezugnahme auf das Broadbentsche Filtermodell wird dieses breite Verständnis der Aufmerksamkeitsvorgänge eher wieder eingeschränkt. Gemäß den Vorstellungen von McGhie und Mitarbeitern (Chapman & McGhie, 1962; Lawson, McGhie & Chapman, 1964; McGhie, Chapman & Lawson, 1965; McGhie, 1966, 1969, 1970, 1973) bewirkt das Unvermögen, irrelevante Informationen auszuschalten, eine Überbelastung (overloading) des Verarbeitungskanals mit begrenzter Kapazität. Die Überbelastung ist unwahrscheinlich, wenn in der Aufgabe eine Reaktion auf einfache und voraussagbare Stimuli gefordert wird. Der Filterdefekt führt zur Überladung des Kanals mit Information und als Folge davon zu einem steilen Leistungsabfall bei Aufgaben mit hohem Komplexitätsgrad, die zu ihrer Lösung einer Reihe von Entscheidungs- und Prüfschritten bedürfen und deshalb große Teile des Verarbeitungskanals in Beschlag nehmen. Den erwähnten Autoren sowie Payne (1966) scheint eine möglichst basale Störung in den Datenaufnahme- und -auswahlprozessen vor Augen zu schweben. Diese Auffassung bringt große Vorteile mit sich, können doch so viele Störungen höherer Ordnung (von Störungen in der Begriffsbildung bis zum Identitäts- und Realitätsverlust) aus dem Filterdefekt heraus verständlich gemacht werden. So betrachtete Payne (1966) früher alle Störungen in den höheren kognitiven Tätigkeiten als eine sekundäre Elaboration einer fundamentalen Störung der selektiven Aufmerksamkeit:

"Der Mechanismus der Aufmerksamkeit selbst scheint defekt zu sein. Der Filtermechanismus, der garantiert, daß nur die aufgabenrelevanten (innern wie äußern) Stimuli zum Bewußtsein gelangen und verarbeitet werden, scheint nicht länger in der Lage, irrelevantes Material auszuschalten. Dies hat zahlreiche Rückwirkungen: Das Denken wird abgelenkt durch äußere Ereignisse. Es wird ebenso durch irrelevante persönliche Gedanken und Emotionen, die sich gar mit der Aufgabe vermischen können, abgelenkt. Selektives Wahrnehmen wird verhindert, statt sich mit dem Wesentlichen der Aufgabe zu beschäftigen, werden irrelevante Aspekte wahrgenommen und verarbeitet ...".

Das Filtermodell von Broadbent (1958) wurde von McGhie und Mitarbeitern zur Erklärung von Ergebnissen aus Distraktions- und Sprachwahrnehmungsexperimenten herangezogen. Die Applikation des Modells auf die Sprachwahrnehmungs-/Spracherinnerungsexperimente sei hier etwas näher referiert.

Die Verarbeitung der Sprache wird bekanntlich durch Redundanz in der Struktur der Sprache erleichtert (Shannon, 1951; Goldman-Eisler, 1961, 1961; Miller, 1963). Diese Redundanz erlaubt das angemessene Verständnis eines Sprechausschnitts, ohne daß jedes Einzelwort des Ausschnittes verarbeitet werden muß. Im Normalfall wird Sprache in Einheiten (Phrasen bzw. Konstituenten) von 3 bis 4 Worten wahrgenommen. Vereinfacht kann die Sprachwahrnehmung als eine auf das Gesprochene bezogene Entscheidungsabfolge aufgefaßt werden, welche zudem im Kurzzeitgedächtnis gespeichert ist. Dieser Vorgang garantiert später ein ganzheitliches Verständnis der sprachlichen Mitteilung. Die Entscheidungsrate beim Hören von normalgesprochener Sprache wird also durch die Strukturierung der ankommenden Sprache in kleine Einheiten auf ein Niveau beschränkt, das im Rahmen unserer IV-Kapazität liegt. Die redundanten Sprachelemente werden im Laufe des Rekodierungsprozesses eliminiert. Rekodierung ist ein von Miller (1956) entwickelte Konzept, das folgenden Sachverhalt meint: Da die Kapazität des Kurzzeitgedächtnisses und des Verarbeitungskanals beschränkt ist, ist es notwendig, Informationsitems vor der Kurzzeitspeicherung in eine gedrängtere oder ökonomischere Form zu bringen (zu rekodieren), d.h. unwichtige und redundante Worte (Artikel, Präpositionen etc.) zu eliminieren oder verschiedene Items zu einem Cluster (chunk) zusammenzufassen. Die fallengelassenen Elemente werden später bei der Reaktivierung der ursprünglichen Satzform wieder eingesetzt.

Das schizophrene Sprachwahrnehmungsdefizit rührt nun, so die Autoren, nicht vom Unvermögen her, einzelne Wörter innerhalb einer zusammenhängenden Rede wahrzunehmen. Den Schizophrenen gelingt es vielmehr nicht, einzelne Wörter als Teile eines organisierten Musters in einem bedeutungsvollen Zusammenhang wahrzunehmen. Sie sind nicht imstande, die Übergangswahrscheinlichkeiten zwischen Einzelwörtern zu nutzen, die gewisse grammatische Kombinationen ausdrücken und die normalerweise unsere Wahrnehmung der Sprachprobe als ein organisiertes Ganzes begünstigen. Da die Schizophrenen jedes Wort einzeln statt in Phraseneinheiten zu verarbeiten scheinen, steigert sich die auf das Gesprochene bezogene Entscheidungsrate von 1/sec auf 3-4/sec.

Schizophrene vermögen die vielen redundanten Worte, die ein Sprachausschnitt mit hohem Organisationsgrad enthält, im Laufe des Rekodierungsprozesses nicht zu eliminieren. Als Folge davon wird der Kurzzeitspeicher mit Information überladen (vgl. Koh, 1978).

Diese Annahmen konnten mit einem Experiment belegt werden, in dem den Schizophrenen Textauszüge von unterschiedlichem inneren Organisationsgrad (contextual constraint) dargeboten wurden (auf einem Kontinuum, das von zufällig aneinandergereihten Wörtern bis zu normalen Sprechproben reicht). Die Resultate zeigten wie erwartet, daß Schizophrene imstande sind, Sätze mit geringem Organisationsgrad so gut wie Normale wahrzunehmen und entsprechend zu erinnern. Im Umgang mit Textproben einer höheren Organisation schnitten die Schizophrenen im Vergleich zu den Normalen jedoch signifikant schlechter ab, d.h. sie profitierten kaum vom wachsenden Organisationsgrad.

Das Unvermögen Schizophrener, Sprache effizient wahrzunehmen und zu erinnern, kann also einerseits als Folge eines Filterzusammenbruchs, andererseits als eine Unfähigkeit, das ankommende Material sinnvoll zu ordnen, aufgefaßt werden. Die Sprachwahrnehmungsstörung ist mit dem Konstrukt eines defekten Filters allein nicht zu erklären. Die Fähigkeit, redundante Sprachelemente auszufiltern, verlangt den Einbezug komplexerer Verarbeitungsprozesse (Rekodierung).

Eine interessante Variante der Filtertheorien vertritt neuerdings Frith (1979). Das Filterkonstrukt von Frith hat allerdings nur noch wenig gemeinsam mit dem elementaren Filterkonzept von Broadbent. Der Autor interpretiert die schizophrenen Symptome als Ergebnis des Zusammenbruchs eines hypothetischen Bewußtseinsmechanismus, der die Inhalte des Bewußtseins steuert und begrenzt. Defekt ist also ein in der IV sehr spät angesetzter Filter, der den Strom der Informationen vom Vorbewußtsein ins Bewußtsein reguliert. Normalerweise vorbewußt ablaufende Prozesse, die mit der Auswahl der angemessenen Interpretation von Reizen und der Responseauswahl beauftragt sind, werden bewußt. Die Aktivität dieses Filters umfaßt sowohl Input- wie Output-Prozesse. Der Zusammenbruch ist die Folge eines Versagens neuronaler Hemmprozesse. Faßt man das Konstrukt Filter so weit, könnte man ihm sämtliche Abwehrprozesse im Sinne von Freud subsumieren.

2.1.1.2.2. Yates' Rückstau- oder Verlangsamungstheorie

Yates' (1966a, b) Theorie versteht sich als eine Modifikation der Defekt-Filter-Theorie von McGhie et al. Sie lokalisiert den Zusammenbruch im IV-Prozeß bei Schizophrenen an einem anderen Punkt des Modells von Broadbent. Die Theorie statuiert, daß bei Schizophrenen die Information im primären Verarbeitungskanal mit begrenzter Kapazität überdurchschnittlich langsam verarbeitet wird. Es kommt zu einem Rückstau der Information. Da aber das Kurzzeitgedächtnis im Modell von Broadbent Information nur für eine begrenzte Zeit festzuhalten vermag, ist das Ausmaß der gespeicherten Information, das pro Zeiteinheit verlorengeht, bei Schizophrenen viel größer als bei Normalen. So kann nur ein geringer Teil der einströmenden relevanten Information erfolgreich verarbeitet werden. Dauert dieser Zustand während längerer Zeit an oder befindet sich das betreffende Individuum unter anhaltendem Verhaltensdruck, werden schließlich auch die höchsten kognitiven Prozesse wie Denken und Sprache in Mitleidenschaft gezogen. Yates ist überzeugt, daß alle höheren psychischen Störungserscheinungen bei Schizophrenen, insbesondere die Denk- und Sprachstörungen, eine sekundäre Folge der von ihm postulierten primären Verarbeitungsstörung sind.

Im modifizierten Modell von Yates ist es somit nicht die Überbelastung des Kurzzeitgedächtnisses mit mangelhaft ausgefilterter irrelevanter Information, sondern die Verlangsamung der IV im primären Kanal und somit der aus dem Rückstau relevanter Information resultierende Informationsverlust, der das schizophrene Leistungsdefizit verursacht.

Yates schränkt den Geltungsbereich seiner Theorie auf die Untergruppe der nicht-paranoid Schizophrenen ein. Der Autor ist ferner der Meinung, das primäre Verarbeitungsdefizit sei genetisch determiniert.

2.1.1.2.3. Cromwell und Dokeckis "Disattention"-Hypothese

Cromwell und Dokecki (1968) präsentieren eine Hypothese für den sprachlichen Bereich, die den Blick des Forschers mehr auf die relevanten Verhaltenserscheinungen lenken soll als auf ein hypothetisches Filterkonstrukt.

Die Hypothese: Schizophrene sind unfähig, ihre Aufmerksamkeit von gegenwärtigen und unmittelbar früheren (und oft irrelevanten) Stimuli zurückzunehmen (to disattend).

"Disattention" bedeutet für die Autoren die fundamentale Anpassungsfähigkeit des Organismus, die Aufmerksamkeit von einem Gegenstand, dem man zuvor Beachtung geschenkt hat, abzuziehen. Es wird ein Disattention-Mechanismus postuliert, der bei normalem Funktionieren äußerst schnell arbeitet und der es dem Individuum erlaubt, laufend von gewissen Stimuli abzulassen und neue Stimuli aufzunehmen. Beim Schizophrenen stehen irrelevante Ereignisse nachhaltig im Zentrum des Bewußtseins, er ist häufig für neue und relevante Stimuli unvorbereitet.

In der - unausgesprochenen - Konsequenz kann der Disattention-Vorgang als eine indirekte Methode der Schizophrenen betrachtet werden, die Aufnahme nachfolgender relevanter Informationen zu verhindern, d.h. eine effiziente Auseinandersetzung mit der Umwelt zu verunmöglichen.

Als Beweise für ihre Hypothese zitieren Cromwell & Dokecki (1968) Studien zur assoziativen Interferenz, Studien zum stärksten Bedeutungsaspekt eines Wortes oder Begriffes und Studien zur Reaktionszeit (siehe auch Cash, Neale & Cromwell, 1972; Heilbrun, 1977; Chapman, Chapman & Daut, 1976).

Theoretische Ökonomie, große Datennähe und leichte Überprüfbarkeit sind wichtige Merkmale der Disattention-Hypothese. Aber auch sie vermag nicht vorauszusagen, welches die spezifischen Stimuli sind, auf die Schizophrene fehlreagieren. Jedenfalls sind es nicht, wie man der Formulierung entnehmen könnte, die vollkommen aufgabenirrelevanten Stimuli, sondern eher, wie die Experimente von Chapman (1958) beweisen, jene Stimuli, die mit den zentralen Stimuli in einer sinnvollen Beziehung stehen, und auf die auch Normale in erhöhtem Maße fehlreagieren.

2.1.1.2.4. Störung in der Selektivität bei der Aktualisierung von Wissen

Der einzige russische Ansatz, der in diesem Buch ausführlicher dargelegt wird, fällt durch wohltuende Systematik und eine in der angelsächsischen Forschung selten anzutreffende Gründlichkeit auf. Im Gegensatz zu den meisten noch zu besprechenden Theorien, die irgend ein Defizit in der Kette der IV-Prozesse postulieren, bemühen sich Poljakov (1973) und Mitarbeiter um die Identifikation der spezifischen Veränderungen einer bestimmten Komponente im Gesamtaufbau der schizophrenen Erkenntnistätigkeit. Die beobachteten Störungsäußerungen auf der Ebene der Perzeption, Konzeption und des Denkens werden auf eine gemeinsame gestörte Komponente (Glied) in der Struktur der Erkenntnistätigkeit zurückgeführt. Die schizophrenen Störungen hängen dann weder von der Art der Erkenntnisprozesse (Wahrnehmen, Vergleichen, Klassifizieren, Problemlösen) noch von der Komplexität des jeweiligen Prozesses ab, sondern allein davon, ob die maßgebliche Komponente im jeweiligen Erkenntnisprozeß impliziert ist oder nicht. In all jenen Tätigkeitsarten, in deren Struktur die Komponente eine Rolle spielt, äußern Schizophrene Leistungsänderungen, in allen andern nicht.

Die im Aufbau der bei nicht-paranoid, Prozeß-Schizophrenen gestörten Erkenntnisprozesse gemeinsame Komponente ist die selektive Hinzuziehung (Aktualisierung) von Wissen aus dem Gedächtnis aufgrund der Erfahrung. Wenn die Analyse der Situationsbedingungen keine hinreichenden Anhaltspunkte ergibt, um die Unbestimmtheit bei der Wahl bestimmter Lösungsschritte zu reduzieren, erfordert die Tätigkeit bei Normalen eine Selektivität der Aktualisierung und eine Bevorzugung dieses oder jenes Gedächtniswissens. Die Erkenntnistätigkeit wird durch Kenntnisse verwirklicht, die in der gesellschaftlich bedingten Erfahrung des Subjekts erworben wurden. Die Wissensaktualisierung scheint nun bei Normalen wesentlich durch die Erfahrung bedingt, deren verschiedene Faktoren auch die Selektivität der Wissensaktualisierung bestimmen. Die aus dem Erfahrungsbestand resultierenden Restriktionen, welche die Selektivität beeinflussen, können unterschiedlich sein: Z.B. Anwendungshäufigkeit, sozial-praktische Bedeutungsamkeit von Merkmalen und Beziehungen.

Die Störung von Erkenntnisprozessen bei Schizophrenen hängt im wesentlichen mit der Störung (Verschlechterung) der Selektivität hinsichtlich des im Gedächtnis gespeicherten Wissens zusammen, d.h. es ändert sich das System des aus dem Gedächtnis aktualisierbaren Wissens. Als Gesetzmäßigkeit erweist sich die Erweiterung des Umfanges oder Kreises aktualisierbaren und benutzbaren Wissens im Vergleich mit Normalen sowie die Tendenz, die Aktualisierungswahrscheinlichkeiten dieses oder jenes Wissens zu nivellieren. Festzustellen ist eine spezifische Veränderung/Schwächung des Einflusses früherer Erfahrung auf die Selektionstätigkeit.

Im Bereich der Wahrnehmung bedeutet dies: Wenn sich das System von Elementen, mit denen die eintretenden Signale verglichen werden, im Falle der Verschlechterung seiner Organisation (Veränderung subjektiver Wahrscheinlichkeiten von Hypothesen und Musterbildern) erweitert, nimmt die Unbestimmtheit der erlebten Situation zu. Die Ereignisse der Außenwelt sind also für Schizophrene unbestimmter und vieldeutiger als für Normale. Diese zunehmende informative Unbestimmtheit der Umwelt kann zu Wahrnehmungsstörungen und zu Störungen des Realitätsbezugs führen (vgl. Feer, 1970). - Auch bei den kognitiven Tätigkeiten (Vergleichen, Klassifizieren, Problemlösen) aktualisieren Schizophrene viel mehr als Normale "latente", praktisch wenig bedeutsame, schwache Merkmale und Beziehungen von Gegenständen und gleichen die Wahrscheinlichkeiten mehrdeutiger Merkmale aus.

Diese Erweiterung in der Selektivität bezüglich des gedächtnismäßig aktualisierbaren Wissens hat schwere Folgen für das Anpassungsvermögen Schizophrener. Ein neuronales Organisationsprinzip, das Anpassung ermöglicht, gewährleistet ökonomisches Suchen und Auswählen nützlicher Information dadurch, daß bei einer Tätigkeit ein optimal-minimaler Umfang gespeicherter Information entsprechend ihrem Rang und ihrer Selektion berücksichtigt und verarbeitet wird. So wird die notwendige Information in der großen Menge vielfach wiederholter, täglicher Lebenssituationen, die vor allem "gewöhnliche", praktisch bedeutsame "Standard"-Gegenstände, ihre Merkmale und Beziehungen betreffen, effizient ausgewählt. Schizophrene erlangen zwar in Situationen, in denen der Beizug "latenten", praktisch wenig bedeutsamen Wissens erforderlich ist, im Vergleich zu Normalen einen Vorteil. Der Nachteil ist aber bedeutend größer. Im Unterschied zu Organikern sind Schizophrene gerade unfähig, sich an die Erfordernisse alltäglicher Tätigkeiten, an gewöhnliche Situationen und Probleme anzupassen. Die Störung der Selektivität verschlechtert in der überwiegenden Mehrheit täglicher Situationen die Tätigkeit Schizophrener bedeutend. Sie erschwert das Suchen und Auswählen unerläßlichen Wissens und setzt Ökonomie und die optimale Organisation der Hirnarbeit bei der Informationsbewertung herab. Eine derart unökonomische Hirnarbeit kann mit der Zeit gar zur Störung anderer Systeme, anderer Komponenten der Organisation psychischer Abläufe führen.

Es ist nach Poljakov äußerst schwierig, eine allgemeine Gesetzmäßigkeit von Erkenntnisprozessen bei Schizophrenen zu identifizieren. Dies hängt von der komplizierten und mannigfaltigen Struktur dieser Prozesse, mit der variablen Stellung und Rolle der gestörten Komponente innerhalb verschiedener Prozesse zusammen, was zu einer unterschiedlichen Störung jeder Art von Tätigkeit führt. Die Vielfalt, der Schweregrad, die Qualität der Störung hängen somit von Stellung, Funktion und Gewicht der betreffenden Komponente im Aufbau psychischer Prozesse ab. Dann fällt eine Komponente in der Struktur der schizophrenen Erkenntnistätigkeit auch nicht einfach aus, sie ist vielmehr in spezifischer Weise modifiziert. Das Bild, das dabei entsteht, ist komplex und widersprüchlich. Die Schizophrenen sind zugleich in gewissen Aufgaben schlechter, in andern besser als Normale oder unterscheiden sich nicht von diesen.

Die Beweisführung Poljakovs ist im Vergleich zu vielen angelsächsischen Forschern strenger. In mehr als zwanzig gut durchdachten und systematisch variierten Versuchsserien zur Wahrnehmung, Begriffsbildung, zu Vergleichs- und Problemlöseprozessen wurde anhand einer breiten Palette von experimentellen Aufgaben ein immer wiederkehrendes Muster von Ergebnissen identifiziert. Variiert wurde vor allem der Grad der Unbestimmtheit und der Erfahrung. Bei der Bewältigung von Aufgaben, die einen Beizug von Erfahrungswissen implizierten, ergaben sich regelmäßig Leistungsunterschiede zwischen Normalen und Schizophrenen, bei Aufgaben, die keinen Rückgriff auf die Erfahrung erforderten, ließen sich ebenso regelmäßig keine Unterschiede feststellen.

Schizophrene nehmen sowohl im akustischen wie im visuellen Bereich besser als Normale kontextungebundene, unwahrscheinlichere, weniger zu erwartende Signale wahr, welche Musterbildern und Hypothesen mit geringerer subjektiver Wahrscheinlichkeit entsprechen. Schizophrene erkennen dagegen schlechter jene Signale, die aufgrund der Erfahrung, des Wissenskontextes zu erwarten sind (vgl. dagegen Cromwell, 1972). Schizophrene sind auch nicht durch eine allgemeine Erhöhung oder Senkung der Wahrnehmungsschwellen zu kennzeichnen. Die Schwellen sind bei Reizen mit hoher Wahrscheinlichkeit erhöht, bei niedrig wahrscheinlichen Reizen dagegen gesenkt.

Schizophrene finden häufiger als Normale Möglichkeiten, verschiedene Gegenstände miteinander zu vergleichen. Schizophrene sind nicht mehr oder weniger als Normale in der Lage zu abstrahieren, sie bilden nicht häufiger konkrete Klassen als Normale, wohl aber produzieren sie deviante Abstraktionen. Die Aktualisierungswahrscheinlichkeit und die Anwendung wenig bedeutsamer, schwacher Gegenstandsmerkmale nehmen im Verallgemeinerungsprozeß wesentlich zu. Nicht die Fähigkeit zu abstrahieren ist verändert, sondern der Umfang der Merkmale, die abstrahiert werden. Schizophrene bilden 2- bis 2,5mal mehr Gruppierungen als Normale. Diese Verallgemeinerungen sind formal-logisch richtig, entsprechen aber nicht der menschlichen Praxis. Es handelt sich bei Schizophrenen also nicht um eine Begriffsstörung im allgemeinen, sondern um eine Störung einer Operation mit in der Erfahrung schon gebildeten Begriffen. Schizophrene sind in Problemlöseaufgaben, deren Schwierigkeit darin besteht, schwache, subdominante Merkmale und Beziehungen des Gegenstandes zu finden und zu benutzen, gegenüber Normalen im Vorteil.

Poljakov faßt die Besonderheiten von Erkenntnisprozessen in der Schizophrenie als Ausdruck bestimmter anomaler Gehirnprozesse auf, vermag aber beim heutigen Wissensstand keine Hypothese über die physiologischen Mechanismen, die die postulierte Komponente im Aufbau psychischer Prozesse gewährleisten, anzubieten. Die Besonderheit des vorliegenden Ansatzes besteht darin, daß er im Gegensatz zu den meisten experimentalpsychologischen Theorien die Störungen einer perzeptiven oder kognitiven Tätigkeitsart danach zu bestimmen trachtet, ob eine bestimmte Komponente in der Struktur der betreffenden Erkenntnistätigkeit impliziert ist oder nicht. In den Hypothesen von Poljakov wird nicht ein irgendwie geartetes Unvermögen, Relevantes von Irrelevantem zu scheiden, vorgeschlagen, auch nicht einfach ein Mangel oder eine Minderung in einer Funktion, sondern es werden die Bedingungen, unter denen die perzeptiven und kognitiven Tätigkeiten zu einem besseren oder schlechteren Ergebnis führen, exakt spezifiziert, und es wird eine gesetzmäßige Änderung in der Relevanzverteilung postuliert.

2.1.1.2.5. Das 2-Stufen-Modell von Hawks und Marshall

Hawks & Marshall (1971) postulieren in ihrem Modell eine primäre Filterstörung (overload) sowie eine sekundäre Anpassung an diese Störung im Sinne einer Verlangsamung der Verarbeitungsrate. Die Autoren nahmen an, daß die nicht-überinklusiven Schizophrenen auf die Störung in der Informationsaufnahme mit einer Senkung der Verarbeitungsrate reagieren (Verlangsamung). Die überinklusiven Schizophrenen bleiben dagegen überinklusiv, weil sie es nicht lernen, die Verarbeitungsrate zu senken.

Die zunächst positiven Ergebnisse (in den Experimenten wurde die Verarbeitungsrate manipuliert) konnten später nicht repliziert werden (Marshall, 1973). Die 2-Stufen-Hypothese von Hawks und Marshall ist deshalb mehr von historischer Bedeutung. Interessant an diesem Ansatz bleibt der Versuch, eine Synthese zwischen Filter- und Verlangsamungstheorie herzustellen.

2.1.1.2.6. Cromwells Redundanz-Hypothese

Cromwell (1968, 1972, 1975) entwirft weniger eine ausformulierte neue Theorie, er versucht vielmehr, den Störungsverlauf und die Untergruppen der schizophrenen Population über den gemeinsamsten empirischen Nenner, nämlich über Besonderheiten der Informationsverarbeitung, mit Hilfe des Redundanz-Konzeptes zu typisieren.

Cromwell geht in Anlehnung an eine Konzeption von Pribram (1967) davon aus, daß der Organismus selbst, unabhängig von der Umgebung, den Input-Betrag zu modifizieren vermag und so einen Einfluß auf das Redundanz-Niveau seiner eigenen Stimulierung hat (siehe Kap. 5.6.3.7.).

Der Autor unterscheidet in bezug auf das Redundanz-Niveau folgende Gruppen:

1. Die hoch-redundante Gruppe (high redundancy group), die sich durch eine niedrige IV-Rate auszeichnet, tendiert dazu, Reizquellen abzublocken und eine Einförmigkeit im Input-Feld herzustellen.
2. Die niedrig-redundante Gruppe (low redundancy group), der eine hohe IV-Rate eigen ist, reagiert überinklusiv auf ein breites Input-Spektrum. Oft geht der schnelle Rhythmus, mit dem diese Gruppe auf den Input reagiert, über ihre Fähigkeit, diesen Input kognitiv zu organisieren, hinaus.

Die beiden Gruppen werden außerdem durch ein differenziertes Netz von dreizehn Merkmalen näher beschrieben, wobei der hoch-redundanten Gruppe etwa Merkmale wie: hereditäre Belastung, schlechte prämorbide Anpassung, Prozeßverlauf, nichtparanoide Symptomatik, hoher Arousal, minimales Scanning, eher Überexklusivität etc. zugesprochen werden; der niedrig-redundaten Gruppe hingegen Merkmale wie: keine hereditäre Belastung, gute prämorbide Anpassung, reaktiver Verlauf, extensives Scanning, eher Überinklusivität etc.

In seinen Übersichten interpretiert Cromwell (1972, 1975) eine große Anzahl Untersuchungen (Größenschätzung, Reaktionszeit, Sprache, Arousal, insbesondere Herzfrequenz) im Sinne der Redundanzhypothese.

Das hier in Anwendung gebrachte Redundanz-Konzept ist zweifellos ein wichtiger Ordnungsfaktor und trägt viel bei zum Verständnis der bei Schizophrenen gefundenen Besonderheiten der IV-Prozesse. Die Suche nach dem gemeinsamen Nenner in der IV bei Schizophrenen ist sehr nützlich und in der gewonnenen Übersicht wohltuend. Das Konzept der Redundanz drängt sich im Rahmen von IV-Modellen natürlich auf und hat sich in der Schizophrenieforschung wiederholt bewährt. Die Frage ist allerdings, was gewonnen ist, wenn jede spezifische Aussage über die psychischen Vorgänge bei der Informationsaufnahme und -verarbeitung vermieden wird.

2.1.1.2.7. Salzingers "Immediacy"-Hypothese

Salzinger ist ein Vertreter der behavioristisch-operanten Ausrichtung. Seine theoretischen Formulierungen gehören strenggenommen nicht in die Umgebung der kognitiv orientierten Filter- und IV-Ansätze. Da jedoch seine zentrale Hypothese besagt, daß gewisse Umweltstimuli einen stärkeren Einfluß auf die Verhaltenssteuerung ausüben als andere, darf seine Theorie bedenkenlos mit den Filteransätzen in Beziehung gebracht werden.

Salzinger (1971, 1973, 1978) versucht eine Vielfalt schizophrener Verhaltenserscheinungen durch ein einziges Prinzip zu erklären. Dieses Prinzip besagt folgendes:

Das Verhalten Schizophrener wird in höherem Maße als bei Normalen durch jene Stimuli kontrolliert, die sich in der unmittelbaren (immediate) Umgebung befinden.

Auf die schizophrenen Sprachstörungen, für die Salzingers Hypothese vorwiegend etabliert wurde, bezogen, heißt dies, daß das verbale Verhalten Schizophrener in einem Gespräch stärker durch die zeitlich nächstliegenden gesprochenen Worte gesteuert wird als durch die zeitlich fernliegenderen Worte. Ein Wort ist demnach in der schizophrenen Sprache weniger mit entfernteren Worten verbunden als in der normalen Sprache. Die probabilistische Natur des Sprachmodells, das Salzinger vorschwebt, liegt auf der Hand.

Die Eigenschaft der Unmittelbarkeit, die gemäß der Hypothese für die Verhaltenssteuerung so zentral ist, wird verschiedenen Stimulusklassen zugesprochen:

1. Die zeitliche Unmittelbarkeit von Stimuli bezieht sich auf die zeitlich in nächster Nachbarschaft auftretenden Stimuli. Das Verhalten wird im extremen Ausmaß von diesen "rezenten" Stimuli gesteuert.
2. Die räumliche Unmittelbarkeit von Stimuli bezieht sich auf jene Stimuli, die räumlich beieinanderliegen.
3. Als unmittelbar wird von Salzinger auch der unkonditionierte Stimulus (UCS) bezeichnet.
4. Die Stimulusstärke wird ebenfalls mit Unmittelbarkeit gleichgesetzt.

Als Beleg für die "immediacy"-Hypothese werden von Salzinger u.a. Ergebnisse aus Studien zur RZ (siehe Kap. 2.3.2.), zum Ankereffekt (Kap. 3.3.1.) sowie zum Einfluß des Kontextes auf das Sprachverständnis angeführt.

Salzinger, Portnoy & Feldman (1966) und Salzinger, Portnoy, Pisoni & Feldman (1970) verwendeten zur Überprüfung ihrer Hypothese die Cloze-Methode. Die Vpn. werden mit (normalen und schizophrenen) Sprechproben, in denen jeweils ein Wort ausgelassen ist, konfrontiert. Das ausgelassene Wort ist umgeben von 2, 4, 6, 16 oder 28 Kontextworten. Die Lösung der Aufgabe besteht im Herausfinden des ausgelassenen Wortes. Die Autoren zeigen, daß chronisch Schizophrene im Vergleich zu Normalen in ihrem Sprachverhalten weit mehr als Normale durch die unmittelbar nächstliegenden Wörter bestimmt sind. De Silva & Hemsley (1977) kamen zum gleichen Ergebnis bei akut Schizophrenen. In einem Experiment präsentierten die Autoren normalen Vpn. Textproben von Normalen und Schizophrenen gemäß der Cloze-Methode. Während die Vpn. die ausgelassenen Wörter sowohl in den schizophrenen wie normalen 2- bis 8-Wortproben gleich gut herausfanden, gelang es ihnen nicht, die ausgelassenen Wörter in den schizophrenen 8- bis 28-Wortproben angemessen zu identifizieren. Ein Wort in einem schizophrenen Sprechausschnitt, ein response-produzierter Stimulus also, scheint im gleichen Kontext weniger mit entfernteren Wörtern verbunden zu sein als in einem normalen Sprechausschnitt. Blaney (1974) gelang eine Bestätigung dieser Befunde, Rutter, Wishner, Kopytynska & Button (1978) dagegen nicht.

Das Konzept der Unmittelbarkeit umschließt einen heterogenen Set von Definitionen, die schwerlich durch ein Netz von ausgesprochenen Gemeinsamkeiten abzudecken sind. Immerhin werden störungsinduzierende Stimuli genau bezeichnet. Ungeklärt ist auch die Frage, ob die von Salzinger beschriebene Störung Ausdruck eines allgemeineren Defizits ist oder die Verstärkung einer auch bei Normalen vorfindbaren Fehlertendenz bedeutet (Chapman & Chapman, 1973). Radomisli (1972) bemängelt an der "Immediacy"-Hypothese, daß sie keine für die Schizophrenie spezifische Störung erkläre.

Der Vorteil von Salzingers "Immediacy"-Hypothese ist, daß sie sehr datennah und operational formuliert ist und dem Kriterium wissenschaftlicher Ökonomie sehr nahekommt. Es gelingt Salzinger tatsächlich, mit einer einzigen Hypothese ein beachtliches Spektrum psychotischer Verhaltensweisen zu erklären.

2.1.1.2.8. Mangelhafte Integration beim Auswählen und Vergleichen verbaler Responsen

Die Forschergruppe um Cohen (Rosenberg & Cohen, 1966; Cohen & Camhi, 1967; Nachmani & Cohen, 1969; Lisman & Cohen, 1972; Cohen, Nachmani & Rosenberg, 1974; Cohen, 1978) erklärt das abweichende Verhalten Schizophrener im Rahmen eines theoretischen Modells über interpersonale Kommunikationsprozesse. Das Modell wurde auf der Grundlage einer spezifischen Wort-Kommunikations-Aufgabe konstruiert.

Zur Aufgabe: Der Experimentator legt je einem Sprecher und einem Hörer zwei Stimulus-Wörter vor. Der Sprecher, der als einzige Vp. weiß, welches der beiden Wörter das Bezugswort ist, wird aufgefordert, ein sinnvolles Hinweis-Wort zu suchen, um damit dem Hörer die Identifizierung des Bezugswortes zu ermöglichen. Die Aufgabe des Hörers seinerseits ist es, das Bezugswort mit Hilfe des Hinweis-Wortes des Sprechers zu identifizieren.

An der Generierung der Sprecher-Response sind zwei Prozeßstufen beteiligt. Auf der ersten Stufe wird ein Hinweis-Wort aufgespürt, eine Auswahl (Sampling) von verfügbaren, auf das Bezugswort bezogenen Assoziationen getroffen. Auf der zweiten Stufe findet ein Vergleich der Stärken der assoziativen Verknüpfungen eines jeden potentiellen Hinweis-Wortes statt. Der Sprecher entscheidet sich schließlich im Verlaufe dieses Vergleiches für ein passendes Hinweis-Wort.

Die Hörer-Response erfordert nur die Inbetriebnahme der Vergleichsstufe. Um die richtige Entscheidung zu treffen, muß der Hörer lediglich die relativen Stärken der assoziativen Verknüpfungen zwischen den beiden Stimulus-Wörtern und dem Hinweis-Wort vergleichen.

Schizophrene sind nun, so die Autoren, nicht fähig, unangemessene Assoziationen zurückzuweisen und auszufiltern (self-editing). Aber die Störung befindet sich nicht einfach auf der Vergleichsstufe (in diesem Falle müßten die Schizophrenen auch in der Hörer-Rolle schlechter abschneiden). Sie ergibt sich vielmehr aus einer mangelhaften Integration der Auswahl- und Vergleichsstufe. Auswahl und Zurückweisung der Assoziationen - das assoziative Repertoire ist normal - finden nicht mehr auf der Basis von Adäquatheitsurteilen statt. Die Schizophrenen sind zwar zu adäquaten Urteilen fähig, sie machen nur zeitweise keinen Gebrauch davon. Die Autoren bleiben die Antwort schuldig, warum Schizophrene tatsächlich falsche Wahlen treffen.

Zur Stützung ihrer Theorie führen die Autoren folgende Beweise an:

1. Sprecher verwenden als Hinweis-Wörter Assoziationen - und zwar in der Regel die stärksten Assoziationen - auf das Bezugswort (Rosenberg & Cohen, 1966).
2. Chronisch Schizophrene unterscheiden sich in der Hörer-Rolle nicht von normalen Vpn., schneiden aber in der Sprecher-Rolle signifikant schlechter ab (Cohen & Camhi, 1967).
3. Bei zunehmender Stimulusähnlichkeit sind die Schizophrenen (nicht-paranoid) nicht mehr imstande, die dominante, aber unangemessene Assoziation zurückzuweisen; sie bleiben an ihr haften (Cohen, Nachmani & Rosenberg, 1974).
4. Schizophrene erbrachten in einer Studie von Nachmani & Cohen (1969) in einer Erinnerungsaufgabe (Auswahl- und Vergleichsstufe) schlechtere Leistungen als in einer Wiedererkennungsaufgabe (nur Vergleichsstufe). Dieses Ergebnis könnte allerdings den einfachen Tatbestand wiedergeben, daß Erinnern schwieriger ist als Wiedererkennen.
5. Schizophrene gaben in gewöhnlichen Wortassoziationstests unter normalen Testbedingungen weniger konventionelle Antworten, unter der Aufforderung aber, möglichst idiosynkratische Antworten zu assoziieren, erheblich mehr konventionelle Assoziationen als Normale. Die Schizophrenen beziehen also ihre Responsen aus einem normalen Assoziationsrepertoire, sind aber unfähig, bestimmte Responsen, hier die konventionellen, auszufiltern (Lisman & Cohen, 1972).

Die Theorie von Cohen et al. genießt innerhalb dieses Kapitels eine Sonderstellung, handelt es sich hier doch nicht um eine Reiz-, sondern um eine Response-Filtertheorie. Der Ansatz wäre eigentlich Gegenstand von Kapitel 2.5. Andererseits ist die theoretische Ausrichtung des Modells von Cohen et al. eher kognitiv, eine Behandlung im Rahmen der neobehavioristischen Theorien wäre noch problematischer.

Man kann dem Modell von Cohen et al. eine hohe Plausibilität nicht absprechen. Von besonderem Interesse ist die Hypothese, daß die Schizophrenen über normale Assoziationsrepertoires verfügen (vgl. auch Broen & Storms, 1967), aber die Selektion der richtigen Response aus einem nicht näher bekannten Grund nicht gelingt. Die Theorie ruht jedoch auf der sehr spezifischen Wort-Kommunikations-Aufgabe, ihr Geltungsbereich ist noch unklar. Zudem ist die empirische Basis relativ schmal und die Methoden ihrer Überprüfung teilweise sehr indirekt.

2.1.1.2.9. Die 2-Stufen-Modelle von Marshall und Hemsley

Mehrere Autoren (Broen, 1968; Marshall, 1973; Hemsley, 1975, 1976) versuchen der Komplexität schizophrenen Verhaltens gerecht zu werden, indem sie mehrere deviante Prozesse postulieren.

Marshall nimmt auf folgende Weise Stellung zum Problem der Lokalisation:

"Wählen wir entweder zwischen einem Aufmerksamkeits- oder Responseauswahl-Modell als Grundlage für das Verständnis der schizophrenen Störung, schränken wir unsere Sicht notwendigerweise ein. Schizophrene können entweder bei der Stimulusanalyse oder Responseauswahl oder bei beiden Prozessen Schwierigkeiten haben. Sie können auch Mühe haben beim Kurzzeitspeichern und Abrufen von Informationen, beim Transferieren von Informationen innerhalb des Systems, oder, gemäß Bleulers (1911) Vorschlag, bei der Assoziierung von Informationen auf einer zentralen Ebene des Systems" (Marshall, 1973, S. 414).

Bei den vorliegenden Hypothesen geht es um die Abklärung der relativen Störungsanteile an zwei Schwerpunkten des menschlichen IV-Systems (stimulus analysing and response selection).

Marshall (1973) und Hemsley (1976) bedienen sich eines theoretischen Prinzips, das die Erfassung der Leistungsfähigkeit auf allen Ebenen der IV erlaubt. Das Prinzip, worauf neuere informationstheoretische Modelle in der Psychologie basieren und das in letzter Zeit an Arbeiten zur wahlweisen Reaktionszeit (choice reaction time, CRT) erprobt wurde, hält fest, daß der motorischen Geschwindigkeit der einfachen Reaktionszeit (RZ) bei zunehmender Komplexität in log/linearer Weise eine kognitive Komponente hinzugefügt werden muß (Sternberg, 1969, 1975). Diese log/lineare Beziehung behält ihre Gültigkeit unabhängig davon, ob sich der Zuwachs an Komplexität auf die Stimuli, die Responsen oder Speichereinheiten bezieht.

Sternberg (1969) gliedert dabei den IV-Prozeß in folgende Stufen auf: 1. Stimulus-Enkodierung resp. -Repräsentation. 2. Zentrale Such- und Vergleichsoperationen. 3. Fällen von Entscheidungen resp. Responseauswahl. 4. Umsetzung der Response. Die Autoren meinen, mit Hilfe dieser Art RZ-Analyse den Ort der Störung in der IV dingfest machen zu können. Aus diesem Grunde werden in den CRT-Experimenten die Stimuluskomplexität bzw. die Stimulusungewißheit und die Responsekomplexität unabhängig voneinander variiert. Würden die Schizophrenen auf allen Ebenen der Stimuluskomplexität langsamere RZen an den Tag legen und durch eine Erhöhung der Stimuluskomplexität im Vergleich zu normalen Vpn. in ihren Leistungen stärker negativ beeinflußt, dann würde dies einer Bestätigung der Stimulus-Filter-Theorie gleichkommen. Würden die Schizophrenen hingegen auf eine erhöhte Responseungewißheit mit einer Leistungsminderung antworten, würde dies für die Response-Auswahl-Hypothese sprechen.

Die Ergebnisse von Marshall (1973) lassen erkennen, daß die Schizophrenen im Vergleich zu Neurotikern und Gefängnisinsassen beim Ausführen von Bewegungen (Karten-Sortier-Test) allgemein verlangsamt sind. Die Schizophrenen zeichneten sich durch ausgeprägtere Response-Auswahl- und Stimulus-Analyse-Schwierigkeiten aus als die Vergleichsgruppen; diese Störungen verschärften sich mit zunehmender Ungewißheit. Die Stimulusungewißheit war in geringerem Ausmaß für die Leistungsabnahme verantwortlich als die Response-Ungewißheit.

Hemsley (1976) kommt mit einer ähnlichen, aber etwas komplexeren Anordnung zu vergleichbaren Ergebnissen. Akut Schizophrene und Depressive unterschieden sich jedoch hinsichtlich der Auswirkungen erhöhter Stimulusungewißheit und Ablenkung nicht signifikant. Dies ist aber darauf zurückzuführen, daß Hemsley den Filterbegriff sehr eng definiert (im Sinne Broadbents, 1958). Hemsley & Richardson (1980) boten ihren Vpn. simultan zwei inhaltlich deutlich verschiedene, aber hinsichtlich der physikalischen Merkmale nicht unterscheidbare Prosatexte dar (Dichotisches Hören), abwechselnd hatten sie je eine Passage wiederzugeben, die andere zu ignorieren. Die Schizophrenen erzielten schlechtere Resultate als eine Gruppe von Depressiven und Normalen. Das Ergebnis steht im Einklang mit der Responseauswahl-Theorie und im Widerspruch mit der Stimulus-Filter-Theorie.

Marshall interpretiert seine Ergebnisse sowohl als Beleg für eine erweiterte Filtertheorie wie für die Responseauswahl-Theorie im Sinne von Broadbent (1971). Für Marshall steht die Tatsache, daß sich sowohl auf der Input- wie auf der Output-Seite des IV-Systems Störungen bemerkbar machen, im Widerspruch zu allen Theorien, die ein einzelnes, an eine spezifische Stufe im IV-System gebundenes Defizit als primäre schizophrene Störung erklären. Der Autor unterstreicht die Fruchtbarkeit eines Mehr-Stufen-Ansatzes, obwohl die Evidenzen für eine Response-Auswahl-Störung eindeutiger etabliert sind.

Das Prinzip von Sternberg zur Beschreibung von IV-Vorgängen scheint deshalb vielversprechend, weil es klare Aussagen hinsichtlich der Korrelation zwischen Leistungsabnahme und Aufgabenkomplexität impliziert und zugleich eine Methode zur Identifizierung der verschiedenen Störungsebenen beinhaltet. Das Prinzip scheint also für lokalisatorische Zwecke bestens geeignet. Der Einbezug multipler Prozesse in die Analyse des schizophrenen Leistungsdefizits ist die eigentlich neue Dimension des Ansatzes von Marshall (1973) und Hemsley (1976). Dieser Umstand macht wiederum die traditionelle Einteilung der Schizophrenietheorien in Stimulus- und Responsetheorien weitgehend hinfällig. Die Verwerfung des Einstufen-Denkens zugunsten einer Zwei- oder Mehrstufen-Konzeption der schizophrenen Störung verschiebt die Akzente und eröffnet Wege für neue Forschungsperspektiven, die durch das nicht selten bornierte lokalisatorische Denken lange Zeit verstopft waren (siehe Kap. 5).

Hemsley (1975) versucht eine größere Anzahl von Studien zur schizophrenen Aufmerksamkeitsstörung mit dem von Broadbent (1971) entwickelten zweistufigen Aufmerksamkeitsmodell (siehe S. 32) in Einklang zu bringen. Der Autor bemängelt zu Recht, daß in den meisten Untersuchungen zur schizophrenen Leistungsproblematik die verschiedenen Prozesse der IV, insbesondere die beiden Selektionsmechanismen der Aufmerksamkeit (Stimulusanalyse, Responseauswahl) ungenügend auseinandergehalten werden. Hemsley erwägt die Möglichkeit, daß der schizophrenen Störung ein defizitäres Funktionieren beider Selektionssysteme oder der die Systeme integrierenden Elemente (Regeln zur Verknüpfung der Systeme, Verarbeitung der Instruktionen etc.) zugrunde liegt.

Hemsley sagt nichts Neues, wenn er feststellt, daß die Ebene der sensorischen Filterung wahrscheinlich normal funktioniert. Faßt man den Filtervorgang so eng wie Broadbent (1958) und Hemsley (1975), dann scheint sich eindeutig eine Verlagerung des Störungsortes in Richtung Response-Seite abzuzeichnen. Aber die extrem enge Verwendung des Begriffes der Stimulusanalyse schafft nur neue Verwirrung. In die Stimulusanalyse sind u.E. durchaus Prozesse einbezogen, die die Stimulusauswahl aufgrund bestimmter Relevanzkriterien (Norman, 1973) bewerkstelligen. Das Aufmerksamkeitsmodell von Norman vermag auch jene Phänomene zu erklären, für die Broadbent (1971) einen zweiten Selektionsmechanismus bemüht.

2.1.2. Evidenzen für die IV- und Filtertheorien

Eine bedeutende Anzahl der in der Folge referierten Ergebnisse läßt sich mehr oder weniger direkt zum sensorisch-perzeptiven Filteransatz im Sinne von McGhie und Chapman oder Payne in Beziehung bringen. Die wenigsten Untersuchungen wurden allerdings im Sinne einer direkten Überprüfung von Aspekten der Filtertheorie angestrengt. Die Ergebnisse unterscheiden sich im Grad, mit dem sie für eine Filter-Defekt-Theorie sprechen, erheblich. Eine Reihe von Autoren identifizierten auf perzeptiven oder kognitiven Aufgaben unterschiedlichen Typs Leistungsminderungen, die sie dann im nachhinein mit einem Filterkonstrukt interpretierten, ohne jedoch genau zu spezifizieren, wovon die Rede ist. Wieder andere Ergebnisse wurden auch von der einen oder andern unter Kap. 2.1.1.2. dargelegten Theorievariante für sich reklamiert. Wir ordnen im folgenden mit einer gewissen Willkür alle Befunde, die nicht in einem spezifischen Zusammenhang mit einer der erwähnten Theorievarianten stehen, dem Filteransatz von McGhie et al. zu.

Die wichtigsten Belege für die unter Kap. 2.1.1.2.3. bis 2.1.1.2.8. ausgeführten Theorien wurden diesen jeweils direkt angeschlossen.

2.1.2.1. Empirische Evidenzen für die Filter-Defekt-Theorie

Das zur Überprüfung der Filtertheorie wohl wichtigste und am häufigsten untersuchte Phänomen ist die Ablenkbarkeit (Distractibility oder perceptual overinclusion).

Zahlreiche unterschiedliche experimentelle Aufgabentypen wurden verwendet. Als abhängige Variable fungieren verschiedene elementare und komplexere Leistungen, die je nachdem die Beteiligung unterschiedlicher Funktionsebenen implizieren. In den Ablenkbarkeitsstudien werden in der Regel in eine durch die Instruktion klar definierte Stimulusklasse (relevante Stimuli) experimentell kontrollierte und variierte Störreize (Irrelevante Reize oder Distraktoren) eingeführt.

In Experimenten, in denen die Vpn. eine Stimuluskonfiguration (Bild, abstrakte Figur etc.) aus einem irrelevanten Hintergrund abzulösen hatten, fanden Weckowicz & Blewett (1959), Weckowicz (1960), Snyder, Rosenthal & Taylor (1961), Krus, Wapner, Freeman & Casey (1963), Bemporad (1967), Schwartz (1967) bei Schizophrenen als Gesamtgruppe im Unterschied zu Normalen konsistent eine schlechtere Leistung. Wurden in diesen Studien die Schizophrenen nach gewissen Dimensionen weiter unterteilt, ergab sich nur für die Prozeß- und bestimmte chronisch Schizophrene, nicht aber für paranoid Schizophrene ein starker Leistungsabfall. - Im Gegensatz zu Ergebnissen aus späteren Untersuchungen fanden Payne & Caird (1967) einen signifikanten Zusammenhang zwischen paranoider Symptomatik, Overinclusion und Ablenkbarkeit.

In einer Reihe sorgfältiger Studien mit originellen Begriffsbildungsaufgaben wiesen Chapman, L. und Mitarbeiter nach, daß nicht, wie es die Filtertheorie von Broadbent erwarten ließe, physikalische Merkmalsunterschiede, sondern die assoziative Verwandtschaft zwischen den Stimuli den Grad der Ablenkbarkeit determinieren (Chapman, 1956, 1956, 1958, 1961; Chapman & Taylor, 1957; Chapman & Knowles, 1964). Je stärker die assoziative Beziehung zwischen den korrekten und falschen Items, desto größer war die ablenkende Potenz der irrelevanten Items (Downing, Ebert, Shubrooks, 1963; Gottesman, 1964; Downing, Shubrooks, Ebert, 1966). Die Befunde von Chapman konnten im wesentlichen repliziert und erweitert werden (Feinberg & Mercer, 1960; Burstein, 1961; Blumberg & Giller, 1965; Gonen, 1970; Hawks & Marshall, 1971; Grimes & McGhie, 1973; Rattan & Chapman, 1973). In all diesen Untersuchungen waren es übrigens die chronisch Schizophrenen, die eine erhöhte Ablenkbarkeit manifestierten, und nicht die Normalen und akut Schizophrenen.

Chapman, J., McGhie (1962), McGhie, Chapman & Lawson (1965a) ermittelten in einer Versuchsserie bei verschiedenen psychotischen Gruppen in Aufgaben, die eine motorische Reaktion auf ein regelmäßiges, vorhersagbares Signal erforderten, eine starke, unter zusätzlichen Distraktionsbedingungen keine weitere Leistungsminderung. Die Leistung der Schizophrenen verschlechterte sich im Vergleich zu den Kontrollgruppen drastisch, wenn nicht vorhersagbare, variable Signale entweder unter akustischen oder visuellen Distraktionsbedingungen dargeboten wurden.

In einer weiteren Versuchsserie verwendeten McGhie, Chapman & Lawson (1965b), Lawson, McGhie & Chapman (1966) komplexere Aufgaben. Zu ihrer Bewältigung war die Verarbeitung, Speicherung und Abrufung von Information erforderlich. Es zeigte sich, daß die Anfälligkeit Schizophrener auf Distraktion in Shadowing-Aufgaben (Beachten und Berichten der relevanten, Nichtbeachten der irrelevanten Stimulusserie) vom Aufgabentyp und der involvierten Sinnesmodalität abhing. Die Schizophrenen waren besonders unfähig, Informationen aus zwei verschiedenen Modalitäten zu intergrieren. (Für diesen Befund fanden allerdings Schuck, Leventhal & Carbonell (1978) später keinen Anhaltspunkt mehr.) Interessanterweise ergaben sich sinnesspezifische Leistungsunterschiede. Schizophrene verarbeiteten im Unterschied zu Normalen visuelles Material mit oder ohne Distraktion gleich schlecht, akustisches Material aber nur unter Distraktionsbedingungen, egal ob akustisch oder visuell, schlechter.

Im Gegensatz zu McGhie et al. berichten Venables & O'Connor (1959) und Venables (1960, 1963) eine schlechtere Verarbeitung akustischen und eine bessere Verarbeitung visuellen Materials. Venables untersuchte allerdings paranoid, McGhie et al. Prozeß-Schizophrene. Ferner erforderten die Aufgaben von Venables (einfache Reaktionszeit) keine Kurzzeitspeicherung.

Als weitere Belege für die Defekt-Filter-Theorie werden von McGhie und Mitarbeitern auch Studien zur Sprachwahrnehmung angeführt. Lawson, McGhie & Chapman (1964) boten Schizophrenen, psychiatrischen Patienten und Normalen Sprachproben von unterschiedlichem Organisationsgrad (constraint) dar. Die Schizophrenen kamen im Umgang mit Sätzen niedriger Ordnung recht gut, mit Sätzen höherer Ordnung schlecht zu Rande. Lawson (1965) fand eine signifikante Beziehung zwischen hohen Distraktions-Werten und schlechter Sprachwahrnehmung. Die Ergebnisse von Lawson et al. (1964) konnten von Nidorf (1964) voll, von Raeburn & Tong (1968) teilweise und von Forrest, Hay & Kushner (1969) nicht repliziert werden. Maher (1972) gibt eine Übersicht über die schizophrenen Sprechstörungen, die von ihm ebenfalls im Sinne einer Filterstörung interpretiert werden.

McGhie, Chapman & Lawson fanden übrigens durchgehend erhöhte Ablenkbarkeit nur bei der Gruppe der Prozeß-Schizophrenen. Paranoide erwiesen sich teilweise gar als weniger ablenkbar als Normale. Signifikante Unterschiede zwischen akuten und chronischen Schizophrenen konnten ebenfalls nicht identifiziert werden.

Für die Filtertheorie sind eine Reihe weiterer Studien von Belang (siehe Oltmanns & Neale, 1978). Gemeinsam ist all den verwendeten Aufgabentypen, daß gleichzeitig mit den aufgabenrelevanten immer auch irrelevante Stimuli präsentiert werden, die beiden Stimulusgruppen treten dann in Konkurrenz zueinander. Die wichtigsten Experimentaltypen sind:

1. Dichotisches Hören: Beim dichotischen Hören werden wiederum mehrere Aufgabenvarianten verwendet. Meist werden über Kopfhörer dem rechten und linken Ohr unterschiedliche Signalreihen dargeboten. Die Vp. wird instruiert, nur die Botschaften eines Kanals (relevante Signale) zu beachten, diese gleichzeitig nachzusprechen (shadowing) oder nach dem Versuch zu reproduzieren. Eine erhöhte Ablenkbarkeit Schizophrener im Unterschied zu Normalen, d.h. eine größere Anzahl berichteter Signale aus dem irrelevanten Kanal, mit der einen oder andern Aufgabenvariante fanden u.a. folgende Autoren: Polidoro (1968) bei akut, paranoid, gut-prämorbid und akut nicht-paranoid, schlecht-prämorbid Schizophrenen. Douglas, Emery & Fuller (1974) und Schneider (1976) bei paranoid Schizophrenen, Wahl (1976) und Lerner, Nachshon & Carmon (1977) sowohl bei paranoid und nicht-paranoid Schizophrenen, Wishner & Wahl (1974) bei chronisch Schizophrenen (im Vergleich zu Alkoholikern), Hawks & Robinson (1971) bei chronisch paranoid und nicht-paranoid Schizophrenen. Eine Leistungsverschlechterung beim dichotischen Hören stellten auch Mefferd (1969) und Pogue-Geile & Oltmanns (1980) bei Schizophrenen allgemein fest, diese schien aber im ersten Fall nicht und im zweiten nur zum Teil eine Funktion der Distraktion. Payne, Hochberg & Hawks (1970) fanden zwar eine erhöhte Ablenkbarkeit bei Schizophrenen im Vergleich zu Normalen, aber keinen Zusammenhang zwischen Ablenkbarkeit und Overinclusion. Ebenfalls keine Bestätigung für die Stimulus-Filter-Theorie in der Schizophrenie fanden Hemsley & Richardson (1980) und Straube & Germer (1979). Straube & Germer (1979) variierten die Botschaften im irrelevanten Kanal im Grad der Ablenkung und der Neutralität vs. Affektivität (die Botschaften im relevanten Kanal waren durchgehend neutral). Alle untersuchten Gruppen (akut Schizophrene, Neurotiker, Normale) schnitten unter den Bedingungen neutraler und nicht ablenkender Botschaften besser ab als unter den übrigen Bedingungen. - In einer Studie von Lishman et al. (1978) ergaben sich schlechtere Leistungen im Vergleich zu Normalen sowohl für eine Gruppe Maniker wie für eine Gruppe Schizophrener. Beide Gruppen unterschieden sich nicht voneinander.

2. Rauschen-Experimente (noise): Damit ist die Darbietung von relevanten Stimuli auf einem ablenkenden Stimulushintergrund gemeint. Auch hier sind wiederum sehr unterschiedliche experimentelle Anordnungen im Umlauf. Im akustischen Bereich ist die Darbietung der kritischen Signale auf dem Hintergrund weißen Rauschens eine häufig verwendete Methode, im visuellen Bereich werden die kritischen Signale oft in eine Matrix irrelevanter Stimuluselemente eingebettet und tachistoskopisch oder anderswie präsentiert. Als leistungsschwächer bei der Unterscheidung von Signal und Rauschen oder bei der Wahrnehmung kritischer Stimuli unter der Bedingung akustischen oder visuellen Rauschens erwiesen sich die Schizophrenen im Unterschied zu Normalen in den Studien folgender Autoren: Schizophrene als Gesamtgruppe in Untersuchungen von Ludwig, Wood & Downs (1962), Ludwig, Stilson, Wood & Downs (1963), Donovan & Webb (1965), Stilson, Kopell, Vandenbergh & Downs (1966), Stilson & Kopell (1964), Schwartz-Place & Gilmore (1980); akut Schizophrene in Experimenten zur Auffassungsspanne von Neale, McIntyre, Fox & Cromwell (1969), Neale (1971), Davidson & Neale (1974); chronisch

Schizophrene in einer Studie von Alumbaugh & Sweney (1973); chronisch (schlechteste Leistung) und akut (mittelschlechte Leistung) Schizophrene in einer Studie von Alumbaugh (1976). Eine Leistungsverbesserung (Sprichwort-Test) bewirkte weißes Rauschen bei gut-prämorbid Schizophrenen, eine Leistungsminderung bei schlecht-prämorbid Schizophrenen (Lycaki, Rosenbaum & Cromwell, 1973).

3. Übriges: Im Zusammenhang mit der Filter-Defekt-Theorie sind noch einige weitere Untersuchungen erwähnenswert: In Studien von Rappaport, Rogers, Reynolds & Weinmann (1966) und Rappaport (1967) erbrachten die Schizophrenen (die akuten mehr als die chronischen) im Vergleich zu Normalen schlechtere Wahrnehmungsleistungen, wenn mehr als eine Botschaft gleichzeitig dargeboten wurde. Oltmanns & Neale (1975) wiesen mit dem Digit Span Test nach, daß nicht der Schwierigkeitsgrad, sondern die Distraktion für die Leistungsminderung chronisch Schizophrener verantwortlich ist. Oltmanns (1978) fand sowohl bei Schizophrenen wie Manikern beim Erinnern von Zahlen und Wörtern (digit-span-, digit-word-test) eine erhöhte Ablenkbarkeit, dies unabhängig von der Darbietungsgeschwindigkeit. Prozeß-Schizophrene waren im Vergleich zu reaktiv Schizophrenen und Normalen in der gleichen Aufgabe bei verzögerter Reaktion durch die Distraktoren Musik und Ruhe am meisten behindert (Taylor & Hirt, 1975). Straube & Klemm (1975) verwendeten drei verschiedene Sprachaufgaben. Zusätzliche, in die Aufgaben eingebaute irrelevante Störreize verursachten die schlechtere Leistung einer florid paranoid-halluzinatorischen Gruppe im Vergleich zu Normalen.

Zubin (1975) unterscheidet drei Komponenten der Aufmerksamkeit: Aufrechterhaltung der Aufmerksamkeit, selektive Aufmerksamkeit, Wechsel der Aufmerksamkeit. Zubin (1975) sowie Waldbaum, Sutton & Kerr (1975) vermögen überhaupt keine Störung der selektiven Aufmerksamkeit in der Schizophrenie festzustellen. Diese Autoren sehen den Hauptdefekt in der Unfähigkeit der Aufmerksamkeit, von einer sensorischen Modalität auf eine andere umzustellen (siehe Kap. 2.3.2.).

Dieses Kapitel darf nicht ohne den Hinweis abgeschlossen werden, daß auch die Ergebnisse aus den Experimenten zur Reizüberflutung und zum Reizentzug für die Filtertheorie von Bedeutung sind. Da diese Theorien im Buch nicht behandelt werden, kann auf die Referierung dieser Ergebnisse verzichtet werden.

2.1.2.2. Empirische Evidenzen zur Theorie der verlangsamten Informationsverarbeitung

Yates (1966a, b) versucht in seinen Übersichtsreferaten Beweise für seine Verlangsamungstheorie beizubringen. Er führt u.a. die Ergebnisse der älteren Verlangsamungsforschung (Retardation) an (Babcock, 1933; Payne & Hewlett, 1960). Hier einige neuere Befunde:

Yates & Korboot (1970) ließen Gruppen von akut und chronisch Schizophrenen mit und ohne paranoide Symptomatik sowie Neurotiker drei Stimulusgruppen (Linien, Worte, Symbole) in je 5 Komplexitätsabstufungen solange anschauen, bis die Vpn. überzeugt waren, das Material fehlerfrei reproduzieren zu können. Die chronisch nicht-paranoid Schizophrenen waren in allen drei Aufgaben auf jeder Komplexitätsstufe langsamer als die andern Gruppen. Dieses Ergebnis konnte von Korboot & Yates (1973) und ebenfalls von Slade (1971) mit einem RZ-Experiment bei chronisch Schizophrenen repliziert werden. Eine direktere Überprüfung der sich widersprechenden Theorien von McGhie et al. und Yates unternahmen Korboot & Damiani (1976). Akut und chronisch, paranoid und nicht-paranoid Schizophrene und Neurotiker wurden mit Aufgaben nach Art des dichotischen Hörens konfrontiert (RZ-Masse zu drei Darbietungsgeschwindigkeiten; Erfassung der Fähigkeit zur Stimulusidentifikation und zur Kanalauswahl). Wiederum wiesen die chronisch nicht-paranoid Schizophrenen signifikant längere Verarbeitungszeiten auf. Im Gegensatz zu den meisten Ergebnissen aus Experimenten zum dichotischen Hören waren die Schizophrenen fähig, einen von zwei konkurrierenden Kanälen zu beachten. Die Autoren legten ihre Resultate zugunsten der Theorie von Yates aus. Hirt, Cuttler & Genshaft (1977), die motorische, perzeptive und kognitive Aufgaben mit steigender Schwierigkeit in Gruppen von paranoid und nicht-paranoid Schizophrenen und Normalen verwendeten, folgern aus ihren Ergebnissen, daß auf der Input-Stufe bei sämtlichen Gruppen kein Defizit auszumachen sei. Die nicht-paranoid Schizophrenen erreichten schon bei relativ einfachen Aufgaben einen Zustand der Informationsüberlastung, die paranoid Schizophrenen erzielten bei den komplexesten Aufgaben gar bessere Leistungen als die Normalen, was die Autoren mit einem erhöhten Informationsfluß auf den zentralen Verarbeitungsstufen zu erklären versuchen.

Saccuzzo & Miller (1977) untersuchten paranoid Schizophrene und Normale mit einer Methode zur Bestimmung des kritischen Intervalls zwischen Test- und Maskierungsstimulus (d.h. die Zeitspanne, nach welcher der Maskierungsstimulus die Verarbeitung des Teststimulus nicht mehr stört). Die Schizophrenen hatten längere kritische Intervalle. Damit scheint zumindest die Behauptung Yates' relativiert, die Verlangsamung beziehe sich nur auf die chronisch nicht-paranoid Schizophrenen. Miller & Saccuzzo (1979) konnten mit einer ähnlichen Anordnung dieses Ergebnis in einer Gruppe von remittierten Prozeß-Schizophrenen wiederholen.

Karras (1973) verglich akut nicht-paranoid Schizophrene mit Depressiven und psychiatrischen Patienten auf vier akustischen RZ-Aufgaben (hinsichtlich Komplexitätsgrad und Reaktionskonkurrenz variierend). Die Schizophrenen waren zwar in allen Aufgaben langsamer als die Kontrollpersonen, jedoch nahm die Langsamkeit nur in komplexen Aufgaben mit stark konkurrierenden Reaktionen unverhältnismäßig zu. Der Autor nimmt das als Beweis, daß langsamere RZ'en nicht primär das Produkt einer langsameren IV seien.

Hawks & Robinson (1971) konnten weder bei paranoid noch bei nicht-paranoid Schizophrenen eine Abhängigkeit der Reproduktionsleistung von der Darbietungsgeschwindigkeit nachweisen. Ebenfalls als unhaltbar qualifizieren Cash, Neale & Cromwell (1972) die Verlangsamungshypothese aufgrund von Ergebnissen aus einer Studie zur Auffassungspanne (span of apprehension) bei akut Schizophrenen und psychiatrischen Patienten.

2.1.2.3. Ergebnisse zur Lokalisation der Störung in der Informationsverarbeitung

Im ersten Abschnitt dieses Kapitels wurden einige empirische Evidenzen für die Filtertheorie, im zweiten Abschnitt Belege für die Verlangsamungstheorie angeführt. Abschließend seien hier einige Autoren und Untersuchungen einander gegenübergestellt, die eine Lokalisierung der primären schizophrenen Störung im IV-Prozeß entweder auf der Input-Stufe (Rezeption, elementare Wahrnehmung, sensorischer Filter) oder auf einer post-Input-Stufe (etwa primäre Datenverarbeitung im Sinne von Yates) nahelegen. Wenn von Input-Störung die Rede ist, können je nach Modell und Autor unterschiedliche Prozesse gemeint sein. Das gleiche gilt unvermindert für all jene Theorien, die die schizophrene Störung auf einer post-Input-Stufe ansiedeln. Leider sind die implizierten Teilprozesse in diesen Stufentheorien ohnehin selten genauer spezifiziert. Wie schon früher betont, bieten sich für die im ersten Abschnitt referierten Ergebnisse nicht nur Input- oder Filtererklärungen an.

- Die primäre Störung in der IV Schizophrener wird neben Mc Ghie et al. und Payne u.a. von folgenden Autoren auf der Input-Stufe lokalisiert: Neale, McIntyre, Fox & Cromwell (1969), Crookes & Hutt (1970), Calhoun (1970), Spohn, Thetford & Woodham (1970), Hawks & Robinson (1971), Cash, Neale & Cromwell (1972), Marshall (1973), Schwartz-Place & Gilmore (1980).

- Im Sinne einer Störung auf der post-Input-Stufe interpretieren u.a. folgende Autoren ihre Ergebnisse: Court & Carwoli (1968), Yates & Korboot (1970), Bauman (1971), Marchbanks & Williams (1971), Korboot & Yates (1973), Wishner & Wahl (1974), Korboot & Damiani (1976), Saccuzzo & Miller (1977), Miller & Saccuzzo (1979), Hirt, Cuttler & Genshaft (1977), Neufeld (1978).

2.1.3. Zur Kritik der IV- und Filtertheorien

Die einflußreichsten theoretischen Ansätze in diesem Kapitel sind wohl die Aufmerksamkeitstheorien. Wir haben deshalb im entsprechenden Exkurs die Gelegenheit benützt, einige Aufmerksamkeitsmodelle aus der Normalpsychologie zu streifen. Hier kann nur am Rande auf die Frage eingegangen werden, inwieweit die revidierten und erweiterten Modelle den Aufmerksamkeitsstörungen in der Schizophrenie gerechter werden als das Modell von Broadbent (1958). Wir werden auf diese Frage im Schlußkapitel zurückkommen.

Im folgenden Abschnitt werden nur die Filtertheorie von Mc Ghie et al. und die Verlangsamungstheorie von Yates näher kritisch beleuchtet. Angesichts der Vielzahl der IV-Ansätze in der Schizophrenieforschung wurden die andern Theorien in Abweichung des gewählten Vorgehens summarisch und im Anschluß an ihre Darstellung kurz kritisch kommentiert.

2.1.3.1. Zur empirischen Begründung der Filter- und IV-Theorien in der Schizophrenie

Es soll zunächst auf die empirische Fundierung der Filtertheorie von McGhie et al. und der Verlangsamungstheorie von Yates, dann auf die Problematik des Versuchs von Stufentheorien, die primäre schizophrene Störung auf einer spezifischen Ebene der IV zu lokalisieren, allgemein eingegangen werden.

2.1.3.1.1. Zur empirischen Begründung der Filtertheorie

Das Phänomen der erhöhten Ablenkbarkeit durch irrelevante Stimuli bei nicht-paranoid und Prozeß-Schizophrenen unter diversen Versuchsbedingungen ist wohl trotz zahlreicher methodischer Unzulänglichkeiten (siehe hierzu Chapman & Chapman, 1973) recht gut belegt. Einige Autoren berichten allerdings im Widerspruch zu den übrigen Befunden auch für akut paranoid und gut-prämorbid Schizophrene erhöhte Ablenkbarkeit (vor allem in Aufgaben des dichotischen Hörens). Diese Inkonsistenz könnte ein Hinweis darauf sein, daß die doch sehr unterschiedlichen

Aufgabentypen (Sortieraufgaben, Reproduktion von Signalreihen, dichotisches Hören, Rauschen etc.) eben keinen homogenen Sachverhalt erfassen. Studien zur Interkorrelation der verschiedenen Maße scheinen unumgänglich. Es steht weiter fest, daß überinklusive Begriffsbildung nicht im Zusammenhang mit erhöhter Ablenkbarkeit steht. Offenbar richten überinklusive und z.T. paranoide Schizophrene ihre Aufmerksamkeit ganz einfach auf andere Stimulusaspekte. Von Bedeutung ist, daß sich die Ablenkbarkeit vor allem bei Aufgaben mit komplexem Stimulusmaterial und mit nicht vorhersagbaren Signalen einstellt. Es bestehen zudem sinnesspezifische Leistungsunterschiede (visuelles Material wird so schlecht verarbeitet, daß eingeführte Ablenkung kaum zu einer zusätzlichen Verschlechterung führt). Schizophrene sind besonders unfähig, Informationen aus zwei verschiedenen Sinnesmodalitäten zu integrieren. Schließlich scheint eine erhöhte Ablenkbarkeit nicht nur für Schizophrene, sondern auch für alte Leute kennzeichnend.

So gut nun eine erhöhte Ablenkbarkeit bei gewissen Schizophrenen gesichert ist, so wenig bedeutet dies, daß sie auch im Sinne einer Filterstörung à la Broadbent (1958) interpretiert werden darf. Wir können es hier kurz machen. Ergebnisse aus der Normalpsychologie haben eindeutig zur Verwerfung des Broadbentschen Filtermodells geführt (siehe Kap. 2.1.1.1.1.). Was für die Normalpsychologie gilt, gilt natürlich auch in der Schizophrenieforschung. Es sind nicht, wie die Ergebnisse von Chapman zeigen, in erster Linie physikalische Merkmale, sondern die assoziativen Verwandtschaften zwischen den Stimuli, die den Grad der Ablenkbarkeit determinieren (siehe auch Marshall, 1973; Hemsley, 1976; Schneider, 1976). Die Filtertheorie von Mc Ghie, Chapman & Lawson hat die Schizophrenieforschung sehr befruchtet. Auch wenn sie in dieser Form nicht aufrechterhalten werden kann, bedeutet dies keineswegs, daß einer erweiterten und komplexeren Aufmerksamkeitstheorie nicht ein hoher Erklärungswert für die in der Schizophrenie beobachteten Phänomene zukommen könnte. Wahrscheinlich werden Aufmerksamkeitstheorien in der einen oder andern Form in der Schizophrenieforschung nicht zuletzt deshalb weiter eine zentrale Bedeutung beibehalten, weil die Aufmerksamkeit eine wichtige und vermittelnde Rolle bei der Verhaltenssteuerung allgemein spielt. Es zeigt sich eben, daß die erwähnten Befunde je nachdem, wie eng oder weit man das Konstrukt Aufmerksamkeit faßt, als sensorischen Filter oder im Sinne von Norman als komplexen Gewichtungs- und Entscheidungsprozeß, für oder wider eine Aufmerksamkeitsstörung in der Schizophrenie sprechen.

Im Gegensatz zur Erklärung der Distraktionsbefunde durch die Filtertheorie scheint uns die Erklärung der schizophrenen Sprachwahrnehmungsstörung von McGhie et al. angemessen. Hier steht nicht die Ablenkung durch irrelevante Stimuli, sondern die Unfähigkeit, relevante, aber redundante Wortelemente im Laufe des Rekodierungsprozesses zu eliminieren, im Vordergrund.

2.1.3.1.2. Zur empirischen Begründung der Verlangsamungstheorie

Eine Verlangsamung psychischen Funktionierens ist mit einigen Aufgabentypen mit komplexerem Stimulusmaterial mehrheitlich nachweisbar. Allerdings bestehen hinsichtlich des Auftretens dieses Verhaltensmerkmals bei verschiedenen Untergruppen Ungereimtheiten. Wähend Yates und Mitarbeiter dieses Merkmal vor allem auf die chronisch nicht-paranoid Schizophrenen beschränkt wissen wollen, werden von andern Autoren ähnliche Befunde auch für akut nicht-paranoid und sogar paranoid Schizophrene berichtet (Saccuzzo & Miller, 1977). Wiederum andere Autoren wollen bei paranoid Schizophrenen einen größeren Umsatz an Information konstatiert haben (Hirt, Cuttler & Genshaft, 1977). Interkorrelationsstudien scheinen sich auch hier aufzudrängen.

Direkte Überprüfungen der widersprüchlichen Vorhersagen aus der Filter- und Verlangsamungstheorie fehlen weitgehend. Die im Zusammenhang mit der Überprüfung der Verlangsamungstheorie verwendeten Aufgaben scheinen, da die Variable Ablenkung in ihnen selten eine Rolle spielt, für eine direkte Widerlegung der Filtertheorie ungeeignet zu sein. Es ist also nicht ausgemacht, ob die Ansätze von Yates und McGhie et al. das gleiche oder zwei verschiedene Phänomene oder gar zwei Epiphänomene einer noch nicht identifizierten Grundstörung erfassen.

Die Verlangsamungshypothese ist jedenfalls für das schizophrene Sprachwahrnehmungsdefizit kaum eine angemessene Erklärung. Da Sprecheinheiten mit hohem Organisationsgrad den zu verarbeitenden Informationsbetrag reduzieren, müßten sie das Defizit, das aus der langsameren Verarbeitung üblicherweise resultiert, tendenziell aufheben. Das Gegenteil ist der Fall.

Wenn Schizophrene auch bei der Bewältigung vieler Aufgaben verlangsamt sind, dann heißt das noch lange nicht, daß diese Verhaltensänderung wirklich durch die von Yates postulierte Verarbeitungsstufe (primäre Verarbeitung, d.h. eine erste Strukturierung einlaufender Information in sequentielle Signalabfolgen) vermittelt wird. Yates' Aussagen sind so vage und allgemein, sie spezifizieren die beteiligten Teilprozesse so wenig, daß zuviele Alternativerklärungen möglich bleiben. Die Belege, die Yates für das stufenspezifische Defizit anführt, vermögen nicht zu überzeugen. Eine Störung auf der Response-Seite scheint in jedem Fall ebenso plausibel. Ebenso bestehen Zweifel bezüglich der Frage, ob die verwendeten Aufgaben zur isolierten Erfassung des stufenspezifischen Defizits geeignet sind.

2.1.3.1.3. Zur allgemeinen Lokalisationsproblematik beim IV-Ansatz

Die Konzeption von Störungen auf spezifischen Stufen der IV ist sicher ein erfolgversprechender Ansatz für die Analyse von Wahrnehmungs- und Denkbesonderheiten in der Schizophrenie. Jedoch steckt hier die Forschung noch in ihren Anfängen. Es herrscht ein heilloses Durcheinander im Hinblick auf die Verwendung der Begriffe und Modelle sowie der Verarbeitungsstufen, denen der primäre Defekt zugeschrieben wird. McGhie et al. lokalisieren die Störung im sensorischen Filter, eine Reihe von Autoren setzt sie bei den Input-Prozessen an. Yates postuliert die Störung auf der Stufe der primären IV (Stimulusrepräsentation), Wishner & Wahl (1974) plädieren für eine Art Selektionsstörung, die sie irgendwo auf einer post-Input-Stufe ansiedeln, Neufeld (1978) stellt ein Defizit auf der Ebene zentraler Such- und Vergleichsoperationen fest, Oltmanns (1978) bei den Kodierungsprozessen im Kurzzeitgedächtnis, Hirt, Cuttler & Genshaft (1977) interpretieren den Umstand, daß die paranoid Schizophrenen sogar bei komplexen Aufgaben besser abschneiden als die Normalen, als Hinweis für eine erhöhte zentrale IV-Kapazität. Die Überinklusivität der Paranoiden sehen sie als mögliche Folge eines Filterzusammenbruchs, der seinerseits durch erhöhte Informationsmengen im primären Verarbeitungskanal verursacht wird. Marshall (1973) und Hemsley (1975) konnten sowohl Störungen in den Stimulusanalyse- wie in den Responseauswahl-Prozessen, Hemsley (1976), Neufeld (1977), Bauman & Kolisnyk (1976), Russell, Consedine & Knight (1980) vorwiegend Störungen in den Responseauswahl-Prozessen glaubhaft machen (siehe Kap. 5). Es sind auch verschiedene Störungen in Gedächtnisprozessen (Speicherung und Abruf von Information) postuliert worden (Koh, 1978). Dies ist nur eine Auswahl der vorgelegten Hypothesen zu devianten IV-Prozessen in der Schizophrenie. Kurz und gut, es gibt mit Ausnahme der höchsten Prozeßstufen (Denken, Sprache) kaum eine hypothetische Stufe im IV-Prozeß, die nicht für die Erklärung des schizophrenen Defizits vereinnahmt worden wäre. Dabei bleibt oft unklar, auf welche speziellen Prozesse sich die Forscher beziehen (dies gilt sowohl für die Input- wie die post-Input- oder "zentralen" Theoretiker). Öfters haben gewisse Konstrukte, die sich auf spezifische Stufen der IV beziehen, für verschiedene Autoren eine ungleiche Bedeutung. Die Spezifität und Präzision der gemachten Vorhersagen hängen auch zu einem nicht geringen Anteil von der Differenziertheit des verwendeten IV-Modells ab. So schwebt Yates z.B. folgende rudimentäre Vorstellung der IV-Prozesse vor:

1. Auf der peripher-rezeptorischen Stufe werden die Reize in periphere physiologische Daten transformiert. 2. Auf der Stufe der Datenverarbeitung findet eine erste Strukturierung der In-

formation in sequentielle Signalabfolgen statt. 3. Auf der kortikalen Stufe spielen sich die höchsten kognitiven Prozesse wie Begriffsbildung, Denken, Sprache ab. 4. Responseprozesse.

Moderne Ansätze konzipieren die IV als bedeutend komplexeren Prozeß. Es ist auch ohne die höheren kognitiven Prozesse eine stark erweiterte Anzahl von Prozessen vorgesehen, z.B. (nach Chapman & Chapman, 1973): 1. Sensorische Reizung, 2. Kurzzeitspeicherung der physikalischen Stimulusrepräsentation, 3. Filterung zwecks Kanalauswahl, 4. Stimulusidentifikation, 5. Rekodierung für die Speicherung im Kurzzeitgedächtnis, 6. Einübung des Materials (recycling), 7. Informationsabrufung aus dem Kurzzeitgedächtnis (reading out), 8. Neubildung des Materials inklusive Wiedereinsetzung der bei der Rekodierung eliminierten Items. Die wie immer geartete Störung (Verlangsamung ist nur eine Variante) kann sich somit auf verschiedene dieser IV-Stufen beziehen.

Ein anderes Stufenmodell legt Sternberg (1969, 1975) vor (siehe Kap. 2.1.1.2.8.). Marshall (1973) und Hemsley (1975, 1976) haben als erste versucht, wenigstens zwei distinkte Prozesse (Stimulusanalyse und Responseauswahl) zu kontrollieren und unabhängig voneinander einzuschätzen. Während sich in den Studien klare Anhaltspunkte für eine Störung in der Responseauswahl ergaben, fand nur Marshall (1973) Anzeichen für eine Störung in der Stimulusanalyse.

Während Marshall die Stimulusanalyseprozesse in einem relativ weiten Sinn zu fassen scheint, werden sie von Hemsley extrem restriktiv definiert (im Sinne von Broadbent, 1958). Dies bedeutet also, daß je nach Beschaffenheit des Modells und je nachdem, wie eng oder weit gewisse Prozesse definiert werden, ein Prozeß oft in dem einen Modell als Stimulusanalyse und im andern Modell als Responseauswahl erscheint. Eine Reihe von Hypothesen zur Lokalisation der Störung im Prozeß der IV diskutieren auch Oltmanns & Neale (1978). Schwartz (1978) zeigt an einem Schema der IV-Prozesse eine gangbare Forschungsstrategie zur Identifizierung und Lokalisierung des oder der Defizits in der IV Schizophrener (Schwartz, 1978, S. 270):

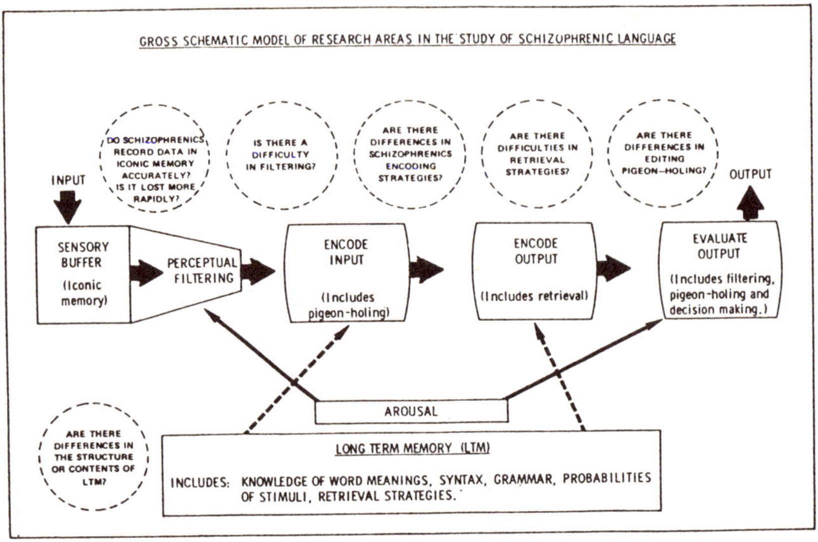

Figur III: Sensorisches Gedächtnis, Wahrnehmungsfilter, Input- und Output-Enkodierung im Kurzzeitgedächtnis, Output-Evaluierung in Interaktion mit Prozessen des Langzeitgedächtnisses und des Arousal konstituieren das Modell. Die Stufe der Input-Enkodierung impliziert bereits komplexe Verarbeitungsprozesse (vgl. Norman, 1973). Damit die ankommenden Signale erkannt werden können, fließt Wissen aus dem Langzeitgedächtnis (Erwartungen, Regeln, Strategien etc.) in diesen Prozeß ein. Bei der Output-Enkodierung und Output-Evaluierung spielen Response-Bias und Response-Set (pigeon-holing) Prozesse eine wichtige Rolle. Arousal kann die Kapazität jeder dieser IV-Stufen modifizieren. Umgekehrt dürften Störungen in der IV auf jeder dieser Stufen das Arousalniveau beeinflussen. Einzelne oder mehrere IV-Stufen zusammen sind die potentiellen Loci der schizophrenen Störung. Die Antworten auf die Fragen in den Kreisen des Schemas ergeben Konstituenten einer Theorie der schizophrenen Sprache und Kognition.

Wir haben gesehen, daß zahlreiche Autoren die primäre schizophrene Störung in den IV-Prozessen auf unterschiedlichen Stufen ansiedeln. In der Tat ist heute keine der drei folgenden Möglichkeiten auszuschließen: Schizophrene könnten auf bestimmten Stufen der IV und nur auf diesen eine Störung aufweisen, sie könnten auf allen Stufen defizitär sein oder nur auf früheren

Stufen; letzteres hätte dann eine sekundäre Störung der Operationen auf allen höheren Stufen zur Folge. Störungen auf höheren Ebenen können natürlich auch nach unten wirken. Die meisten Anhänger der einen oder andern stufenspezifischen Hypothese sind in der Lage, Beweise für ihre Annahme beizubringen. Nicht selten hängt die Interpretation der Ergebnisse von der Differenziertheit des Modells ab, auf das sich der Forscher abstützt. Angesichts dieser verfahrenen Lage scheint es ein Ding der Unmöglichkeit, einer der Theorien den Vorzug zu geben. Im Schlußkapitel soll eine alternative Erklärung vorgeschlagen werden. Sie hält im wesentlichen fest, daß in der Schizophrenie nicht eine einzelne Stufe oder Funktion, sondern die Integration der verschiedenen Einzelprozesse beeinträchtigt ist.

Der verfahrenen Situation in der Theoriebildung entspricht eine Reihe schier unlösbarer methodischer Probleme. Das ärgerlichste unter ihnen ist wohl, daß noch kaum Methoden bestehen, die hypothetischen IV-Stufen voneinander zu isolieren und mit stufenspezifischen Aufgaben zu erfassen. Die Mehrzahl der verwendeten Aufgaben sind Allerweltsmaße, viel zu komplex und zur isolierten Erfassung von stufenspezifischen Defizits vollkommen ungeeignet. Es ist ohnehin fraglich, ob es experimentell je gelingen wird, die hoffnungslos miteinander verflochtenen Stufen im IV-Prozeß zu entwirren.

Wirkliche Fortschritte, dies sei zusammenfassend festgehalten, können im IV-Ansatz in der Schizophrenieforschung nur erzielt werden durch:

1. Eine Verfeinerung in der theoretischen Abbildung der normalen IV-Prozesse.
2. Die Entwicklung von Methoden zur Isolierung der hypothetischen Verarbeitungsstufen bzw. zur Darstellung der wechselseitigen Interdependenzen aller Stufen.
3. Die Konstruktion geeigneter Aufgaben zur Erfassung stufenspezifischer Defizits bzw. zur Identifikation gestörter Interaktionsprozesse zwischen den Einzelstufen.
4. Eine rigorose Berücksichtigung von Untergruppen bzw. untergruppenspezifischen IV-Prozessen.

2. 1. 3. 2. Der normalpsychologische Bezug

McGhie und Chapman sowie Payne stützen sich in ihren theoretischen Aussagen explizit auf das Filter-Modell von Broadbent (1958). Dieses Modell ist inzwischen in einigen zentralen Aspekten widerlegt. So sieht das Modell keine partielle, globale Vorverarbeitung auch der irrelevanten Information vor und vermag deshalb die Umschaltung von einem Kanal auf einen andern nicht zu erklären.

Yates bedient sich ebenfalls des Modells von Broadbent, ortet aber die zentrale Störung nicht im Filtermechanismus, sondern im primären Verarbeitungskanal mit beschränkter Kapazität selbst. Die Hypothese von Yates ist zur Erklärung der Distraktionsbefunde weniger geeignet als zur Erklärung der allgemeinen kognitiven Verlangsamung bei gewissen Schizophrenen. Die Hypothese allgemeiner Verlangsamung infolge einer im Vergleich zu Normalen reduzierten Verarbeitungskapazität kann natürlich auch in den neueren Aufmerksamkeitsmodellen aufrechterhalten werden.

Weder McGhie et al. Noch Yates haben unseres Wissens ihre aus dem Modell von Broadbent abgeleiteten Aussagen je revidiert und den Errungenschaften der neueren Aufmerksamkeitsforschung angepaßt. Wohl haben McGhie et al. ihre Hypothesen für den Bereich der Sprachwahrnehmung stark verfeinert. Der genaue Zusammenhang zwischen den Filterprozessen und dem Sprachverarbeitungsmodell aber wurde nie präzisiert und erscheint nach wie vor ziemlich unvermittelt.

Schon bei der Spezifizierung des Broadbentschen Filtermodells auf die Schizophrenie wird klar, mit welcher Willkür und Bruchstückhaftigkeit theoretische Überlegungen aus der Normalpsychologie auf den Bereich der Psychopathologie übertragen werden. Dieses Beispiel ist stellvertretend für beinah alle in diesem Buch behandelten Theorien. Die Spezifizierung beschränkt sich in der Regel auf das pauschale Konstatieren einer Störung im angenommenen Filter- oder Endmechanismus. Nie haben die Autoren den präzisen und spezifischen Set von theoretischen Aussagen, aus dem sich Broadbents Modell zusammensetzt, differentiell untersucht. So reduzierte sich die theoretische Anleihe bei Broadbent auf ein summarisches Filter-Defekt- resp. Verarbeitungsdefizit-Postulat. Die Entwicklungen in der Aufmerksamkeitsforschung sind nicht stillgestanden. Es sind eine Reihe angemessenerer Modelle bekannt, von denen wir in Kap. 2.1.1.1. lediglich vier Beispiele erwähnten. Diese theoretischen Fortschritte wurden leider von den Schizophrenieforschern noch kaum für die Interpretation der verwirrenden Datenvielfalt fruchtbar gemacht.

2. 1. 3. 3. Der Erklärungsanspruch der Theorien von McGhie et al. und Yates

Für beide Theorien ist charakteristisch, daß sie möglichst elementare Basisstörungen annehmen. Aus dieser elementaren Störung heraus hoffen die Autoren die spezifischen Störungserscheinungen erklären zu können. Es ist sicher das Verdienst der experimentellen Schizophrenieforschung, daß sie sich um Reduktion der chaotischen Erscheinungsvielfalt bemüht. Die Annahme eines mechanischen, quasi-automatisch arbeitenden Filtermechanismus bietet sich hier nachhaltig an. Im Bemühen um Reduktion scheinen die Filter- und IV-Theoretiker aber doch einer Reihe von Verkürzungen erlegen zu sein. Die neueren Aufmerksamkeitsmodelle haben ihrerseits eine Komplexität erreicht, die die ursprüngliche Sehnsucht nach wissenschaftlicher Elementarität als Illusion erscheinen läßt.

McGhie et al. beschränken den Erklärungsanspruch ihres Filteransatzes auf die kognitive Grundstörung der Ablenkbarkeit durch irrelevante äußere und innere Stimuli (Interferenzen) sowie auf die durch die Ablenkbarkeit teilweise mitbedingte Sprachwahrnehmungsstörung. Von der Ablenkbarkeit leiten sich unmittelbar Wahrnehmungs- und Denkbesonderheiten ab (Inkohärenz, Verlust zielgerichteter Handlung etc.). Die Aussagen zur Grundstörung werden aber nicht weiter auf die Entstehung und Aufrechterhaltung einzelner Symptome wie Wahn, Halluzinationen etc. spezifiziert. Ebenfalls keine Spekulationen finden sich zum Einfluß der Filterstörung auf komplexeres motorisches Verhalten sowie auf die Arousalprozesse. Was die Sprachwahrnehmungsstörung betrifft, so ist diese allein durch einen defekten Filter nicht erklärbar. Gewiß sind an der Sprachwahrnehmung Aufmerksamkeitsvorgänge entscheidend beteiligt (hohe Korrelation zwischen Ablenkbarkeit und Sprachwahrnehmungsstörung!), aber die Unfähigkeit, einzelne Worte zu höhern Einheiten zusammenzufassen und redundante Sprachelemente auszufiltern, erfordert den Einbezug von Prozessen, die höher anzusiedeln sind als auf der Stufe der sensorischen Filterung aufgrund vorwiegend physikalischer Merkmale. Ein Versagen des Rekodierungsprozesses sowie eine Störung in der selektiven Aufmerksamkeit, wie sie in neuern Modellen konzipiert wird, wird dem Sachverhalt gewiß gerechter.

Yates' theoretische Feststellungen sind sehr allgemein gehalten. Er erklärt einfach jede Störung im kognitiven, sprachlichen und gar motorischen Bereich als eine sekundäre Folge der IV-Störung auf der Stufe der Stimulusrepräsentation. Es läßt sich aus seinen Annahmen alles und nichts präzise vorhersagen. Was bedeutet schon der Hinweis auf eine generelle Störung im primären Verarbeitungskanal, ohne Näheres über irgendeine Gesetzmäßigkeit dieses Mechanismus anzugeben. Es ist unwahrscheinlich, daß bei Schizophrenen jede ankommende Information gleich langsam und ineffizient verarbeitet wird. Die Hypothesen von Yates vermögen wohl allgemeine Verlangsamungsvorgänge und kognitive Defizits, die sich theoretisch aus dem Verlust relevanter Information ableiten lassen, zu erklären. Aber selbst dann müßte der Autor u.E. explizieren, auf welchem Wege welche Prozesse die verschiedenen Symptome determinieren. Während sich die kognitive Verlangsamung immerhin auch als Folge von innern und äußern Interferenzen vorstellen läßt, kann die erhöhte Ablenkbarkeit schwerlich aus dem Verlust relevanter Information erklärt werden. Grundsätzlich ist es ohnehin fraglich, ob zum jetzigen Zeitpunkt Methoden verfügbar sind, die beiden Erklärungsmöglichkeiten auseinanderzuhalten. Die Hypothese von Yates faßt man vorsichtshalber als ergänzende Erklärungsmöglichkeit für einen separaten Störungsbereich auf.

2. 1. 3. 4. Lokalisation

Ein Hauptmerkmal der vorliegenden Theorien ist ihre Eindeutigkeit in bezug auf die Lokalisationsfrage. Der Vorteil dieser klar abgegrenzten, stufenspezifischen Modelle besteht in ihrer leichten Falsifizierbarkeit (dies gilt natürlich weniger für die diffuse Formulierung von Yates).

Die primäre Störung in der Schizophrenie wird von McGhie et al. im sensorischen Filter lokalisiert. Die Unfähigkeit, die Aufmerksamkeit auf den relevanten Kanal abzustimmen, oder der Zusammenbruch des Mechanismus, der die ankommenden Signale auf ihre physikalischen Merkmale prüft, führt sekundär zur Überladung des Kanals mit beschränkter Kapazität. Mit dem expliziten Bezug zum Modell von Broadbent sind die inneren Interferenzen nicht mehr so angemessen thematisiert wie noch in früheren Formulierungen (vgl. im Gegensatz dazu Pishkin et al., 1977). Für die Sprachwahrnehmungsstörung wird eine kombinierte Störung des Filters und des Rekodierungsprozesses angenommen.

Sowohl die Befunde zur erhöhten Ablenkbarkeit wie die Ergebnisse zur Sprachwahrnehmung Schizophrener finden durch das Modell von Norman eine bessere Erklärung. Dieses Modell sieht den automatischen Zugang aller, auch der irrelevanten Inputs zum Speichersystem und eine globale Vorverarbeitung vor. Das Problem der Wahl zwischen verschiedenen Informationskanälen ist so elegant gelöst. Die erhöhte Ablenkbarkeit und die gestörte Sprachwahrnehmung könnte in diesem Modell durch das Versagen der Vorgänge bei der Relevanzzumessung und Gewichtung der verschiedenen Bestandteile eines Inputs erklärt werden. In diese Prozesse fließen ja bekanntlich Übergangswahrscheinlichkeiten, Erwartungen, linguistische Regeln etc. ein. Ablenkbarkeit wäre in diesem Modell u.a. eine Folge der Unfähigkeit, die Relevanz verschiedener Inputs für den Organismus festzustellen und zwischen den verschiedenen Aspekten der Information zu entscheiden, die gestörte Sprachwahrnehmung eine Folge der Unfähigkeit, im Rekodierungsprozeß Gebrauch von gewissen Regeln zu machen.

Yates, der die primäre Störung in der generellen Verminderung der Kanalkapazität vermutet, kann natürlich seine sehr allgemeine Hypothese auch dann aufrechterhalten, wenn die Broadbentsche Filtertheorie widerlegt ist. Es sind in Rahmen der verfeinerten Aufmerksamkeitsmodelle aber ebensogut andere Erklärungen der schizophrenen Verlangsamung möglich. Die Verlangsamung könnte im Modell von Norman etwa als Selektionsstörung im Sinne einer Unfähigkeit, die verschiedenen Aspekte eines Inputs abzuwägen und zu integrieren, erklärt werden.

2. 1. 3. 5. Ätiologie

Beide Ansätze stellen in erster Linie deskriptive Modelle zur Erklärung von Wahrnehmungs-, Denk- und Sprachbesonderheiten in der Schizophrenie dar. McGhie et al. und Payne geben sich in ätiologischer Hinsicht undogmatisch und stellen die Frage nach einer multifaktoriellen Determinierung des Filterzusammenbruchs. Sie sind der Überzeugung, daß eine definitive Position in der ätiologischen Frage beim heutigen Wissensstand eine Anmaßung wäre. Sie stellen auch verschiedene Ätiologien für verschiedene Untergruppen in Aussicht. Tatsächlich ist man zur Annahme berechtigt, daß sowohl rein biologische als auch rein psychologische Ursachen den gleichen Filterzusammenbruch herbeiführen können. Möglich wäre das Zusammenwirken beider Faktoren im Sinne eines Ergänzungsverhältnisses, wobei je nach Untergruppe das Verhältnis mehr zugunsten des einen oder andern Faktors spricht.

So oder so, die Autoren benennen die allenfalls beteiligten biologischen oder environmentalen Bedingungen, die dafür sorgen, daß der Filter zu einem bestimmten Zeitpunkt im Leben eines Schizophrenen zusammenbricht, nicht.

Yates macht für die verminderte Kapazität des Verarbeitungskanals einseitig genetische Faktoren verantwortlich, ohne dies allerdings näher zu begründen. Selbst wenn es so einfach wäre, würde man gewisse Aussagen über die Bedingungen des Störungsbeginns und der unterschiedlichen Störungsverläufe erwarten. Hierzu schweigt sich Yates konsequent aus.

Wollte man die schizophrene Störung im Rahmen der neuern Aufmerksamkeitsmodelle konzipieren, wäre damit sicher eine stärkere Gewichtung psychologischer Determinanten verbunden, da hier die Aufmerksamkeitsprozesse stark auf kognitiven Strukturen basieren, die mit Sicherheit lern- und entwicklungsgeschichtlich begründet sind.

2. 1. 3. 6. Untergruppenspezifische Aussagen

Die Filter-Defekt-Theorie bezieht sich auf die Untergruppe der Prozeß-Schizophrenen. Zwischen den akut und chronisch Schizophrenen scheint es hinsichtlich Ablenkbarkeit keine nennenswerten Unterschiede zu geben, obwohl die Akuten viel emotionaler auf die Testereignisse reagieren.

Yates beschränkt den Gültigkeitsanspruch seiner Hypothese auf die Untergruppe der chronisch nicht-paranoid Schizophrenen.

Beide Theorien scheinen sich also nur z.T. mit der gleichen Subpopulation zu beschäftigen.

2. 1. 3. 7. Störungsbeginn und Zustandsänderungen

Beide Theorien enthalten kaum Aussagen zum Prozeß der Entstehung, Aufrechterhaltung und Weiterentwicklung der schizophrenen Störung. Die Theorien sagen ebenfalls nichts aus über verschiedene Zustandsänderungen im schizophrenen Prozeßverlauf.

2. 1. 3. 8. Flexibilität/Weiterentwicklung der Theorie

Das Filtermodell von Broadbent, auf dem sowohl der Erklärungsversuch von McGhie et al. und von Yates basiert, ist durch neuere Entwicklungen überholt. Das Modell hat aber den Anstoß zu einer Reihe von Revisionen und Erklärungsalternativen gegeben, die ihrerseits das Konstrukt "Filter" oder "Aufmerksamkeit" als etwas sehr Nützliches erscheinen lassen. Das Modell von Norman etwa ist hochflexibel und impliziert Aussagen über kognitive, motivationale und sprachliche Parameter, die verantwortlich sind für die Auswahl anfallender Information. Damit wird das Aufmerksamkeitsverhalten endlich als das genommen, was es ist, nämlich als Verhalten, das wie jedes andere Verhalten vornehmlich den Gesetzen und Prinzipien des Lernens unterworfen ist. Warum die Schizophrenieforscher Entwicklungen in der Normalpsychologie nicht genügend berücksichtigen und jahrzehntelang an veralteten Modellen festhalten, ist rätselhaft. Die gleichen Einwände gelten für Yates. Seine Hypothese ist so pauschal, daß sie kaum angreifbar ist. Im Gebiet der IV-Forschung aber existieren eine Reihe hochkomplexer Modelle, die es verdienen würden, einmal systematisch auf ihren Nutzen zur Erklärung schizophrener Eigenheiten im kognitiven Bereich abgetastet zu werden.

2. 1. 3. 9. Die Erklärung positiver Verhaltensmerkmale

Die Theorien werden von den Autoren mit Ausnahme von Payne (Overinclusion, Wahn) nicht zur Erklärung positiver Verhaltensmerkmale herangezogen. Daß eine permanente Informationsflut und in vermindertem Maße auch ein chronischer Informationsverlust zu positiven oder kompensatorischen Symptomen im kognitiven Bereich (etwa deviante, aber durchaus kreative Begriffsbildungen oder Denkverläufe und sprachliche Neoformationen) führen könnte, ist sehr wahrscheinlich. Allein die Theorien sind viel zu vage, als daß sie die Bedingungen, unter denen Abweichungen in der Informationsaufnahme und -verarbeitung zu solchen Verhaltensmerkmalen führen, zu benennen vermöchten.

2.1.3.10. Die therapeutischen Implikationen

Die Autoren ziehen aus ihren theoretischen Überlegungen keine nennenswerten praktischen und therapeutischen Konsequenzen. Während Yates eher an medikamentöse Beeinflussung der Störung denkt, drängen sich u.E. aufgrund der Erkenntnisse von McGhie et al. allgemeine Reizschutzmaßnahmen, ein geschützt-redundantes Milieu sowie ein therapeutischer Gesprächsstil auf, der auf komplexe sprachliche Strukturen verzichtet (Telegrammstil).

2.2. Silvermans perzeptiv-kongitive Schizophrenietheorie

Silvermans (1964a, b, c, 1967, 1968, 1970, 1975-1976) Ansatz, eine Antwort auf das Unbehagen im Hinblick auf die wachsende Flut von Einzeldaten, die in den fünfziger Jahren in der experimentellen Schizophrenieforschung zu spezifischen Leistungsbereichen angehäuft wurden, darf als verdienstvoller Versuch einer umfassenden theoretischen Integration dieser disparaten Einzelergebnisse aus Labor und klinischer Erfahrung gewertet werden.

2.2.1. Die Theorie

Von großer Tragweite und Konsequenz für ein adäquates Verständnis der schizophrenen Störung ist u.E. der theoretische Anschluß der experimentalpsychologischen Schizophrenieforschung an komplexe kognitive und persönlichkeitstheoretische Konzeptionen. Die Konstrukte "Aufmerksamkeit" und "kognitiver Filter" haben in Silvermans Konzeption mit den mechanischen Vorstellungen der frühen Filtermodelle nur noch die Namen gemeinsam. Auch Silverman untersucht dem experimentellen Paradigma zuliebe vor allem elementarste Verhaltensweisen, diese werden aber stets im Kontext der Gesamtpersönlichkeit betrachtet, die gegenseitige Interdependenz von speziellen Verhaltensweisen und Persönlichkeit wird selbst zum Gegenstand der Betrachtung gemacht.

Silverman leiht einzelne Konstrukte aus drei normalpsychologischen Theorien des Aufmerksamkeitsverhaltens. Die kognitive Steuerung der Aufmerksamkeit steht dabei im Vordergrund des Interesses. Unterschieden werden drei bipolare Faktoren der Aufmerksamkeit:

1. Der *extensive* Aspekt der Aufmerksamkeit, das Ausmaß des *Scanning* (Abtasten), bezieht sich auf die Frage, inwieweit die verschiedenen Komponenten eines vorgegebenen Stimulusfeldes von einer Vp. beachtet werden. Das Scanning-Konstrukt wurde von der Menninger-Gruppe um Klein und Gardner im Rahmen ihrer Studien zu perzeptiven und kognitiven Steuermechanismen entwickelt.
2. Der *selektive* Aspekt der Aufmerksamkeit, der Grad der *Feldartikulation*, betrifft die Fähigkeit, zwischen relevanten und irrelevanten Reizen einer gegebenen Aufgabe zu unterscheiden. Das Konstrukt der Feldartikulation ist aus den Arbeiten von Witkin und Mitarbeitern zu den unterschiedlichen Differenzierungsgraden mentaler Strukturen herausgewachsen.
3. Der *intensive* Aspekt der Aufmerksamkeit, das Ausmaß der *Reizverstärkung* und *-reduktion*, meint die individuelle Regulierung der Reizintensitätsverarbeitung. Reizverstärkung und Reizreduktion sind Konstrukte, die Petrie (1967) ursprünglich zur Erklärung von Unterschieden in der Schmerzempfindlichkeit heranzog.

In den folgenden drei Exkursen gehen wir auf die theoretischen Konzeptionen von Gardner et al., Witkin et al. und Petrie ein.

2.2.1.1. Drei Exkurse: Die kognitiven Steuerprinzipien, das Reizregulierungsprinzip

2.2.1.1.1. Das kognitive Steuerprinzip Scanning

Die Theorie der kognitiven Steuerprinzipien (Klein, 1958; Gardner, Holzman, Klein, Linton & Spence, 1959; Gardner, 1961; Gardner & Long, 1962a, b) ist in eine systemtheoretisch konzipierte Persönlichkeitstheorie eingebettet. Das Hauptziel einer solchen Theorie ist die Aufdeckung der allgemeinsten Regulationsprinzipien, die den Output eines Persönlichkeitssystems determinieren und die individuellen Unterschiede von Persönlichkeitssystemen erklären. Kennzeichnend für eine systemische Persönlichkeitskonzeption ist bekanntlich u.a. die hierarchische Organisation von Funktionen und Strukturen (Motivation, Wahrnehmung, Responsesystem etc.).

Übergeordnete Strukturen dienen in der Regel als steuernde, untergeordnete als vermittelnde Systeme. Den Strukturen verschiedener Organisationsebenen kommen unterschiedliche Autonomiegrade zu. Je ausgeprägter z.B. die Autonomie einer Substruktur, desto geringer die Voraussagekraft, die von einem übergeordneten Steuerprinzip abgeleitet werden kann.

Kognitive Steuerprinzipien sind als entwicklungsmäßig stabilisierte Strukturen mit langsamer Veränderungsrate, als konsequente, gegenüber verschiedenen Umweltbedingungen relativ invariante und über die Zeit stabile Verhaltensregeln und Response-Dispositionen konzipiert. Individuelle Leistungsdifferenzen (z.B. in der Wahrnehmung) entstehen durch die Wirkung dieser übergeordneten Strukturen.

Eine zur Bewältigung einer komplexeren Testsituation ausgelöste adaptive Handlungssequenz setzt praktisch immer die Aktivierung und abgestimmte Zusammenarbeit verschiedenster Funktionsebenen voraus. Selbst einfache Wahrnehmungsleistungen implizieren in der Regel Speicher- und Abrufvorgänge, komplexe Rückkoppelungs-, Vergleichs- und Urteilsprozesse. Die integrative Wechselwirkung aller Teiloperationen, nicht die perzeptiven, gedächtnismäßigen und motorischen Segmente einer adaptiven Handlungssequenz konstituieren aus diesem Grunde folgerichtig die Analyseeinheit eines Steuerprinzips.

"Der integrative Faktor in einer adaptiven Handlungseinheit ist die Zielrichtung, der Zweck, z.B. die Größenschätzung in einem Experiment oder die Nahrungssuche, wenn man hungrig ist. Innerhalb dieser durch das Ziel festgesetzten Orientierung entfaltet sich die kognitive Steuerung *in* der Reaktion. Die kognitive Steuerung bezieht sich auf jene Organisationsprinzipien, die das Wechselspiel von Aktion und Transaktion lenken und bestimmen, was ein angemessenes Wahrnehmungsresultat sein wird" (Klein, 1958, S. 99).

Die kognitiven Steuerprinzipien gehören also einer höheren und allgemeineren Organisationsebene an als die spezifischen Strukturkomponenten, die den Einzelfunktionen zugrunde liegen.

Eine wichtige Funktion der kognitiven Steuerprinzipien besteht in der Begrenzung, Koordination und Steuerung der Einflüsse aus der äußern Realität und aus dem innern organismischen Milieu (Triebspannungen etc.). Sie stellen eine zwischen inneren Triebzuständen und äußerer Realität vermittelnde Struktur dar, die aber selbst wieder den genannten Einflüssen ausgesetzt ist.

Gardner et al. (1959) konnten faktorenanalytisch sechs Steuerprinzipien herausarbeiten. Etwas ausführlicher dargestellt werden soll nur das für die Silvermansche Schizophrenietheorie relevante Scanning-Prinzip. Die sechs Steuerprinzipien sind:

1. Nivellierung-Pointierung (leveling-sharpening): Dieses Prinzip befaßt sich mit dem Grad der Artikulation eines Stimulusfeldes. Nivellierung bedeutet einen niedrigen, Pointierung einen hohen Artikulationsgrad im Ablauf einer Stimulussequenz.
2. Toleranz gegenüber unrealistischen Erfahrungen (tolerance for unrealistic experiences). Dieses Prinzip beschreibt das unterschiedliche Wahrnehmungsverhalten gegenüber unrealistischen, mehrdeutigen und unstrukturierten Reizmaterialien.

3. Das Prinzip des Äquivalenzbereiches (equivalence range) bezieht sich auf die feinere vs. gröbere Kategorisierung äquivalenten Stimulusmaterials.
4. Die Rigidität-Flexibilität der Steuerung (constricted and flexible control) weist auf die unterschiedlichen Reaktionsweisen auf Stimulusfelder, die widersprüchliche und irrelevante Elemente enthalten. Vpn. mit einer rigiden Kontrolle sind in hohem Maße, Vpn. mit flexibler Kontrolle hingegen in geringem Maße abhängig vom zentralen Aspekt eines Stimulusfeldes. Dieses Prinzip geht später ein in das Prinzip der Feldartikulation.
5. Das Prinzip der Feldartikulation (field-articulation), eine Synthese aus Prinzip 4 und dem Konzept der Feldabhängigkeit/-unabhängigkeit (field-dependence/field-independence), beschreibt das Ausmaß, in dem es Vpn. gelingt, in ein Wahrnehmungsfeld eingebettete Items aus ihrem Reizhintergrund zu extrahieren. Dieses Konzept wurde von Gardner et al. (1959) in ihre Untersuchungen miteingeschlossen, es basiert aber auf den Forschungsergebnissen von Witkin et al. und wird im entsprechenden Exkurs näher besprochen.

6. Scanning

Das Scanning-Konstrukt ist eine Weiterentwicklung und Verfeinerung des von Piaget (1950) beschriebenen Zentrierungseffektes und des Fokussierungsprinzips von Schlesinger (1954). Piaget beobachtete, daß die Aufmerksamkeit kleiner Kinder auf einer Fixierung der im Stimulusfeld dominanten Objekte beruht, was automatisch eine Überschätzung der im Zentrum des Feldes befindlichen Stimuli nach sich zieht. Die Überschätzung des dominanten Objektes bzw. des Standardreizes ist eine Funktion der zeitlichen Dauer, mit der Vpn. den Reiz fixieren. Je länger die Dauer der Zentrierung, desto stärker die Tendenz zur Überschätzung des Stimulus (Piaget, Vinh-Bang & Matalon, 1958). Im Laufe der Entwicklung lernt das Individuum laut Piaget, diese Größenwahrnehmungen durch ein beweglicheres Abtasten des Stimulusfeldes zu verringern.

Scanning im Sinne von Gardner et al. bezeichnet die Breite der Aufmerksamkeit, d.h. den Umfang, in dem Individuen Einzelreize eines gegebenen Stimulusfeldes konsistent berücksichtigen und aufnehmen (siehe Gardner, 1961).

Extreme Scanner (Hyperscanner) entfalten ihre Aufmerksamkeit über viele Aspekte des Stimulusfeldes, sie beachten relativ viele, selbst periphere Reize im Wahrnehmungsfeld. Minimale Scanner (Hyposcanner) entfalten ihre Aufmerksamkeit in geringem Maße, sie schränken ihre Beobachtung entsprechend auf wenige Reize ein.

Die Scanning-Tendenz wird im allgemeinen durch ein Größenschätzverfahren bestimmt. Die Vpn. werden dabei angeleitet, die Größe eines Vergleichsreizes einem Standardreiz anzugleichen. Beide Reize befinden sich in der gleichen Distanz von der Vp. Die Vpn. nehmen ihre Schätzungen in wiederholten Versuchsserien vor, in denen Größe und Qualität des Standardreizes variieren. Als Maß für das Scanning-Verhalten dient der Grad der Überschätzung des Standardreizes. Minimales Scanning (starkes Zentrieren auf den Standardreiz) wird aus einer stärken Überschätzung, extensives Scanning (gleichmäßige Aufmerksamkeitsverteilung auf Standard- und Vergleichsreiz) aus einer geringen Überschätzung oder aus einer Unterschätzung des Standardreizes geschlossen.

Zwar wurden wiederholt individuelle Unterschiede in Größenschätzleistungen gefunden, die Interpretation dieser Unterschiede aber ist noch weitgehend unklar. Dies zeigen Untersuchungen von Gardner & Long (1962a, b) deutlich. Die Autoren bemühten sich um eine direktere Überprüfung des hypothetischen Zusammenhanges zwischen Scanning und Größenschätzung, indem sie die Augenbewegungen während Größenschätzungen registrierten. In beiden Studien erwies sich der postulierte Zusammenhang als enttäuschend gering. In der ersten Untersuchung, in der die Leistungen in drei Größenschätzaufgaben mit sieben Augenbewegungsmaßen korreliert wurden, erreichten nur 2 der 21 Korrelationen die Signifikanzgrenze, wovon wiederum nur eine Korrelation im Sinne des Scanningkonstruktes interpretierbar war. In der zweiten Studie, in der die Anzahl Fixierungen des Standard-Stimulus mit 5 Größenschätzmaßen korreliert wurde, standen 2 der 5 Maße in einer signifikanten Beziehung zu den Augenbewegungen.

2.2.1.1.2. Das kognitive Steuerprinzip Feldartikulation

Witkin und seine Mitarbeiter (Witkin, Lewis, Hertzman, Machovner, Meissner & Wappner, 1954; Witkin, Dyk, Faterson, Goudenough & Karp, 1962, 1974) untersuchten die Einflüsse der Gesamtpersönlichkeit (Motivation, Erwartungen, Denken etc.) auf die Organisationsweise der Wahrnehmungsfunktion sowie umgekehrt die Einflüsse der Wahrnehmungsstrukturen auf die Persönlichkeit. D.h. die Wahrnehmungsprozesse werden als Wechselspiel zwischen Realität und Persönlichkeit erfaßt und somit in ihrer ganzen adaptiven Funktion begriffen. Die individuellen Wahrnehmungskapazitäten determinieren wesentlich die zentralen Anpassungsstrategien des Organismus und umgekehrt.

Witkin et al. (1962) betten ihren Ansatz in einen breiteren entwicklungspsychologischen Rahmen ein. Der Begriff der Differenzierung, in starker Anlehnung an die Theorien von Werner (Werner, 1957; Werner, 1963; Kaplan, 1966) verwendet, nimmt dabei einen prominenten Platz ein.

Grob voneinander kontrastierende Merkmalsmuster spiegeln unterschiedliche Grade psychologischer Differenzierung wider. Eine mehr oder weniger ausgeprägte Differenzierung ist der gemeinsame Nenner der Merkmalsmuster innerhalb der Persönlichkeit. Der Begriff "Differenzierung" bezieht sich auf die Art und Weise, wie die einzelnen Funktionen und Teilsysteme formal untereinander angelegt sind. Er beinhaltet ein zeitliches Element (aktuelle Zustände entstehen aus früheren Zuständen) und gestattet, Erleben und Verhalten sowohl im Hinblick auf Gemeinsames wie Spezifisches zu beschreiben. Der Begriff nimmt Bezug auf die Komplexität der Struktur eines Systems. Hoch-differenzierte psychologische Systeme sind stark spezialisiert (Subsysteme genießen eine gewisse Autonomie), implizieren (als offene Systeme) eine klare Abgrenzung zwischen System und Außenwelt und verfügen über komplexe Integrationsgefüge.

Schließlich wird ein starker Zusammenhang zwischen den Indikatoren (z.B. Feldabhängigkeit), die den höheren oder niedrigeren Differenzierungsgrad verschiedener psychischer Funktionsbereiche ausdrücken, postuliert (Differenzierungshypothese).

Der Begriff der Integration dagegen umschreibt Art und Form der funktionalen Beziehungen zwischen den verschiedenen Systemkomponenten und zwischen System und Außenwelt. Die Komplexität der Integration ist teilweise eine Funktion des Differenzierungsgrades eines Systems, die Effizienz der Integration ist ein Spiegelbild für die Adäquatheit der Anpassung. Effiziente bzw. ineffiziente Integration - und Anpassung - ist auf jeder Stufe der Differenzierung möglich, sie ist weitgehend unabhängig von der Systemkomplexität. Ein hoher Differenzierungsgrad führt nie zwingend zu einer effizienten Integration. Auf jeder Differenzierungsstufe sind höchst unterschiedliche Integrationsstile und, als Folge davon, Anpassungsmodi denkbar.

Deviante Funktionsweisen ("Pathologie") gehen nur ausnahmsweise auf mangelnde Differenzierung zurück. In diesem Zusammenhang muß der Verweis genügen, daß die Beschaffenheit einer beschränkten Differenzierung, die auf einen entwicklungsmäßigen Stillstand zurückgeht, wesentlich anders geartet ist als jene, die aufgrund einer Regression entstanden ist. Für unsere Belange sind jene Formen von Devianz von Bedeutung, die ein Ergebnis wenig entwickelter oder gestörter Integration sind. Witkin et al. unterscheiden drei Typen von Integrationsstörungen. Diese werden in Kap. 5.5.2. näher ausgeführt.

Konkreter Untersuchungsgegenstand von Witkin et al. ist das Ausmaß der Feldabhängigkeit (FA)/Feldunabhängigkeit (FuA) in der visuellen Wahrnehmung, die Konsistenz dieser Merkmalsdimension über die Zeit und über eine Vielfalt von perzeptiven Aufgabetypen sowie die individuellen Unterschiede beim Zusammenspiel von Persönlichkeit und Wahrnehmung. FA/FuA werden operational durch experimentelle Anordnungen erfaßt, die individuelle Unterschiede in der Beachtung/Nichtbeachtung bestimmter Komponenten eines Stimulusfeldes erfassen.

Witkin und Mitarbeiter berichten folgende Ergebnisse zum Zusammenhang zwischen Abhängigkeit/Unabhängigkeit vom äußeren Wahrnehmungsfeld und der Abhängigkeit/Unabhängigkeit von inneren Zuständen:

1. Eine passive Haltung der Umwelt gegenüber korreliert ziemlich durchgehend mit einer globalen feldabhängigen Wahrnehmung (z.B. Unfähigkeit, im dunklen Raum allein auf Körpersensationen abzustellen). Die feldabhängigen Vpn. sind relativ unfähig, sich unabhängig von den Orientierungshilfen der Umwelt zurechtzufinden, zeichnen sich durch geringe Selbstaktivität aus und neigen zu submissiven Verhaltensweisen.
   Eine aktive Haltung der Umwelt gegenüber steht eher im Zusammenhang mit einer analytischen, feldunabhängigen Wahrnehmung (z.B. Fähigkeit, einzelne Items unabhängig von der Komplexität des Kontextes zu isolieren). Feldunabhängige Vpn. finden sich auch ohne die starke Steuerung durch Umweltreize zurecht, zeichnen sich durch hohe Selbstaktivität aus und tendieren zu dominanten Verhaltensweisen.
2. Die feldabhängige Wahrnehmung hängt zusammen mit einem allgemein niedrigen Bewußtseinsniveau gegenüber mentalen Ereignissen, mit Angst vor aggressiven und sexuellen Triebregungen, mit einer niedrigen Triebkontrolle, mit einer erhöhten Ängstlichkeit und der Unfähigkeit, letztere zu bewältigen.
   Die feldunabhängig wahrnehmenden Individuen neigen im Gegensatz dazu zu bewußter Wahrnehmung intrapsychischer Vorgänge, zur Akzeptierung aggressiver und sexueller Triebregungen, zu einer effizienten Triebkontrolle und zu geringer Ängstlichkeit.
3. Die Feldabhängigen zeichnen sich durch eine niedrige Selbstachtung sowie Selbstakzeptierung und eine geringe Einschätzung des eigenen Körpers aus. Sie verfügen dementsprechend über ein wenig differenziertes Körper- und Selbst-Konzept.
   Die Feldunabhängigen sind mit einer hohen Selbstachtung und Selbstakzeptierung ausgestattet und haben Vertrauen in den eigenen Körper. Sie verfügen über ein differenziertes Körper- und Selbst-Konzept.
4. Ein feldabhängiger kognitiver Stil hängt im Hinblick auf interpersonelles Verhalten mit folgenden Merkmalen zusammen: Starke Beachtung sozialer Cues, lebhaftes Interesse andern gegenüber, Wunsch nach physischer Nähe zu Mitmenschen, emotionale Offenheit, gut ausgebildete Fertigkeiten.
   Ein feldunabhängiger kognitiver Stil steht im Zusammenhang mit einer geringen Beachtung sozialer Cues, geringem Inter-

esse an andern, Wunsch nach physischer Distanz, mangelnde soziale Fertigkeiten (Witkin & Goodenough, 1977).

Diese vier Bereiche korrelieren gemäß Differenzierungshypothese hoch. Die Hypothese enthält aber kaum Aussagen über die Art der Beziehung zwischen einzelnen Bereichen, ebensowenig berücksichtigt sie mögliche Divergenzen in der Entwicklung der Bereiche.

Die feldunabhängige Wahrnehmung entspricht, so lautet die Hypothese, einem höheren Differenzierungsgrad. Man könnte annehmen, daß psychotische Patienten in ihrem Persönlichkeitsaufbau extreme Merkmalskonstellationen aufweisen. Die naheliegende naive Erwartung, Psychotiker tendierten zu feldabhängiger Wahrnehmung, ist aber aufgrund empirischer Befunde unhaltbar. In einer Untersuchung (Witkin et al., 1954) erwies sich eine Gruppe Schizophrener trotz des hohen Störungsgrades als stark feldunabhängig in ihrer Wahrnehmung. Wachsende Feldunabhängigkeit ist also nicht gleichbedeutend mit höherer Integration. Gemäß Witkin et al. interagieren die unter Punkt 1, 2, 3 und 4 beschriebenen Merkmalsgruppen selbst miteinander, kombinieren sich im Rahmen der Persönlichkeit zu je individuellen Mustern. Über die Wirkungsweise verschiedener Merkmalskonstellationen kann nur spekuliert werden. Damit kompliziert sich das Bild über alle Maße, spezifische Voraussagen sind kaum mehr möglich. Bedeutung und Funktion feldabhängiger/-unabhängiger Wahrnehmung können nur noch unter Berücksichtigung des Gesamtkontextes eines Individuums (Persönlichkeitsmerkmale, Reife, Angepaßtheit etc.) adäquat eingeschätzt werden.

Individuen mit feldunabhängiger Wahrnehmung sind also in keiner Hinsicht weniger störungsanfällig als Individuen mit feldabhängiger Wahrnehmung. Beide Gruppen verfügen je nachdem über eine ihrem unterschiedlichen Differenzierungsniveau entsprechende effiziente bzw. ineffiziente Form von Integration. Natürlich ist die Wahl der Symptomatik nicht zufällig. Eine Störung der Integration nimmt sehr wahrscheinlich bei differenzierteren und weniger differenzierten Individuen ganz unterschiedliche Formen an. So glauben Witkin et al., den beiden Gruppen mit hoher/niedriger Feldartikulation folgende Symptome oder Symptomverbände zuordnen zu können: Übermäßige Kontrolle, Intellektualisierung, Wahnbildungen, Aufrechterhaltung einer unrealistischen Identität scheinen kennzeichnende Symptome für die analytisch-feldunabhängige Gruppe; schwere Identitäts- und Abhängigkeitsprobleme, inadäquate Kontrolle, Passivität, Hilflosigkeit und Halluzinationen scheinen charakteristische Symptome für die global-feldabhängige Gruppe zu sein.

2.2.1.1.3. Das Konstrukt der Reizintensitätsregulierung

Menschen unterscheiden sich stark in ihren individuellen Reaktionen auf Änderungen in der Intensität oder Größe verschiedener Reize (Schmerz, Licht, Ton, taktiler Reiz etc.). Am augenfälligsten manifestieren sich diese interindividuellen Unterschiede zweifellos bei der Wahrnehmung von Schmerzreizen. Petrie (1967) hat erstmals diese individuelle Regulierung der Reize im Rahmen der Schmerzforschung systematisch untersucht. Es gelang der Forscherin, drei perzeptive Typen auf einem Kontinuum zu identifizieren. Der erste Typ reduziert Reizeinwirkungen hoher Intensität, er verkleinert oder dämpft das Wahrgenommene. Dieser Wahrnehmungstyp wird Reduzierer (reducer) genannt. Der zweite Wahrnehmungstyp, Verstärker (augmenter) genannt, verstärkt oder vergrößert systematisch alle Empfindungen. Der mittlere Typ schließlich beläßt die aufgenommenen Reize im wesentlichen in ihrer angestammten Größe bzw. Intensität.

Petrie unterscheidet zwischen Schmerz (pain), der als Verletzung oder starkes Unwohlsein in einem Körperteil definiert wird, und Leiden (suffering), das als Erdulden von Schmerz, Not und Schädigung umschrieben wird. Die Autorin zeigt, daß an einem Ende des Spektrums Leiden durch exzessive Stimulierung (Schmerz, weißes Rauschen etc.), am andern Ende durch mangelnde Stimulierung verursacht wird. Individuen unterscheiden sich sowohl in bezug auf die Schmerztoleranz als auch im Hinblick auf das Ertragen sensorischer Deprivation stark. Bei der Schmerzwahrnehmung empfindet der Reduzierer erwartungsgemäß weniger Schmerz, er ist schmerztolerant. Der Verstärker verstärkt die Schmerzempfindung und ist somit weniger schmerztolerant. Bei der Toleranz sensorischer Deprivation liegen die Verhältnisse genau umgekehrt. Für den Verstärker ist die reizarme Umgebung, da er sie durch den Verstärkermechanismus belebt, ganz angenehm, während eine reizarme Umgebung für den Reduzierer unerträglich wird. Es ist zu bemerken, daß die individuelle Schmerzerfahrung ein höchst komplexer Vorgang ist. Die anfängliche Schmerzempfindung ist nur von kurzer Dauer. Art und Intensität des Schmerzes werden u.a. durch die im Gedächtnis mit dem Schmerz assoziierten Ereignisse und Gedanken elaboriert.

Ein Wort zu der von Petrie verwendeten Methode. Petrie setzte in der Regel eine besondere Form des Kinästhetisch-Figuralen Nach-Effektes (KFN) ein, um die Veränderungen der Sinnesreize zu bestimmen. Der Test mißt, wie eine bestimmte Art von Stimulation die subjektive Wahrnehmung der Größe von Objekten in eine bestimmte Richtung beeinflußt. Der KFN-Test besteht aus verschiedenen ungleich dicken Holzstäben. Die Vpn. befühlen zunächst mit verbundenen Augen einen schmalen Teststab, dann einen dickeren Stab und nach zwei Minuten wiederum den Teststab. Nach jedem Befühlen eines Stabes geben die Vpn auf einem Vergleichsstab ihr Größenurteil an. Der Prozeß der subjektiven Reizveränderung äußerst sich darin, daß sich die Wahrnehmung des zwischen den Fingern gehaltenen Objektes graduell verändert. Beim Reduzierer nimmt die Größe des natürlichen Objektes in seiner subjektiven Empfindung zunehmend ab, beim Verstärker nimmt sie stetig zu. Das Ausmaß der empfundenen Reizveränderung ist beträchtlich. Im Laufe mehrerer Versuchsdurchgänge und in wenigen Minuten reduziert ein extremer Reduzierer das Testobjekt um 50% seiner natürlichen Größe, ein extremer Verstärker vergrößert das Objekt um den gleichen Betrag. Es wird betont, daß die kinästhetische Bestimmung des Wahrnehmungstyps nur eine unter vielen möglichen Methoden zur Bestimmung der individuellen Regulierung der Reizverarbeitung ausmacht, d.h. die im kinästhetischen Bereich gefundenen individuellen Empfindungsunterschiede sind nur ein Ausdruck für einen Mechanismus, der in allen Wahrnehmungsmodalitäten wirksam ist.

Buchsbaum (1978) verwendet eine direktere und feinere Methode zur Unterscheidung von Reduzierern und Verstärkern. Als Testreize setzte er vor allem Serien von Lichtblitzen von unterschiedlicher Intensität in einem dunklen Raum ein. Ein Computer errechnet sodann Unterschiede in den evozierten Potentialen der Vpn. im EEG für jede Reizintensität.

Die Chlorpromazine haben eine verstärkende Wirkung. Zu perzeptiver Reduktion und Erhöhung der Schmerztoleranz führen u.a. die frontale Lobotomie, Alkohol und Aspirin (bei Verstärkern) sowie Audioanalgesie (extreme akustische Reizung zwecks Schmerzbekämpfung). Je höher der Grad der Verstärkung unter normalen Bedingungen, desto stärker ist die Reduktion unter extremen Reizverhältnissen. Audioanalgesie erhöht also nur bei Verstärkern die Schmerztoleranz. Reizreduzierer ertragen reizarme Situationen und geringe Bewegungsmöglichkeit (Gefängnis, chronische Krankheit etc.) nur schwer, Verstärker ohne Mühe. Außerdem scheint der Verstärker/Reduzierer-Typ in Verbindung zu stehen mit niederen/höheren Extraversionswerten, höherem/niederem Reizhunger, mit einer geringeren/höheren Aktivität, mit weniger/mehr sozialem Kontakt, mit einem höheren/niedrigeren Schlafbedürfnis und mit einem reicheren/ärmeren Innenleben. Unter Alkoholikern sind die Verstärker übervertreten, unter den Rauchern die Reduzierer. Depressive tendieren zur Reduktion, Maniker zur Verstärkung. Im allgemeinen neigen Kinder bis zu 10 Jahren zum Verstärken und ältere Menschen, besonders ab 40 Jahren, zum Reduzieren. Frauen sind eher Verstärker, Männer eher Reduzierer. - Gerade diese Befunde zeigen aber, wie stark die gefundenen Differenzen in der individuellen Regulierung der Reizverarbeitung durch geschlechts-, rollen- und altersspezifische Sozialisation sowie durch die Kontrollstandards unserer Kultur mitbestimmt sind.

Petrie (1967) selbst postuliert eine neurologisch-physiologische Basis zur Erklärung der Unterschiede in der individuellen Reizintensitätsverarbeitung. Nähere Aussagen bleibt die Autorin schuldig.

Neurologische Unterschiede im Sinne eines hemmenden Faktors im Gehirn vermutet ebenfalls Buchsbaum (1978). Der Autor betont, daß ein Großteil der Gehirnaktivität sowohl mit der Abschwächung extremer wie mit der Eliminierung schwacher Reizeinwirkungen beschäftigt ist. Er nimmt einen Reiz-Regler im Gehirn an, eine Art Sensoristat, der die Reizaufnahme steuert, der in einer reizarmen Umgebung zwecks Aufrechterhaltung der Aufmerksamkeit verstärkt und in einer reizreichen Umgebung im Sinne eines Überlastungsschutzes reduziert. Fehlschaltungen bzw. Fehlpolungen dieses Reglers, die zu übermäßiger Verstärkung oder Reduzierung führen, sind vermutlich für eine Reihe psychischer Störungen mitverantwortlich. Ein allzu starkes Ausschlagen des Reglers in Richtung Reduktion könnte aber auch, wie in der Schizophrenie, eine Reaktion auf eine andere Störung sein.

Buchsbaum (1978) weist auch auf die Entdeckung des Schmerzregulierungszentrums und die damit verbundene Entdekkung natürlicher Endorphine (ein dem Morphin ähnlicher, im Gehirn produzierter Stoff) im Gehirn. Eine Opiat-blockierende Droge (z.B. Naloxon) führt zum teilweisen Verlust der Schmerztoleranz, was darauf hindeutet, daß stark schmerztolerante Reduzierer einen hohen Endorphin-Spiegel haben. Die Tatsache, daß die Regulierung von Schmerz und allgemeiner Reizintensität stark zusammenhängen, gibt zur interessanten Frage Anlaß, ob die natürlichen Endorphine auch bei andern Mechanismen der Reizverarbeitung eine Rolle spielen.

Die Wahrnehmungstypen Reduzierer/Verstärker repräsentieren unterschiedliche Wege bei der Verarbeitung von Stimuli, wenn die Intensität dieser Stimuli von den Bedürfnissen des Individuums abweicht. Die Reduzierer reduzieren unwillkürlich, die Verstärker verstärken ebenso unwillkürlich, greifen aber bei zu intensiver Stimulation vorübergehend zu einer Art defensiver Reduktion. In einer Pilot-Studie von Petrie (1967) waren zwei Drittel der untersuchten Schizophrenen in der akuten Phase extreme und persistente Reduzierer, im restlichen Drittel wechselte extremes Reduzieren mit extremem Verstärken ab. Petrie vermutet, daß Schizophrene vor dem akuten Zusammenbruch extreme Verstärker sind und demzufolge ständig mit exzessiver - innerer wie äußerer - Reizung konfrontiert werden. Diese extreme Sensibilität veranlaßt dann die Patienten während des akuten Stadiums der Störung zu einer abrupt-unausgeglichenen defensiven

Reduktion. Akut schizophrene Verstärker haben schlechtere prognostische Aussichten als akut schizophrene Reduzierer, da sie möglicherweise nicht in der Lage sind, schützende Mechanismen gegen die sie überwältigende Reizflut einzusetzen.

Untersuchungen mit Taubgeborenen, die eine Verstärkung in allen übrigen Sinnesmodalitäten im Sinne einer Kompensation des akustischen Ausfalles schon im frühen Leben nahelegen, dürfen als Hinweis dafür gelten, daß die Zuflucht Schizophrener zu einer rigiden Reduktion ebenfalls als eine gelernte Reaktion auf chronische Überreizung in früher Kindheit verstanden werden kann.

2. 2. 1. 2. Silvermans Spezifizierung der kognitiven Steuerungstheorie und des Reizregulierungskonstruktes auf die Schizophrenie

Das vorrangige Anliegen Silvermans besteht in der systematischen Abklärung der Rolle, die die drei Aspekte der Aufmerksamkeitssteuerung bei der Entstehung und Aufrechterhaltung schizophrener Symptommuster in den verschiedenen Untergruppen spielen. Die grundlegende Hypothese postuliert, daß unterschiedlichen Symptommustern bzw. Gruppen von Schizophrenien je entgegengesetzte extreme Ausprägungen der drei bipolaren Aufmerksamkeitsfaktoren beizuordnen sind. Es sei nochmals betont, daß jedes der drei Aufmerksamkeitskonstrukte sowohl eine Reaktionsdimension wie einen hypothetischen Reaktionsmechanismus beschreibt.

2.2.1.2.1. Extensives vs. minimales Scanning in der Schizophrenie

Während das Scanning-Verhalten normaler Vpn. in experimentellen Aufgaben, aus denen die Scanning-Reaktionen gewonnen werden, in der Regel um den Mittelbereich streut, zeigen Schizophrene vermehrt eine in den Extrembereichen liegende Scanning-Disposition, d.h. sie neigen entweder zu exzessivem oder zu minimalem Scanning. Werden diese in der Schizophrenie allgemein beobachteten Extrempole im extensiven Aspekt der Aufmerksamkeit mit Symptommustern, Untergruppen, prämorbider Anpassung und Chronizität der Psychose in Verbindung gebracht, dann können nach Silverman hypothetisch folgende Wechselbeziehungen bestimmt werden:

1. Paranoid und reaktiv Schizophrene im akuten Stadium sind extrem extensive Scanner und erzielen entsprechende Scores auf den einschlägigen Meßinstrumenten (Unterschätzung oder minimale Überschätzung in Größenschätzungen, Tendenz zu Größen-Überkonstanz).

2. Nicht-paranoide und Prozeß-Schizophrene im akuten Stadium (katatone, simple und hebephrene Formen) sind minimale Scanner und zeigen entsprechende Leistungen in Wahrnehmungsexperimenten (massive Überschätzung, Neigung zu Unterkonstanz).
3. Über die Zusammenhänge zwischen Scanning und paranoider Symptomatologie bei chronisch Schizophrenen trifft Silverman keine bestimmten Aussagen. Das Ausmaß der Scanningtendenz hängt hier offenbar davon ab, wie stark die paranoide Symptomatik in einen Kontext von Faktoren wie prämorbide Anpassung, Störungsverlauf und Hospitalisationsdauer eingebettet ist. Bei zunehmender Chronizität sei zu vermuten, so Silverman, daß sich die Unterschiede im Scanning bei paranoiden und nicht-paranoiden Patienten aufheben oder gar ins Gegenteil verkehren.
4. Was den Zusammenhang zwischen Scanning-Verhalten und der reaktiven/Prozeß-Dimension (prämorbide Anpassung) bei chronisch Schizophrenen betrifft, so geben einige Ergebnisse Anlaß zur Vermutung, daß die Verhältnisse im chronischen Stadium gerade umgekehrt zu denen im akuten Stadium liegen. Silverman vertritt die Meinung, Prozeß-Schizophrene würden sich im Verlauf der Störung und prolongierter Hospitalisation zu extensiven Scannern, reaktiv Schizophrene dagegen zu minimalen Scannern entwickeln.

Wenn nun das Ausmaß der Scanning-Tendenz bei Schizophrenen vom Ausmaß der paranoiden Symptomatik, der Güte der prämorbiden Anpassung und von der Chronizität abhängt, wäre das extensivste Scanning - und demzufolge Überkonstanz und Unterschätzung - bei akut paranoid Schizophrenen mit guter Anpassung zu erwarten, minimales Scanning - und demzufolge Unterkonstanz und massive Überschätzung - sowohl bei akut/nicht-paranoid Schizophrenen mit schlechter prämorbider Anpassung als auch bei chronisch/nicht-paranoid Schizophrenen mit guter prämorbider Anpassung.

Die wichtigsten experimentellen Anordnungen, aus denen das Ausmaß des Scanning erschlossen wird, sind Größenschätz- und Größenkonstanzaufgaben sowie Studien zum autokinetischen Effekt:

1. *Größenschätzaufgaben:* Im Gegensatz zu Größenkonstanzaufgaben muß die Vp. in Größenschätzaufgaben die beiden gleich weit entfernten Reize, den Vergleichsreiz und den Standardreiz, auf dieselbe Größe einstellen. Ungleiche Größenschätzungen entstehen gemäß Hypothese aufgrund ungleichen Scanningverhaltens, welches operational über Augenbewegungen erfaßt wird. Um den in dieser Hypothese festgehaltenen korrelativen Zusammenhang zwischen Scanning und Größenschätzleistungen bei

Schizophrenen ist es allerdings nicht sehr gut bestellt (Kritik siehe Kap. 2.2.3.1.).

2. *Größenkonstanzaufgaben:* Bei der Bestimmung der Größenkonstanz befinden sich die zu vergleichenden Reize im Größenkonstanzversuch in ungleicher Distanz zur Vp. Gleich große, aber in unterschiedlicher Ferne angesiedelte Reize werden in der Regel als sehr ähnliche Reize wahrgenommen, obwohl sich die zwei durch die Reize hervorgerufenen retinalen Bilder unterscheiden. Unter normalen Bedingungen wird meist eine Tendenz zur Überkompensation der retinalen Unterschiede beobachtet, was sich in überkonstantem Verhalten ausdrückt. Werden die räumlichen und andern optischen Hinweisreize künstlich reduziert (Verdunkelung) oder entsprechende Instruktionen abgegeben, verringert sich bei normalen Vpn. die Tendenz zur Überkonstanz wieder.

Gemäß der Hypothese von Silverman neigen minimale Scanner zu Unterkonstanz, extensive Scanner zu Überkonstanz. Daran wird die Annahme geknüpft, daß sich das Scanning-Verhalten in der Über- bzw. Unterschätzung des jeweils dominanten Reizes auswirke und daß im Größenkonstanzversuch der jeweils näherliegende Reiz (Standard-/Vergleichsreiz) der dominante sei. Da von Unterkonstanz die Rede ist, wenn der näherliegende Reiz überschätzt wird, von Überkonstanz hingegen, wenn der näherliegende Reiz unterschätzt wird, ist damit impliziert, daß minimale Scanner den näherliegenden Reiz immer über-, extensive Scanner immer unterschätzen. Im Größenkonstanzexperiment können aber je nach Experimentalaufbau beide Reize näherliegend sein. Die minimalen Scanner überschätzen also je nachdem, welcher Reiz gerade näherliegt, den Standard- oder den Vergleichsreiz, die extensiven Scanner unterschätzen ebenso je nach Position der Reize den Standard- oder den Vergleichsreiz.

Es sind verschiedene kritische Einwände gegen die Silvermansche Auffassung über den Zusammenhang von Scanning-Verhalten und Größenkonstanz erhoben worden (siehe vor allem Neale & Cromwell, 1970; Meyer-Osterkamp & Cohen, 1973). Meyer-Osterkamp et al. stellen der Annahme Silvermans folgende alternative Formulierung entgegen: Minimale Scanner überschätzen im Größenkonstanzversuch unabhängig von der Position des Standard- und Vergleichsreizes den Standardreiz. Extensive Scanner unterschätzen unabhängig von der Position der beiden Reize den Standardreiz. Diese Autoren begründen ihre Annahme mit der Ansicht, daß im Größenkonstanzversuch durch die Instruktion der Standardreiz besonders hervorgehoben wird, und daß der Standardreiz in der Größe immer konstant bleibt und sich so als fester Bezugspunkt anbietet.

Wenn der Standardreiz vor dem Vergleichsreiz liegt, führen die Hypothesen von Silverman und die Alternativ-Hypothese von Meyer-Osterkamp et al. zur gleichen Voraussage:

Minimale Scanner zeigen Unterkonstanz (Unterschätzung des entfernten Reizes), extensive Scanner Überkonstanz (Überschätzung des entfernten Reizes).

Wenn der Standardreiz hinter dem Vergleichsreiz liegt, ergeben sich für die Hypothesen von Silverman und Meyer-Osterkamp et al. abweichende Voraussagen:

Die Hypothese von Silverman sagt auch unter dieser Bedingung bei minimalen Scannern Unterkonstanz, bei extensiven Scannern Überkonstanz voraus. Die Hypothese von Meyer-Osterkamp et al. sagt im Gegensatz dazu unter dieser Bedingung bei minimalen Scannern Überkonstanz (Überschätzung des entfernten Reizes) und bei extensiven Scannern Unterkonstanz (Unterschätzung des entfernten Reizes) voraus.

3. *Der autokinetische Effekt:* Der autokinetische Effekt ist eine visuelle Illusion, die darin besteht, daß beim Betrachten eines stationären Lichtpunktes in einem dunklen Raum und in unmittelbarer Nähe nach einer gewissen Zeit sich der Punkt bewegt. Im Zusammenhang mit der Scanning-Hypothese zeigt es sich, daß extensive Scanner relativ wenig Bewegung, minimale Scanner signifikant mehr Bewegung wahrnehmen. Die Relevanz von Ergebnissen aus Studien zum autokinetischen Effekt für das Scanning-Konstrukt ist wiederholt in Frage gestellt worden (Gregory, 1966).

2.2.1.2.2. Hohe vs. niedrige Feldartikulation in der Schizophrenie

Das Prinzip der Feldartikulation bezieht sich auf die Artikulation der im Scanning-Prozeß abgetasteten Cues in relevante und irrelevante Aspekte (selektiver Aspekt der Aufmerksamkeit). Es hat die Response-Mechanismen zum Inhalt, die bestimmen, welche Elemente in einem Stimulusfeld einen dominanten Einfluß auf das Verhalten ausüben und welche nicht. Das Prinzip der Feldartikulation, so wie es von Silverman (1964a, b) übernommen wurde, umfaßt sowohl Witkins Konzept der Feldabhängigkeit/-unabhängigkeit (1954, 1962) sowie Kleins (1954) Konzept der rigiden vs. flexiblen Steuerung.

Im Hinblick auf die Feldartikulation lautet die generelle Hypothese: Schizophrene erzielen im Gegensatz zu normalen Vpn. auch beim Artikulieren von Stimulusfeldern Extremwerte. Silverman (1964a, b) vermutet zwischen den von Schizophrenen erreichten extremen Ausprägungen auf der Verhaltensdimension Feldartikulation und den verschiedenen klassifikatorischen Aspekten der Schizophrenie (Symptomatik, prämorbide Anpassung, Hospitalisationsdauer) folgende konkrete Zusammenhänge:

1. Paranoid und reaktiv Schizophrene im akuten und wahrscheinlich auch im chronischen Stadium zeichnen sich durch eine hohe Feldartikulation (hohe Feldunabhängigkeit) aus.
2. Für die nicht-paranoiden und Prozeß-Schizophrenen im akuten und wahrscheinlich auch im chronischen Stadium ist eine geringe Feldartikulation (hohe Feldabhängigkeit) charakteristisch.
3. Was den Zusammenhang zwischen Symptomatik, prämorbider Anpassung und Chronizität betrifft, bietet Silverman keine klaren Hypothesen an. Er vermutet aber, daß die Chronifizierung der schizophrenen Störung die Feldartikulation beeinträchtigt. Der Eindruck setzt sich jedenfalls fest, daß die Interaktion zwischen Feldartikulation und schizophrenen Untergruppen noch weit komplexer ist (Silverman, 1968).

Ein hoher korrelativer Zusammenhang zwischen prämorbider Anpassung und dem Steuerprinzip der Feldartikulation ist zu erwarten, weil gewisse Faktoren der prämorbiden Anpassungsgeschichte mit den Stufen der perzeptiven Entwicklung verbunden scheinen.

Die wahrnehmungsmäßigen Extrempole der reaktiv und Prozeß-Schizophrenen stehen für höhere/niedrigere Stufen sensorischer, perzeptiver und konzeptueller Differenzierung. Die Rolle aber, die verschiedene perzeptive und kognitive Stile allenfalls in der Genese der Schizophrenie spielen, kann nur im Kontext der Persönlichkeit und des sozialen Systems adäquat eingeschätzt werden.

Das Feldartikulationsprinzip scheint in experimentellen Anordnungen zum Ausdruck zu kommen, die die Verteilung der Aufmerksamkeit auf eine von mehreren Stimulus-Gruppen, die je andere Responsetendenzen auslösen, erfordert. Operational wird das Konzept der Feldartikulation durch eine Reihe von verwandten experimentellen Aufgaben erfaßt. So durch:
1. die wahrnehmungsmäßige Trennung von Objekten von der Umgebung (Rod-and-Frame-Task);
2. die Unterscheidung von Umgebungsstimuli von propriozeptiven Stimuli in Versuchen zur Raumorientierung (Tilting-Room-Tilting-Chair Task, Rotating-Room Task);
3. die wahrnehmungsmäßige Restrukturierung eines Stimulusfeldes (Embedded Figures Task);
4. die wahrnehmungsmäßige Hemmung ablenkender, störender Cues (Stroop Color-Word Test, Muller-Lyer Illusion).

Die Interpretation der Ergebnisse aus den erwähnten Testanordnungen im Sinne des Feldartikulationskonzeptes sind ebenfalls nicht unbestritten (Brosgole & Cristal, 1967; Sherman, 1967). Zwar können reliable individuelle Unterschiede auf diesen Tests erzielt werden, aber die Interpretation der Unterschiede bleibt vorläufig fragwürdig. Vor allem hat sich herausgestellt, daß sich einige Feldartikulationsmaße kaum von allgemeinen Raumfaktoren abheben.

2.2.1.2.3. Die Reizintensitätsregulierung in der Schizophrenie

Das Konstrukt der Reizintensitätsregulierung (Petrie, 1967), das den intensiven Aspekt der Aufmerksamkeit definiert, wurde von Silverman (1964c, 1967, 1968, 1970; Silverman, Buchsbaum & Henkin, 1969; Schooler & Silverman, 1969, 1971) weiterentwickelt und in die Schizophrenieforschung eingeführt, um eine Reihe von perzeptiven und kognitiven Eigenheiten bei Schizophrenen zu erklären. Es werden in der schizophrenen Population allgemein Häufungen an den Extrempolen der Reizverstärkung und Reizreduktion erwartet. Silverman nimmt folgende Beziehungen zwischen Symptomatik, prämorbider Anpassung, Hospitalisationsdauer und exzessivem Regulieren der Reizintensität in der Schizophrenie an:

1. Akut paranoid und reaktiv Schizophrene sowie einige chronisch Schizophrene sind häufiger Verstärker. Diese Schizophrenen sind in Experimenten mit geringer bis mittlerer Reizintensität nicht hypersensitiv und reduzieren starke und neue Reize kaum oder verstärken sie gar (Senkung der sensorischen Schwelle bei intensiver Stimulation).
2. Akut nicht-paranoid und Prozeß-Schizophrene sowie einige chronische sind häufiger Reduzierer. Diese Schizophrenen sind in Experimenten mit geringer und mittlerer Reizintensität hypersensitiv (Senkung der sensorischen Schwelle) und reduzieren in hohem Maße starke und neue Reize (Hyposensitivität gegenüber starker Stimulierung, Schwellenerhöhung). Dies ist das fundamentale Paradoxon der sensorischen Funktionsweise in der Schizophrenie.

Die Reizintensitätsregulierungs-Hypothese gestattet es Silverman, zwei sich scheinbar widersprechende Sets von Befunden zu erklären. Einerseits ist aus einer Reihe von Studien bekannt, daß vornehmlich nicht-paranoid Schizophrene oft übermäßig auf minimale Reizung ansprechen und gegenüber marginalen, ja irrelevanten Aspekten des Stimulusfeldes Hyperreaktivität an den Tag legen. Andererseits zeigen andere Studien, daß die gleichen nicht-paranoid Schizophrenen hohe Reizintensitäten abschwächen. Silverman folgert daraus, daß besonders nicht-paranoid und Prozeß-Schizophrene mit hypersensitiven Nervensystemen ausgestattet sind und unter chronischer Überstimulierung leiden. Zur Abwehr vor der Überreizung greifen diese Schizophrenen zu einem kompensatorischen Schutzmechanismus. Das Konzept der defensiven Reizreduktion kann sowohl im Sinne des Reizschutzmechanismus (protektive Hemmung) von Pavlov (1927) wie im Sinne des Ich-psychologischen Konzeptes der Reizschranke von Freud (1920) interpretiert werden.

Später zeigte sich, daß die Beziehungen zwischen schizophrenen Untergruppen und extremer Reizintensitätsregulierung wahrscheinlich um einiges komplexer sind als ursprünglich angenommen. Extreme Verstärker und Reduzierer sind offenbar gleichmäßiger über die verschiedenen dichotomen Gruppen verteilt (z.B. auf akute und chronische Gruppen). So finden sich unter Chronikern recht viele Nicht-Reduzierer. Es scheint auch, daß nur alle drei Klassifikationsdimensionen zusammen den Reizregulierungsstil eines Schizophrenen genügend vorauszusagen vermögen.

Operationalisiert werden die Konzepte der Reizverstärkung und -reduktion hauptsächlich durch den Test für die Kinästhetisch-Figuralen Nacheffekte (Über- bzw. Unterschätzung der Dicke des Teststabes nach längerer Befühlung eines Versuchsstabes). Zwei Varianten dieses Tests sind in der Schizophrenieforschung zur Anwendung gelangt: Das Verfahren von Petrie (1967) sowie eine von Silverman (Silverman kinesthetic figural aftereffect, Schooler & Silverman, 1969) vereinfachte Version des Petrie-Verfahrens. Inzwischen hat sich aber herausgestellt, daß beide Maße nicht miteinander korrelieren, also verschiedene Phänomene messen (Schooler & Silverman, 1969, 1971).

Buchsbaum & Silverman (1968) verwendeten die direktere und genauere Technik der gemittelten evozierten Potentiale (AER) zur Erfassung von Unterschieden in der Reizintensitätsregulierung. Die Autoren registrierten die evozierten Potentiale auf Serien von vier unterschiedlich intensiven Lichtblitzen bei Gruppen von Normalen und nicht-paranoid Schizophrenen und verglichen sie mit den KFA-Schätzungen der gleichen Gruppen. Die Untersuchung ergab signifikante Korrelationen zwischen den evozierten Potentialen (Latenzen und Amplituden) und den KFA-Werten bei beiden Gruppen. Individuen, die beim KFA zur Reizreduktion tendierten, neigten also auch bei der Potentialtechnik zu einer vergleichbaren Reduktion der hoch-intensiven Lichtblitze. Es gelang ihnen somit, das neurophysiologische Korrelat für den Reizregulierungsmechanismus nachzuweisen (vgl. auch Inderbitzin, Buchsbaum & Silverman, 1970).

2.2.1.2.4. Revisionen am Schizophreniemodell von Silverman

Ergebnisse aus einer Faktorenanalyse (mit Daten aus: KFA, Begriffsbildungs- und Intelligenztests) machten verschiedene Änderungen am Schizophreniemodell notwendig (Schooler & Silverman, 1969; Schooler & Silverman, 1971):

1. Das drei-dimensionale Wahrnehmungsmodell mußte um die Dimension "perzeptive Ineffizienz" (spiegelt die allgemeine Desorganisation der Wahrnehmung wider, umfaßt aber auch intellektuelle und soziale Fähigkeiten) sowie die Dimension "Reizverankerung" (Tendenz zur Überinklusivität) ergänzt werden. Silverman gibt keine Einschätzung hinsichtlich Bedeutung und Funktion der neu hinzugetretenen Dimensionen im erweiterten Wahrnehmungsmodell. Er verfährt dabei einfach additiv und läßt den veränderten theoretischen Sachverhalt stehen.
2. Eine Clusteranalyse über die gleichen Daten ergab nun keine Beziehung mehr zwischen extensivem Scanning und dem Merkmal paranoid, wenn dieses wie bislang vorwiegend aufgrund der Wahnsymptomatik definiert wird. Dagegen korrelierte extensives Scanning weiterhin signifikant mit einer Gruppe von paranoid-ähnlichen Symptomen (kohärente Sprache, wenig soziale Interaktionen), die man als interpersonelle Vorsichtigkeit interpretieren könnte. Diese Verschiebung muß vor Augen gehalten werden, wenn im folgenden von Scanning und dem Klassifikationsmerkmal paranoid die Rede ist.
3. Hohe Reizverstärkung (verbunden mit Überinklusivität) ist bei akut und chronisch Schizophrenen mit ganz unterschiedlichen Response-Mustern verbunden: Akute Verstärker äußern mehr ängstliche Intropunitivität und inkohärente Sprache und weniger Desorientiertheit, chronische Verstärker dagegen weniger ängstliche Intropunitivität und signifikant mehr affektive Flachheit, Spracharmut und Desorientiertheit (Schooler & Silverman, 1969).

Akut Schizophrene, die sich für perzeptive Stimulation (auch für emotionale Stimuli) offen zeigen, zeichnen sich durch ein gutes intellektuelles Funktionieren und ein relativ aktives, affektiv ausgefülltes inneres Leben aus. Chronisch Schizophrene mit einem aktiven Innenleben neigen eher - schutzeshalber - zur Reizreduktion. Nur jene Chroniker, deren inneres Leben gebrochen ist, tendieren zur Reizverstärkung (Schooler & Silverman, 1971).

Weder die kinästhetischen Verfahren von Petrie und Silverman noch die beiden Bestandteile des Petrie-Verfahrens (Schätzung des kleinen und des großen Stabes) erfassen den gleichen Sachverhalt. Eine Überschätzung nach der Stimulierung mit dem großen Stab (Petrie-Verfahren) scheint bei Schizophrenen allgemein mit passivem und schlecht angepaßtem Verhalten sowie einer langen Hospitalisationsdauer, eine Überschätzung nach der Stimulierung mit dem kleinen Stab eher mit einer guten Anpassung und gutem intellektuellem Funktionieren (bei Akuten und Chronikern), mit größerer Erregbarkeit, sprachlicher Inkohärenz, grandioser Expansivität und relativ intakter Affektivität einherzugehen.

2.2.1.2.5. Defensive Aspekte der Wahrnehmung in der Schizophrenie

Silverman faßt die extremen Ausprägungen der drei bipolaren Wahrnehmungsdimensionen (Scanning, Feldartikulation, Reizintensitätsregulierung) durchaus psychodynamisch im Sinne fehlangepaßten Abwehr- bzw. Schutzverhaltens auf. Die Konzeption dieser extremen Wahrnehmungstypen als primäre Abwehrprinzipien an der Basis des Informationsaustausches zwischen Organismus und Umwelt bietet Hand zu einer integrativen Interpretation einfacher Wahrnehmungsleistungen im Kontext der Persönlichkeit und ermöglicht die funktionale Bestimmung dieser Basisleistungen im Sinne eines Schutzsystems für die Persönlichkeit, welches äußere und innere Bedrohungen bzw. deren Folgen, die Angst, wirksam abwehrt. Der Bezug auf die kognitiven Steuerprinzipien, die sich erwiesenermaßen psychogenetisch in frühen Stadien entwickeln (vgl. Witkin et al., 1954, 1962; Singer & Wynne, 1963; Wynne & Singer, 1963), hat die experimentalpsychologischen Schizophrenietheorien auch wesentlich empfänglicher für entwicklungsgeschichtliche Ansätze gemacht. Der vorliegende theoretische Zugriff erleichtert den Brückenschlag zu der im natürlichen Umfeld (natural history setting) operierenden, sozialpsychologisch orientierten Familien- und Kommunikationsforschung mit ihren quasi- und nicht-experimentellen Designs (Wynne & Singer, 1963; Bateson et al., 1972). Selbst psychoanalytische Konzepte finden, allerdings im methodisch strengen Rahmen der experimentellen Psychologie, Eingang in die Schizophrenietheorie Silvermans. Diese starke Kontexterweiterung bietet schließlich einen neuen, ungeahnten Zugang zur Frage der Ätiologie und erlaubt Hypothesen über prospektive Anpassungsleistungen bei chronifizierten Zuständen. Damit ist es dem Autor gelungen, sich von den sterilen und statisch-deskriptiven Modellen der im Labor entstandenen Momentaufnahmen schizophrener Leistungsstörungen zu befreien.

2.2.1.2.5.1. Zur Psychogenese und Ätiologie fehlangepaßter Abwehrsysteme in der Schizophrenie

Der defensive Aspekt von Silvermans Theorie kann als eine Weiterentwicklung und Verfeinerung der in ihrer ursprünglichen Formulierung unhaltbar gewordenen, psychodynamisch orientierten Hypothese einer spezifischen Kritikempfindlichkeit (social censure-deficit model) von Rodnick & Garmezy (1957) betrachtet werden.

Schizophrene sind gemäß dieser Hypothese aufgrund frühkindlicher Erfahrungen übermäßig sensibel gegenüber jeglicher Form sozialer Zurückweisung und Kritik. Die Verhaltensstörungen sind die Folgen einer ungewöhnlichen Störbarkeit durch aversive Reize, die die Patienten durch eine stark generalisierte Vermeidungshaltung zu umgehen trachten. In ihrer spezifischeren Form postuliert die Hypothese eine besondere Störbarkeit durch Kritik von seiten der väterlichen Beziehungsfigur bei prämorbid gut angepaßten Schizophrenen und von seiten der mütterlichen Beziehungsfigur bei prämorbid schlecht angepaßten Schizophrenen (Garmezy & Rodnick, 1959).

Laut Silverman vertraut der Schizophrene im frühen Stadium seiner Störung, wenn nach und nach die komplexen Abwehrsysteme gegen Bedrohung und Angst versagen, nur noch den elementarsten Formen der Anpassung, die das Annäherungs- und Vermeidungsverhalten regulieren. Zu diesen Anpassungsmechanismen gehören die Response-Dispositionen der Aufmerksamkeit. Die aus einer Abwehrmotivation heraus gesteuerte Aufmerksamkeit des Präschizophrenen gleicht gewissen frühkindlichen Abwehrformen. Die Genese bestimmter extremer Formen aufmerksamen Verhaltens ist lerngeschichtlich auf einen spezifischen Set von Umweltkontingenzen, die konsistent zu einer Angstreduktion geführt haben, zurückführbar. Unter extremen Streßbedingungen nimmt dann der charakteristische Aufmerksamkeitsstil eines präschizophrenen Individuums noch extremere Formen an und übernimmt wieder seine defensive Funktion. Der Schizophrene erreicht eine außergewöhnliche Kontrolle über seine Wahrnehmung entweder durch exzessive Informationsaufnahme (extensives Scanning, hohe Feldartikulation, extremes Verstärken) oder durch Verminderung der Informationsrate und die typische Abkehr von der Umwelt (minimales Scanning, niedrige Feldartikulation, extremes Reduzieren).

Der paranoid Schizophrene, der zu extensivem Scanning, zu hoher Feldartikulation und zur Reizverstärkung neigt, hat im Laufe seiner Sozialisation gelernt, "daß seine wirksamste Flucht- oder Angstvermeidungsstrategie eine erhöhte Wachheit jenen Cues gegenüber ist, die häufig schädlichen Ereignissen vorausgehen oder diese begleiten" (Berlyne, 1960). Während aber solches Verhalten die Wahrnehmung von Information über bevorstehende "bedrohliche" Ereignisse zu maximieren hilft, ist ihm ebenso die paradoxe Wirkung eigen, daß es "die Wahrscheinlichkeit erhöht, aversiven Reizquellen zu begegnen" (Silverman, 1964b, S. 369).

Der paranoid Schizophrene gelangt also bei seinem Versuch, angstauslösenden Ereignissen aus dem Wege zu gehen, zunächst vom Regen in die Traufe. Unter dem Einfluß andauernder aversiver Stimulation ist der extensive Scanner versucht, entweder den Umfang des Scanning zu reduzieren und/oder sich eine Vorrichtung zuzulegen, welche die aversiven Anteile der Stimulation ausfiltert (kognitiver Filter, exzessive Feldartikulation). Tatsächlich gibt es paranoid Schizophrene - meist chronische -, die mehr zu der einen Angstbewältigungsmethode (Einstellen des extensiven Scanning) greifen, und solche - chronische und akute -, die eine übermäßige Wachsamkeit beibehalten, aber die bedrohlichen Stimuli über eine exzessive Feldartikulation ausschalten.

Gemäß der Konzeption des kognitiven Filters (Bruner, 1957) impliziert eine Wahrnehmungsresponse immer die Zuordnung eines Stimulus-Inputs zu einer Kategorie. Unter gewissen Umständen werden Kategorien für Klassen von schmerzerregenden Objekten oder Ereignissen mit restriktiven Annahme-Kriterien versehen. Die Einschränkung des zulässigen Stimulusbereiches für schmerzerregende Inputs erhöht die Wahrscheinlichkeit, daß ein relevanter aversiver Stimulus von seiner angestammten Kategorie ausgeschlossen wird (Overexclusion). Gleichzeitig steigt die Wahrnehmungsschwelle für schmerzauslösende Inputs. Enge Kategorien bzw. begriffliche Overexclusion also als Mechanismus, wahrgenommene aversive Stimuli wirkungsvoll zu entkräften. Gardner & Schoen (1962) wiesen darauf hin, daß sich die Tendenz, enge oder weite Begriffsgrenzen zu etablieren, keineswegs auf Begriffe für aversive Objekte und Ereignisse beschränken.

Die vorliegende Konzeption der Wahrnehmungsabwehr bei paranoid Schizophrenen scheint der theoretischen Auffassung Camerons (1951) zum Prozeß der Wahnbildung recht gut zu entsprechen. Cameron unterscheidet zwei Phasen bei der Entstehung des Wahns. Die erste Phase ist gekennzeichnet durch erhöhte Wachsamkeit, extensives Scanning, Überinklusivität und allgemeine perzeptiv-kognitive Diffusität. Die zweite Phase ist durch eine Einengung und Verzerrung der perzeptiv-kognitiven Organisation charakterisiert. In der ersten Phase neigt der Paranoide dazu, im Sinne dominanter Hypothesen über die Beziehung, die Dinge und Ereignisse zu ihm haben, wahrzunehmen und zu reagieren. In der zweiten Phase mißachtet der Paranoide ganz einfach jene Aspekte der Realität, die nicht mit den nunmehr angeeigneten wahnhaften Hypothesen vereinbar sind.

Eine Untersuchung an Gefängnisinsassen (Kurzzeit- und Langzeitinsassen) hat allerdings gezeigt, daß die Stilunterschiede in den perzeptiven und kognitiven Responsemustern (Scanning- und Begriffsbildungsverhalten) innerhalb der beiden Insassengruppen vergleichbar mit jenen sind, die häufig zwischen akut und chronisch Schizophrenen vorgefunden werden. D.h. diese Stilunterschiede sind für die Schizophrenen unspezifisch (Silverman, Berg & Kantor, 1966).

Ganz anders liegen die Verhältnisse beim nicht-paranoid Schizophrenen - zumindest im akuten Stadium -, der zu minimalem Scanning, sehr wahrscheinlich zu niedriger Feldartikulation und zur Reizreduktion tendiert. Ein minimales Scanning bewirkt unmittelbar eine Einengung des Wahrnehmungsfeldes. Der Beweggrund für diese Wahrnehmungsabwehr, im Grunde ein auf die Wahrnehmung generalisiertes Vermeidungsverhalten, ist gleichfalls die Herabsetzung der Wahrscheinlichkeit, potentiell bedrohlichen Objekten und Ereignissen zu begegnen. Die minimalen Scanner vermeiden also Angst, indem sie ihre Aufmerksamkeit von der Umwelt abziehen und auf die innern Prozesse lenken. Dadurch geraten auch sie zunächst vom Regen in die Traufe. Die Angst, die der Schizophrene zu bekämpfen ausgezogen ist, nimmt noch zu. Aber der Zustand der andauernden, selbstgewählten sensorischen Deprivation ist langfristig unhaltbar, da ein Minimum an Stimulation zum Überleben unabdingbar ist. Statt zu einer absoluten Blockierung jedes Inputs zu greifen, konzentriert der Nicht-Paranoide seine Aufmerksamkeit auf das dominante Objekt im Stimulusfeld (minimales Scanning), reagiert wahrnehmungsmäßig global und diffus auf sensorische Inputs (niedrige Feldartikulation) und reduziert generell hohe Reizintensitäten. Diese klar aus einer Abwehrmotivation heraus gesteuerte Aufmerksamkeit ist ebenfalls Ausdruck einer Art von Filter. Dazu mehr im folgenden Abschnitt.

2.2.1.2.5.2. Ein spezifisch schizophrener Abwehrmechanismus

Die chronisch reaktiv Schizophrenen zeichneten sich in einigen Untersuchungen entgegen der ursprünglichen Erwartung durch minimales, die chronisch Prozeß-Schizophrenen durch extensives Scanning aus. Damit drängte sich u.a. die Frage nach den unterschiedlichen Auswirkungen prolongierter Hospitalisation auf Patienten mit ungleicher prämorbider Anpassung und mit verschiedener Symptomatik auf. Es hat sich zudem gezeigt, daß sich die Unterschiede schizophrener Untergruppen in der Sensitivität und im kognitiven Stil auch in der kortikalen und autonomen Reaktivität widerspiegeln. Diesen Widersprüchen und Fragen Rechnung tragend, postulierte Silverman (1964b, 1967) einen psychophysiologischen Abwehrmechanismus, eine genuin schizophrene Schutzmaßnahme, zu der die nicht-paranoid und Prozeß-Schizophrenen in letzter Instanz Zuflucht nehmen. Die diesen beiden Untergruppen gemeinsame Abwehrvorrichtung wird auch mit "Verarbeitung des sensorischen Inputs - perzeptiv/symbolischer Filter" (sensory input processing - ideational gating; in der Folge kurz: Sensorisierungsprozeß) umschrieben.

Ergebnisse aus neurophysiologischen und Begriffsbildungsstudien legen für die Gruppen der nicht-paranoiden und Prozeß-Schizophrenen eine erhöhte Reaktionsbereitschaft auf die sensorischen Attribute und eine gleichzeitig verminderte Aufmerksamkeit für die perzeptiv-symbolischen Attribute von Stimuluskonfigurationen nahe. Unter Streßbedingungen ist eine nochmalige Verschärfung dieser Tendenz zu beobachten.

Die aktive Komponente der Aufmerksamkeit (die aktive, teilweise bewußte Suche und Auswahl von Stimuli) tritt dabei stark in den Hintergrund. Die passive Komponente (unwillentlich und außengesteuert durch bestimmte Ereignisse in der Umwelt) gewinnt Überhand. Die passive Aufmerksamkeit richtet sich vornehmlich auf die sensorischen Merkmale einer Stimuluskonfiguration.

Was bedeutet nun aber diese erhöhte Reaktionsbereitschaft auf den sensorischen Input? Wollte ein informationsverarbeitendes Individuum ausschließlich auf die sensorischen Attribute der Inputs reagieren, würde dies die konstante Nichtbeachtung der symbolischen Aspekte der Inputs bedeuten. Auf die Schizophrenie bezogen kann aus diesem Vorgang eine hochwirksame Schutzvorrichtung abgeleitet werden: Die Ignorierung der symbolischen Bedeutung von Stimuli gibt dem Schizophrenen die Möglichkeit an die Hand, die Bedeutung von konfliktiven und andern aversiven Situationen, Gefühle der Wertlosigkeit, Bedrohung und Angst elegant zu umgehen.

"Wenn das Nervensystem irgendwie eingestellt werden könnte, die sensorischen Attribute der Reize zu verarbeiten und gleichzeitig die Verarbeitung schädlicher symbolischer Attribute kurzzuschließen (siehe Hernandez-Peon, 1964, S. 167), dann wäre eine ideale Form psychologischer Abwehr gefunden. In einer ausgeklügelten Form würde ein solcher Mechanismus in einer Weise operieren, daß er automatisch psychologisch schädliche, symbolische Ereignisse so modifiziert, daß sie sensorischen Ereignissen gleichen würden" (Silverman, 1967c, S. 241-242).

Im Hinblick auf die unterschiedlichen Auswirkungen prolongierter Hospitalisation auf Patienten mit ungleicher prämorbider Anpassung und Symptomatik lassen sich aufgrund der Abwehrhypothese folgende Aussagen formulieren:

1. Chronisch nicht-paranoid und Prozeß-Schizophrene filtern in typischer Weise die störenden symbolisch-konnotativen Inputs heraus, während sie gleichzeitig in erhöhtem Maße auf die sensorischen Anteile der Inputs reagieren. Ausgerüstet mit diesem Schutzmechanismus gelingt es ihnen, ein normales Scanning-Verhalten zu reetablieren.
2. Chronisch-reaktiv Schizophrene reagieren weiterhin sowohl auf verschiedene symbolische Aspekte ihrer Umgebung als auch auf sensorische Inputs. Ihre Art, sich vor unerträglicher Stimulation zu schützen, besteht in der Regression auf

eine frühere Stufe der Wahrnehmung (z.B. minimales Scanning).
3. Unter extremen Streßbedingungen machen alle Schizophrenen vom beschriebenen Schutzmechanismus Gebrauch.

Silverman (1964, 1967) führt zur Untermauerung seiner Abwehrhypothese u.a. folgende empirische Belege ins Feld:
1. Hyperreaktivität auf minimale sensorische Stimulation aufgrund eines generell erhöhten Arousal-Niveaus bei nicht-paranoid und Prozeß-Schizophrenen (siehe Kap. 2.4.).
2. Chronisch Schizophrene reagieren oft eher auf die diffusen und undifferenzierten als auf die konnotativen Aspekte der Stimuli (Draguns, 1963; Wynne & Singer, 1963). Laut Silverman erreicht der Schizophrene damit, daß er bei steigender Erregung, z.B. aufgrund wachsender Stimulusungewißheit, vermehrt auf die nicht-konnotativen Stimulusaspekte zu reagieren beginnt, 1) eine schnelle Reduktion der Stimulusungewißheit und 2) eine wirksame Entschärfung von potentiell schädlichen Stimuli.
3. Eine Gruppe von chronisch Prozeß-Schizophrenen reagierte in einer Studie von De Vault (1955) auf Bilder mit Themen von Feindseligkeit, Abhängigkeit, Sex und auf eine verbale Warnung mit einer Verlangsamung des Herzschlagrhythmus. Diese Herzreaktion ist üblicherweise in Verbindung mit einfachen sensorischen Stimuli wie Licht und Tönen anzutreffen. Im Gegensatz dazu reagierten eine chronisch-reaktive und eine normale Gruppe mit einem akzelerierten Herzschlagrhythmus, d.h. mit einem höhern autonomen Arousal. Diese Herzreaktion tritt gewöhnlich auf, wenn Vpn. mit bedeutungshaltigen Bildern oder physisch schädlichen Stimuli konfrontiert werden. Chronisch Prozeß-Schizophrene scheinen somit wohl auf die sensorischen Aspekte der Stimulation, jedoch nicht auf die symbolisch-konnotativen Aspekte und die physisch schädlichen Stimuli zu reagieren.
4. Chronisch nicht-paranoid und Prozeß-Schizophrene zeichnen sich in Begriffsbildungsaufgaben durch eine hohe Stimulusgebundenheit ("concreteness") aus. Diese kann im Sinne einer relativen Dominanz von Responsen auf sensorische Stimulusattribute erklärt werden.
5. Eine Reihe von psychophysiologischen Studien mit nicht-psychiatrischen Versuchsgruppen ist von großer Bedeutung für die Beziehung zwischen den drei Faktoren: Verlangsamung der Herzschlagtätigkeit, Filterung und hohe Reaktionsbereitschaft auf sensorische Inputs. Diese Studien legen allesamt nahe, daß unter bestimmten Umständen auch bei Normalen (Singer & Antrobus, 1965; Lacey, Kagan, Lacey & Moss, 1963; Speisman, Lazarus, Mordkoff & Davison, 1964; Luborsky, Blinder & Mackworth, 1964) und bei gewissen somatischen

Krankheiten (z.B. Addison-Krankheit) aufgrund biochemischer Veränderungen (Henkin, Gill & Bartter, 1963) eine Form symbolischer Filterung auftritt.

Silverman (1967) trifft aufgrund der angeführten Ergebnisse und gestützt auf ähnliche Vermutungen von Lacey (1967) folgende Annahmen (teilweise andere Interpretationen geben Broen (1968) und Cromwell (1975)):

1. Die Verlangsamung der Herzschlagtätigkeit ist eine Reaktion auf stark erregende symbolisch-konnotative Inputs. Sie tritt oft in Verbindung mit einer hohen kortikalen Reaktivität auf.
2. Die Verlangsamung des Herzschlagrhythmus, als Teil einer afferenten viszeralen feedback-Schleife zwischen zerebralem Cortex und kardiovaskulärem System funktionierend, wird häufiger in informationsdichten Perioden beobachtet.
3. In diesen informationsdichten Perioden übernimmt ein kardiovaskulärer Mechanismus zeitweise die inhibitorische Kontrolle über Teile des zerebralen Cortex, gleichzeitig konzentriert sich die Aufmerksamkeit stärker auf die sensorischen als auf die perzeptiv-symbolischen Aspekte des Inputs.

2.2.1.2.6. Akute Formen der Schizophrenie als eine Sonderform "veränderter Bewußtseinszustände"

Silverman, inzwischen zum Direktor von Esalen avanciert, verficht neuerdings die interessante Ansicht, daß einige der dramatischsten Formen der Schizophrenie als Durchgangsstadien in Richtung einer neuen Integration auf höherer Stufe aufzufassen seien (vgl. Sofair, 1972). Diese Psychoseformen werden als eine natürliche Reaktion, ein spontaner Prozeß, auf den Individuen automatisch zurückgreifen, wenn ihre gängigen Problemlösemethoden eine tiefgreifende Lebenskrise nicht mehr zu lösen imstande sind, begriffen (Silverman, 1968, 1970, 1975-1976).

Silverman (1968) kritisiert an der traditionellen Laborforschung mit Recht, daß sie sich einseitig an den konventionellen Leistungs- und Anpassungsnormen orientiert und sich damit begnügt, das von der Norm abweichende Verhalten bei verschiedenen Aufgabentypen festzustellen. Diese Vorgehensweise ist seiner Meinung nach weitgehend unfähig, Fragen nach der Bedeutung und Funktion dieser abweichenden psychischen Zustände zu beantworten. An den Kriterien der Alltagswirklichkeit gewonnene theoretische Konstrukte seien für das Studium von Zuständen, die sich nicht an dieser Wirklichkeit orientierten, unangemessen (vgl. Keefe & Magaro, 1980).

Für das Studium von außergewöhnlichen psychischen Zuständen bedürfe es eines Forschungsparadigmas, das sich nicht an die engen Konzeptionen der Realität, wie sie in der experimentellen Psychopathologie gängig sind, anlehne. Ein derart erweitertes Paradigma soll es gestatten, eine Reihe von gemeinsamen Merkmalen außergewöhnlicher Bewußtseinszustände (altered states of consciousness) zu erforschen (Dittrich, 1981) und einige akute Formen der Schizophrenie als eine Variante veränderter Bewußtseinszustände zu konzipieren.

Der Begriff "veränderte Bewußtseinszustände" leitet sich gemäß Silverman (1968, 1975-1976) von Verhaltensweisen und Erlebensberichten ab, die gewisse unwirkliche, mystische, nicht mit logischen Kriterien überprüfbare und erklärbare Erfahrungen zum Inhalt haben. Es wird ein außergewöhnlicher Problemlösemechanismus im menschlichen Nervensystem postuliert, der die Transzendierung des gewöhnlichen Wachbewußtseins erlaubt und unter außerordentlichen Umständen einmalige, mystisch-transzendentale Perspektiven des Problemlösens eröffnet (z.B. Yoga, Mystik, halluzinogene Drogen etc.). Bei gewissen Schizophrenen können diese Zustände als automatisch aktivierte psychophysiologische Problemlöseform in einer schweren Lebenskrise betrachtet werden, denen eine wichtige adaptive Bedeutung zugesprochen wird. Sie gelten in der vorliegenden Konzeption nicht als extreme Formen homöostatischen Ungleichgewichts - was z.B. in den meisten Schizophrenietheorien der Fall ist-, sondern als eine neue Stufe organismischen Gleichgewichts. Interessant sind in diesem Zusammenhang auch Hypothesen, die gewisse Ähnlichkeiten im kreativen und schizophrenen Prozeß in den Vordergrund rücken (Keefe & Magaro, 1980).

Konkret besteht das neue Forschungsparadigma in nichts anderem als in der Übertragung und Ausdehnung des schon ausführlich behandelten perzeptiv-kognitiven Ansatzes auf die veränderten Bewußtseinszustände. Silverman (1968, 1975-1976) versucht das sensorisch-perzeptive Merkmalsmuster, das die veränderten Bewußtseinszustände charakterisiert, an Erscheinungen aus Religion, Geschichte und Literatur (Mystik, Yoga, Meditation, Schamanentum, Medizinmänner, Prophetismus etc.), aus der LSD-Forschung (Silverman, 1971) und aus den akuten Formen der Schizophrenie abzuleiten.

Zur Eingrenzung der "veränderten Bewußtseinszustände" dienen die phänomenalen Merkmale, wie sie von Ludwig (1966) herausgearbeitet wurden. Diese sind: 1. Subjektive Störungen in der Konzentration, Aufmerksamkeit, Gedächtnis und Urteilskraft. 2. Ein gestörtes Zeitgefühl. 3. Der Verlust der Selbst- und Realitätskontrolle. 4. Starke Veränderungen im Gefühlsleben. 5. Veränderungen im Körperbild. 6. Wahrnehmungsverzerrungen. 7. Veränderungen im konventionllen Bedeutungsgefüge.

Weiter sind für "veränderte Bewußtseinszustände" sensorisch-perzeptive Responsefaktoren charakteristisch wie Reizreduktion, minimales Scanning, niedrige Feldartikulation und große Empfindlichkeit für Wahrnehmungsumstrukturierungen, ferner Merkmale wie erweitertes Reaktionsspektrum auf irrelevante Stimuli, ererhöhte Bereitschaft, seltene oder neue Beziehungen zwischen Eindrücken, Perzepten und Gedanken wahrzunehmen, verminderte Aufmerksamkeit für alltägliche Ereignisse, erhöhte Variabilität in perzeptiven Verhaltensweisen etc.

Akut Schizophrene, die Elemente des beschriebenen sensorisch-perzeptiven Prototyps (insbesondere hohe Sensitivität und diffuse Wahrnehmungsorganisation) manifestieren, teilen mit größerer Wahrscheinlichkeit als andere Schizophrene die Erfahrungen veränderter Bewußtseinszustände und haben unabhängig vom Schweregrad der Störung die besseren Aussichten für eine dauerhafte Besserung. Die Besserung geht in der Regel mit einer Integration der Persönlichkeit auf einer höheren Ebene einher (Freedman, 1967; Fischer, Ristine & Wisecup, 1969; Landau & Buchsbaum, 1975).

Es sind allerdings weniger gewisse perzeptive Merkmale, die einer Besserung/Verschlechterung des akut schizophrenen Zustandes förderlich/hinderlich sind, sondern der Grad, in dem sich ein hypersensitives Individuum vor Überstimulierung zu schützen vermag, d.h. den vorgängig beschriebenen Mechanismus der defensiven Reizreduktion zu aktivieren weiß. Dieser Mechanismus fungiert zum einen als Reizschranke zum Schutz des Nervensystems vor Überstimulation, zum andern liefert er einen geschützten Raum, innerhalb dessen der akut Schizophrene seine außergewöhnliche Problemlösetätigkeit erfolgreich vollenden und die Reintegration seiner Person bewerkstelligen kann. Es gibt Hinweise dafür, daß Eingriffe - insbesondere mittels antipsychotischer Medikamente - in diesen spontanen Reorganisationsprozeß bei der genannten Untergruppe von Schizophrenen zu oft verheerenden Folgen führen und eine langfristige Besserung verhindern kann (Silverman, 1970, 1975-1976).

2.2.2. Empirische Evidenzen für die Schizophrenietheorie von Silverman

Von besonderer Relevanz für die Schizophrenietheorie von Silverman sind Ergebnisse aus Experimenten zur Überprüfung der Konstrukte Scanning (Größenkonstanz, Größenschätzung), Feldartikulation (Rod-and-Frame Test RFT)), Embedded Figures Test (EFT) etc.), Reizintensitätsregulierung (KFA, AER). Ferner Ergebnisse, die die Hypothese eines spezifisch schizophrenen Abwehrmechanismus stützen. Eine eher indirekte Bedeutung kommt in diesem Zusammenhang auch Befunden zur Kritikempfindlichkeit und zur sozio-emotionalen Störbarkeit der Schizophrenen zu. Die wichtigsten experimentellen Verfahren wurden bereits in Kap. 2.2.1.2. kurz beschrieben.

2. 2. 2. 1. Scanning

2.2.2.1.1. Die Größen-Konstanz-Experimente

Die Entstehung der Größen-Konstanz hängt von einer Reihe von Bedingungen ab (Tiefenkriterien, d.h. die Variablen, die zur Abschätzung der Distanz zu den Reizen relevant sind, Instruktionsart, relative Position des Standardreizes zum Vergleichsreiz etc.). Die Überzahl der empirischen Arbeiten zur Größen-Konstanz in der Psychopathologieforschung bringt nur eine Teilmenge der am Entstehungsprozeß der Größen-Konstanz beteiligten Bedingungen unter Kontrolle. Die pauschale Referierung der Ergebnisse zur Größen-Konstanz bei Schizophrenen muß deshalb mit Vorsicht zur Kenntnis genommen werden. Eine ausführliche und differenzierte Einschätzung der bis zu diesem Zeitpunkt vorliegenden Arbeiten, die die Ergebnisse auf ihre genauen Entstehungsbedingungen hin prüft, geben Meyer-Osterkam & Cohen (1973) in ihrer ausgezeichneten Monographie "Zur Größenkonstanz bei Schizophrenen".

Chronisch Schizophrene fallen durch eine verringerte Größenkonstanz auf (Weckowicz, 1957, 1958; Crookes, 1957; Hamilton, ton, 1963). Lovinger (1956) fand nur bei sozial zurückgezogenen Schizophrenen eine verringerte Größenkonstanz. Weckowicz & Blewett (1959) berichten vor allem bei nicht-paranoid Prozeß-Schizophrenen eine positive Korrelation zwischen reduzierter Größenkonstanz und verminderter Fähigkeit, abstrakt zu denken. Im Gegensatz dazu fanden Raush (1952) bei allen experimentellen Vergleichsgruppen, Perez (1955) bei einer Gruppe gut erhaltener Schizophrener und Harway & Salzman (1964) bei einer Gruppe von akut Schizophrenen Größen-Überkonstanz.

Theoretische Veränderungen in der Größenkonstanz werden zumeist auf ein Defizit in der Distanz-Schätzung (Tiefenkriterien) zurückgeführt. Distanz-Unterschätzungen bei chronisch Schizophrenen wiesen Weckowicz, Sommer & Hall (1958) nach. Hamilton (1963) konnte diesen Befund bestätigen, zeigte aber zugleich, daß nur die nicht-paranoide Gruppe Distanzen unterschätzte, die paranoide Gruppe Distanzen gar überschätzte.

Keinen Unterschied bei Größenkonstanz-Leistungen zwischen normalen und schizophrenen Versuchsgruppen fanden folgende Autoren: Leibowitz & Pishkin (1961), Pishkin, Smith & Leibowitz (1962) bei chronisch undifferenzierten Schizophrenen; Starr, Leibowitz & Lundy (1968) bei chronisch Schizophrenen mit und ohne katatone Symptomatik; Janucci (1964) bei Gruppen von paranoiden, katatonen und chronisch Schizophrenen; Begelman (1966) bei einer Gruppe von nicht-paranoid chronischen Patienten; Price & Eriksen (1966) bei Gruppen von paranoid und nicht-paranoid Schizophrenen.

Meyer-Osterkam & Cohen (1973) kommen aufgrund einer

Durchsicht der empirischen Arbeiten zur Größenkonstanz bei Schizophrenen zu folgender entmutigenden Schlußfolgerung:

"Die durchgehende Widersprüchlichkeit der Ergebnisse zeigt: Unterschiede in der Größenkonstanz bei Schizophrenen und Normalen lassen sich nicht zurückführen

a) auf Veränderungen in der Reizverarbeitung, welche für Schizophrene im allgemeinen oder für die Untergruppe der paranoiden oder katatonen (Prozeß-)Schizophrenen charakteristisch sein mögen; auch das Ausmaß des Umweltkontaktes ist für die Unterschiede nicht entscheidend verantwortlich;
b) auf bestimmte Unterschiede der Experimentalanordnung, auf welche Schizophrene im allgemeinen anders reagieren könnten als Normale" (S. 19).

Meyer-Osterkamp & Cohen (1973) sind der Meinung, daß die durchgehende Widersprüchlichkeit der vorliegenden Ergebnisse nur durch die genügende Berücksichtigung von Untergruppenmerkmalen und unterschiedlichen Versuchsbedingungen (Art und Distanzen des Standards und des Vergleichsreizes, Größe des Standards, Informationsbedingungen (d.h. Menge der Tiefenkriterien), Instruktion, psychophysische Methode) reduziert werden kann. Die Autoren variierten in ihrer sehr sorgfältig angelegten Studie eine ganze Reihe der genannten Umweltbedingungen. Sie konnten im wesentlichen ihre Hypothese, daß unterschiedliche Größenkonstanzurteile als Ergebnis psychischer Prozesse das Produkt einer Interaktion von Persönlichkeits- und Umweltbedingungen sind, bestätigen. Die Ergebnisse: 1. Größenkonstanzunterschiede fanden sich nur unter reduzierten Informationsbedingungen, wenn die Möglichkeit zur Abschätzung der Distanz beschränkt war. Unter dieser Bedingung urteilten Normale überkonstant, die Paranoiden größenkonstant, die Nicht-Paranoiden unterkonstant. 2. Weder die Distanz zwischen Standard und Vergleichsreiz, noch die Distanz der Vpn. zu den beiden Reizen hatte einen Einfluß auf die Größenkonstanz der Gruppen. Aber sowohl die Art der Informationsbedingung als auch die relative Position des Standards wirkte sich unterschiedlich auf die Größenkonstanz der Gruppen aus: Die Paranoiden urteilten unter allen Informationsbedingungen größenkonstant. Die Nicht-Paranoiden urteilten unter reduzierten Bedingungen unterkonstant, unter normalen Bedingungen größenkonstant, bei Einführung zusätzlicher Tiefenkriterien tendierten sie zu Unterkonstanz, jedoch nur bei proximaler Position des Standards. Bei den Normalen wirkte sich der Einfluß der Informationsbedingungen ebenfalls je nach Position des Standards aus (Überkonstanz unter allen Bedingungen bei distaler Position des Standards, Überkonstanz unter reduzierten Tiefenkriterien bei proximaler Position des Standards, Größenkonstanz in den übrigen Bedingungen). 3. Sofern eine Urteilsänderung je nach relativer Position des Standards erfolgte, zeigte sich diese bei allen Gruppen in einer

Veränderung von Überkonstanz bei distaler Position des Standards in Größenkonstanz bei proximaler Position des Standards. 4. Es fanden sich keine Gruppenunterschiede im *Ausmaß* der Überschätzung des Standards im Größenschätzversuch. Jedoch ergaben sich im Unterschied zu den Normalen für beide schizophrenen Gruppen bedeutsame Zusammenhänge zwischen Standardüberschätzung und Größenkonstanz, die nach Art und Richtung von der relativen Position des Standards abhingen. - Alles in allem urteilten die paranoid Schizophrenen am realitätsgerechtesten. Die Annahme Silvermans, die Größenkonstanzunterschiede seien durch Unterschiede im Ausmaß der Standardüberschätzung bedingt, erwies sich als falsch. Lag der Standardreiz hinter dem Vergleichsreiz, schien die allgemeine Tendenz zur Überschätzung des Standards für die Größenkonstanz der schizophrenen Gruppen keine Rolle zu spielen. Dieses Ergebnis widerspricht sowohl der Annahme von Silverman wie der von Meyer-Osterkamp et al.

Hamilton (1972) fand in einer Gruppe von nicht-paranoid, Prozeß-Schizophrenen sowohl unter- wie überkonstantes Verhalten. Der Autor verglich darauf die unterkonstante mit der überkonstanten Gruppe in weiteren kognitiven Leistungen (konkrete kognitive Operationen wie Erhaltung und Seriation nach Piaget). Es zeigte sich, daß die Schizophrenen als Gesamtgruppe, im besonderen Ausmaß aber die überkonstante Gruppe, in diesen konkreten kognitiven Operationen schlechter abschnitten als normale Kontrollpersonen. Überkonstanz kam dabei in der Regel bei einer Zentrierung auf den distalen Standard zustande.

2.2.2.1.2. Größenschätzung

Was die Unterschiede im Scanning-Verhalten betrifft, sind die Größenschätzergebnisse grundlegend für die Theorie Silvermans. Minimales Scanning wird für gewöhnlich aus einer starken Überschätzung, extensives Scanning aus einer geringen Überschätzung oder Unterschätzung erschlossen.

Harris (1957) untersuchte Gruppen von akut gut und schlecht angepaßten Schizophrenen und Normalen. Die schlecht Angepaßten neigten zur Größenüberschätzung (minimales Scanning), die gut Angepaßten zur Größenunterschätzung (extensives Scanning). Zahn (1959) gelang es, die Ergebnisse von Harris zu replizieren. Zusätzlich verwendete der Autor Stimuli, die vordem mit Strafe oder Belohnung in Verbindung standen. Unter dieser Bedingung überschätzten die minimalen Scanner (schlecht Angepaßte) den bestraften Stimulus noch stärker, die extensiven Scanner (gut Angepaßte) unterschätzten denselben Stimulus noch mehr. In einer späteren Untersuchung mit den gleichen, aber länger hospitalisierten Gruppen kam Zahn (1959) zum genau umgekehrten Ergebnis. Alle Gruppen tendierten zu Größenunterschätzungen. Nur die Gruppe der gut Angepaßten überschätzte die bestraften Stimuli massiv. Die Beziehungen zwischen prämorbider Anpassung und Größenschätzleistungen sind also weit komplexer als zunächst angenommen. Zahn vermutet unterschiedliche Angst-Niveaus in beiden schizophrenen Gruppen (höheres Angst-Niveau bei den gut Angepaßten). Auch die Berücksichtigung der Dimension akut-chronisch scheint eine conditio sine qua non für eine korrekte Beurteilung des Zusammenhangs zwischen prämorbider Anpassung und Größenschätzleistung. Zahn (1960) wies später den Zusammenhang zwischen Angst-Niveau und relativer Größenüberschätzung in einer normalen College-Population nach. Ilanit (1961) fand allerdings ein höheres Angst-Niveau bei akut Prozeß-Schizophrenen als bei akut reaktiv Schizophrenen.

Silverman (1964) wies mit einer ähnlichen Größenschätzanordnung wie Gardner & Long (1962) in einem nicht-paranoiden Sample signifikante Überschätzung, in einem paranoiden Sample Unterschätzung des Standards nach. Auf eine normale Vergleichsgruppe wurde leider in dieser Studie verzichtet.

Davis, Cromwell & Held (1967) unterteilten akut Schizophrene aufgrund der paranoiden Symptomatik und der prämorbiden Anpassung. Sie verwendeten eine ziemlich komplexe Versuchsanordnung (die Vergleichsreize in ordinaler Position, die Standardreize in fixer Position). Signifikante Effekte fanden sich sowohl für die paranoide Symptomatik wie für die prämorbide Anpassung. Zwischen den beiden Dimensionen ergab sich keine Beziehung. Nur die gut-prämorbid Paranoiden unterschätzten die Standardreize (extensive Scanner). Nicht-signifikante Tendenzen zur Überschätzung manifestierten der Reihe nach in unterschiedlichem Ausmaß die schlecht-prämorbid Paranoiden, die gut-prämorbid Nicht-Paranoiden und die schlecht-prämorbid Nicht-Paranoiden. In einer Studie über den Zusammenhang zwischen Herzschlagaktivität und Größenschätzung fand Warner (1973) Größenüberschätzung bei einer Gruppe von akut schlecht-prämorbid/nicht-paranoid Schizophrenen und Größenunterschätzung bei einer Gruppe von akut gut-prämorbid paranoid Schizophrenen. Zu vergleichbaren Ergebnissen kamen McCormick (1974) und McCormick & Broekema (1978) aufgrund einer ähnlichen Versuchsanordnung. Die Paranoiden unterschätzten, die Nicht-Paranoiden überschätzten den Standardreiz.

Keine Unterschiede im Größenschätzverfahren fanden Mehl (1966) in Gruppen von chronisch gut und schlecht prämorbid/nicht-paranoid Schizophrenen vor und nach verschiedenen Behandlungen (sensorische Deprivation, sensorische Stimulation), Neale, Davis & Cromwell (1967) bei chronisch und akut gut-prämorbid, paranoid und bei chronisch und akut schlecht-prämorbid/nicht-paranoid Schizophrenen, Neale, Davis & Cromwell (1971) und Kopfstein & Neale (1971) bei den gleichen Gruppen.

In den letzten zwei Studien hatte der thematische Inhalt der Stimuli einen gewissen Einfluß auf die Größenschätzung der Schizophrenen, eben im Sinne einer Überschätzung der nicht bedrohlichen Stimuli durch die chronisch Schizophrenen. Daß die Zusammenhänge zwischen den Variablen prämorbide Anpassung, schizophrene Diagnose, Inhalt der Stimuli und den Größenschätzungen wesentlich von der Reihenfolge abhängen, in der die thematischen Stimuli dargeboten werden, konnten Strauss, Foureman & Parwatiker (1974) glaubhaft machen (vgl. auch Strauss, 1970). Otteson & Holzman (1976) legten Gruppen von nicht-psychotisch psychiatrischen Patienten, nicht-schizophrenen Psychotikern, Schizophrenen und Normalen verschiedene Aufgaben zur Erfassung kognitiver Steuerprinzipien vor. Allein die Prozeß-Schizophrenen manifestierten im Unterschied zu den reaktiv Schizophrenen eine signifikante Größenüberschätzung. Die Organisation der kognitiven Steuerprinzipien war nicht anders als bei Normalen.

Abweichende Steuerprinzipien in einer nicht weiter unterteilten Gruppe von Schizophrenen glaubten dagegen Ratna & Murthy (1970) feststellen zu können.

Neale, Held & Cromwell (1969) kommen in einer Übersicht nach einer kritischen Betrachtung der häufigsten methodischen Mängel in Größenschätzstudien (mangelnde Berücksichtigung von Untergruppenmerkmalen und Medikamenteneinflüssen, Nichtkontrolle von Variablen wie Gedächtnis und Präsentationszeit) zu einem recht milden Urteil: Akut gut-prämorbid Schizophrene zeigen in der Regel eine geringe, aber konsistente Unterschätzung, akut schlecht-prämorbid Schizophrene dagegen eine geringe, aber ebenso konsistente Überschätzung. Paranoide neigen zur Unterschätzung, Nicht-Paranoide zur Überschätzung der Stimulusgröße. Die Autoren legen eine theoretische Alternative zur Scanning-Theorie vor: Gemäß dieser Redundanz-Theorie kann die Redundanz über zwei Methoden, nämlich über eine längere Präsentationszeit und über ein homogenes Stimulusfeld, erhöht werden. Die schlecht-prämorbid/nicht-paranoid Schizophrenen operieren danach auf einem hohen (Überschätzung), die gut-prämorbid paranoid Schizophrenen dagegen auf einem niedrigen (Unterschätzung) Redundanzniveau (siehe Cromwell, 1968; Pribram & Melges, 1969). Die Autoren räumen allerdings ein, daß diese Theorie genauso wenig wie die Scanning-Theorie die Frage, wie lange die Vpn. auf dem Standard- resp. Vergleichsreiz verweilen, zu beantworten vermag. Silverman (1968) schlägt eine Synthese beider Theorien vor.

Der Zusammenhang zwischen Scanning und Augenbewegungen

Das Scanning-Verhalten, welches die Größenschätzung determiniert, wird bekanntlich operational über Augenbewegungen erfaßt.

Der Nachweis des Zusammenhanges zwischen Scanning und Augenbewegungsrate ist bis jetzt nicht gerade eindrücklich ausgefallen. Die von Silverman hypothetisch angenommene Beziehung zwischen Augenbewegungsrate und Größenschätzunterschieden konnten Neale & Cromwell (1968) erschüttern. Die Autoren wählten zusätzlich zu den üblichen Darbietungszeiten der zu schätzenden Stimuli eine Darbietungszeit, in der nur eine Augenfixierung, d.h. kein Scanning und also keine Größenunterschiede, möglich ist. Im Gegensatz zu Silvermans Vorhersage unterschieden sich die untersuchten Schizophrenen (akut gut-prämorbid paranoid und akut schlecht-prämorbid/nicht-paranoid) unter beiden Darbietungsbedingungen. Augenbewegungen sind also, so will es das Ergebnis, unmöglich der einzige Faktor, der die Größenunterschiede bei Schizophrenen vermittelt. Eine weitere Analyse der Daten ergab, daß die Gruppenunterschiede nur aus den unterschiedlichen Fehlermustern resultierten. D.h., die Fehlerverteilung der normalen Gruppe verlief gleichmäßig in Richtung Über- und Unterschätzung, die Fehlerverteilung der gut-prämorbid paranoid Schizophrenen vermehrt in Richtung Unter-, die der schlecht-prämorbid/nicht-paranoid Schizophrenen eher in Richtung Überschätzung.

Keinen signifikanten Zusammenhang zwischen dem Ausmaß der Größenüberschätzung und der Häufigkeit elektro-okulographisch registrierter Augenbewegungen bei Schizophrenen fanden überdies Stenn (1969) und McKinnon & Singer (1969).

Silverman & Gaarder (1967) versuchten den Zusammenhang zwischen Größenschätzverhalten und den schnellen, ruckartigen Augenbewegungen (saccadic eye movements, Auftretenshäufigkeit von 1-2/sec) bei Normalen und akut und chronisch Schizophrenen abzuklären. Bei normalen Vpn. korreliert im Regelfall eine hohe Augenbewegungsrate mit extensivem Stimulus-Sampling (Unterschätzung), bei chronisch Schizophrenen und LSD-25-Vpn. wurde früher entgegen der "minimal-scanning"-Hypothese eine hohe Augenbewegungsrate und Größenunterschätzung gefunden. Die Ergebnisse: In der normalen Gruppe standen die Augenbewegungen in umgekehrter Beziehung zum Größenschätzniveau (je mehr Augenbewegungen, desto mehr Unterschätzung). Bei den Schizophrenen war das Gegenteil der Fall (bei den chronischen ausgeprägter als bei den akuten): Die Augenbewegungsrate war positiv mit der Größenschätzung korreliert. Silverman & Gaarder versuchen den unerwarteten Befund ausgehend von Erkenntnissen über den Zusammenhang von Augenbewegungsrate und Größenschätzung bei LSD-25-Vpn. (Erhöhung der Augenbewegungsrate um das 2- bis 5fache, geringeres Scanning) zu erklären. Es scheint, daß im Zustand starker Erregung hohe Augenbewegungsraten weniger Informations-Suchverhalten als vielmehr die hohe Aktivation widerspiegeln. Silverman et al. postulieren aufgrund ihrer Ergebnisse zwei unterschiedliche Komponenten der Augenbewegungsvariable: eine Komponente der Informationssuche und eine physiologische Aktivationskomponente.

In diesem Zusammenhang sind auch jene Studien erwähnenswert, die bei etwa 70% der Schizophrenen und bei ca. 45% ihrer Verwandten ersten Grades eine Störung der "sanft gleitenden" Augenbewegungen (SPEM) nachweisen. In drei Experimenten fanden Holzman, Levy & Proctor (1976), daß es nicht die willkürliche, sondern die unwillkürliche Komponente der Aufmerksamkeit ist, die im Zusammenhang mit den SPEM gestört ist. Die Autoren vermuten den Defekt bei Systemen mit integrativen Funktionen im Hirnstamm (siehe auch Lipton, Frost & Holzman, 1980).

Der Crossover-Effekt

Einen Crossover-Effekt im Übergang vom akuten zum chronischen Stadium hat Silverman vor allem im Zusammenhang mit dem Scanning-Verhalten im Größenschätzversuch angenommen. Silverman hat zwar eine Reihe von Ergebnissen aus sehr unterschiedlichen Experimenten beigebracht, die seine Annahme bestätigen: Demgemäß zeigen akut Prozeß-Schizophrene ein emotionales, autonomes und attentionales Verhaltensmuster, das sich ziemlich umgekehrt zu demjenigen der chronisch Prozeß-Schizophrenen verhält. Das gleiche versucht Silverman (1964) auch für die reaktiv Schizophrenen im Übergang vom akuten zum chronischen Stadium anzunehmen. Die Ergebnisse aus den Größenschätzversuchen selbst, die für eine solche Hypothese sprechen, sind bis heute jedoch schwach.

Das gleiche ließe sich etwa für die weniger deutlich formulierte Vermutung Silvermans, nämlich daß sich die Unterschiede im Scanning-Verhalten zwischen paranoid und nicht-paranoid Schizophrenen womöglich im chronischen Stadium aufheben oder gar ins Gegenteil verkehren, sagen. Auch hier fehlen direkte Hinweise aus Größenschätzexperimenten.

2. 2. 2. 2. Feldartikulation

Witkin et al. (1954) selbst berichten Ergebnisse für eine gemischte psychiatrische Population. Die psychiatrischen Patienten waren im Vergleich zu den Normalen entweder in der Gruppe der extrem feldabhängigen oder in der extrem feldunabhängigen Gruppe konzentriert. Eine männliche Gruppe paranoid Schizophrener manifestierte eine nicht-signifikante Tendenz zu stärkerer Feldunabhängigkeit. Keine spezifischen Befunde ergaben sich für die Gruppe der psychiatrisierten Frauen. Sie waren alle unabhängig von der diagnostischen Subklassifikation feldabhängiger. Dieser sex-spezifische Unterschied in der FA wurde auch in anderen Studien festgestellt (Otteson & Holzman, 1976), er scheint im allgemeinen den Unterschied zwischen verschiedenen schizophrenen Untergruppen zu überragen (siehe auch Witkin, 1965).

Die in einer Studie von Silverman & King (1970) verwendeten Maße (Rod-and-Frame, Größenschätzung) korrelierten sowohl in Gruppen von männlichen und weiblichen Normalen wie auch in Gruppen von männlichen und weiblichen Schizophrenen negativ. Der Unterschied zwischen den Korrelationen für beide Geschlechter war jeweils statistisch signifikant. Die Autoren schließen aus diesen Ergebnissen, daß eine Interpretation von RFT-Leistungen im Sinne der Differenzierungshypothese irreführend sei. Solche geschlechtsspezifischen Unterschiede hinsichtlich Differenzierungs- (RFT) und Stimulusintensitätsmaßen (AER) konnten Silverman, Buchsbaum & Stierlin (1973) erneut bestätigen. Undifferenzierte Wahrnehmungsreaktionen und Reizverstärkung war in ihrer Untersuchung typisch für stark ängstliche, schwer neurotische Männer, differenzierte Wahrnehmungsreaktionen und Reizreduktion dagegen für die ängstlich neurotischen Frauen. Die schwergestörten Vpn. zeigten ein sensorisch-perzeptives Verhaltensmuster, wie es normalerweise für das entgegengesetzte Geschlecht gefunden wird.

Taylor (1956) unterteilte Schizophrene in eine paranoide und eine halluzinierende Subgruppe und fand eine größere Feldunabhängigkeit (Embedded Figures Test) bei paranoiden Patienten. Bryant (1961) berichtet ein Experiment (Embedded Figures Test, Rod-and-Frame Test), in dem sich chronisch Schizophrene mit schlechter prämorbider Anpassung feldabhängig, chronisch Schizophrene mit guter prämorbider Anpassung feldunabhängig verhielten. Während die mittleren Abweichungen der gut Angepaßten denen von normalen Vpn. ähnlich waren, entsprachen die mittleren Abweichungen der schlecht Angepaßten denen von 8-jährigen Kindern. Im Unterschied zu den erwähnten Studien fand Kar (1967) mit der Müller-Lyer-Illusion die höchste Täuschungsquote (d.h. Feldabhängigkeit) bei einer Gruppe von akut paranoid, gut angepaßten Schizophrenen. Die Gruppe von akut schlecht angepaßten/nicht-paranoid Schizophrenen unterschied sich nicht von der normalen Kontrollgruppe.

Magaro & Vojtisek (1971) berichten folgende Daten aus einer Studie (Embedded Figures Test, EFT) mit einer großen Gruppe von Schizophrenen und andern hospitalisierten Patienten: Chronisch Schizophrene verhielten sich im allgemeinen feldabhängiger als akut Schizophrene. Einige Schizophrene waren allerdings schon bei der Aufnahme feldabhängig und blieben es während längerer Hospitalisation. Schlecht-prämorbid/paranoid Schizophrene mit Medikamenten verhielten sich feldunabhängig, schlecht-prämorbid paranoid Schizophrene ohne Medikamente feldabhängig. Eine stärkere Feldunabhängigkeit bei chronisch schlecht-prämorbid Schizophrenen stellten Vojtisek & Magaro

(1974) in einer Studie mit den gleichen Tests und ähnlichen Versuchsgruppen fest. In einer weiteren Untersuchung erwies sich eine Gruppe von akut nicht-paranoid Schizophrenen als signifikant feldabhängiger als paranoid Schizophrene und Normale. Die beiden letzten Gruppen unterschieden sich nicht voneinander (Franco & Magaro, 1977).

Powell (1970) untersuchte mit dem EFT und mit dem Rod-and-Frame Test (RFT) Gruppen halluzinierender und nicht-halluzinierender Psychotiker und eine Kontrollgruppe. Die Normalen erwiesen sich erwartungsgemäß als weniger feldabhängig als die beiden Psychotikergruppen, welche sich untereinander nicht unterschieden. Die Autorin vermutet, daß früher gefundene Unterschiede zwischen verschiedenen Psychotikergruppen hinsichtlich Feldabhängigkeit aufs Konto der Nicht-Kontrolle der verbalen Intelligenz gehe (vgl. Hustmyer, 1970).

2.2.2.3. Reizintensitätsregulierung

Die üblichen Verfahren zur Identifikation extremer Reizregulierungstendenzen sind der Kinästhetisch Figurale Nach-Effekt (KFA) und die gemittelten evozierten Potentiale (AER).

In einer Pilot-Studie von Petrie (1967) waren zwei Drittel der akut Schizophrenen extreme Reduzierer. In einer ersten Untersuchung mit der KFA-Prozedur ermittelte Silverman (1964) signifikante Unterschiede in der Reizregulierung bei paranoiden und nicht-paranoiden Patienten. Die paranoid Schizophrenen neigten eher zur Reizverstärkung, die nicht-paranoid Schizophrenen eher zur Reizreduktion. In einer späteren Untersuchung (1964) zeigte es sich allerdings, daß extremes Verstärken resp. Reduzieren nur dann eindeutig zutage tritt, wenn alle drei Untergruppen-Dimensionen (akut-paranoid/gut-prämorbid oder chronisch/nicht-paranoid/schlecht-prämorbid) bei der Gruppenbildung berücksichtigt werden. Wie wir schon in Punkt 1.4. dieses Kapitels gesehen haben, tritt extreme Reizreduktion und Reizverstärkung sowohl bei akuten wie bei chronischen Schizophrenen auf, diese Tendenzen haben bei diesen Gruppen jedoch eine ganz andere Bedeutung (Schooler & Silverman, 1969, 1971; siehe auch Silverman, 1972). Schooler, Buchsbaum & Carpenter (1976) zeigten, daß chronisch Schizophrene als Gesamtgruppe wenig Reizreduktion, akut Schizophrene dagegen extreme Reizreduktion manifestieren. Akut Schizophrene reduzierten bei der Aufnahme in die Klinik in höherem Maße als Kontrollgruppen latent Schizophrener und Normaler (KFA). Reizreduktion korrelierte in dieser Studie mit abnormen Wahrnehmungserlebnissen und Denkstörungen (Houpt, Tucker & Harrow, 1972).

Buchsbaum & Silverman (1968) wiesen eine direkte Korrelation zwischen KFA-Leistungen und AER's nach (extreme Reizreduktion beim KFA verbunden mit extrem reduktivem Verhalten bei den AER's). Eine Gruppe nicht-paranoid Schizophrener neigte im Unterschied zu einer normalen Kontrollgruppe zu reduktivem Verhalten. Schon in den AER-Studien von Shagass & Schwartz (1963, 1964; Shagass, Schwartz & Krishnamoorti, 1965) hatten sich Hinweise für eine erhöhte sensorische Sensitivität bei Schizophrenen ergeben.

Das Ausmaß der Reizreduktion korrelierte in einer Gruppe von akut gut-prämorbid Schizophrenen mit einer guten Prognose (Landau & Buchsbaum, 1975). Extremes Reduzieren und ein hoher Grad an psychischer Desorganisation zur Zeit der Hospitalisierung scheinen mit guten Heilungschancen, Reizverstärkung dagegen eher mit schlechten Besserungsaussichten in Verbindung zu stehen (Rappaport, 1974). Vpn. auf LSD-25 zeigen ähnlich extreme Tendenzen zur Reizreduktion wie die akut nicht-paranoid Schizophrenen (Silverman, 1971).

Silverman (1967, 1968) versucht überdies mit der Entdekkung, daß das sensorische Funktionieren bei nicht-paranoid und Prozeß-Schizophrenen paradoxen Charakter hat, widersprüchliche Ergebnisse aus einem breiten Spektrum von Untersuchungen zu erklären. Diese Schizophrenen zeichnen sich bekanntlich durch eine erhöhte Wahrnehmung sensorischer Stimulation (erhöhte Sensitivität resp. niedrigere sensorische Schwelle) aus und sind auf marginale, irrelevante, neue und subliminale Stimuli hyperreaktiv. Andererseits reduzieren die gleichen Schizophrenen Stimuli mit hoher Intensität, schwächen also diese Aspekte des Stimulusfeldes ab (Erhöhung der sensorischen Schwelle). Silverman meint nun, daß die Art der Ergebnisse aus Experimenten unterschiedlichen Typs (Distractibility, RZ, AER etc.) von den verwendeten Verfahren abhängt, d.h. von der Intensität der verwendeten Stimuli und von der Art der Stimuluspräsentation. Er glaubt nach einer sorgfältigen Analyse einer Reihe von Studien, in denen niedrige bis mittlere Stimulusintensitäten verwendet wurden, feststellen zu können, daß die nicht-paranoid und z.T. auch chronischen Schizophrenen in diesen Studien gewöhnlich hyperreaktiv waren. In Studien, in denen Stimuli mit hoher Reizintensität eingesetzt wurden, manifestierten die gleichen Schizophrenen Hyporeaktivität. Paranoid Schizophrene zeigen dieses Verhalten nicht, ja in einigen Verfahren gar das Gegenteil: Reizverstärkung bei hoher Reizintensität, d.h. Senkung der sensorischen Schwelle. Aber selbst Paranoide und viele Chronische neigen bei extremen Reizintensitäten zu leichter Reduktion.

2. 2. 2. 4. *Belege für einen spezifisch schizophrenen Abwehrmechanismus*

Die von Silverman selbst ins Feld geführten Beweise für die Hypothese, daß nicht-paranoid und Prozeß-Schizophrene im chronischen Stadium im Unterschied zu den reaktiv Schizophrenen einen spezifischen Abwehrmechanismus zur Ausschaltung aversiver und niedrig redundanter Information einsetzen, sind in Kap. 2.2.1.2.5.2. dargestellt. Hier einige ergänzende Befunde, die nicht so sehr die spezifische Abwehrhypothese bestätigen, als vielmehr die generellere Annahme stützen, daß verschiedene Schizophrene unterschiedlich mit aversiven Stimuli umgehen.

Im Einklang mit der Hypothese einer abwehr-motivierten Wahrnehmung bei gewissen Schizophrenen können die Ergebnisse von Sappington (1973, 1973) gesehen werden. Gruppen von reaktiv und Prozeß-Schizophrenen lernten sinnlose Silben mit und ohne elektrische Schocks. Während sich die beiden Gruppen beim Wiedererkennen der neutralen Silben nicht unterschieden, legten die Prozeß-Schizophrenen bei den mit Furcht konditionierten Silben eine deutliche Leistungsminderung, die reaktiv Schizophrenen dagegen sogar eine Leistungssteigerung an den Tag. Der Autor folgert daraus, daß die Prozeß-Schizophrenen bedrohliche Reize wahrnehmungsmäßig ausfiltern, die reaktiv Schizophrenen im Gegensatz dazu auf die gleichen Reize besonders sensibel reagieren. Im gleichen Sinne interpretiert Sappington (1973) die Ergebnisse aus einem anderen Experiment. Darin wurden reaktiv und Prozeß-Schizophrenen elektrische Schocks verabreicht. Die Vpn. konnten die obere Schwelle der Schockverträglichkeit selber bestimmen. Die Prozeß-Schizophrenen ertrugen höhere Schockintensitäten als die reaktiv Schizophrenen. Sappington (1975) fand bei den gleichen Gruppen auch einen Zusammenhang zwischen perzeptivem Abwehrstil und der psychotischen Desorganisiertheit und Prognose. Die desorganisierten Vpn. scheinen sensibler auf äußere Bedrohung zu reagieren. Prozeß-Schizophrene neigen mehr zur Unterdrückung von, die Reaktiven eher zur verstärkten Reaktion auf bedrohliche Stimuli.

Zu einem etwas andern Ergebnis kamen Levine & Whitney (1970). Sie bestimmten die absolute akustische Schwelle und die obere Schwelle für unangenehme Reize. Die chronisch Schizophrenen hatten im Unterschied zu Normalen eine höhere absolute Schwelle und eine niedrigere Schwelle für unangenehm laute Töne. Dies bedeutet, daß chronisch Schizophrene äußere Stimuli generell als aversiv empfinden und mit einem engeren Spektrum akustischer Stimulation auskommen.

2.2.2.5. Untersuchungen zu sozio-motivationalen Hypothesen

Eine eher indirekte Bedeutung für Teilaspekte der Theorie von Silverman haben die Untersuchungen zur spezifischen und allgemeinen Kritikempfindlichkeit (social censure) Schizophrener sowie zur allgemein erhöhten Sensibilität gegenüber affektgeladenen Stimuli. Auf eine ausführliche Darstellung dieser Hypothesen und Experimente wurde in diesem Buch verzichtet, da die Ergebnisse hierzu von einer ganz besonderen Uneinheitlichkeit zeugen (Johannsen, 1964; Buss & Lang, 1965; Zimet & Fishman, 1970).

1. Spezifische und allgemeine Kritikempfindlichkeit
Die Hypothese einer allgemeinen Kritikempfindlichkeit geht davon aus, daß Schizophrene aufgrund ihrer frühkindlichen Erfahrung auf soziale Kritik und Zurückweisung übermäßig sensibel reagieren und durch Lob kaum zu beeinflussen sind. Die Hypothese einer spezifischen Kritikempfindlichkeit hält einschränkend fest, daß gut-prämorbid Schizophrene stärker durch väterliche Kritik, schlecht-prämorbid Schizophrene stärker durch mütterliche Kritik störbar sind. In jedem Fall wird erwartet, daß sich Kritik negativ auf die Leistungen der Patienten auswirke. Operational wird Kritik und Strafe in der Regel durch kritische Aufgaben-Inhalte, verbale Kritik des VL. oder physische Strafe definiert.

Unter den Ergebnissen zur Kritikempfindlichkeit ist praktisch alles zu finden: Schlechtere/bessere Leistungen im Gefolge von Kritik, schlechtere oder bessere Leistungen auf Lob, dies bei je unterschiedlichen Untergruppen. Sowohl Silverman (1963) wie Garmezy (1966) interpretieren die in der Literatur berichteten Befunde dahingehend, daß sich die Leistung Schizophrener dann verschlechtert, wenn die Kritik nicht-informativ ist. Enthält die Kritik Informationen, wie diese zu umgehen oder abzubrechen sei, dann verbessert sich die Leistung der Patienten schlagartig.

Obwohl auch neuere Ergebnisse nichts von ihrer Widersprüchlichkeit verloren haben (Ciottone & McCarthy, 1969; Attkisson & Anker, 1970; Gorelick, 1971; Magaro, 1972; Schenk & Surber, 1974; Frieswyk, 1977; Watson & Vangerpen, 1977) meinen wir doch, daß diese Forschungsrichtung oft zu Unrecht diskreditiert wurde. Gewiß, die ursprünglichen Hypothesen zur Kritikempfindlichkeit kamen extremen Vereinfachungen gleich. Statt den ganzen Ansatz pauschal zu verwerfen, empfiehlt sich eine Verfeinerung der Annahmen, die rigorose Kontrolle bekannter Variablen (prämorbide Anpassung, Darbietungsart, kontingente Applikation der Kritik, Anzahl der möglichen Alternativreaktionen) sowie die Spezifizierung zusätzlicher Variablen (Reihenfolge und Häufigkeit von Lob und Kritik, Affiliation etc.).

2. Allgemeine emotionale Störbarkeit
Schizophrene reagieren jedenfalls nicht nur auf Kritik, sondern auf emotionale Reize und Reizbedingungen ganz allgemein mit Verhaltensstörungen, besonders Wahrnehmungs- und Denkstörungen. Kritik stellt bloß eine Sonderform eines affektgeladenen Reizes dar. Die Hypothese, daß sich bei Schizophrenen affektgeladene Reize und Situationsbedingungen leistungsmindernd auswirken, ist somit die allgemeinere sozio-motivationale Hypothese. Die Hypothese der emotionalen Störbarkeit wird in mannigfaltiger theoretischer Aufmachung von Theoretikern ganz divergenter Richtungen vorgetragen. Die Ergebnisse aus Studien zur ungewöhnlichen Störbarkeit durch emotionale Reize werden von den diversen Richtungen für sich vereinnahmt und entsprechend interpretiert. Das Gemeinsame an diesen Theoretikern ist, daß ihnen die Leistungsstörungen Schizophrener als sozial oder sonstwie motiviert gelten (siehe Kap. 1.1., Punkt 4). Gemäß Chapman & Chapman (1973) sind vier Typen von Untersuchungen für die Hypothese einer erhöhten Sensibilität auf emotionale Reize relevant: 1. Experimente, in denen der Grad der Kooperation der Patienten auf das Leistungsvermögen untersucht wird, 2. Experimente zur Kritikempfindlichkeit, 3. Experimente, in denen die emotionale Nähe zwischen Vp und Vl. manipuliert wird, 4. Experimente, in denen Untertests mit neutralem und affektgeladenem Reizmaterial verwendet werden.

Etwa zwei Drittel der berichteten Ergebnisse zeugen von ausgeprägteren Leistungsstörungen als Folge einer erhöhten Störbarkeit durch emotionale Reize. Chapman, Chapman & Daut (1974) gelang in einer sorgfältig kontrollierten Studie mit parallelisierten Aufgaben der Nachweis, daß sowohl akut wie chronisch Schizophrene im affektiv getönten Teil der Aufgabe genauso gut abschnitten wie im neutralen Subtest. Die Autoren machen geltend, daß viele der publizierten Ergebnisse zur erhöhten Störanfälligkeit Schizophrener auf emotionale Reize Artefakte nicht parallelisierter Aufgaben sein könnten.

Empirisch sicher nicht haltbar ist die Annahme, daß alles schizophrene Verhalten ohne Unterschied motiviert sei. Fest steht, daß wahrscheinlich gewisse Klassen emotionaler Reize das Leistungsvermögen Schizophrener unter bestimmten Bedingungen in unterschiedlichem Maße beeinträchtigen. Als sicher gilt auch, daß die meisten emotionalen Reize sozialer Natur sind. Ob die Leistungsstörungen im Zusammenhang mit sozialen Inhalten und Situationsbedingungen tatsächlich durch einen Verlust der sozialen Leistungsmotivation bedingt sind oder bloß eine unspezifische affektive Sensibilität widerspiegeln, ist zum jetzigen Zeitpunkt nicht auszumachen.

Bei Silverman spielt die affektive Störbarkeit eine prominente Rolle im komplexen Bedingungsgefüge der schizophrenen Störung. Der Ansatz von Silverman führt uns auch vor Augen, wie wenig hilfreich die Hypothese einer allgemeinen Störbarkeit durch emotionale Reize ist, ohne daß die wahrnehmungsmäßigen und kognitiven Prozesse, die mit der erhöhten emotionalen Sensibilität einhergehen und sie bewältigen helfen (defensive Wahrnehmungsstrategien, Filterung aversiver Stimulusanteile, Sensorisierung), spezifiziert werden.

3. Anhedonie

Mit dem Konzept Anhedonie ist ein motivationales Defizit, nämlich die Unfähigkeit eines Individuums, Lust und starke Emotionen zu empfinden, umschrieben.

In einer Untersuchung von Harrow, Grinker, Holzman & Kayton (1977) wurden Schizophrene in semi-strukturierten Interviews anhand einer Rating-Skala in bezug auf den Faktor Anhedonie eingestuft. Die Schizophrenen, im besonderen die chronischen, erzielten höhere Anhedonie-Werte als Gruppen von nichtschizophrenen und psychiatrischen Patienten. Chapman, Chapman & Raulin (1976) konstruierten eine physische und eine soziale Anhedonie-Skala. Die Schizophrenen waren auf beiden Skalen die ausgeprägteren Anhedonisten als die normalen Kontrollpersonen. Unter den Anhedonisten befanden sich häufiger schlechtprämorbid, unter den Hedonisten mehr gut-prämorbid Schizophrene.

Watson legte eine 2-Faktoren-Hypothese des schizophrenen Motvationsdefizits vor. Die Hypothese postuliert einen Zusammenhang zwischen den Faktoren Anhedonie und reduziertem Reizhunger. Das Konzept des Reizhungers (sensation seeking) wird als inneres Bedürfnis nach starken und neuen Erfahrungen definiert (Zuckerman, 1974). Reizhunger steht in einer inversen Beziehung zum Niveau des autonomen Arousals. In einer Reihe von Untersuchungen erwies sich Watsons Hypothese als falsch. Die beiden Konzepte Anhedonie und verminderter Reizhunger spiegeln zwei verschiedene Motivationsdefizits wider (Watson & Jacobs, 1977; Watson, Anderson & Schulte, 1977; Watson & Jacobs, 1977).
ne typische motivationale Defizit zu sein, während ein verminderter Reizhunger (hoher Arousal) weniger mit der Schizophrenie als vielmehr mit neurotischen Hemmungen zusammenhängt. Anhedonie entsteht weder über den Versuch, die Quantität emotionaler Reize zu drosseln (Watson, Anderson & Schulte, 1977), noch steht sie in einem Zusammenhang mit der Schmerzadaptation (Watson & Jacobs, 1977).

Von Interesse wäre auch eine systematische Abklärung des Zusammenhanges zwischen der Variable Reizhunger und den Variablen Reizintensität, Scanning, Feldartikulation. Das Konzept des Reizhungers, über das im normalpsychologischen Bereich bereits eine umfassende Literatur existiert (siehe Zuckerman, 1974), wurde für das Verständnis schizophrenen Verhaltens leider noch kaum fruchtbar gemacht.

2.2.3. Zur Kritik der perzeptiv-kognitiven Schizophrenietheorie

2.2.3.1. Zur empirischen Begründung der perzeptiv-kognitiven Schizophrenietheorie

2.2.3.1.1. Scanning

Größenkonstanz
Drei Fragen sind im Zusammenhang mit Größenkonstanzexperimenten für die Scanning-Theorie von Silverman von Bedeutung:
1. Stehen die vorliegenden Ergebnisse zur Größenkonstanz bei Schizophrenen im Einklang mit den von Silverman angenommenen Untergruppenunterschieden? - Es existieren zuviele Untersuchungen, die keine Unterschiede zwischen paranoid und nichtparanoid Schizophrenen zutage förderten. Es sind nur sehr wenige Resultate bekannt, die für Unterkonstanz (extensives Scanning) bei akut Schizophrenen sprechen. Die Dimension prämorbide Anpassung wurde bezüglich Größenkonstanz kaum untersucht. Es werden aus den Größenkonstanzstudien kaum Unterschiede zwischen akut und chronisch Schizophrenen oder zwischen chronisch Schizophrenen und Normalen ersichtlich.
2. Die Frage, ob Größenschätzunterschiede in einem Zusammenhang mit der Scanning-Tendenz stehen, wird im nächsten Abschnitt behandelt.
3. Gibt es Befunde, die mit der Annahme Silvermans hinsichtlich Scanningtendenz und Größenkonstanz (minimales Scanning = Unterkonstanz, extensives Scanning = Überkonstanz) übereinstimmen? - Die Annahme, die Größenkonstanzunterschiede seien durch Unterschiede im Ausmaß der Standardüberschätzung im Größenschätzversuch bedingt, erwies sich in der Untersuchung von Meyer-Osterkamp et al. als falsch. In Wirklichkeit ergab sich auch nur bei proximaler Position des Standardreizes ein Zusammenhang zwischen Größenkonstanzleistung und Standardüberschätzung im Größenschätzversuch. Die Annahme von Silverman scheint auch nicht im Sinne des ursprünglich von Gardner et al. (1969) postulierten Zusammenhanges von Scanning und Größenkonstanz zu sein (siehe Neale & Cromwell, 1970).

Abschließende Bemerkungen:

- Die methodischen Probleme bezüglich einer Menge von Variablen (relative Stellung des Standardreizes, Tiefenkriterien, Instruktion) sind vielfältig (Neale et al., 1970; Meyer-Osterkamp et al., 1973).
- Meyer-Osterkamp et al. bezweifeln die Allgemeinheit der Störbarkeit der Größenkonstanz bei verschiedenen schizophrenen Untergruppen (Situationsspezifität).
- Wahrscheinlich sind zusätzlich kognitive Fähigkeiten (z.B. kon-

krete Operationen) an der Entstehung von Größenkonstanzurteilen beteiligt (Hamilton, 1972).

Man muß wohl die pessimistische Schlußfolgerung von Neale et al. (1970) einstweilen teilen, daß die Größenkonstanzergebnisse ganz allgemein bis jetzt wenig zum Verständnis des Aufmerksamkeitverhaltens Schizophrener beitragen.

Größenschätzung
Die Größenschätz-Ergebnisse sind von besonderer Relevanz, zumal sie für die Scanning-Theorie Ausgangspunkt und erste Grundlage bildeten. Zwei Fragen sind von Belang:
1. Sind die von Silverman postulierten Unterschiede in der Größenschätzung bei Schizophrenen konsistent identifizierbar? - Die Größenschätzergebnisse für die akuten Gruppen stehen im allgemeinen in Einklang mit der Theorie von Silverman. Akut paranoid und gut prämorbid Schizophrene unterschätzen (extensives Scanning), akut nicht-paranoid/schlecht-prämorbid Schizophrene überschätzen (minimales Scanning) in der Regel den Standardreiz (Neale, Held & Cromwell, 1969; Neale & Cromwell, 1970). Die Größenschätzergebnisse für die chronischen Gruppen sind in sich inkonsistent. Es ergeben sich im wesentlichen keine Unterschiede zwischen akuten und chronischen Gruppen. Keine Unterstützung findet sich also bis dahin für das Crossover-Postulat (Umkehrung des Scanning-Verhaltens im Übergang vom akuten zum chronischen Zustand).
2. Sind die ermittelten Unterschiede in den Größenschätzungen verschiedener schizophrener Gruppen auf ihre Scanningtendenz zurückzuführen? - Eine Reihe von Untersuchungen widerspricht direkt der Annahme, Unterschiede im Scanning-Verhalten (operational erfaßt durch die großen oder kleinen, ruckartigen Augenbewegungen) würden die Größenschätzunterschiede verursachen (Stenn, 1969; McKinnon & Singer, 1969). Vor allem Neale & Cromwell (1968) zeigten, wie problematisch es ist, allfällige Größenschätzunterschiede allein auf Unterschiede im Ausmaß des Scanning zurückzuführen. Es ist zu hoffen, daß andere Parameter der Augenbewegung (wie die ruckartigen Bewegungen) mehr Licht ins Dunkel der Größenschätzforschung bringen. Neale, Held & Cromwell (1969) stießen bei ihrer Literaturdurchsicht der Größenschätzungsexperimente auf eine Reihe wiederkehrender, ungelöster methodischer Probleme:

- Die Einflüsse der Medikation werden selten einer rigorosen Kontrolle unterworfen, die Abgrenzung zwischen akuter und chronischer Phase wird zu wenig streng gehandhabt oder unklar berichtet.
- Die verwendeten psychophysischen Methoden erlauben keine Isolierung der involvierten psychischen Prozesse (besonders der sensorischen, Response- und Gedächtnisprozesse). Ferner

hat sich die Präsentationsdauer der Stimuli als eine kritische Variable erwiesen.
Der Wert der Größenschätz-Maße wird dadurch geschmälert, daß sie nur niedrig mit andern Massen zur Erfassung der Aufmerksamkeitsstörung interkorrelieren (Kopfstein & Neale, 1972).
- Besondere Probleme sind auch mit dem Einfluß des Inhalts der dargebotenen Stimuli auf die Größenschätzung Schizophrener verbunden. Zwar scheint es, daß bestimmte Stimuli bedrohlichen Inhalts teilweise für Größenschätzunterschiede zwischen akut gut und schlecht prämorbid Angepaßten verantwortlich sind, jedoch könnten auch diese Unterschiede durch nicht oder schlecht kontrollierte Variablen wie Stimuluskomplexität oder Darbietungsfolgen verursacht sein.

2. Feldartikulation

Für eine empirische Fundierung des selektiven Aspektes des dreidimensionalen Aufmerksamkeitsmodells müssen zwei Fragen positiv beantwortet werden.

1. Stimmen die gefundenen mit den postulierten FA-Werten überein? - Die FA-Befunde bei männlichen Schizophrenen sind weitgehend in Übereinstimmung mit den Hypothesen von Silverman. Akut paranoid/gut-prämorbid Schizophrene verhalten sich feldunabhängiger, akut nicht-paranoid/schlecht-prämorbid Schizophrene feldabhängiger. Diese Unterschiede gelten nicht in gleichem Maße für die weiblichen Schizophrenen. Diese verhalten sich in der Regel unabhängig von der Subklassifikation feldabhängiger. Dieser sexspezifische Unterschied scheint die Differenzen zwischen schizophrenen Untergruppen im allgemeinen zu überragen. Überdies legen die Befunde von Silverman & King (1970) und Silverman et al. (1973) offen, daß männliche und weibliche Schizophrene weitgehend konträre Wahrnehmungsstile haben.

Da keine eindeutigen Vorhersagen hinsichtlich des Zusammenhangs zwischen Symptomatik, prämorbider Anpassung und Chronizität vorliegen, erübrigt sich hier eine abschließende Beurteilung. Sicher ist die FA bei einigen chronisch Schizophrenen beeinträchtigt. Zumindest einige paranoiden Chroniker zeichnen sich durch eine erhöhte FA (cognitive filterung) aus.

2. Die Interpretation dieser Unterschiede auf FA-Maßen im Sinne des FA-Konstruktes ist nicht unumstritten (Brosgole & Cristal, 1967; Sherman, 1967). Insbesondere scheinen sich RFT- und EFT-Maße nicht stark von Maßen zu unterscheiden, die allgemeine Raumfaktoren erfassen. Untergruppenunterschiede in FA-Maßen (RFT, EFT) sind auch auf die ungenügende Kontrolle der Intelligenz zurückgeführt worden. Großes Kopfzerbrechen berei-

tet auch die niedrige Interkorrelation zwischen einzelnen FA-Tests (EFT) bei den Frauen. Der EFT scheint also bei Frauen und Männern etwas anderes zu messen. Es versteht sich von selbst, daß damit die Vergleichbarkeit von EFT-Ergebnissen bei Männern und Frauen nicht gewährleistet ist.

2.2.3.1.3. Reizintensitätsregulierung

Die Reizintensitätsregulierung ist ein sehr datennahes Konstrukt. Es dürfte also keine allzu große Mühe bereiten, allfällige Unterschiede auf dem Kinästhetisch-Figuralen Nacheffekt (KFA) und in den evozierten Potentialen (AER) im Sinne dieses Konstruktes zu interpretieren. Nicht zur Rede stehen hier natürlich weitergehende Interpretationen (physiologische oder biochemische Prozesse).

Die von Silverman postulierten Unterschiede in KFA- und AER-Maßen bei den verschiedenen schizophrenen Untergruppen konnten im wesentlichen bestätigt werden. Akut paranoid und reaktiv Schizophrene sind häufiger extreme Verstärker, akut nicht-paranoid und Prozeß-Schizophrene häufiger extreme Reduzierer. Oft treten die Gruppendifferenzen aber erst hervor, wenn alle drei Untergruppendimensionen berücksichtigt wurden. Weniger einheitlich sind die Ergebnisse wiederum bei den chronisch Schizophrenen. Chroniker zeigen wohl allgemein weniger Reizreduktion oder gar Verstärkung. Obwohl extremes Reduzieren und Verstärken sowohl bei akut wie chronisch Schizophrenen auftritt, haben diese Tendenzen bei beiden Gruppen eine ganz andere Bedeutung (Schooler & Silverman, 1969, 1971).

Die verschiedenen Formen des KFA-Tests sind zwar für sich reliable Maße, korrelieren aber wenig untereinander. Die Variante von Silverman scheint etwas anders zu messen als die KFA-Form von Petrie. Zudem erfassen auch die beiden Bestandteile des Petrie-Verfahrens (Schätzung des großen und kleinen Stabes) unterschiedliche Sachverhalte. Alles in allem scheinen die AER's doch das zuverlässigere Maß zur Erfassung der Reizregulierungsvorgänge darzustellen.

2.2.3.1.4. Wahrnehmungsabwehr

Von den extremen Wahrnehmungsstilen Schizophrener auf abwehrmotivierte Strategien zu schließen, ist wohl ein plausibler Schritt. Weniger empirisch abgestützt sind die zusätzlichen von Silverman postulierten Abwehrvorrichtungen im chronischen Stadium der Störung.

1. Chronisch paranoid und reaktiv Schizophrene: Die reaktiv Schizophrenen und ein Teil der paranoid Schizophrenen müßten gemäß Silverman im chronischen Stadium von einem extensiven

zu einem minimalen Scanning wechseln (Wahrnehmungsregression). Der andere Teil der chronisch Paranoiden behält das extensive Scanning bei, artikuliert aber das Wahrnehmungsfeld exzessiv (kognitiver Filter). Da es für einen Übergang vom extensiven Scanning im akuten Stadium zu minimalem Scanning im chronischen Stadium (Crossover-Effekt) kaum empirische Anhaltspunkte gibt, bleibt zur Beurteilung der sekundären Wahrnehmungsabwehr nur noch das Begriffsbildungsverhalten dieser Schizophrenen. Unter chronisch Paranoiden ist sowohl begriffliche Überinklusivität wie Überexklusivität zu finden. Das Verhaltensmuster extensives Scanning/exzessive Feldartikulation einiger chronisch Paranoiden steht laut Silverman in Zusammenhang mit Overexclusion.

Wie verhält es sich nun aber mit den minimalen Scannern unter den chronisch paranoid Schizophrenen? Da minimales Scanning in der Regel eher mit Overexclusion in Beziehung steht, gibt es für den überinklusiven Teil der chronisch Paranoiden in der Theorie von Silverman keine Erklärung. Das gleiche gilt für die chronisch reaktiv Schizophrenen. Weder der Crossover-Effekt noch begriffliche Überexklusivität im chronischen Stadium ist für diese Gruppe befriedigend belegt. Wie Silverman, Berg & Kantor (1966) gezeigt haben, sind die im chronischen Stadium festgestellten Veränderungen in den Wahrnehmungsgewohnheiten keineswegs spezifisch für Schizophrene. Die Mehrzahl der Normalen reagiert mit einem ähnlichen Wahrnehmungsmuster, wenn dauernd aversiven Bedingungen ausgesetzt.

2. Die chronisch nicht-paranoid und Prozeß-Schizophrenen: Die Hypothese eines für diese Gruppen spezifischen Abwehrmechanismus in der chronischen Phase wurde von Silverman nicht zuletzt deshalb aufgestellt, weil er einen Crossover-Effekt beim Scanningverhalten konstatierte. Dieser Crossover-Effekt (Reetablierung von extensivem Scanning) konnte auch für diese Gruppen nie schlüssig nachgewiesen werden. Bedeutet nun die ganze Übung eine unnötige Extension der Theorie für ein Phänomen, das gar nicht existiert? Die meisten Belege, die Silverman für den Sensorisierungsprozeß anführt, haben wohl auch für die akut nicht-paranoid und Prozeß-Schizophrenen Geltung. Anzeichen für eine Unterdrückung aversiver Stimulation bei akut Prozeß-Schizophrenen finden sich genug (Sappington, 1973, 1975). Einer der Hauptbelege für die spezifische Abwehrhypothese ist ja das Phänomen "concreteness", dieses ist aber sowohl für das akute wie für das chronische Stadium dieser Gruppen charakteristisch. Zur Erhärtung der Hypothese Silvermans, daß der Sensorisierungsprozeß spezifisch für die chronisch nicht-paranoid und Prozeß-Schizophrenen sei, bedarf es jedenfalls systematischerer Untersuchungen zum Zusammenhang Sensorisierung, Filterung aversiver Reize und Herzschlagaktivität sowohl bei akut wie chronisch Schizophrenen.

Alles in allem ist es um die empirische Basis für zentrale Annahmen der perzeptiv-kognitiven Schizophrenietheorie gar nicht so schlecht bestellt, wie das Vertreter monohypothetisch-elementaristischer Ansätze oder reine Somatogeniker behaupten möchten, jedenfalls nicht schlechter als um die empirische Fundierung ihrer eigenen eingeschränkten Hypothesen.

2. 2. 3. 2. Der normalpsychologische Bezug

Die kognitiven Steuerprinzipien in der Konzeption von Klein (1958) und Gardner et al. (1959) sowie Witkin et al. (1954, 1962) sind aufzufassen als übergeordnete kognitive Strategien zur Regulierung des innern und äußern Informationsflusses. Es sind kognitive Strategien, die die visuelle Aufmerksamkeit in Abstimmung mit andern Subsystemen der Persönlichkeit (Motivation, Selbst) steuern. Augenfällig ist die Verwandtschaft dieser Konzeption mit Gedankengängen, wie sie in der Psychoanalyse gängig sind, sowie mit dem Relevanzaspekt des Aufmerksamkeitsmodells von Norman.

Ein bedeutender Fortschritt des theoretischen Ansatzes von Silverman liegt darin, daß erstmals eine experimentelle Theorie an komplexere Konzeptionen des psychischen Geschehens wie die Systemtheorie, die Persönlichkeitstheorie, die Entwicklungspsychologie und die Psychoanalyse Anschluß findet. Freilich wird mit dem Beizug von Vorstellungen aus unterschiedlichen Theoriekontexten eine theoretische Heterogenität geschaffen, die dem wissenschaftlichen Vorbild eines sparsamen und möglichst konsistenten Satzes von Annahmen auf der Basis einheitlicher Konzepte wenig entsprochen. Ein Blick in die Literatur zeigt allerdings, wie wenig bisher angestrengte elegante Lösungen der Komplexität der schizophrenen Phänomene gerecht wurden.

Besonders die systemtheoretischen Vorstellungen versprechen den Rahmen für das Verständnis eines breiten Spektrums von Phänomenen abzugeben. Die Vorstellungen von Gardner et al. und Witkin et al. darüber, wie die Prinzipien zur Steuerung der Aufmerksamkeit mit andern Steuerbereichen interagieren und wie die verschiedenen Subsysteme allgemein zusammenspielen, sind allerdings noch sehr vage. Insbesondere fehlt eine genaue Beschreibung der Beziehungen zwischen Wahrnehmung und Persönlichkeit bzw. Teilsystemen der Persönlichkeit (Motivation, Selbst etc.). Der Ansatz scheint noch weitgehend in einem programmatischen Stadium zu stecken, das der präzisen Ausarbeitung bedarf.

Mit dem Steuerprinzip Scanning sind vor allem Schwierigkeiten der Operationalisierung und Überprüfung verbunden. Silverman bezieht sich auch nicht explizit auf die systemtheoretische Persönlichkeitskonzeption von Gardner et al. und Witkin et al.

Er beschränkt sich auf die Übernahme der aufmerksamkeitsrelevanten Steuerprinzipien und betrachtet diese im Zusammenhang einer nur vage spezifizierten Abwehrmotivation.

Bei der Steuerdimension Feldartikulation von Witkin et al. kommen neue Probleme hinzu. Diese ist in eine allgemeine Entwicklungstheorie der kognitiven Organisation und der Steuerdimension selbst eingebettet und fungiert als Indikator des Entwicklungsgrades des Persönlichkeitsystems. Witkin et al. operieren zunächst mit ziemlich wirren und unbestimmten Konzepten, die sie erst nach und nach präzisieren. Selbst die Differenzierungshypothese (1962) räumt nicht alle Unklarheiten aus. So berücksichtigt sie mögliche Divergenzen in der Entwicklung verschiedener Persönlichkeitsbereiche kaum. Auch scheinen präzise Vorhersagen schwer zu treffen, da die Dimension Feldartikulation je nachdem, in welchem Kontext mit andern kognitiven Organisationsmerkmalen sie auftritt, einen andern Stellenwert in der Persönlichkeit einnimmt. Die Kritik an Witkins theoretischer Konzeption ist umfangreich. Große Probleme stellen sich z.B. bezüglich des Zusammenhanges zwischen Feldabhängigkeit/-unabhängigkeit und andern Persönlichkeitsdimensionen (z.B. Introversion/Extraversion) sowie der geringen Interkorrelation zwischen einigen Feldabhängigkeitstests (EFT) bei Frauen.

Das Konstrukt der Reizregulierung nimmt im Aufmerksamkeitsmodell eine Sonderstellung ein. Zunächst ist damit in theoretischer und lokalisatorischer Hinsicht eine andere Ebene angeschnitten. In der ursprünglichen Konzeption von Petrie (1967) und später bei Buchsbaum (1978) wird an einen ziemlich elementaren Mechanismus, eine Art Reizregler im Gehirn gedacht. Silverman schweißt sehr heterogene Konstrukte einfach zu einem einheitlichen Aufmerksamkeitsmodell zusammen, ohne ihre Beziehungen untereinander theoretisch zu klären. Immerhin, es handelt sich bei der Reizregulierung um ein empirisch gut fundiertes Konstrukt. Seine Einführung in die experimentelle Schizophrenieforschung hat sich für diese als etwas äußerst Fruchtbares erwiesen.

Wo Silverman mit seinem Aufmerksamkeitsmodell auf Erklärungsbarrieren stößt, greift er in der Regel großzügig zu ad hoc-Annahmen oder Zusatztheorien. So bemüht Silverman den kognitiven Filter von Bruner (1957) zur Erklärung des Scanning-Verhaltens chronisch paranoid Schizophrener und einen perzeptiv-symbolischen Filter (Hernandez-Peon, 1964) zur Erklärung des Aufmerksamkeitsverhaltens von chronisch nicht-paranoid und Prozeß-Schizophrenen. Sehr heterogene Annahmen müssen auch zur Erklärung der Genese der extremen Aufmerksamkeitsstrategien herhalten: Da stehen unvermittelt nebeneinander psychoanalytische und verstärkertheoretische Gedankengänge. Die psychogenetischen Hypothesen haben u.E. den Stellenwert einer groben Skizze, die von der Entwicklungs-, Lern- und Sozialpsychologie noch ausgefüllt werden muß.

Die Schizophrenietheorie von Silverman besteht aus einem heterogenen Set von auf die Schizophrenie spezifizierten normalpsychologischen Hypothesen, der nur durch die drei Aufmerksamkeitskonstrukte Scanning, FA und Reizregulierung, die im Dienste der Abwehr schädlicher Information stehen, zusammengehalten wird. Sicher geht diesem Ansatz die Eleganz der einfachen und ökonomischen Hypothesen ab, wie sie in der Schizophrenieforschung oft vorgelegt werden. Trotzdem ist es Silverman dadurch, daß er die theoretischen Amplifikationen und Zusätze eng an den Kern seiner Theorie - das Aufmerksamkeitsmodell - anschließt, gelungen, eine relativ geschlossene Theorie mit einer hohen Plausibilität und einer zuvor nie dagewesenen Erklärungsbreite zu entwickeln.

2. 2. 3. 3. Der Erklärungsanspruch der Theorie

Die perzeptiv-kognitive Schizophrenietheorie enthält Aussagen zur Genese, zu Untergruppenvariablen, Arousal, Wahrnehmung, Motivation und Persönlichkeit. Die zentralen Aussagen im Modell beschränken sich allerdings auf abweichende Erscheinungen in der Empfindung und Wahrnehmung Schizophrener. Neben dem extensiven, intensiven und selektiven Aspekt der Aufmerksamkeit sind möglicherweise, wie die Untersuchungen von Schooler & Silverman (1969, 1971) gezeigt haben, noch andere Wahrnehmungsdimensionen im Spiel. Die Empfindungs- und Wahrnehmungsphänomene sind im Laufe der Chronifizierung und im Sinne prospektiver Anpassungsleistungen über spezifische Schutzeinrichtungen weiteren Transformationen unterworfen.

Obwohl die Wahrnehmung im Zentrum der Theorie steht, werden darin keine Vermutungen über das Phänomen der Halluzination ausgesprochen. Silvermans eigene Begriffsbildungsstudie mit dem Pettigrew-Test (1964) ist zwar problematisch, doch brauchen seine Überlegungen zum Wahn und überinklusiver resp. überexklusiver Begriffsbildung nicht im Widerspruch mit den Befunden von Payne (Kap. 3) zu stehen, bezieht sich doch seine Theorie der Überexklusivität auf einen Teil der chronisch paranoid Schizophrenen. Im Zusammenhang mit dem postulierten kognitiven Filter bleiben aber dennoch einige Unklarheiten zurück: 1. Überexklusive Patienten sind generell überexklusiv und nicht nur bei der Klassifizierung aversiver Reize. 2. Nicht nur einige chronisch paranoid Schizophrene verhalten sich überexklusiv, sondern vor allem nicht-paranoid und Prozeß-Schizophrene. 3. Eine veränderte Wahrnehmung unter langandauernden aversiven Bedingungen ist nicht für die chronisch paranoid Schizophrenen spezifisch (Silverman, Berg & Kantor, 1966). - Einige chronisch paranoid Schizophrene neigen überdies zur Reizverstärkung (sensorische Schwellensenkung). Dies könnte bedeuten, daß diese Schizophrenen im noch verbleibenden Stimulusbereich exzessiv reagieren.

Eine elegante Erklärung liefert Silverman für das Phänomen Konkretheit. Konkretheit ist in dieser Theorie weder das Ergebnis einer Verlangsamung des primären Verarbeitungskanals (Yates, 1966) noch das Produkt einer Überflutung des Kanals aufgrund des Filterversagens (McGhie et al., 1964; siehe auch Pishkin et al., 1977), sondern die Folge eines Abbruches der Stimulusanalyse auf einer früheren Stufe der IV (Hernandez-Peon, 1964).

Höhere Denkstörungen sowie sprachliche Besonderheiten in der Schizophrenie sind nicht Gegenstand der Theorie.

Spezifische Arousal-Hypothesen stellt der Autor in seiner Theorie des psychophysiologischen Abwehrmechanismus hinsichtlich der Zusammenhänge zwischen Herzschlagaktivität, sensorischer Reaktionsbereitschaft und Filtervorgängen auf.

Für den Erklärungswert der Stimulusintensitätsregulierung in der Schizophrenie scheint uns eine Randbemerkung Silvermans von großer Bedeutung. Seiner Meinung nach kann die Reizintensitätsregulierung als eine Erweiterung von Wilders Gesetz des Anfangwertes betrachtet werden, weil darin der Mechanismus (extreme Stimulusreduktion) impliziert ist, der bei einem hohen Erregungsausgangswert zur Hyporeaktivität führt. - Die Hyperreaktivität der Reizreduzierer auf minimale, marginale und irrelevante Reizaspekte bietet gleichzeitig die Erklärungsgrundlage für die Interferenzphänomene.

Der breite Erklärungsanspruch der Theorie von Silverman bezieht sich nicht so sehr auf die Vielfalt spezifischer Störungserscheinungen, sondern auf die Transformationen des abwehrmotivierten Wahrnehmungsverhaltens in verschiedenen Stadien der Störung. Gerade dieser Teil der Theorie entbehrt aber bis heute einer sauberen empirischen Fundierung.

2. 2. 3. 4. Lokalisation

Übergeordnete kognitive Strategien steuern Wahrnehmung und Aufmerksamkeit in Abstimmung mit andern Subsystemen der Persönlichkeit. Die Schizophrenietheorie von Silverman setzt sich aus perzeptiven, kognitiven, motivationalen und systemisch-integrativen Komponenten zusammen. An dieser Feststellung ändert sich auch nichts, wenn sich die theoretischen Zusatzannahmen auf unterschiedliche Funktionsebenen beziehen.

2. 2. 3. 5. Ätiologie

Silverman nimmt im ätiologischen Streit unmißverständlich Stellung für die psychogenetische Erklärungsvariante. Die Herkunft der extremen Formen des Aufmerksamkeitsverhaltens wird dabei auf frühkindliche Methoden der Streß- und Angstbewältigung zurückgeführt. Der Autor muß dazu wie die Familientheoretiker (Bateson et al., 1972) von einem gestörten Sozialisationsmilieu ausgehen, welches den für die Genese der Störung mehr oder weniger permanent erforderlichen Streß produziert. Er hütet sich aber vor allzu spezifischen Hypothesen über die sozialen und kommunikativen Störungsbedingungen, wie sie früher von Rodnick & Garmezy (1957) und von den Familientheoretikern angegeben wurden. Die Situation ist hier äußerst komplex, was etwa die schmale empirische Basis für die "Double-bind"-Hypothese (Bateson et al., 1956) oder die hoffnungslos widersprüchlichen Ergebnisse aus den Experimenten zur Kritikempfindlichkeit (Silverman, 1963; Garmezy, 1966; Zimet & Fishman, 1970) zeigen. Daß die Leistungen Schizophrener unter gewissen aversiven Bedingungen schlechter, unter andern aversiven Bedingungen sogar besser sind, ist noch lange kein Beweis gegen die Hypothese eines störungserzeugenden Sozialisationsmilieus. Auch die Tatsache, daß in späteren Stadien der Schizophrenie die aversiven Stimuli ihre Wirksamkeit teilweise verlieren, bedeutet nicht, daß sie früher keinen verhängnisvollen Einfluß auf das präschizophrene Individuum ausübten. Gerade hier setzt die Konzeption kompensatorischer Schutzmaßnahmen an. Aber selbst dann, wenn die Vermeidung aversiver Stimuli sich im Laufe der Lerngeschichte eines Individuums sehr schnell auf jede Art von Stimulation ausbreiten sollte, bleibt doch die Frage, welche spezifischen aversiven Bedingungen im Sozialisationsmilieu die extremen Aufmerksamkeitsdimensionen ursprünglich einleiten. Und eine Antwort auf diese Frage kann Silverman nicht ewig schuldig bleiben.

Daß extreme Aufmerksamkeitsstrategien später im Labor identifiziert werden können, bedeutet auch nicht, daß sie lerngeschichtlich so entstanden sind, wie es die Theorie wahrhaben will. Immerhin konnten einige Steuerungsdimensionen empirisch schon in frühen Entwicklungsstadien nachgewiesen werden (Piaget, Vinh-Bang & Matalon, 1958; Witkin et al., 1954, 1962).

Gemäß der Theorie von Silverman greift der Präschizophrene nach und nach, wenn alle komplexeren Abwehrsysteme versagen, auf die elementarsten Formen des Selbstschutzes zurück. So betrachtet, kann man seinen Ansatz auch den Regressionstheorien zurechnen.

Geht man von einer psychogenetischen Prämisse aus, dann scheint die Suche nach den interaktiv-kommunikativen Korrelaten der schizophrenen Wahrnehmungs- und Denkstrukturen im Sozialisationsprozeß verpflichtend (vgl. Wynne & Singer, 1963). Nur gemeinsame interdisziplinäre Anstrengungen von Sozial-, Lern- und Entwicklungspsychologen und von Psychoanalytikern vermöchten u.E., diesen weit gesteckten Rahmen sinnvoll auszufüllen.

2. 2. 3. 6. Untergruppenspezifische Aussagen

Die Aussagen Silvermans über die Zusammenhänge zwischen verschiedenen Verhaltensmustern, Symptomen und Untergruppen-Dimensionen gehören zweifelsohne zu den differenziertesten in der Schizophrenieforschung. Trotzdem oder gerade weil er hier nicht im allgemeinen stecken bleibt, ergeben sich Widersprüche, Unklarheiten, dunkle Punkte.

Die Zuordnungen von Untergruppenmerkmalen und Aufmerksamkeitsstilen sind nicht so absolut und durchgehend auffindbar wie erwartet. So wird schon früh vermutet, daß die Scanningtendenz bei den reaktiv und Prozeß-Schizophrenen im chronischen Stadium ins Gegenteil umschlägt. Extensives Scanning konnte später nicht mehr in Zusammenhang mit Wahnsymptomatik identifiziert werden (Schooler & Silverman, 1969). Auch hinsichtlich der FA sind die Zusammenhänge zwischen Symptomatik, prämorbider Anpassung und Hospitalisationsdauer nicht geklärt. Obwohl Silverman glaubt, daß zunehmende Chronifizierung die FA beeinträchtigt, kann er nicht angeben, wie und in welchem Ausmaß. Schließlich erwiesen sich auch die Zusammenhänge zwischen Reizregulierung und den verschiedenen Untergruppen-Dimensionen als komplexer als erwartet. Die extremen Verstärker und Reduzierer sind gleichmäßiger über die verschiedenen Untergruppen verteilt. Gerade unter den Chronischen sind viele Verstärker anzutreffen. Hohe Reizverstärkung ist bei akut und chronisch Schizophrenen mit unterschiedlichen Verhaltensmustern verbunden. Usw.

Während früher und in Übereinstimmung mit vielen Schizophrenieforschern eher die akut paranoid Schizophrenen mit einer besseren Prognose versehen wurden, sind es nun bei Silverman (1968) die akut nicht-paranoid Schizophrenen, die unter bestimmten Bedingungen bessere Aussichten auf eine dauerhafte Genesung haben.

2. 2. 3. 7. Störungsbeginn und Zustandsänderungen

Welche spezifischen äußern und innern Bedingungen schließlich den Zusammenbruch auslösen, wird aus der Theorie nicht ersichtlich. Nur für die akut nicht-paranoid Schizophrenen ist eine - zugegebenermaßen - recht unkonventionelle und schwer beweisbare Erklärung greifbar. Hinter dieser Psychoseform - so die Hypothese - steht ein spontaner Prozeß, ein automatisch aktivierter Problemlösemechanismus zur Bewältigung schwerer Lebenskrisen.

Plausible und elaborierte Hypothesen werden dagegen zur Frage des Übergangs vom akuten zum chronischen Zustand statuiert, dies für jede Untergruppe. Von Interesse ist, daß die primären Abwehrmethoden der Wahrnehmung durch ihre Unangemessenheit auffallen, ihr Scheitern scheint ihnen geradezu einprogrammiert. Wir haben diese Verschlimmbesserung den "Vom-Regen-in-die-Traufe-Effekt" genannt. Mit diesem Effekt werden in der Regel Theorien zu widerlegen versucht, die einen regressiven Rückzug postulieren, um Angst und Spannung erzeugenden Informationen zu entgehen. Mit der Einführung verschiedener Formen der sekundären Wahrnehmungsabwehr (kognitiver Filter bei chronisch paranoid Schizophrenen; Regression des Wahrnehmungsverhaltens (minimales Scanning) bei chronisch paranoid und reaktiv Schizophrenen; psychophysiologischer Abwehrmechanismus der Sensorisierung bei chronisch Prozeß- und nicht-paranoid Schizophrenen) können diese Einwände teilweise elegant umgangen werden. Die sekundäre Wahrnehmungsabwehr nimmt dabei den Stellenwert einer echten kompensatorischen Anpassungsleistung ein. Auf einem andern Blatt steht natürlich, ob diese sekundären Abwehrmethoden schlüssig nachweisbar (Crossover) und für Schizophrene spezifisch sind.

Allein der Mechanismus der Sensorisierung scheint im bekannten Ausmaß recht spezifisch für die Gruppen der nicht-paranoid und Prozeß-Schizophrenen zu sein. Unverständlich bleibt, weshalb teilweise die gleichen Phänomene (z.B. "concreteness") in verschiedenen Phasen der Störung (akut/chronisch) durch unterschiedliche Prozesse bewerkstelligt werden müssen.

Aussagen zu Übergängen von einem Symptom zu einem andern und von einem Zustandsbild zu einem andern: keine.

2. 2. 3. 8. Flexibilität/Weiterentwicklung der Theorie

Silverman scheint sich in seiner Theoriebildung nicht sehr um lückenlose Kohärenz zu kümmern. Sein Vorgehen ist gekennzeichnet durch eine stark pragmatische Note, er bedient sich recht großzügig der Konstrukte aus ganz unterschiedlichen theoretischen Bezugsrahmen. Es gelingt ihm aber immer wieder, die Zusatzannahmen relativ zwingend in seine Gesamtkonzeption - eine mit andern Subsystemen und dem Gesamtsystem der Persönlichkeit abgestimmte Steuerung der Wahrnehmung - zu integrieren. Ein expliziter Bezug auf die Systemtheorie würde eine Integration der unterschiedlichsten Konstrukte in einem einheitlichen theoretischen Rahmen noch weit besser gewährleisten.

Was die effektive Weiterentwicklung der Theorie angeht, so dürfen die Anstrengungen von Silverman und Mitarbeitern als beispielhaft gelten, arbeiten sie doch bereits während über eineinhalb Dekaden ununterbrochen an ihrer Konzeption der Schizophrenie.

2. 2. 3. 9. Erklärung positiver Verhaltensmerkmale

Das perzeptiv-kognitive Aufmerksamkeitsmodell ist u.E. weit weniger geeignet, positive Verhaltensmerkmale zu erklären als negative.

Neu und außergewöhnlich für einen experimentell orientierten Ansatz ist es, daß von einer Kritik der einseitigen Ausrichtung der traditionellen Laborforschung an den konventionellen Leistungs- und Anpassungsnormen ausgegangen und der adaptive Aspekt des schizophrenen Verhaltens in den Vordergrund gerückt wird. Silverman zieht es vor, das schizophrene Wahrnehmungsverhalten mit dem Verhalten anderer außergewöhnlicher psychischer Zustände (altered states of consciousness) zu vergleichen und ein bestimmtes sensorisch-perzeptives Merkmalsmuster in der Schizophrenie generell positiv zu interpretieren. D.h., er faßt das für die veränderten Bewußtseinszustände typische Merkmalsmuster als Ausdruck eines kreativen und außergewöhnlichen Problemlösemechanismus auf. Eine provokative, vorläufig kaum beweisbare, aber fürwahr sympathische und anregende Ansicht.

2. 2. 3. 10. Therapeutische Implikationen

Der Beitrag von Silverman: Für die Gruppe der akut nicht-paranoid Schizophrenen, deren veränderter Bewußtseinsstand Ausdruck eines automatisch aktivierten Problemlösemechanismus zur Lösung tiefgreifender Lebenskrisen ist, ergibt sich die Konsequenz, daß eine Unterbrechung dieses Prozesses, der ja in eine Integration der Persönlichkeit auf einer höheren Ebene mündet, verheerende Folgen haben muß. Es werden Hinweise dafür genannt, daß insbesondere medikamentöse Eingriffe in diesen spontanen Reorganisationsprozeß bei den akut nicht-paranoid Schizophrenen eine langfristige Besserung verhindern. In der Klinik, der Silverman vorsteht, werden aus diesen Gründen den erwähnten Schizophrenen keine Medikamente verabreicht. Ständige Betreuung der Patienten und Supervision des betreuenden Teams, in dem die Vorgänge bei Patienten und Betreuern sorgsam reflektiert werden, dies sind konkret die praktizierten Maßnahmen (Silverman, 1970, 1965-76). Bis jetzt liegen keine genauen Zahlen über Heilungsquoten vor, die mit dieser Methode erzielt wurden. Man darf darauf jedenfalls sehr gespannt sein.

Die therapeutischen Implikationen oder vielmehr Indikationen, die der Ansatz Silvermans, aber auch andere experimentelle Ansätze mit psychogenetischer Grundorientierung nahelegen, sind vielfältig. An dieser Stelle seien einige Möglichkeiten gestreift, die sich im engern oder weitern Sinne zur Behandlung der Schizophrenie, wie sie von Silverman und andern Autoren aufgefaßt wird, aufdrängen:

- Psychoanalyse: Hier wären die therapeutischen Richtlinien zu nennen, die sich aus den modernen Narzißmustheorien (Kernberg, 1975; Kohut, 1976) teilweise auf die Schizophrenie übertragen lassen: Aufbau einer stabilen Vertrauensbasis zwischen Therapeut und Patient, Bearbeitung frühkindlicher Kränkungen bzw. ihrer kompensatorischen Folgeerscheinungen auf dem Boden der Übertragung und Gegenübertragung etc.
- Verhaltenstherapie: Neben den traditionellen und sehr punktuellen Verfahren des operanten Wegkonditionierens einfacher Symptome (Ayllon & Haughton, 1964; Meichenbaum, 1966), der Aktivierung und des Milieumanagements (token economy: Florin, Cohen & Meyer-Osterkamp, 1973; Florin & Meyer-Osterkamp, 1974) besonders bei chronisch Schizophrenen ist vor allem an die neueren kognitiven Methoden der Selbstkontrolle (Hartig, 1973) und der kognitiven Umstrukturierung usw. (Meichenbaum & Cameron, 1973, 1974; Meichenbaum, 1977; Lazarus, 1976; Mahoney, 1978; Goldfried & Goldfried, 1978) zu denken (siehe auch das Übersichtsreferat von Hoellen & Kessler, 1979). Systematische Umstrukturierung von kognitiven Strategien unter Berücksichtigung der sie aufrechterhaltenden Bedingungen (u.a. Schutz der Persönlichkeit) sowie Erlernen von Methoden zur Bewältigung angstproduzierender Stimuli und Kognitionen (Meichenbaum, Turk & Burstein, 1975), dies sind Stichworte zu möglichen verhaltenstherapeutischen Veränderungsstrategien bei Schizophrenen.
- Kommunikationstherapie: Einer der Hauptpfeiler bei der Entwicklung der Kommunikationstherapie war schon immer die Schizophrenieforschung. Letztere hat der Kommunikationstherapie entscheidende Impulse gegeben. Ein therapeutischer Ansatz, der sich aus einer Theorie der Entstehungsbedingungen der Schizophrenie herleitet und an den sozialen und kommunikativen Korrelaten der Wahrnehmungs- und Denkstörungen Schizophrener ansetzt, scheint zur Behandlung schizophrener Individuen besonders geeignet. Bis heute sind aber unseres Wissens im kommunikationstheoretischen Rahmen keine für Schizophrene spezifischen therapeutischen Vorgehensweisen entwickelt worden (siehe Watzlawick, Beavin & Jackson, 1969).

Will die experimentalpsychologische Schizophrenieforschung allerdings ihre therapeutische Relevanz unter Beweis stellen, dann muß sie inskünftig zur Entwicklung ganz neuer therapeutischer

Prinzipien und Prozeduren anregen. Welcher therapeutische Ansatz auch immer bei der Behandlung Schizophrener herangezogen wird, er wird zwangsläufig auf kaum zu überwindende Hindernisse stoßen, weil es sich bei der Schizophrenie um eine wahrhaft schwere und tief verwurzelte Störung mit einer fest eingeschliffenen, z.T. völlig automatisierten Vermeidungsstruktur handelt. Die Therapieresistenz der Schizophrenie mag teilweise wie bei andern Störungen mit einer rigid-brüchigen Vermeidungsstruktur (negative Verstärkung) in der Natur der Störung liegen, weil die Vermeidung negativer Informationen so rigoros durchzuhalten versucht wird, daß kaum mehr neue, schon gar nicht positive Erfahrungen gemacht werden können.

2.3. Die Theorie der Set-Segmentierung

2.3.1. Die Theorie

In der Set-Theorie von Shakow (1950, 1962, 1963, 1971) belegt wiederum das Konstrukt Aufmerksamkeit einen zentralen Platz. Die Forschungsbemühungen von Shakow und seinen Mitarbeitern nehmen in der Geschichte der experimentellen Schizophrenieforschung eine Pionierstellung ein. Die Set-Theorie hat auf die Schizophrenieforschung lange Zeit einen großen Einfluß ausgeübt. Shakows Konzept des übergeordneten (major) oder generalisierten Set schließt nebst Aspekten des Set-Begriffes auch Aspekte von Coghills (1933) Theorie der integrierten Handlung und Aspekte von Cannons (1939) Homöostase-Begriff ein.

2. 3. 1. 1. Exkurs: Coghills Theorie der integrierten Handlung; Shannons Homöostase-Begriff; Aspekte des normalpsychologischen Set-Begriffs

1. Coghills Theorie der integrierten Handlung
Coghill (1933) faßt im Anschluß an seine Untersuchungen über die Interdependenz von Verhalten und zentralnervöser Organisation bei Echsen seine theoretische Konzeption hinsichtlich des Antagonismus zwischen den Prozessen der Integration des Ganzen und der Verselbständigung der Teile folgendermaßen zusammen:

"Der Mechanismus der Gesamtintegration zielt darauf ab, den größtmöglichen Zusammenhalt des Verhaltensmusters zu garantieren. Die Entwicklung lokaler Mechanismen strebt aber danach, Einheit und Zusammenhalt des Verhaltensmusters aufzuspalten und unabhängige Teilmuster hervorzubringen. Im Interesse des

Wohlbefindens des gesamten Organismus dürfen die Teilmuster keine vollständige Handlungsfreiheit erreichen; sie müssen vom Mechanismus der Gesamtintegration unter Kontrolle gehalten werden. Die Teile sind miteinander integriert, weil sie integrale Faktoren eines primär integrierten Ganzen sind. Sie bleiben integriert, und das Verhalten ist solange normal, wie diese Ganzheit aufrechterhalten werden kann. Aber dieses Ganze kann durch einen Niedergang der Mechanismen der Gesamtintegration oder durch die Hypertrophie lokaler Mechanismen verloren gehen" (Coghill, 1933, S. 136).

2. Cannons Homöostase-Begriff

Shakow greift zur Erhellung und Fundierung seiner Set-Konzeption auch Cannons (1939) Homöostase-Begriff auf. Dieser hat die Tendenz des Organismus zum Inhalt, Stabilität auf dem vegetativen Niveau aufrechtzuerhalten, um auf diesem Wege Freiraum für die Tätigkeiten der höheren Zentren freizustellen.

"... insofern unsere interne Umgebung konstant gehalten wird, werden wir von den Einschränkungen, die uns durch die potentiell störenden innern wie äußern Aktivitäten und Bedingungen auferlegt sind, entlastet ... Aber entlastet wozu? Es ist zur Hauptsache die Entlastung für die Aktivität der höheren Zentren des ZSN ... Die Alternative zu dieser Entlastung wäre entweder die Unterordnung unter diese Störungen und Behinderungen, die die äußere Kälte oder innere Wärme bzw. die Störung jeder anderen Konstante ... mit sich brächte; andererseits würde die Zeit, die man für eine bewußte Speicherung von Informationen und Steuerung der Veränderungsrate von körperlichen Prozessen zur Bewahrung der Konstanz verwenden würde, für andere Vorgänge fehlen ... Die volle Entwicklung und die ungehinderte Entfaltung des lebenden Organismus sind unter diesen Umständen unmöglich. Sie wird ermöglicht durch die automatische Regulierung von Routineprozessen, so, daß die Hirnfunktionen, die die Basis für die Intelligenz und Phantasie, Einsicht und manuelle Fertigkeiten bilden, entlastet werden zum Gebrauch dieser höheren Tätigkeiten" (Cannon, 1939, S. 302-303).

Shakow postuliert in Anlehnung an den in "The Wisdom of the Body" von Cannon skizzierten Prozeß der Verselbständigung tieferer zentralnervöser Schichten zugunsten einer Entlastung der höheren Zentren einen für "The Wisdon of the Mind" analogen Prozeß: Die Mehrzahl der psychischen Funktionen steht im Laufe ihrer Entwicklung vorerst ganz im Zentrum der Aufmerksamkeit. Diese Funktionen werden dann mit zunehmender Beherrschung mehr und mehr an die Peripherie gedrängt und gelangen schließlich nach ihrer perfekten Einübung in den Besitz weitreichender Autonomie und Spontaneität. Gleichzeitig mit diesem Prozeß der Verselbständigung (Automatisierung, Individuation) reduziert sich der Grad der für die einzelne Funktion notwendigen zentralen Kontrolle; letztere kommt dann der Regulierung höherer Aktivitäten zugute. Die automatisierte Spezialfunktion kann später unter außerordentlichen Bedingungen, beispielsweise in der Schizophrenie, wieder Gegenstand fokaler Aufmerksamkeit und Steuerung werden,

2. 3. 1. 2. Set, übergeordneter Set, segmenteller Set

Der Set-Begriff von Shakow ist ein recht molares Konstrukt, z.T. enger, z.T. weiter gefaßt als in der übrigen Set-Literatur.

Der Begriff des Set (Einstellung) bedeutet in der Normalpsychologie nichts Einheitliches. Auf eine begriffstheoretische Diskussion wird verzichtet. Eine allgemeine Definition des Set-Begriffs könnte lauten: "Einstellung, Ausgerichtetsein, eine relativ dauernde, erworbene Disposition, der zufolge ein Organismus in einer spezifischen Weise wahrnimmt und denkt und/oder sich gegenüber Klassen von dinglichen, ideellen oder sozialen Sachverhalten oder Sachverhaltsbereichen konsistent zu verhalten tendiert" (Bergius, 1964). Verschiedene Beweggründe wirken über Einstellungen bei der Informationsaufnahme auf bestimmte Einzelheiten einer zu bewältigenden Situation. Lern-Sets machen sich nach einer gewissen Übungszeit als verallgemeinerte Fähigkeiten, d.h. übergeordnete Regeln und Strategien mit hohem Transfereffekt zur Bewältigung von Problemen mit ähnlicher Struktur bemerkbar.

Mit dem Set-Begriff von Shakow sind interne Koordinationsstrategien angesprochen, denen in der Kette der Informationsverarbeitungsschritte eine mobilisierende, vermittelnde und integrative Funktion zukommt. Der Set-Begriff (Synonyme: "readiness to respond to a coming stimulus", "preparation for a response") unterstreicht den aktiven, dynamischen Charakter dieses gerichteten Einstellungsprozesses. Der Organismus richtet sich aktiv (bewußt oder unbewußt) über eine bestimmte Zeit hinweg auf die Ankunft eines Ereignisses aus, mobilisiert die Mittel zu dessen Aufnahme und Verarbeitung und versucht, all dies in einem zeitlich verhältnismäßigen Rahmen als einheitlichen Prozeßablauf abzuwickeln.

Nun sind im Regelfall schon für relativ einfache Problemlösesituationen eine Menge unterschiedlicher Sets erforderlich, die wiederum zu ihrer Koordination eines übergeordneten zentralen Mechanismus bedürfen, eben des von Shakow postulierten übergeordneten Sets. Dieser übergeordnete Set vollbringt seinerseits eine entsprechend höhere Integrationsleistung. Shakows negative Definition des übergeordneten Set lautet wie folgt:

"... die Unfähigkeit, einen übergeordneten Set aufrechtzuerhalten. Damit meine ich die Schwierigkeit, eine Reaktionsbereitschaft für einen ankommenden Stimulus aufrechtzuerhalten, einen Zustand, der die optimale Reaktion in einer gegebenen Situation erleichtert. Dies erfordert manchmal eine Reaktionsbereitschaft auf einen spezifischen Stimulus, manchmal eine Bereitschaft zu einer Generalisierung von mehreren Stimuli, manchmal die Bereitschaft, auf den letzten Stimulus in einer Serie zu reagieren - sich in zeitlicher Hinsicht, innerhalb von Millisekunden oder längeren Perioden, zu organisieren. All dies kann willkürlich oder unwillkürlich, verbalisiert oder nicht-verbalisiert, vorübergehend oder relativ andauernd, bewußt oder unbewußt vor sich gehen. In jeder Situation steht der übergeordnete Set in Konflikt mit andern, interferierenden Sets. Es scheint, daß die Schwierigkeit des Schizophrenen darin begründet ist, daß er keinen übergeordneten Set aufrechtzuerhalten vermag und zur Übernahme untergeordneter Sets neigt" (Shakow, 1962, S. 9).

Der übergeordnete Set im Sinne Shakows ist also ein aktiver Zustand der Reaktionsbereitschaft. Das Konzept involviert den wichtigen Aspekt der Kontextrestriktion (Situations- und Instruktionsvorgabe), spricht sehr unterschiedliche Komplexitätsgrade der in Einstellungsprozessen geforderten Operationen an (einfache S-R-Verknüpfungen, Einsatz von Regeln bei Generalisierungsvorgängen, Einbezug von Speicher-, Abruf- und Vergleichsleistungen (besonders bei seriellen Reaktionszeit-Aufgaben mit variabler Auftretenswahrscheinlichkeit) und trägt den unterschiedlichen Stufen der Voluntarität, Bewußtheit, verbalen Kodierung und zeitlichen Erstreckung Rechnung. In bezug auf die zeitliche Erstreckung ist die Definition sehr unbestimmt (längere Perioden, vorübergehend, andauernd). Das Set-Konstrukt im Shakowschen Verständnis scheint Aspekte des Attitude-Konzeptes zu implizieren.

Der übergeordnete oder generalisierte Set ist demnach als zentraler Mechanismus konzipiert, der die Hierarchie der spezialisierten bzw. automatisierten Sets koordiniert, deren Zusammenspiel organisiert und die gesamte Einstellungsleistung integriert. Zweifelsohne besteht eine der wichtigsten kortikalen Funktionen bei der Generierung von zielgerichtet-integriertem Verhalten in der Organisation, Integration und Steuerung laufender Inputs und gespeicherter Informationen.

2. 3. 1. 3. Der Zerfall des übergeordneten Set in der Schizophrenie

2.3.1.3.1. Die Set-Segmentierung in der Schizophrenie

Die schizophrene Grundstörung kann laut Shakow (1962, 1963) formal als die Unfähigkeit, einen übergeordneten Set aufrechtzuerhalten, beschrieben werden. Der übergeordnete Set verliert die kontrollierende und integrierende Funktion über die untergeordneten Sets; die integrale Set-Hierarchie zerfällt in eine lose, unorganisierte Menge segmenteller Sets. Eben dieses Fehlen der integrativen Kräfte im Organismus auf allen Stufen, insbesondere aber auf den höheren Stufen, zieht eine Segmentierung oder Fragmentierung auf der Erlebens- und Verhaltensebene nach sich.

In bezug auf die Theorien von Coghill und Cannon bedeutet dies: Es entwickeln sich als Folge des Zusammenbruchs des Steuer- und Integrationszentrums lokale Mechanismen (Coghill), die lokal autonomen Partialfunktionen (Cannon) gelangen erneut ins Zentrum fokalen Interesses und lasten die höheren Integrationszentren wieder vermehrt aus.

Der Autor ist der Ansicht, es könnten sämtliche schizophrenen Störungsbilder und einzelne Leistungsschwächen als Ausdruck der Grundstörung, der allgemeinen Tendenz zur Desintegration, interpretiert werden. Auch hinter den vielfältigen terminologischen Gewändern, die der Versuch, die zentrale Störung in der Schizophrenie zu umschreiben, hervorgebracht hat (intrapsychische Inkoordination, intrapsychische Ataxie, Nachlassen der Spannweite des intentionalen Bogens, Bewußtseinsspaltung, psychische Dissoziation etc.) steht nach Shakow nichts anderes als der von ihm postulierte Vorgang der Segmentierung.

Will man den schizophrenen Zusammenbruch generell als Integrationsstörung charakterisieren, stellt sich u.a. die Frage nach den möglichen Schweregraden dieser Störung. Es zeigt sich, daß sehr unterschiedliche Desintegrationsgrade eines psychischen Systems denkbar sind. Der Streuungsbereich der Desintegrationsstufen reicht vom Zustand vollkommener Desintegration bis zum Zustand, in dem auf dem Hintergrund großer psychischer Desorganisation hoch-integrierte Teilleistungen möglich sind. Überdies scheint die Annahme, daß sich Desintegrationsschritte in einer geordneten Sukzession abwickeln, sinnvoll. Damit ist nicht einem einfachen, geradlinigen Auflösungsprozeß von oben nach unten das Wort geredet. Da Prozesse, vereinfacht ausgedrückt, Zustandsreihungen in der Zeit gleichkommen, können auch die Zustände der Desintegration im schizophrenen Prozeß in extremer Weise hin und her oszillieren, all dies in zeitlich geringen Abständen. Shakow (1963) schlägt drei Stufen schizophrener Desintegration vor, denen entsprechende Verhaltensmanifestationen schwerpunktmäßig beigeordnet sind:

1. Trend zur Aufspaltung des Verhaltens und Erlebens in partielle Muster, gefolgt von einer kompensatorischen Überreaktion, die zum Ziel hat, die Kontrolle zurückzugewinnen. Dieser Versuch mißlingt in der Regel.
2. Eine allgemeine Neuorientierung des Verhaltens weg von der Außenwelt und hin zur organismischen Realität.

3. Wiederherstellung eines Gleichgewichts auf neuer Basis; die Steuerung des Verhaltens übernehmen nun einzelne lokale Steuersegmente.

Die diesen drei Stufen entsprechenden klinischen und experimentellen Manifestationen der schizophrenen Störung lassen sich allgemein so zusammenfassen:

- Reaktion auf alte Stimuli, als ob sie neu wären.
- Reaktion auf neue Stimuli, als ob sie vergangene wären.
- Überreaktion auf geringe Stimulierung und Unterreaktion auf starke Stimulierung.

Ferner sind auf den verschiedenen Stufen der Störung folgende Verhaltensmerkmale anzutreffen: 1. Eine ausgeprägte Variabilität in allen psychologischen Leistungsbereichen. 2. Die allgemeine Verlangsamung der Lern- und Reaktionszeit. 3. Ein schwaches Zielverhalten. 4. Unrealistische Wahrnehmungen. 5. Erhöhte Individualität der Reaktionen, u.a.m.

All diese Erscheinungen können als Ausdruck zunehmender Segmentierungstendenzen ausgelegt werden.

2.3.1.3.2. Set-Segmentierung und Scanning-Prozeß

Shakows speziellere Ausführungen zum schizophrenen Zusammenbruch führen uns die Bedeutung, welche die Set-Segmentierung für die selektive Aufmerksamkeit bei der Informationsaufnahme hat, vor Augen.

Der Situationskontext eines Reaktionszeit-Experiments beispielsweise involviert stillschweigend die Konzentration bzw. Einstellungseinengung auf den durch Instruktion und Situationsdefinition vorgegebenen Stimulus, die Vernachlässigung einer Unmenge interner wie externer Stimuli sowie die Hemmung möglichst vieler mit der experimentellen Aufgabe potentiell interferierender mentaler Aktivitäten. Wörtlich: "Es ist, als ob der Schizophrene im Scanning-Vorgang, der stattfindet, bevor auf einen Reiz reagiert wird, die für eine optimale Reaktion relevante Information nicht auszuwählen vermag. Er kann offensichtlich das Irrelevante unter den verfügbaren Möglichkeiten nicht ausscheiden. Mit andern Worten: Diejenige Funktion, die genauso wichtig ist wie die Reaktion *auf* einen Reiz, nämlich die Hemmung einer Reaktion auf Reize, scheint außer Betrieb" (Shakow, 1962, S. 9).

Die Speicherung der Instruktion, die Analyse, Wahl und Identifikation des relevanten Stimulus, die Kurzspeicherung dieses Stimulus, die Bereitstellung der geforderten Response etc. (im Rahmen eines Reaktionszeitversuchs alles in sec- oder millisec-Intervallen): diese komplexe Integrationsleistung kann in der Schizophrenie auch bei den einfachsten Aufgaben nicht mehr optimal erbracht werden.

Shakow (1962, S. 9) unterscheidet drei Klassen von irrelevanten Stimuli, die mit der optimalen Reizaufnahme und -verarbeitung interferieren:

1. Zufällige Stimuli aus der engeren und weiteren Umgebung, die von der Hauptaufgabe ablenken. (Nur der chronisch Prozeß-Schizophrene unterliegt diesen Stimulusinterferenzen, nicht aber der chronisch paranoid Schizophrene.)
2. Irrelevante Stimuli aus der unmittelbaren experimentellen Stimulussituation. (Der Schizophrene scheint das Verhältnis Signal-Rauschen teilweise umzukehren.)
3. Irrelevante Assoziationen (interne Stimuli) aus dem gespeicherten Schatz der individuellen Lern- und Sozialgeschichte. Ältere, im Langzeitgedächtnis abgelagerte Erfahrungseinheiten werden bei normalen Vpn. durch aktuelle, äußere Stimuli langsamer aktiviert als bei Schizophrenen. Lebensgeschichtlich ältere, speziell emotionale Erlebniseinheiten scheinen bei Schizophrenen einem hektischeren "Umsatz" unterworfen zu sein; sie hängen sich bereitwillig an externe Stimuli an.

Zwei Response-Arten sind zur Aufrechterhaltung einer adäquaten Anpassung unentbehrlich:

- Ein hoher Aktivierungsgrad muß die relevanten Stimuli belegen. Gleichzeitig muß die Flut der irrelevanten Stimuli der Aufmerksamkeit entzogen werden. Die Arousal-Qualität des fokalen Stimulus muß bei wiederholter Darbietung dieses Stimulus auf ein Niveau zurückgehen, das dem Niveau irrelevanter Stimuli nahekommt (Habituation), um so neuer oder potentieller Stimuli gewahr zu werden (vgl. Ergebnisse zum Orientierungsreflex).

Der Schizophrene vermag weder seine Aufmerksamkeit in ausreichendem Maße auf die fokalen Stimuli zu lenken und den Einfluß peripherer Stimuli einzudämmen, noch habituiert er in adäquater Weise, was seine Ausrichtung auf alternative und neue Stimulusaspekte behindert.

2.3.1.3.3. Die Set-Segmentierung als Restitutionsversuch

Geht man von der Zielgerichtetheit des Desintegrationsprozesses aus, kann der ganze Segmentierungsvorgang auch als kreativer und sinnvoller, aber ineffizienter Selbstrettungsversuch aufgefaßt werden. Die Unfähigkeit, einen übergeordneten Set aufrechtzuerhalten, könnte die sekundäre Folge auf eine andere primäre Tendenz sein: die Tendenz der Etablierung von untergeordneten Sets, der Segmentierung der inneren und äußeren Realität. Aber Restitution wozu?

Der Segmentierungsprozeß wird durch die defensive, zielgerichtete Bemühung eingeleitet, den in früher Kindheit dank verfehlter Triebdomestikation und speziellen Sozialisationsbedingungen unbefriedigten bzw. zu stark befriedigten infantilen Bedürfnissen zur Befriedigung zu verhelfen. Da sich diese infantilen Bedürfnisse, eben selbst schon partialisiert, nicht über die Infrastruktur eines ansonsten über weite Bereiche normal entwickelten Organismus wider die zentrale Kontrolle durchzusetzen vermögen, ist es durchaus im Sinne dieser partialisierten und durch die Sozialisationsschranken zurückgebundenen Bedürfnisse, den zentralen Steuermechanismus außer Betrieb zu setzen. Damit steht der autonomen Befriedigung dieser Bedürfnisse nichts mehr im Wege. Dieser teilweise Restitutionsversuch zum Wohle segmenteller Bedürfniskomponenten und zum Schaden der gesamten Organisation und Integration der meisten psychischen Funktionsebenen gipfelt in einer unüberbrückbaren Diskrepanz zwischen den partiellen Bedürfnissen und den zu ihrer Befriedigung verfügbaren Mitteln. D.h. er führt zu einer zweckentfremdeten Verwendung der normgerecht sozialisierten und körperlich gereiften Mittel zur Befriedigung der Bedürfnisse. Ein allumfassender Ausdruck dieses zweckentfremdeten Gebrauchs der Mittel ist der Umstand, daß nun Prozesse und Teilprozesse selbst ins Zentrum fokalen Interesses rücken. Diesen Vorgang könnte man als *Deautomatisierungs-* oder *Despontaneisierungsprozeß* charakterisieren (siehe auch Frith, 1979).

"Wir beobachten dann eine Beschäftigung mit normalerweise unbewußten körperlichen Vorgängen, mit der Infrastruktur der Prozesse statt mit ihrem Zweck ... Es entsteht eine gesteigerte Wahrnehmung und Beschäftigung mit den gewöhnlich mißachteten Nebensächlichkeiten der Existenz - jenen Details, die normale Individuen spontan vergessen, die von ihnen durch eigene Anstrengung oder Bemühungen von außen streng mißachtet werden. Diese situativen Details scheinen anstelle der biologisch adaptiven Aspekte der Situation dominant zu werden" (Shakow, 1962, S. 14).

Der Prozeß der Despontaneisierung ist das Ergebnis der komplexen Wechselwirkung von sozialem Mißerfolg, Abkehr von der Realität und Wende nach innen, Verlagerung der Aufmerksamkeit auf interne mentale und körperliche Prozesse, die üblicherweise spontan, unreflektiert, unbewußt ablaufen. Die dadurch entstehende Hypertrophisierung der Kontrolle innerer Vorgänge charakterisiert Shakow mit der Metapher vom Tausendfüßler, der glaubt, um an ein bestimmtes Ziel zu gelangen, genüge es, die Bewegungen der Füße zu studieren. Das schizophrene Dilemma scheint also zusammengesetzt aus einer prononcierten Bedürfniskomponente und einem kontemplativen Handlungsteil.

2.3.1.3.4. Set-Segmentierung und schizophrene Untergruppen

Die Subgruppen der chronisch paranoiden und der chronisch Prozeß-Schizophrenen unterscheiden sich laut Shakow durch zwei distinkte Verhaltensmuster. Die Verhaltens- und Erlebnisunterschiede der beiden Gruppen werden als zwei verschiedene Reaktionsweisen auf die gleiche fundamentale Störung - Einbruch von segmentellen Bedürfniskomponenten und daran anschließend allgemeiner Segmentierungsprozeß - interpretiert.

Der paranoid Schizophrene handhabt seine Umgebung, um sie unter Kontrolle zu halten, sehr restriktiv. Die Tatsache, daß er trotz starker reaktiver Rigidität intellektuell weitgehend integer bleibt und noch über eine genügend große zentrale Steuerung verfügt, um sich vom Reizansturm der Umgebung abzuschirmen, scheint ein heroisches Ankämpfen gegen, eine Art Überreaktion auf den sich unterschwellig signalisierenden Desintegrationsprozeß nahezulegen. Der chronisch Prozeß-Schizophrene ist den Einflüssen aus der Umwelt vollkommen ausgeliefert und maximal ablenkbar. Er perseveriert bei Problemlöse-Aufgaben, haftet an alten Lösungswegen und reduziert die Zielmotivation nach einem Mißerfolg stark. Zudem nehmen seine intellektuellen Fähigkeiten und im besonderen seine sprachliche Performanz ausgeprägten Schaden durch die Störung. Alle diese Beobachtungen deuten auf die allgemein schwerere Störung, die durchschlagendere Bedürfnissegmentierung und die radikalere Integrationsstörung bei chronisch Prozeß-Schizophrenen hin.

Die nähere theoretische Explikation dieser Gruppenunterschiede bleibt der Autor im wesentlichen schuldig. Er weicht dabei auf eine eindrückliche Metapher aus:

"Wenn es eine Kreatur gibt, die man bezichtigen kann, sie sehe vor lauter Bäumen den Wald nicht mehr, dann ist es der Schizophrene. Ist er vom paranoiden Typ, hält er sich sogar strikter an den Waldweg als der Normale, prüft jeden Baum, manchmal gar die Blätter jedes Baumes am Weg mit äußerster Sorgfalt. Befolgt er andererseits das Verhaltensmuster vom andern Extrem (Hebephrenie), dann handelt er, als gäbe es überhaupt keine Wege, er kommt ganz vom Weg ab; er wird nicht nur visuell, sondern auch olfaktorisch und gustatorisch durch jeden beliebigen Baum, ja sogar das Unterholz und den Boden des Waldes angezogen, dies in einer oberflächlichen und schillernden Art. In der Zwischenzeit vergißt er den Ort, an den er gelangen will" (Shakow, 1962, S. 14).

Die Metapher wird auch für die Gruppe der - nicht weiter unterteilten - akut Schizophrenen, die in den Experimenten der Worcester-Gruppe selten Gegenstand von Untersuchungen war, durchexerziert. Damit wird ein möglicher Rahmen für den Weiterausbau der Theorie vorgezeichnet:

"... mein Eindruck ist, daß den akuten Patienten im gleichen Wald eine Menge neuer und aufwühlender Erlebnisse bewegen, er reagiert z.B. hoch emotional auf neue und ungewöhnliche Lichtmuster auf den Blättern oder auf neue und feine Formmuster in den Zweigen" (Shakow, 1962, S. 14).

Die Wahrnehmung neuer, aufregender und faszinierender Ereignisse und Abwandlungen der Realität gilt als Ausdruck von perzeptiv-assoziativen Kräften, die im normalen Zustand des Organismus unter Kontrolle gehalten werden. Im akuten Zustand der Psychose durchbrechen diese Kräfte die übliche Schwelle, die gemachten Erlebnisse werden dank ihrer aufregenden Natur entsprechend den Gesetzmäßigkeiten kontingenter Verstärkung weiterverfolgt und ausgebaut.

Mit beginnender Chronifizierung verlieren diese neuartigen und überwältigenden Erlebnisse ihre starke affektive Durchdringung. Der faszinierende Inhalt wird ersetzt durch rein formale Merkmale ohne Affektgehalt. Die Tendenz zur Segmentierung - insbesondere auch die Desintegration von Affekt und Kognition - nimmt noch zu. Die Entwicklung weist in die Richtung der Störungsbilder der chronisch paranoid oder Prozeß-Schizophrenen. Shakow charakterisiert diese Veränderung auch als Übergang vom paläophobischen Zustand (stark affektiv getönter Erlebnisdurst, Reizhunger etc.) zum neophobischen Zustand. Das Konzept der Neophobie umschreibt der Autor wie folgt: "Neugier und die Suche nach Reizen scheinen beim Schizophrenen besonders eingeschränkt. Er scheint an einer Art Neophobie zu leiden ... - die Störung, die sich beim Eintritt in neue Settings, im Kontakt mit dem Ungewissen einstellt. Die mangelnde Anteilnahme an seiner Umwelt, die sich z.B. in der geringen Kooperation zeigt, ist ein anderer Aspekt dieses Defizits ..." (Shakow, zit. bei McGhie, 1970, S. 8).

2.3.1.3.5. Drei allgemeine Dimensionen: Reaktivität, Zentralität, Kapazität

Shakow erörtert im Hinblick auf die schizophrene Störung drei allgemeine Dimensionen, die einen Fächer von Fragen aufwerfen, welcher nach Meinung des Autors jede Schizophrenietheorie zu beantworten imstande sein sollte.

1. Reaktivität

Die Dimension der Reaktivität (responsiveness, reactivity): Die häufig vertretene Hypothese einer spezifisch schizophrenen Hyporeaktivität und Rückzugstendenz (auf physiologischer, motorischer, wahrnehmungsmäßiger und sozialer Ebene) kann in ihrer einfachen und verallgemeinernden Formulierung nicht länger aufrechterhalten werden. Hyporeaktivität oder eine auf verschiedenen Funktionsebenen hoch-generalisierte Vermeidungstendenz ist ein allgemeines Merkmal, das die verschiedenen schizophrenen Untergruppen in unterschiedlichem Ausmaß prägt. Es scheint unerläßlich, die verschiedenen Responsesysteme auseinanderzuhalten und die Frage der Reaktivität differentiell nach Ebene und Aspekt der Responsebereiche zu stellen. Während bei chronisch Schizophrenen in vielen sogenannten willkürlich gesteuerten Verhaltensbereichen (sozialer Rückzug, motorische, habituell-posturale Verhaltensweisen) hyporeaktive Response-Muster zu überwiegen scheinen, herrscht im zentralnervösen Bereich oft Hyperreaktivität (vgl. Kap. 2.4.). Immerhin darf die Existenz einer von der Norm in die eine oder andere Richtung abweichenden Reaktivität als relativ gesichert gelten. Nur die Ausarbeitung eines systematischen Profils vermöchte die oft komplexen und nachgerade konträren Verhältnisse (z.B. zentralnervöse Erregung, motorische Starre, sozialer Rückzug) im Hinblick auf die Reaktivität in der Schizophrenie abzubilden.

2. Die Dimension Zentrum-Peripherie
Die Worcester-Gruppe hat den Versuch unternommen, die wichtige Frage der Lokalisation der Störung auf dem dimensionalen Kontinuum Peripherie-Zentrum systematisch abzuklären. Die Gruppe wählte eine Art vertikale Ausschlußmethode. Ausgehend von der tiefsten Ebene (Reflexe, Bestimmung der sensorischen Schwelle etc.), stieß sie schrittweise nach oben auf immer zentralere Funktionsebenen vor. Aufgrund der Ergebnisse aus den Untersuchungen an der Peripherie sind die Autoren zur Überzeugung gelangt, daß es sich in der Schizophrenie entschieden um eine im Zentrum anzusiedelnde Störung handelt. Bedauerlicherweise sind die Forscher auf ihrem Gang nach oben oder ins Zentrum allzu früh stehengeblieben. Sie haben es versäumt, durch die Konstruktion noch komplexerer Aufgabentypen und den Einbezug höherer Funktionsbereiche die Theorie zu verfeinern und spezifischere Aussagen zu einzelnen Erscheinungsformen des Segmentierungsprozesses herzuleiten.

3. Das Kapazitätsniveau bei Schizophrenen
Umfassende empirische Befunde bewegen Shakow (1962, 1963) zum Schluß, daß die Annahme einer geringeren Leistungskapazität aufgrund einer organischen Störung (liability factor) bei Schizophrenen nicht berechtigt sei. Der Terminus "Kapazität" wird im strengen Sinne als "Leistungsniveau, das ein Individuum potentiell unter optimalen Bedingungen erreichen kann, d.h. als physiologische Leistungsgrenze" (Shakow, 1962, S. 5) verwendet. Eher weist die Vielzahl der Störungen in den verschiedenen Funktionsbereichen in die Richtung einer motivational determinierten Gesamtstörung. Es sind vor allem die unter dem Sammelbegriff "Normalisierungstendenzen" subsumierten Phänomene, die beweisen, daß das Kapazitätsniveau der Schizophrenen nicht anders streut als das der Normalen. Solche Bedingungen, unter denen das ursprüngliche schizophrene Defizit verschwindet oder zurückgeht, sind: Wiederholung, Ablauf bestimmter Zeiträume, Kooperation, Vorbereitungszeit, soziale Einflüsse, Streß, Schock. So nähern sich Schizophrene z.B. in den sich über eine längere

Zeit erstreckenden Lernexperimenten den physiologischen Leistungsgrenzen Normaler. Zum gleichen Ziel führt auch der Einsatz stark motivierender Faktoren (Elektroschocks). Eine andere Frage ist, ob die permanente psychische Beeinträchtigung (deterioration) durch eine langwährende Psychose eine sekundär bewirkte irreversible Störung der Leistungskapazität zu bewerkstelligen vermag. Selbst in diesem Fall deuten die durch verschiedene Therapiemethoden hervorgebrachten sogenannten störungsfreien Momente ("luzide Intervalle") auf die Fraglichkeit einer sekundär durch dauernde Beeinträchtigung induzierten Kapazitätsminderung hin.

2.3.2. Empirische Evidenzen zur Theorie der Set-Segmentierung

Folgt man den Ausführungen Shakows, so ist die Überzahl schizophrener Verhaltens- und Erlebensstörungen ein Ausdruck der Set-Segmentierung. Damit steht der Anspruch, daß die meisten Ergebnisse der psychologischen Defizit-Forschung die Set-Segmentierungs-Theorie stützen. Viele Befunde aus der experimentalpsychologischen Schizophrenieforschung sind lebhafte Zeugen einer allgemeinen Desintegrationstendenz. Der Autor hat nie exakte Voraussagen aus seiner alles in allem doch sehr allgemein gehaltenen Theorie für spezifische Defizits abgeleitet, sondern viele Ergebnisse aus der Forschung erst post hoc mit seiner Theorie in Einklang zu bringen versucht.

Die Forschergruppen um Shakow haben eine Vielzahl unterschiedlicher Experimente auf verschiedenen Ebenen (Reflexe, Motorik, Wort-Assoziationen, Vegetativum, Intelligenz) durchgeführt. Die Theorie der Set-Segmentierung basiert hingegen hauptsächlich auf den Ergebnissen aus Reaktionszeitversuchen (RZ). Wir beschränken uns im folgenden aus diesem Grunde bei der Darlegung der empirischen Evidenzen auf die Befunde aus RZ-Experimenten. Da die Untersuchungen zur RZ zu den unbestrittensten in der Schizophrenieforschung gehören, genügt es, die wichtigsten Ergebnisse hierzu zu erwähnen.

Langsamere und ungewöhnlich variable RZ'en gehören zu den am häufigsten replizierten Befunden (Buss & Lang, 1965). Diese Tendenzen sind entsprechend ausgeprägter für die chronisch, nicht-paranoid und Prozeß-Schizophrenen als für die akut und paranoid Schizophrenen (Shakow, 1962, 1963).

Eine besonders wichtige Varianzquelle für die RZ-Geschwindigkeiten sind die Intervalle zwischen Ankündigungs- und Startsignal (preparatory interval = PI). Wird z.B. eine Reaktion auf visuelle oder akustische Signale bei unterschiedlich langen Vorbereitungsintervallen (Bereich: 0.5 bis 25 sec), einmal in regelmäßiger, einmal in unregelmäßiger Abfolge dargeboten, verlangt, dann scheinen Schizophrene im Unterschied zu Normalen aus der Regelmäßigkeit der PI-Abfolge keinen Vorteil zu ziehen (Huston, Shakow & Riggs, 1937; Rodnick & Shakow, 1940). Es kommt dabei zum berüchtigten Crossover-Effekt (CO): In Versuchsdurchgängen mit kurzen PI's führt eine regelmäßige Serie zu schnelleren RZ'en als eine unregelmäßige. Diese Tendenz kehrt sich um, wenn die PI's länger als 5 sec sind. Im Falle regelmäßiger Versuchsserien und langer PI's sind die Schizophrenen langsamer als in unregelmäßigen Serien.

Ein großer Schritt im Hinblick auf die Aufklärung des CO war sicher die Entdeckung von Zahn, Rosenthal & Shakow (1961, 1963), daß das unmittelbar einem PI in der Untersuchungsserie vorausgegangene PI (preceding preparatory interval = PPI) die Reaktionsgeschwindigkeit stark beeinflußt (langsamere RZ, wenn das PPI länger ist als das PI, schnellere RZ, wenn das PPI kürzer als das PI ist).

Die Waterloo-Gruppe (Steffy und Mitarbeiter) hat den CO systematisch erforscht und eine Reihe von Mikrobedingungen, unter denen eine Leistungsminderung oder -verbesserung auftritt, vorhergesagt und identifiziert. Sie haben u.a. einwandfrei nachgewiesen, daß:

1. der CO in der Regel nur für die Prozeß-Schizophrenen charakteristisch ist;
2. eine regelmäßige PI-Serie innerhalb einer längeren unregelmäßigen Serie (Redundanzerhöhung) zunächst zu einer Verbesserung, dann im Laufe der Wiederholung zu einer Verschlechterung der RZ'en führt (Bellissimo & Steffy, 1972);
3. bestimmte kontextuelle Faktoren der Versuchsanordnung (verschiedene PPI-PI-Beziehungen in der interpolierten Sequenz) keinen Einfluß auf den CO ausüben (Bellissimo & Steffy, 1975);
4. bei normalem Training zur Verbesserung der RZ'en sich diese tatsächlich normalisieren, jedoch der CO zurückbleibt (Steffy, zit. in Cromwell, 1975);
5. bei einem spezifischen Vortraining (Beurteilen von PI-Längen) der CO verschwindet, aber bei vielen Schizophrenen wiederkehrt (Kaplan, 1974);
6. entgegen der Annahme der Set-Theorie der CO größer ist bei kürzeren als bei längeren Intervallen zwischen zwei Versuchsdurchgängen (Steffy & Galbraith, 1974);
7. ein zwischen Ankündigungs- und Startsignal eingeschalteter Störreiz ein spezifisches Verlangsamungsmuster über die verschiedenen PI-Längen hinweg produziert (Steffy & Galbraith, 1975);
8. intensive, aber irrelevante Stimulation vor der RZ-Aufgabe die RZ'en beeinträchtigt, ein lautstarkes Startsignal die RZ'en hingegen verbessert (Green, 1974);
9. der CO ein von der Latenzzeit weitgehend unabhängiges Maß

ist, ein positiv motivierendes Training zwar die Latenzzeit bei Prozeß-Schizophrenen reduziert, nicht aber das redundanz-assoziierte Defizit (CO) vermindert, und das Latenz-Maß eher mit der Variable Chronizität korreliert, der CO eher mit der Prognose (Steffy & Galbraith, 1980).

DeAmicis & Cromwell (1979) untersuchten die Verwandten ersten Grades von Prozeß-Schizophrenen (mit CO) und fanden bei diesen ebenfalls eine Tendenz zum CO-Effekt, aber nicht die für Schizophrene typische langsamere durchschnittliche RZ.

Rosenbaum (1967, 1971) wies in transkulturellen Studien nach, daß sich die RZ Schizophrener erhöht, wenn der VL zur Schnelligkeit anhält und Rückmeldung über die jeweilige Leistung gibt, daß sie sich aber den Werten Normaler nähert, wenn mit der Reaktion ein signalsynchroner Schmerzreiz zu unterbrechen ist (vgl. auch Van Dyke & Routh, 1973).

Die Schizophrenen sind selbst dann, wenn man ihnen immer entsprechende Vorinformationen gibt und somit die Ungewißheit stark reduziert, in ihrer Leistung bei wechselnden PI's beeinträchtigt (Zahn, 1970; vgl. auch Mo & Kersey, 1980). Die RZ Schizophrener wird auch länger, wenn sie selbst anstelle des VL das Warnsignal und damit den Versuchsablauf steuern können (Cromwell, Rosenthal, Shakow & Zahn, 1961).

Russische Forscher untersuchten die Tendenz Schizophrener, auf vorhergehende statt auf aktuelle Stimuli zu reagieren (Perseveration). In einer Studie von Bzhalava (1965) z.B. muß die Vp. bei geschlossenen Augen angeben, welche von zwei in ihre Hände gelegten Kugeln die größere ist. Wenn nun auf mehrere Versuchsdurchgänge Darbietungen mit gleich großen Kugeln folgen, fahren die meisten Vpn. fort, die Kugeln ungleich groß wahrzunehmen. Erst nach und nach wird der fixierte Set aufgegeben und zur korrekten Wahrnehmung zurückgefunden. Bzhalava wies nach, daß Schizophrene solche fixierten Sets schnell in jeder Sinnesmodalität bilden. Überdies können einmal auf bestimmte Stimuli gebildete Sets in einer Modalität unmittelbar auf weitere Stimuli in einer andern Modalität übertragen werden. Die Ergebnisse werden im Sinne einer Unfähigkeit, eine Intention über längere Zeit aufrechtzuerhalten und von einem Set auf einen andern umzuschalten, interpretiert. - Das gleiche Unvermögen, von einem mentalen Set auf einen andern umzuschalten, dies vor allem in Situationen mit persönlichen und sozial gefärbten Stimuli, beobachteten in verschiedenen Studien mit Schizophrenen Huston, Cohen & Senf (1955).

Daß die Leistungen Schizophrener in RZ-Experimenten im Vergleich zu Normalen dann besonders gering sind, wenn der aktuell zu beantwortende Reiz einer andern Sinnesmodalität entstammt (intermodale Folge) als der unmittelbar vorangegangene, ist ein weiterer häufig replizierter Befund. Diesen Verlangsamungseffekt beim Wechsel der Modalität wiesen in mehreren Studien Sutton & Zubin (1965), Waldbaum, Sutton & Kerr (1975), Zubin (1975) und Spring (1980) vorwiegend bei akut Schizophrenen, Kristofferson (1967), Davies-Osterkamp, Rist & Bangert (1977) bei chronisch Schizophrenen nach (vgl. auch Verleger & Cohen, 1978). Waldbaum, Sutton & Kerr (1975) sahen sich nach einer direkten Überprüfung bestimmter Vorhersagen aus der Set-Theorie gezwungen, die Set-Hypothese zu verwerfen (siehe auch Zubin, 1975). Zubin (1975) gibt eine systematische Übersicht über weitere RZ-Besonderheiten in der Schizophrenie.

Rodnick & Shakow (1940) entwickelten einen Set-Index, der u.a. auf der Länge der RZ'en sowie ihren Beziehungen zu den regelmäßigen und unregelmäßigen PI's beruht. Es gelang den Autoren, mit Hilfe dieses Set-Indexes die Gruppen der Schizophrenen und Normalen komplett zu diskriminieren. Sie argumentieren, daß der Set-Index als ein reliables Maß für das Unvermögen, einen mentalen Set aufrechtzuerhalten, angesehen werden kann. Tizard & Venables (1956) verglichen Gruppen von chronisch Schizophrenen, Normalen und Schwachsinnigen. Sie konnten im wesentlichen den hohen Diskriminierungsgrad des Set-Indexes bestätigen. Rosenthal, Lawlor, Zahn & Shakow (1960) untersuchten die Beziehungen zwischen Set-Index und Schweregrad der schizophrenen Störung. Sie fanden einen hochsignifikanten Zusammenhang zwischen den Ratings zum Störungsgrad und dem Set-Index, aber auch eine hoch-signifikante Beziehung zwischen Set-Index und gemittelter RZ. - Cancro, Sutton, Kerr & Sugarman (1971) zeigten, daß die einfachen RZ'en auf optische und akustische Signale akut Schizophrener um 0.5 mit der Hospitalisationsdauer innerhalb der nächsten drei Jahre korrelierten.

Bradley (1975) untersuchte die Herzschlagaktivität während dem Vorbereitungsintervall bei Prozeß-Schizophrenen und Normalen (PI à 6 sec in regelmäßigen und unregelmäßigen Serien). Die Normalen manifestierten eine Herzschlagverlangsamung (typisch während Orientierungsverhalten und wahrscheinlich mit niederer Redundanz verbunden) sowohl bei regelmäßigen und unregelmäßigen Serien, schnellere RZ'en in regelmäßigen und langsamere RZ'en in unregelmäßigen Serien. Die Prozeß-Schizophrenen zeigten bei den unregelmäßigen Serien während des ganzen PI ebenfalls eine Verlangsamung, bei den regelmäßigen Serien jedoch ein ausgesprochenes Verlangsamungs-Beschleunigungsmuster. Die Verlangsamung der Herztätigkeit und die unregelmäßigen Serien standen mit schnelleren RZ'en, das Verlangsamungs-Beschleunigungsmuster und die regelmäßigen Serien mit langsameren RZ'en in Verbindung.

Eine erhöhte Signal-Intensität bewirkt bei chronisch Schizophrenen im Gegensatz zu Normalen ein subnormales tonisches Arousal-Niveau (Herzfrequenz- und Hautleitmaße) und führt im

RZ-Paradigma zur Hemmung der antizipierten Responsen (Gray, 1975). Ghadirian & Butter (1978) stellten im Zusammenhang mit der Reaktion auf visuelle, akustische und taktile Signale ein Ungleichgewicht in der autonomen Reaktivität fest.

Abramyan (1971) legte Gruppen von Schizophrenen und Normalen verschiedene RZ-Testserien vor (Reaktion auf gleiche vs. ungleiche, hoch- vs. niedrigwahrscheinliche Tonhöhen oder Zahlen in einer Zwangstestsituation). Es zeigte sich, daß Schizophrene kaum anders als Normale reagieren, wenn sie sich in einer Zwangssituation (forced-choice) befinden und wenn zwei Stimuli mit gleicher Wahrscheinlichkeit zur Wahl stehen. In einer Situation mit Stimuli von ungleicher Wahrscheinlichkeit jedoch neigen die Schizophrenen dazu, die RZ-Unterschiede bei hoch- und niedrigwahrscheinlichen Signalen auszugleichen.

Grechishnikova & Osinitskii (1972) erfaßten bei Schizophrenen und Normalen disjunktive RZ'en auf 120 Signale bei regelmäßiger Darbietung (5 sec). Zwei Stimuli mit unterschiedlicher Wahrscheinlichkeit mußten jeweils in drei Signalserien beantwortet werden (.8, .2; .5, .5; .2, .8). Die wechselnden Wahrscheinlichkeiten bei der Präsentation der Signale wurden bei den Normalen durch die Veränderungen in den RZ'en auf die zwei Signale widergespiegelt, bei den Schizophrenen blieb der Unterschied der RZ'en auf die zwei Signale konstant.

(Siehe im übrigen auch die Studien zur wahlweisen Reaktionszeit (Kap. 2.1.2.)

2.3.3. Zur Kritik der Theorie der Set-Segmentierung

2.3.3.1. Zur empirischen Begründung der Set-Theorie

Da die Set-Theorie ganz wesentlich auf den Ergebnissen aus RZ-Experimenten aufgebaut wurde, lassen wir es bei einer Erörterung dieser Experimente bewenden.

Langsamere RZ'en allein bieten wenig Hand für eine Interpretation dieser Ergebnisse im Sinne einer Aufmerksamkeits- und Set-Störung. Erst der Umstand, daß Schizophrene kaum von der Regelhaftigkeit der PI-Abfolge profitieren, erlaubt die Annahme, die Schizophrenen hätten Probleme bei der Mobilisierung und Aufrechterhaltung eines übergeordneten Set und würden übermäßig durch irrelevante Stimuli beeinflußt. Solche zur Bewältigung von RZ-Aufgaben irrelevante Stimuli sind eben die PPI's. Schizophrene habituieren nicht angemessen, sie fahren fort, auf eine zeitliche Konfiguration zu reagieren, die sich nicht mehr als relevant erweist.

Für die Set-Theorie ergeben sich einige Probleme. Zunächst ließe die Set-Theorie langsamere RZ'en eher bei längeren PI's erwarten (mehr Ablenkung). Im Falle der unregelmäßigen Darbietung der PI's trifft aber genau das Gegenteil zu. Zahn et al. (1963) versuchen die Set-Theorie zu retten, indem sie ihre Ergebnisse im Sinne der Vereinfachungstendenz, einer Folge der Set-Segmentierung, interpretieren (Abhängigkeit von den PPI's, die Reaktion ist nicht auf die ganze PI-Serie bezogen). Da aber die stärkere PPI-Abhängigkeit in vermindertem Umfang ebenso bei Normalen auftritt, kann diese Vereinfachungstendenz ebensogut als Ausdruck einer allgemeinen unspezifischen Verlangsamung unter Aufgabenbedingungen aufgefaßt werden, die auch die Reaktionen Normaler verlangsamen (siehe Chapman & Chapman, 1973). Zahn et al. haben es nach Ansicht von Chapman et al. (1973) zu beweisen versäumt, daß der Einfluß der PPI's auf das schizophrene RZ-Defizit größer ist als der Einfluß vieler anderer Störquellen. Die PPI-Variable müßte jedenfalls mit andern Variablen, die ebenfalls die Leistungen Normaler beeinträchtigen, systematisch in Beziehung gebracht werden.

Die Hauptmängel in der Theoriebildung Shakows sind wohl folgende: 1. Seine Theorie ist so breit, daß sie kaum direkt überprüfbar ist. 2. Shakow hat die meisten Ergebnisse, auch seine RZ-Ergebnisse, aus der Forschung post hoc mit seiner Theorie in Einklang gebracht, er hat sie kaum dazu benützt, exakte Vorhersagen aus ihr abzuleiten und die zu erwartenden Fehlermuster zu spezifizieren. D.h. die Theorie erklärt alles und sagt nichts voraus. Mit andern Worten, Shakow hat nie aus seiner Theorie heraus die Variablen spezifiziert, welche die Leistungsbesonderheiten im konkreten RZ-Experiment bedingen. 3. Seine Theorie beruht hauptsächlich auf Untersuchungen, die kein für Schizophrene spezifisches Defizit erbrachten.

Die RZ-Forschung in der Schizophrenie hat mit den Arbeiten von Steffy und Mitarbeitern große Fortschritte erzielt. Der Trend bewegt sich dabei eindeutig weg von den globalen Gruppenvergleichen in Richtung einer Spezifikation der Variablen und Bedingungen, unter denen Schizophrene das RZ-Defizit zeigen oder eben nicht zeigen. Mit dieser Tendenzwende sind andere Erklärungsvarianten auf den Plan getreten, die mit der Set-Theorie z.T. im Widerspruch stehen. So ziehen Steffy et al. die Konzepte der Redundanz und der reaktiven Hemmung (Pavlov) zur Erklärung des CO der Set-Theorie vor. Chapman & Chapman (1973) interpretieren die Vereinfachungstendenz im Sinne einer Extremisierung normaler Responsetendenzen.

Zubin (1975) und Waldbaum, Sutton & Kerr (1975) erklären die RZ-Verlangsamung nach einem intermodalen Aufmerksamkeitswechsel damit, daß der unmittelbare Effekt eines Reizes beim Schizophrenen möglicherweise länger anhält als beim Normalen. Die RZ wird bei einem intermodalen Wechsel langsamer, weil der Effekt des früheren Reizes fortdauert und so mit der Reaktion auf den Modalitäts-Wechsel interferiert. Zubin (1975) diskutiert eine Reihe weiterer Hypothesen zum Verlangsamungseffekt bei intermodalen Aufmerksamkeitswechseln.

Waldbaum, Sutton & Kerr (1975) haben spezifische, aus der Set-Theorie abgeleitete Hypothesen direkt überprüft. Ihre Ergebnisse zum Verlangsamungseffekt beim intermodalen Aufmerksamkeitswechsel stehen im Widerspruch zur Set-Theorie.

Der Set-Index von Rodnick & Shakow (1940) diskriminiert wie kaum ein anderes Maß in der Psychopathologie zwischen Schizophrenen und Normalen. Trotzdem wurde der Anspruch von Rodnick et al., dieser Index sei ein reliables Maß für das Unvermögen, einen mentalen Set aufrechtzuerhalten, in Zweifel gezogen. Rosenthal, Lawlor, Zahn & Shakow (1960) selbst fanden eine hoch-signifikante Beziehung zwischen Set-Index und gemittelter RZ. Das könnte heißen, daß der Set-Index vorwiegend die einfache RZ widerspiegelt. Damit wäre natürlich auch seine Bedeutung für die Set-Theorie herabgemindert. Jedenfalls scheint der Set-Index ein globales Maß für die Anzahl devianter RZ-Prozesse (Langsamkeit, Variabilität, extreme PPI-Abhängigkeit) zu sein, die wahrscheinlich, wie die Befunde von Steffy zeigen, noch nicht alle identifiziert sind.

2. 3. 3. 2. Der normalpsychologische Bezug

Die zwei theoretischen Prinzipien, deren sich Shakow zur Stützung seiner Set-Theorie bedient, beschreiben ähnliche Sachverhalte, nämlich das integrale Verhältnis zwischen Ganzheit und Teil, zwischen zentraler Steuerung und lokaler Autonomie.

Im Set-Begriff, wie er in der Normalpsychologie verwendet wird, sind attentionale, intentionale und integrative Aspekte enthalten. Shakows Begriff des übergeordneten Set beschreibt in Analogie zu den oben erwähnten Prinzipien einen zentralen Mechanismus, der die verschiedenen speziellen Sets in ihrem Zusammenspiel koordiniert und deren Ergebnisse integriert. Damit sind offenbar wie bei Silverman eine Art habituelle Strategien gemeint, die die Informationsaufnahme, -verarbeitung und -abgabe in Abstimmung mit allen beteiligten Prozessen koordinieren. Auch für das Set-Konzept von Shakow sind attentionale, intentionale und integrative Prozesse charakteristisch. Gerade die Integration der einzelnen Schritte in einer Einstellung (ein bestimmter Wachheitsgrad, Hemmung irrelevanter Reize beim Scanning, Bereitstellung gewisser Regeln und Entscheidungskriterien für die Responseauswahl) scheinen den Kern dieses Konzeptes auszumachen.

Alles in allem ist Shakows Konzeption des übergeordneten Set doch ziemlich molar und vage. Die genauen Beziehungen der Prinzipien von Coghill und Cannon und der normalpsychologischen Set-Begriffe zur Shakowschen Theorie werden nie genau spezifiziert. Sie werden allenfalls zur Erhellung und theoretischen Untermauerung von Prozessen benutzt. wie der Autor sie mit der Set-Theorie zu erklären versucht. Der Autor bleibt es zudem schuldig, aus den sehr allgemeinen Annahmen und Analogien spezifische Vorhersagen abzuleiten.

2. 3. 3. 3. Der Erklärungsanspruch der Set-Segmentierungs-Theorie

Keine experimentalpsychologische Schizophrenietheorie erhebt einen so breiten Erklärungsanspruch wie die Shakowsche Set-Theorie.

Obwohl letztlich motivationale Faktoren die treibenden Kräfte des Set-Segmentierungsprozesses sind, entbehren gerade die Aussagen über die Bedürfniskomponente hinreichender Genauigkeit.

Der Zerfall des übergeordneten Set drückt sich auf der Ebene der Aufmerksamkeit in einem fehlerhaften Scanning aus. Das Scanning-Konstrukt steht ganz allgemein für die Auswahl der Information und ist viel weniger elaboriert als dasjenige von Silverman. Zudem scheint bei Shakow ähnlich wie in den Modellen von Broadbent (1971) und Cohen et al. (1967) in stärkerem Ausmaß ein Versagen in der Response-Filterung die Störung auszumachen. Von Vorteil ist dagegen die explizite Unterscheidung verschiedener Stimulusklassen, auf die falsch reagiert werden kann bzw. deren Ausfilterung schwer gelingt.

Shakow interpretiert sämtliche schizophrenen Störungsbilder, Symptome und einzelnen Leistungsschwächen als Ausdruck einer einzigen Grundstörung, d.h. der Tendenz zur Set-Segmentierung. Insbesondere die Assoziationsstörungen, die exzessive Konkretisierungstendenz, der Mangel angemessener und modulierter affektiver Responsen usw. werden von Shakow direkt als Bestätigung seiner Auffassung zitiert. Gewiß hat die Konzeption der schizophrenen Störung als allgemeiner Desintegrationsprozeß, hier Zerfall des übergeordneten Set, viel Plausibles an sich. Vor allem die ausgeprägte Variabilität in allen psychologischen Leistungsbereichen, die allgemeine Verlangsamung bei gewissen Schizophrenen, das schwache Zielverhalten und die erhöhte Individualität der Reaktionen scheinen unverkennbar die Handschrift desintegrativer Prozesse zu tragen.

So plausibel sich aber die Theorie präsentiert, so vage, allgemein und heterogen mutet sie an. Verschiedene Theorieebenen werden unvermittelt auf unterschiedliche Sachverhalte bezogen. Die Set-Theorie, auf induktivem Wege gewonnen, besteht zunächst aus theoretischen Generalisierungen, die vor allem aus Ergebnissen aus RZ-Experimenten hergeleitet wurden. Während die Theorie auf die RZ-Befunde recht gut zugeschnitten ist, wurde sie später von Shakow zur Erklärung fast aller schizophrenen Leistungsschwächen und Symptome herangezogen. So stark generalisiert und mit spekulativen Überlegungen angereichert, ist die Theorie kaum noch überprüfbar. Wiederum fehlen die Bindeglieder, die vermittelnden Spezifikationen zwischen Grundstörung und konkreten Störungserscheinungen. Kaum jemals werden Variablen spezifiziert, die an der Umsetzung der allgemeinen Segmentierung in konkrete Symptome beteiligt sind. Dies gilt selbst für das RZ-Paradigma. So erstaunt es kaum, daß sich für die RZ-Ergebnisse eine Reihe anderer Erklärungsmöglichkeiten anbieten (Chapman & Chapman, 1973; Steffy & Galbraith, 1974; Sutton, 1975; vgl. auch Royer, 1973).

Schließlich stellt sich mindestens im Hinblick auf die Set-Fixierung (Perseverationstendenz bei chronisch Schizophrenen) die Frage nach der Spezifität dieser Störung für chronisch Schizophrene. Frese & Schöfthaler-Rühl (1976) charakterisieren die kognitive Störung Depressiver als "Verlust der Fähigkeit, rasch umzulernen, starke Rigidität des Verhaltens, kognitive Vorgänge, die beim Lernproze interferieren, falsche und inadäquate Wahrnehmung der Realität" (1976, S. 99) und weisen auf ähnliche Phänomene in der Einstellungsforschung hin (Luchins & Luchins, 1959). Die Autoren unternehmen den Versuch, die Theorie der gelernten Hilflosigkeit von Seligman (1978) und die Theorie der negativen Schemata von Beck (1972) ebenfalls im Rahmen einer Einstellungstheorie zu integrieren (Levine, 1971). Dieses Unterfangen weist erneut darauf hin, wie unabdingbar es sowohl für die Schizophrenie- wie für die Depressionsforschung wäre, die spezifischen Variablen, die bei verschiedenen psychiatrischen Gruppen die Einstellungsfixierung determinieren, anzugeben (vgl. auch die Versuche von Bzhalava (1965) mit Epileptikern und Schizophrenen).

2. 3. 3. 4. Lokalisation

Shakow und Mitarbeiter haben wie niemand sonst soviel Mühe darauf verwendet, die Frage der Lokalisation systematisch abzuklären. Zur Kritik ihres Vorgehens siehe Kap. 2.3.1.3.5., Punkt 2).

Es handelt sich nach Ansicht von Shakow bei der Schizophrenie eindeutig um eine zentrale Störung. Der übergeordnete Set ist ein zentraler Mechanismus, der eine Menge von spezifischeren Sets steuert. Es ist wichtig zu beachten, daß die kognitive Destrukturierung eine Folge der Triebregression ist. Die schizophrene Störung ist somit primär in der Bedürfnisstruktur zu lokalisieren.

Im Hinblick auf die Aufmerksamkeit können den Ausführungen gemäß Shakow (2.3.1.3.2.) sowohl Störungen in der Stimulusauswahl (Norman, 1973) wie in der Responseauswahl (Broadbent, 1971; Cohen et al., 1967) erwartet werden. Jedoch scheint die Theorie und vor allem der von Shakow verwendete experimentelle Prototyp (RZ) eine stärkere Störung in der Responseauswahl nahezulegen, in jenem Vorgang also, der die Responsen auf irrelevante Stimuli hemmt und die Entscheidungen für die angemessenere Aufmerksamkeitsresponse trifft.

2. 3. 3. 5. Ätiologie

Shakow möchte seine Theorie als eine rein deskriptiv-formale (das Wie und Was, nicht das Warum der Störung) verstanden wissen. Er diagnostiziert die Grundstörung und beschreibt die daraus resultierenden Störungsphänomene.

Der Verlust des übergeordneten Set ist bloß die sekundäre Folge einer primären Tendenz zur Segmentierung der innern und äußern Welt. Auf die Frage nach der Ursache dieser Grundstörung hält uns Shakow mindestens partiell eine ätiologische Antwort bereit. Die Set-Segmentierung, eine Form der kognitiven Regression, ist als Parallele zu einer regressiven Triebentwicklung zu verstehen. Die treibenden Kräfte hin zur Persönlichkeitsdesintegration sind also letztlich motivationale Prozesse. Dabei scheinen Shakow zur Erklärung des Triebgeschehens relativ orthodox psychoanalytische Vorstellungen vorzuschweben.

Die schizophrenen Leistungsstörungen sind gemäß Shakow das Ergebnis einer Entwicklungsstörung und von Faktoren, die mit der Entfaltung der normalen organismischen Kapazität interferieren. Vieles weist darauf hin, daß praktisch sämtliche Leistungsstörungen unter bestimmten Bedingungen (Normalisierungstendenzen) reversibel sind.

2. 3. 3. 6. Untergruppenspezifische Aussagen

Die Set-Theorie wurde primär zur Erklärung von Störungserscheinungen bei chronisch Schizophrenen konzipiert. Shakow vertritt allerdings die Meinung, daß sich die chronische von der akuten Gruppe nur in der affektiven Reaktion auf die Grundstörung unterscheidet. Nicht explizit berücksichtigt in der Theoriebildung wird die prämorbide Anpassung. Umso rigoroser verfährt Shakow bei der Gruppenbildung aufgrund diagnostischer Kriterien (differenzierter Schlüssel). Für die Gruppen der paranoid Schizophrenen und Hebephrenen (nicht-paranoid Schizophrenen) werden klare Leistungsunterschiede berichtet: Bei insgesamt 58 Messungen an Gruppen von Normalen, paranoid Schizophrenen und Hebephrenen näherten sich die Meßwerte bei den

Paranoiden in 31 Fällen, bei den Hebephrenen nur in 7 Fällen denen aus der Normalgruppe. In 20 Fällen verteilten sich die Meßwerte der Paranoiden und Hebephrenen auf die eine oder andere Seite der Werte der normalen Gruppe.

Gemäß Shakow können die Störungsbilder dieser beiden Untergruppen als unterschiedliche Reaktionen auf die gleiche Grundstörung aufgefaßt werden. Leider vermißt man die nähere theoretische Explikation dieser Gruppenunterschiede.

2. 3. 3. 7. Störungsbeginn, Zustandsänderungen

Allgemein kann man festhalten, daß sich die Störung dann zu manifestieren beginnt, wenn sich die partialisierten Triebe gegen die zentrale Instanz durchzusetzen beginnen.

Shakow gibt einige Hinweise auf den Verlauf des Desintegrationsprozesses. Von Interesse ist seine Hypothese, daß diesem Verlauf eine sinnvolle Sukzession innewohnt. Zudem ordnet er den postulierten Stufen der Segmentierung klare Verhaltenskorrelate zu. Innerhalb des allgemeinen Auflösungsprozesses sind viele Grade und Rhythmen der Desintegration möglich; damit wird der starken intraindividuellen Verhaltensvariabilität mindestens teilweise Rechnung getragen.

Shakow erklärt einzelne Symptomwandel wie alle anderen Erscheinungen mit der Segmentierungshypothese. Für Übergänge von einem Störungsbild in ein anderes bietet sich folgende Erklärung an: Die verschiedenen Störungsbilder sind unterschiedliche Reaktionen auf die gleiche Grundstörung. Daher kann sich im Laufe der Verschlechterung der Störung auch das Reaktionsmuster darauf wandeln. Die spezifischen Angaben der Bedingungen, unter denen eine Verschlechterung des Zustands fortschreitet oder ein Individuum mit dem einen oder andern Reaktionsmuster antwortet, fehlen.

Die Beschreibung der Transformation des akuten in den chronischen Zustand fällt knapp aus. Der akute Zustand, der mit dem Begriff Paläophobie (Angst vor dem Alten, Bekannten; Reizhunger, Erlebnisdrang) charakterisiert wird, unterscheidet sich laut Shakow nur in der affektiven Reaktion auf die neuen und überwältigenden äußern und innern Erlebnisse vom chronischen Zustand (Neophobie: Angst vor dem Neuen, Verlust des Neugierverhaltens).

Die Desintegration zwischen Kognition und Emotion (vgl. Sensorisierungsprozeß bei Silverman) ist ein Ergebnis der wiederhergestellten Stabilität auf dem Niveau einer segmentierten Erlebnisweise. Shakows Theorie enthält also auch keine spezifischen Hypothesen zum Chronifizierungsprozeß. Es fehlen insbesondere Angaben über die Beziehung zwischen Affekt- und Arousalgeschehen im chronischen Zustand.

2. 3. 3. 8. Flexibilität/Weiterentwicklung der Theorie

Die Set-Theorie enthält sowohl relativ operationale Konzepte wie allgemeinste Prinzipien, die verschiedenen Ebenen sind schlecht miteinander vermittelt. Die Grundkonzeption, welche die Schizophrenie als eine Integrationsstörung begreift, verdient u.E. große Beachtung. Aber es fehlt die Spezifikation und Konkretisierung des Integrationskonzeptes auf die verschiedenen Funktions- und Verhaltensbereiche. Die Theorie im gegenwärtigen Zustand ist so allgemein und negativ flexibel gehalten, daß post hoc jeder beliebige Befund mit ihr in Einklang gebracht werden kann. Das ist natürlich nicht der Zweck und Nutzen einer Theorie, von der ja spezifische Hypothesen und Vorhersagen erwartet werden.

Die große Allgemeinheit der Set-Theorie ist wohl auch der Grund dafür, warum Shakow seine Theorie seit der ersten Version kaum je wesentlich modifiziert hat, dies, obwohl immer mehr Daten, teils auch widersprechende, aus RZ-Experimenten anfallen und mittlerweile weitere spezifische Variablen, die das RZ-Verhalten determinieren, isoliert werden konnten (Steffy et al., 1974; Zubin, 1975).

2. 3. 3. 9. Erklärung positiver Merkmale

Für die Erklärung positiver Merkmale ergeben sich auf der Basis der drei von Shakow postulierten Stufen der Desintegration interessante Ansatzpunkte. Demnach folgt in der ersten Phase auf die allgemeine Auflösungstendenz eine kompensatorische Überreaktion zur Wiedererlangung der Kontrolle. Über diese Anstrengungen zur Wiederherstellung eines Gleichgewichts können womöglich gewisse positiven Verhaltensmerkmale erklärt werden. Die zweite Phase der Desintegration, in der sich eine Wendung nach innen vollzieht, bringt eine Zunahme idiosynkratischer Erlebens- und Verhaltensweisen mit sich. Diese Idiosynkrasien werden auf der für die Erklärung positiver Merkmale besonders wichtigen dritten Stufe, in der die Etablierung einer neuen Stabilität auf der Basis lokaler Steuersegmente stattfindet, in das neue System integriert und womöglich ausgebaut. Die Reintegration des psychischen Systems auf einer niedrigeren Ebene, in Verbindung mit den echten, wenn auch autistischen, prospektiven Anpassungsleistungen einiger chronisch Schizophrener, eignet sich gewiß als Ausgangsbasis zur Erklärung einiger positiver Merkmale. Leider macht die Theorie auch hier keine präzisen Angaben darüber, wie sich solche Reintegrationsversuche konkret in positive Verhaltensmerkmale umsetzen. Sicher ist eine Theorie, welche die schizophrene Störung als Auflösungsprozeß hierarchisch integrierten Verhaltens und die positiven Verhaltensmerkmale als das Ergebnis eines geglückten oder mißglückten Reintegrationsversuchs konzipiert, am besten in der Lage, diese Phänomene zu erklären (siehe Kap. 5.).

2. 3. 3. 10. Therapeutische Implikationen

Grosso modo gelten wohl die in Kap. 2.2.3.10. gemachten Ausführungen auch für die Theorie von Shakow. Da es sich bei der Segmentierungstheorie um eine motivational determinierte Gesamtstörung handelt, wird ein therapeutischer Ansatz in erster Linie hier ansetzen müssen.

Therapeutische Prinzipien, die sich unmittelbar aus den theoretischen Prämissen seiner Theorie ergeben würden, hat Shakow keine abgeleitet. Immerhin gibt er eine Reihe spezifischer Bedingungen an (wiederholtes Lernen, angemessener Zeitraum, Kooperation, Vorbereitungszeit, soziale Einflüsse, aufgabenbezogener Streß, Einsatz stark motivierender Faktoren), unter denen sich Schizophrene dem normalen Kapazitätsniveau annähern (Normalisierungstendenzen).

2.4. Die Arousal-Theorien zur Erklärung des schizophrenen Defizits

Es liegt nahe, die allgemein bei Schizophrenen beobachtete Leistungsverschlechterung auf eine veränderte Motivationslage zurückzuführen. Der Versuch, dieser modifizierten Motivationslage operational durch Aktivationsmaße beizukommen, ohne dabei die Aktivationsparameter in Beziehung zu bestimmten andern Variablen oder andern Funktionsbereichen zu setzen, muß mehr oder weniger als gescheitert betrachtet werden. Die aufgrund allgemeiner Aktivationshypothesen gewonnenen Daten sind überaus verwirrend und widersprüchlich, so daß kaum eindeutige Aussagen über die Beziehung Aktivation - Leistung gemacht werden können. Eine simple, geradlinige Übertragung der aus der Normalpsychologie bekannten umgekehrt U-förmigen Beziehung zwischen psychophysiologischer Aktivation und Leistung auf die Schizophrenie hat sich als problematisch erwiesen.

2.4.1. Die Theorien

In einem Übersichtsreferat mit theoretisch-integrativem Anspruch nehmen Lapidus & Schmolling (1975) eine Unterteilung der Arousal-Theorien in der Schizophrenie in a) Ein-Faktor-Arousal-Theorien und in b) Zwei-Faktoren-Arousal-Theorien vor.

Zu a): Den Ein-Faktor-Arousal-Theorien wäre strenggenommen die Mehrzahl aller Drive-Theorien behavioristischer Provenienz zu subsumieren. Diese Theoriengruppe (Pavlov, 1941; Mednick, 1958, 1966, 1970; Broen & Storms, 1967) wird jedoch im nächsten Kapitel im Zusammenhang mit response-interferenztheoretischen Ansätzen separat behandelt.

Differenziertere Ein-Faktor-Arousal-Theorien bringen das Konstrukt Arousal in Verbindung mit IV-Variablen (West, 1962; Venables, 1964, 1966). Es sind auch Versuche bekannt, in denen komplexe Emotions- (Tomkins, 1963-64, 1965) und Motivationstheorien (Epstein & Coleman, 1970) aus der Normalpsychologie auf die Schiziphrenie übertragen wurden. Zur Illustration der Ein-Faktor-Arousal-Theorien diene in der Folge die Arousal-Aufmerksamkeit-Theorie von Venables (1964).

Zu b: Zur Illustrierung des Ansatzes, der dem komplexen Phänomen Arousal mit einem 2-Faktoren-Modell Rechnung trägt, eignet sich die Theorie von Claridge (1967). Mehr am Rande wird die interessante Variante eines 2-Faktoren-Modelles von Epstein & Coleman (1970) referiert.

2.4.1.1. Venables' Arousal-Aufmerksamkeit-Theorie

Venables' theoretische Leistung besteht im wesentlichen in der systematischen Übertragung der normalpsychologischen Arousal-Aufmerksamkeit-Theorie von Callaway, die die Aufhellung der Wechselbeziehung von Arousalprozessen und Aufmerksamkeit (Attention) zum Gegenstand hat, auf die Population der Schizophrenen, oder besser, auf einen Aspekt innerhalb dieser Population, nämlich auf die Dimension akut-chronisch.

Der Darstellung von Venables' Arousal-Aufmerksamkeit-Theorie muß deshalb notwendigerweise ein Exkurs in die Forschungsarbeiten von Callaway vorgeschaltet werden.

2.4.1.1.1. Exkurs: Callaways Arousal-Aufmerksamkeit-Theorie

Callaway (Callaway & Thompson, 1953; Callaway & Dembo, 1958; Callaway, 1959) postuliert einen hypothetischen Mechanismus, der die sympathikotonen Aktivitäten des Nervensystems mit der Aufmerksamkeitsspanne (span of attention) verbindet (vgl. auch Easterbrock, 1959; Zaffy & Bruning, 1966; Feeney, 1971):

Eine Bedrohung des Organismus induziert gewöhnlich sympathikotone Aktivitäten. Umgekehrt bewirkt diese Bedrohung eine Schwellenerhöhung im Input-System, die wiederum dazu tendiert, die Wahrnehmung der Bedrohung zu verringern und, als Folge davon, die sympathikotone Aktivität herabzusetzen. Würde andernfalls eine erhöhte sympathikotone Tätigkeit eine Schwellensenkung im Input-System herbeiführen, müßte theoretisch eine anhaltende Steigerung der sympathikotonen Tätigkeit angenommen werden, was die Bedrohung des Organismus erst recht zuspitzen würde. Ein negativer Feedback-Mechanismus veranlaßt nun wahrnehmungsmäßig die Reduktion der bedrohlichen Stimuli und mobilisiert entsprechende Abwehr- und Fluchtpläne. Damit ist ein natürlicher Organismusschutz gewährleistet.

Das Verhältnis zwischen sympathikotoner Nerventätigkeit und Aufmerksamkeitsspanne wird von Callaway (Callaway & Dembo, 1958) so präzisiert:

Zunächst zur Bestimmung der Begriffe "Aufmerksamkeitsfokus" und "Aufmerksamkeitseinengung": Obwohl eine Gruppe von Stimuli das Zentrum der Aufmerksamkeit beansprucht, können periphere Stimuli weiterhin das Verhalten mitbeeinflussen. Der relative Einfluß peripherer Stimuli spiegelt den Fokus der Aufmerksamkeit wider. Ein eingeengter Aufmerksamkeitsfokus bedeutet also den verminderten Einfluß peripherer Stimuli auf das Verhalten. Das Konzept der eingeengten Aufmerksamkeit (narrowed attention) meint ein theoretisches Konstrukt, das aufgrund der experimentellen Variierung neurophysiologischer Prozesse einerseits und aufgrund der gemessenen Abhängigkeit des Verhaltens von peripheren und zentralen Stimuli andererseits erschlossen wird. Am ehesten könnte man dieses Konstrukt als eine Art peripheren sensorischen Selektionsmechanismus umschreiben. Umgekehrt werden bei einer erweiterten Aufmerksamkeit mehr periphere Stimuli einbezogen und zur Steuerung des Verhaltens verwertet.

Eine Korrelation zwischen eingeengter Aufmerksamkeit und erhöhter sympathikotoner Nerventätigkeit bedeutet keinesfalls eine direkte kausale Beziehung zwischen den beiden Prozessen. Vermutlich sind Veränderungen in beiden Mechanismen sekundäre Folgen eines noch grundlegenderen Mechanismus, nämlich der Stimulation des aufsteigenden reticulären Aktivationssystems (ARAS) im Stammhirn.

Wie hat man sich nun die Interaktion der zwei Prozesse vorzustellen? Die verschiedenen Methoden, physiologische Veränderungen zu erwirken - medikamentöse (Methamphetamine etc.), visuelle (angstinduzierende Bilder) und thermisch-taktile (cold pressor Test) Stimulationsmethoden -, zielen insgesamt auf die zentrale Komponente der sympathikotonen Nerventätigkeit. Callaway (Callaway & Dembo, 1958) postuliert dabei einen gemeinsamen neurophysiologischen Faktor, den er mit dem Begriff "zentrale sympathomimetische Aktivität" umschreibt. Unter Bezugnahme auf Erkenntnisse aus der Neuro- und Psychophysiologie wird die Aufmerksamkeit in Verbindung zur zentralen sympathomimetischen Aktivität gebracht. Nebst einer erhöhten sympathikotonen Aktivität generieren alle Drogen und die andern Stimulationsmethoden, die eine eingeengte Aufmerksamkeit induzieren (den gleichen Effekt bringen auch viele emotionale Zustände hervor), ein waches EEG. Die zentrale sympathomimetische Aktivität ist somit weitgehend eine Folgeerscheinung der Stimulierung der Formatio Reticularis (FR). Die FR hängt denn auch sehr direkt mit Veränderungen in der Aufmerksamkeit zusammen.

Neurophysiologisch ist inzwischen bekannt, daß Veränderungen des aufsteigenden reticulären Aktivationssystems (ARAS) sich in der selektiven Tätigkeit der Wahrnehmung niederschlagen (Moruzzi & Magoun, 1949; Jasper, Naquet & King, 1955). Die Reizung des ARAS kann direkt oder indirekt die Weiterleitung der nervösen Impulse über die lange, afferent-spinale Nervenbahn hemmen (Hagbarth & Kerr, 1954). Die FR vermag unter Einwirkung von Drogen die Aktivität der afferenten sensorischen Systeme zu modulieren. Die FR wirkt ferner ganz allgemein selektiv auf die lateralen sensorischen Nervenbahnen (Killiam & Killiam, 1957). Schließlich ist auf die vielfältigen Wirkungen der Stammhirn-Reizung, die vom aktuellen Zustand des Organismus, vom Ort und Parameter der Reizung abhängen, auf das Verhalten hinzuweisen: Wachheit, Aufmerksamkeit, Schreckreaktion, generalisierte Erregung (Evarts & Magoun, 1957; Lindsley, 1958). Das retikuläre System beeinflußt neben dem kortikalen und autonomen Arousal und der sensorischen Filtertätigkeit aber auch die motorische Reaktivität.

Bei der Bestimmung einer eingeengten Aufmerksamkeit werden als abhängige Variablen unterschiedliche Response-Klassen gewählt, so u.a. Veränderungen in der myographischen Aktivität, Veränderungen in der psychogalvanischen Leitfähigkeit, Veränderungen im Spielverhalten (guessing game) und Veränderungen im Größen- und Distanz-Schätzverhalten. Es gibt ausreichende Anhaltspunkte dafür, daß verschiedene emotionale Zustände ähnlich wie die chemischen Wirkstoffe Amphetamin, Carbon-Dioxid etc, eine reduzierte Aufmerksamkeit bewerkstelligen. Beide Methoden, die künstliche Herstellung emotionaler Zustände im Labor (cold pressor Test, angsteinflößende visuelle Stimuli) und die direkte Induktion erhöhter sympathikotoner Aktivität mittels Drogen wurden zur Erzeugung einer eingeschränkten Aufmerksamkeit herangezogen. Drogen wurden von Callaway wegen ihrer spezifischeren und experimentell besser kontrollierbaren Wirkung zunehmend bevorzugt.

Die operationale Verknüpfung von Aufmerksamkeitsverhalten und physiologischen Zustandsänderungen ist nicht bei allen Versuchstypen unproblematisch. Sicher ist nur, daß gewisse Drogen und psychologische Prozeduren Veränderungen im Aufmerksamkeitsverhalten, z.B. in der Größenkonstanz, bewirken. Warum und wie diese Modifikationen entstehen, ist vorläufig nicht einwandfrei nachzuweisen.

Die Herstellung eines Zusammenhanges zwischen Größenkonstanz und Veränderungen in der Aufmerksamkeitsspanne fußt bekanntlich auf der Annahme, daß das reduzierte retinale Bild eines Objektes durch Wahrnehmung von Objekten und Cues aus dem peripheren Feld korrigiert wird und auch dann seine Größe behält, wenn es aus der Distanz betrachtet wird. Da im eingeengten Zustand der Aufmerksamkeit die peripheren Cues vernachlässigt werden, findet die notwendige Korrektur des retinalen Bildes eines Objektes nicht statt und das entfernte Objekt erscheint als kleiner. Größenkonstanz und Distanzschätzung hängen direkt miteinander zusammen, d.h. es besteht ein reziprokes Verhältnis zwischen wahrgenommener Distanz und wahrgenommener Größe eines Objektes (Details siehe: Weckowicz, Sommer & Hall, 1958). Die Variablen, die für die Entstehung einer Größenschätzung verantwortlich sind, sind so zahlreich, daß viele alternative Erklärungen für die Veränderungen in der Größenkonstanz herangezogen werden können. Neben den ohnehin komplexen, für die Größenkonstanz-Schätzungen erheblichen Distanzschätzungs-Determinanten (Schatten, Textur, Parallax, Vordergrund, relative Position der Objekte zueinander) stehen weitere Unbekannte (vgl. Kap. 2.2.1.2.1.).

Eine Schwäche der vorliegenden Konzeption liegt in der Ausklammerung interner Verhaltensdeterminanten, d.h. von Faktoren wie Erwartungen, Bewertungen, Gedächtnis. Unzufrieden mit seinem theoretischen Ansatz wandte sich Callaway (Callaway & Stone, 1960) später dem informationstheoretisch orientierten Filter-Modell von Broadbent (1958) zu (siehe Kap. 2.1.1.1.1.).

2.4.1.1.2. Venables' Übertragung der Arousal-Aufmerksamkeit-Theorie auf die Schizophrenie

Venables (1964) ist sich der Komplexität der Funktionsweise und Steuerung der Aufmerksamkeit im besonderen und der IV-Prozesse im allgemeinen bewußt (vgl. Venables, 1975). Er ersetzt die älteren und restriktiveren Termini: Empfindungs- und Wahrnehmungsstörung mit dem allgemeineren Begriff der Input-Dysfunktion und begründet dies einleitend so:

Bevor ein Item des sensorischen Inputs ins Bewußtsein tritt, ist es mehreren miteinander interagierenden Prozessen unterworfen. Der sensorische Input erreicht den Cortex nicht nur über die klassischen afferenten Bahnen. Er beeinflußt via Kollateralen, die von den direkten Bahnen abzweigen, Strukturen des Mesencephalon und des Diencephalon, um so Zustände der Aufmerksamkeit, des Arousal, des emotio-motivationalen Systems und des Bewußtseins zu modifizieren. Umgekehrt vermag der Zustand dieser subcortikalen Strukturen vermittels des Einflusses auf die peripheren Rezeptor-Organe und auf alle anderen Ebenen inklusive Cortex die Muster des sensorischen Inputs zu verändern.

Ferner übt der Cortex über das Stammhirn einen nachhaltigen Einfluß auf Nervenbahnen aus. Dem Cortex kommt aufgrund seiner höchst diskriminativen Eigenschaften bei der Selektion und Weiterleitung des sensorischen Inputs eine entscheidende Rolle zu.

Parallel dazu darf auf der psychologischen Ebene ein sensorischer Eindruck niemals als isoliertes Ereignis betrachtet werden. Jedes einzelne Input-Item ist in ein Muster integriert und wird mit vergangenen, im Gedächtnis gespeicherten Ereignissen in Beziehung gesetzt bzw. verglichen. Die einzelnen Items besitzen ein relatives Gewicht, eine individuelle Auftretenswahrscheinlichkeit, d.h. sie erscheinen dem Organismus als eine aus dem Itemgesamt des Wahrnehmungsfeldes gebildete Untermenge.

Dieses aktive "Sampling" der Umwelt-Stimuli macht die Anknüpfung an das Konzept der Aufmerksamkeitsspanne notwendig. Grad und Beschaffenheit der Aufmerksamkeit sind das Ergebnis einer kombinierten cortico-subcorticalen Steuerung, sie sind sowohl von temporär-phasischen Erregungs- und Emotionszuständen des Organismus wie auch von der längerfristig-habituellen cortico-subcorticalen Harmonie oder - wie beispielsweise in der Schizophrenie - Disharmonie abhängig.

Obwohl Venables die komplexen, interaktiven Steuerungsverhältnisse zwischen Input-Funktion und Cortex/Subcortex-Zentren herausstreicht, legt die vorliegende Theorie den Akzent in der Richtung einseitig fest. Es interessiert fast ausschließlich die Kontrolle des Subcortex, des Arousal-Systems im speziellen, auf bestimmte perzeptive Leistungen, die im Rahmen des Konstruktes "Aufmerksamkeitsspanne" interpretiert werden können.

Konkret wird die unabhängige Variable Arousal-Niveau mit medikamentöser und psychologischer Stimulation manipuliert und mit einer Vielzahl autonomer und kortikaler Aktivationsmaße gemessen. Dann wird die Auswirkung dieser Manipulation auf die abhängige Variable, gemessen mit einfachen Wahrnehmungsmaßen, zu erfassen versucht.

Die Arousal-Aufmerksamkeit-Theorie der Schizophrenie beschränkt sich in ihren Aussagen im wesentlichen auf die Beziehung zwischen Arousal- und Aufmerksamkeitsprozessen. Sie meldet aber, zumal ursächliche Beziehungen zwischen Input-Störungen und Denkstörungen nachweisbar sind, auch für letztere einen begrenzten Erklärungsanspruch an. Der klassischen Unterteilung des IV-Prozesses in Rezeption, Perzeption, Speicherung, Erinnerung und Denken haftet ohnehin etwas Künstliches an, da jeder sensorische Input, der in bestehende Gedächtnisschemata integrierbar ist, eine gewisse Bedeutung für den Organismus hat.

Venables (1964) spezifiziert die Beziehung zwischen Arousal und Aufmerksamkeit folgendermaßen auf die Schizophrenie:

"Chronisch schizophrene Patienten - und möglicherweise sind in diese Kategorie Prozeß-Schizophrene eingeschlossen - sind durch einen Zustand eingeengter Aufmerksamkeit, der aus einer erhöhten sympathikotonen und corticalen Aktivation herrührt, gekennzeichnet. Die Aufmerksamkeit ist in zweierlei Hinsicht eingeenget: Periphere sensorische Items, die gleichzeitig gegenwärtig sind, gelangen nicht ins Bewußtsein. Items im Gedächtnis, die Teil der bedeutungshaltigen Struktur sind, in der das aktuelle zentrale Item erscheint, werden nicht erkannt ... Im Gegensatz zum chronischen Patienten ist der akute (und möglicherweise der reaktive und paranoide) Patient durch ein Unvermögen, den Umfang seiner Aufmerksamkeit zu begrenzen, gekennzeichnet. Er wird von sensorischen Eindrücken aus allen Richtungen überflutet. Items jeder Art sind gleich wichtig, und die Bedeutung der Außenwelt geht aus Gründen verloren, die denen, wie sie für chronisch Schizophrene zutreffen, entgegengesetzt sind. Das Figur-Hintergrund-Verhältnis, das es einem Bild gestattet, gewisse Informationen zu tragen, wird dadurch zerstört, daß das Bild entweder nur noch vorwiegend in der Figur oder nur noch vorwiegend im Hintergrund belassen wird.

Die erweiterte Aufmerksamkeit des akuten Patienten scheint auf das niedrige Niveau corticaler Aktivation oder möglicherweise ein parasympathisches Ungleichgewicht zurückführbar" (Venables, 1964, S. 41-42).

Venables (1964, 1966) nimmt für die Gruppe der akut (und reaktiv und paranoid) Schizophrenen ein niederes Arousalniveau im Ruhezustand und - in Einklang mit Wilders (1950) Gesetz des Anfangswertes - eine hohe Reaktivität auf spezifische Stimuli an.

Für die Gruppe der chronisch (und Prozeß- und nicht-paranoid) Schizophrenen postuliert der Autor ein hohes Arousalniveau im Ruhezustand und - wieder in Einklang mit Wilders Gesetz des Anfangswertes - einen niedrigen Reaktivitätspegel. Dieses Gegensatzverhältnis erfüllt eine homöostatische Funktion, indem es die Arousalspirale unterbricht. Um sein hohes Arousalniveau zu senken, zieht sich der chronisch Schizophrene von den Umweltreizen zurück, was die Reaktivität herabsetzt.

Ähnliche Hypothesen hatte vor Venables schon Weckowicz (1957, 1958) im Hinblick auf seine Größenkonstanz- und Distanzschätzungsuntersuchungen formuliert:

"Im frühen Stadium der Krankheit verlagert sich die Funktion in Richtung parasympathischer Aktivität. Durch einen negativen Feedback-Mechanismus nimmt die Größenkonstanz zu. Dies bedeutet erhöhte Wahrnehmungskonstanz, diese wiederum kann als erhöhte Wahrnehmung von Umweltobjekten interpretiert werden. Die Patienten werden sensibel, mißtrauisch, entwickeln Beziehungsideen, heften wichtige Bedeutungen an unbedeutende Ereignisse und entwickeln vielleicht einen Wahn. Sie reagieren auf die Umwelt mit erhöhter Angst, weil die niedrige Aktivität der sympathischen Zentren des Diencephalon von starker Reaktivität begleitet ist. Mit dem Fortschreiten der Krankheit jedoch verlagert sich die Funktion dieser Zentren schrittweise in die entgegengesetzte Richtung, nämlich auf die sympathische Aktivität" (Weckowicz, 1958). Der Umschwung in Richtung erhöhter sympathikotoner Aktivität im chronischen Stadium führt zu verminderter Größenkonstanz, was wiederum eine reduzierte Wahrnehmung der umliegenden Objekte bedeutet. Aufgrund der erhöhten sympathikotonen Aktivität ist die Reaktivität gering und die Patienten legen eine sogenannte affektive "Flachheit" an den Tag, sie ziehen sich zurück, werden autistisch und verlieren das Interesse an Umweltereignissen.

Gruzelier & Venables (1972) haben in den siebziger Jahren versucht, Näheres zum Verhältnis Erregungsniveau - selektive Tätigkeit des Gehirns in Erfahrung zu bringen. Die Autoren vermuten, daß Störungen im vorderen Teil des limbischen Systems und im Schläfenlappen (Hippocampus, Nucleus Amygdale) - diese Hirnareale nehmen eine zentrale Rolle in der Regulierung des Arousals ein und haben eine große Bedeutung für die intellektuellen Funktionen - für wichtige Aspekte des psychotischen Verhaltens verantwortlich sein könnten. Sie nehmen Bezug auf Befunde, die nahelegen, daß die Orientierungsresponsen (OR'en) im Bereich der elektrischen Hautleitaktivität (skin conductance orienting response, SCOR) bei Affen und Ratten mit einer lädierten Amygdala entweder nicht auftreten oder nicht habituieren. Ein Defizit im Habituierungsprozeß lassen auch Tiere mit einem lädierten Hippocampus erkennen. Im weiteren berufen sich die Autoren auf ein Funktionsmodell des limbischen Vorderhirns von Douglas & Pribram (1966). Dies enthält u.a. das Postulat, daß der Amygdala-Kern, dessen Reizung auf die elektrodermale Aktivität eine eher exzitatorische Wirkung hat, und der Hippocampus, dessen Reizung einen eher inhibitorischen Effekt mit sich bringt, bei der Steuerung des sensorischen Inputs in einem reziproken Verhältnis miteinander zusammenarbeiten. Ein Defekt in dieser Steuerung spiegelt ein Ungleichgewicht in Prozessen des limbischen Systems wider. Die Orientierungs- und Habituationsprozesse exemplifizieren im Modell die postulierte reziproke Interaktion zwischen den zwei Systemen. Die Hautleit-Response bedeutet, wenn sie über die Amygdala ausgelöst wird, eine erhöhte Aufmerksamkeit für einen Stimulus, was eine Voraussetzung für seine Aufnahme und die Habituation ist. Habituation tritt dann ein, wenn die vom Hippocampus bewerkstelligten Hemmungsbeträge zunehmen.

Aufgrund dieser Zusammenhänge sagen Gruzelier & Venables (1972) eine Störung der SCOR bei Schizophrenen voraus. Genauer: Eine Störung im limbischen Vorderhirn und im Temporallappen führt wahrscheinlich zu einer bimodalen Verteilung der Häufigkeit der SCOR'en auf wiederholte Stimuli, d.h. die SCOR'en treten entweder nur minimal oder gar nicht auf oder habituieren entweder langsam oder überhaupt nicht.

Wir verweisen in diesem Zusammenhang auf die Hypothesen von Mednick (Mednick & Schulsinger, 1968; Mednick, 1970), der aufgrund von Ergebnissen aus Langzeit-Studien bei Kindern von Schizophrenen mit hohem Erkrankungsrisiko ebenfalls zur Annahme gelangt, eine Störung im Hippocampus spiele in der Schizophrenie eine zentrale Rolle (vgl. auch Ax, 1975; Shagass & Overton, 1975).

2. 4. 1. 2. Die 2-Faktoren-Arousal-Theorie von Claridge

Ausgangspunkt der Modellvorstellungen von Claridge (1967) bildet die Übersetzung des Eysenckschen Persönlichkeitsmodells in arousaltheoretische Konzepte. Im faktorenanalytisch orientierten Modell von Eysenck (1953, 1967) sind bekanntlich Dimensionen wie Introversion-Extraversion und Neurotizismus-Psychotizismus von großer Bedeutung (siehe Claridge, 1972). Auf eine Darstellung dieses Modells kann hier aufgrund seines großen Bekanntheitsgrades verzichtet werden. Hingegen sollen wichtige, für das Modell von Claridge relevante Erkenntnisse aus der Aktivationsforschung vergegenwärtigt werden.

2.4.1.2.1. Exkurs: Zur Funktion der reticulären Mechanismen

Die wichtigsten neurophysiologischen Erkenntnisse zu den reticulären Mechanismen können folgendermaßen zusammengefaßt werden (Claridge, 1967):

- Die Formatio Reticularis (FR) ist als ein System bekannt, das intensiv mit der Aufrechterhaltung des Bewußtseins beschäftigt ist.
- Eine wichtige Funktion der FR, d.h. ihres kaudalen mesencephalischen Teils, ist das "aufsteigende reticuläre Aktivations-System" (ARAS). Das ARAS übt einen allgemeinen tonisch-erregenden Einfluß auf den Cortex aus, der in seiner Auswirkung relativ langandauernd und unspezifisch ist. Diese diffuse Erregung ist sowohl vom sensorischen Input wie vom innern Milieu des Organismus abhängig.
- Der Hypothalamus, der anatomisch mit dem Mittelhirn verbunden ist, kann funktional als Teil der FR betrachtet werden. Das Zusammenspiel zwischen retikulären und hypothalamischen Einflüssen auf den Cortex bewirkt, daß eine Reizung der FR im Regelfall gefolgt wird von einer Reizung des Hypothalamus posterior, was wiederum zu erhöhter sympathikotoner Aktivität führt. Diese mündet in eine zusätzliche Aktivation des Cortex

und fügt der direkt durch den afferenten Input ausgelösten Erregung eine emotionale Komponente hinzu.

- Zusätzlich zu den im Stammhirn lokalisierten Teilen der FR wurde eine höher organisierte Komponente im Diencephalon ausgemacht: das diffuse thalamische Projektions-System. Die aktivierend Funktion dieses Systems ist von den energetisierenden Einflüssen der tieferen Stammhirn-Komponenten abhängig. Verglichen mit der Stammhirn-Komponente sind die Auswirkungen des thalamischen Projektions-Systems auf den Cortex von kürzerer Dauer und von phasischem Charakter. Da dieses thalamische System topographisch feiner organisiert ist, vermag es die Tätigkeit von umschriebenen kortikalen Regionen relativ spezifisch zu regulieren.
- Die Stammhirn-Anteile der FR (das ARAS) dienen über extrathalamische Wege der einleitenden Erregung des Cortex. Das phasische System des Diencephalon bildet die Basis für einen Abtast- und Screening-Mechanismus, der die Verteilung und Integration von nervösen Impulsen, die im Cortex ankommen, gewährleistet. Das System scheint aus diesem Grunde eine entscheidende Rolle bei der Aufmerksamkeitssteuerung zu spielen. Der diencephalische Teil der FR ist besonders auf momentane Veränderungen des Bewußtseins ansprechbar.
- Die integrierte Aktivität der FR hängt sowohl von exzitatorischen wie inhibitorischen Mechanismen ab: 1. Die Zentren, von denen der tonische Arousal seinen Ausgang nimmt, sind wahrscheinlich Teil eines allgemeiner gesteuerten Systems im Stammhirn mit aktivierenden ind inhibierenden Wirkungen auf den Cortex (Wach-Schlaf-Kontinuum). 2. Die thalamische FR enthält funktional gleichfalls antagonistische Komponenten, ein Sachverhalt, der bestens zu ihrer Rolle als System für die Vermittlung der spezifischen Aktivation/Inhibition des Cortex während Aufmerksamkeitsprozessen paßt. Der kaudale Teil der FR unterstützt diesen Prozeß, indem er auf einer subcorticalen Ebene auf das spezifische thalamo-corticale Projektions-System einwirkt.
- Die Fähigkeit der FR, die vom Organismus aufgenommene Information zu filtern, reicht über die anatomischen Grenzen der FR hinaus. Die FR verfügt über eine zentrale Steuerung über die afferente sensorische Aktivität. Die Stimulation der FR führt zur Modifikation elektrischer Potentiale auf den verschiedenen Ebenen der sensorischen Bahnen.
- Die Funktionen der FR und des Hypothalamus können nur im Rahmen ihrer Wechselwirkung mit den historisch neueren Teilen des ZNS adäquat eingeschätzt werden. Der Cortex moduliert höchstwahrscheinlich sein Arousal-Niveau selbst. Die Existenz corticofugaler Projektionen auf die FR wiederum weist darauf hin, daß selbst die innerhalb des Stammhirns erzeugte Aktivität durch die Reizung bestimmter corticaler Regionen

modifiziert werden kann. Diese corticalen Einwirkungen auf das Stammhirn können sowohl erregender wie hemmender Natur sein. Wahrscheinlich übt der Cortex eine tonisch-inhibitorische Kontrolle auf subcorticale Zentren aus, d.h. die reticulär-corticale Beziehung gleicht einer negativen Feedback-Schlaufe.

- Zwischen den Neocortex und das Stammhirn ist das Rhinencephalon, ein Bestandteil des Limbischen Systems, eingefügt. Seine Beziehung zur FR ist noch unklar. Doch steht es mit Teilen des Thalamus und des Hypothalamus, beides wichtige Zentren für den emotionalen Ausdruck, in komplexen Wechselbeziehungen. Das Limbische System spielt dank seiner vielfältigen anatomischen Verbindungen mit älteren und neueren Teilen des Hirns eine vitale Rolle in der Gesamtheit der funktionalen Beziehungen, die im Regelfall in eine integrierte Erregungsantwort münden. Man kann annehmen, daß dieses System an der Ätiologie der psychotischen Störung maßgeblich beteiligt ist.
- Zusammenfassend sei nochmals betont, daß die nervöse Regulation und Integration der aus der externen und internen Umgebung einlaufenden Information ein hochkomplexes Zusammenspiel zwischen exzitatorischen und inhibitorischen Regelkreisen auf verschiedenen Ebenen des ZNS voraussetzt. Diese Regelkreise halten ein dynamisches Gleichgewicht aufrecht, indem sie den Input filtern, verarbeiten und das Hirn vor exzessiver Reizung schützen.

2.4.1.2.2. Das 2-Faktoren-Arousal-Modell

Das Arousal-Modell von Claridge (1967) versucht den neuro- und psychophysiologischen Befunden Rechnung zu tragen, meidet aber die Versuchung einer simplen Gleichsetzung von neuro- und psychophysiologischen Modellvorstellungen. Arousal ist als psychophysiologischer Sachverhalt konzipiert. Das Modell ist ein molarer Ansatz, der nicht an die soeben dargelegten neurophysiologischen und -anatomischen Einzelheiten appelliert.

Das Modell postuliert zwei funktional miteinander verbundene Arousal-Mechanismen, die auf der Verhaltensebene annähernd den zwei durch die Sedations-Schwelle und den Spiralen-Nach-Effekt definierten Komponenten entsprechen.

Der erste Arousal-Mechanismus, das *Tonische Arousal-System*, ist für die Aufrechterhaltung des groben Arousal-Niveaus eines Individuums verantwortlich und wird von exterozeptiven und interozeptiven Reizquellen determiniert. Die Aufgabe des zweiten Mechanismus, des *Arousal-Modulations-Systems*, ist die Ausführung zweier regulatorischer Funktionen. Ihm untersteht:

1. Die direkte Steuerung des Aktivitäts-Niveaus im tonischen Arousal-System mittels Suppressor-Einfluß.

2. Die Integration des Stimulus-Inputs in beide Systeme durch adäquate Weiterleitung oder Supression der aufgenommenen Information.

Die zwei Systeme sowie ihre funktionalen Merkmale sind im folgenden Schema graphisch dargestellt.

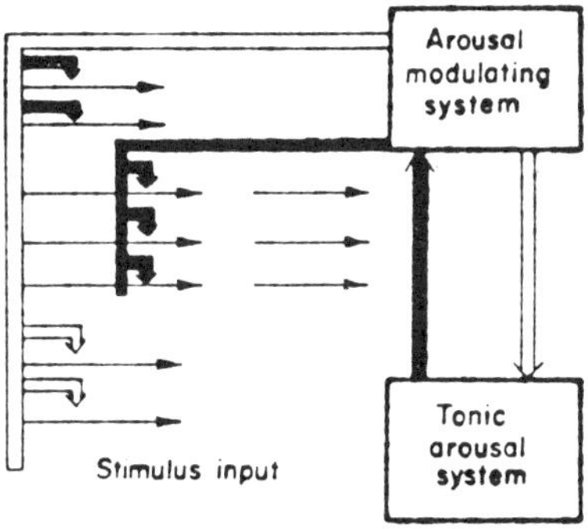

Figur IV: Die beiden Arousal-Systeme in ihrer integrierten Wechselwirkung. Die dicken schwarzen Pfeile repräsentieren die aktivierenden, die weißen Pfeile die hemmenden Prozesse (aus Claridge, 1967, S. 187).

Unter normalen Umständen ist, ermöglicht durch eine negative Feedback-Schlaufe, ein Gleichgewicht zwischen beiden Systemen garantiert. Ein hoher Aktivationspegel im Arousal-Modulations-System setzt also sowohl einen hohen Grad an Hemmung wie auch einen hohen Grad an Erregung voraus. Der Grad der durch das Arousal-Modulations-System bewirkten Hemmung muß sich ferner dem tonischen Aktivations-Nivau anpassen. Wenn also aus irgendeinem Grunde der Pegel des tonischen Arousals exzessiv nach oben schnellt, wird das Modulations-System in Aktion treten und das tonische System in seine Schranken weisen; das ZNS wird auf diese Weise vor Über-Stimulation geschützt. Kraft seiner Filter-Kontrolle über den sensorischen Input wird das Modulations-System zudem aktiv die Aufnahme relevanter Information unterstützen und die Unterdrückung irrelevanter Information begünstigen. Diese Teilfunktion des Modulations-Systems ist für die richtunggebenden und attentionalen Aspekte des Arousal verantwortlich, sie ist ebenfalls an der Regulierung der Aufmerksamkeitsspanne (Erweiterung bzw. Einengung) unter verschiedenen Arousal-Bedingungen beteiligt.

Claridge stellt der Übertragung dieses 2-Faktoren-Modells auf die Schizophrenie allgemeine methodische Überlegungen voran. Nach Ansicht dieses Autors bedarf es vermehrt einer theoretisch einheitlichen und integrativen Sicht der Psychose, die Störungen der Wahrnehmung, der Aufmerksamkeit, des Denkens, des motivationalen Systems berücksichtigt. Es sei unzulässig, für eine so komplexe und variable Störung eine aus einer Versuchsanordnung gewonnene Teiltheorie auf die gesamte Störung zu generalisieren. Fortschritte in der Psychose-Forschung erwartet Claridge erst dann, wenn die immense Heterogenität und die hohe Intra- wie Inter-Gruppen-Variabilität der Befunde aufgeklärt werden können. Grobe Durchschnitts-Trend-Maße führten in eine Sackgasse. Claridge schlägt vor, Untergruppen von Psychotikern auf der Basis physiologischer und psychophysiologischer Parameter zu bilden, und anschließend die behavioralen und klinischen Korrelate dieser Parameter zu studieren. Als Anker-Maße verwendet der Autor die Sedations-Schwelle (sedation threshold) und die entsprechenden autonomen Korrelate sowie den Spiralen-Nach-Effekt (spiral-after-effect, SAE) und die betreffenden EEG-Korrelate, dies deshalb, weil nur diese zwei psychophysiologischen Maße bei akut Schizophrenen systematisch dissoziieren, d.h. im Gegensatz zur positiven Korrelation bei Normalen und Neurotikern signifikant negativ korrelieren.

Die Arousal-Theorie von Claridge beschränkt sich auf die Gruppe der akut Schizophrenen und fußt auf der Subklassifikation der Schizophrenen gemäß ihren Leistungen bei den erwähnten zwei Maßen. Entsprechend den empirischen Befunden von Claridge (1967) beschreibt die Kombination hohe Sedations-Schwelle/tiefer Spiralen-Nach-Effekt (hoher tonischer Arousal/schwache Modulation) eher die üblicherweise mit den Merkmalen paranoid/reaktiv/überinklusiv etc. charakterisierten Untergruppen, die Kombination tiefe Sedations-Schwelle/hoher Spiralen-Nach-Effekt (niedriger tonischer Arousal/starke Modulation) eher jene Untergruppen, die gemeinhin mit den Marken nicht-paranoid/retardiert/Prozeß- etc. versehen werden. Beide Untergruppen sind allerdings als Extrempositionen auf einem Kontinuum aufzufassen.

Für die Schizophrenie postuliert Claridge nun eine funktionale Dissoziation zwischen dem tonischen Arousal-System und dem Arousal-Modulations-System. Diese Dissoziation verdankt ihr Entstehen einem Defekt in der negativen Feedback-Schlaufe. Die Dissoziation kann nach zwei verschiedenen Richtungen verlaufen. Jede Richtung entspricht einem Cluster von behavioralen, klinischen und psychophysiologischen Merkmalen, mit anderen Worten, einer Untergruppe von Schizophrenen:

- Die erste Form der Dissoziation besteht in einer Schwächung des Modulations-Systems. Diese Schwächung bewirkt zweierlei:

1. Eine generelle Erhöhung des Arousal-Niveaus, da das tonische System von der normalen hemmenden Kontrolle teilweise befreit ist.
2. Einen Defekt in der gerichteten Aufmerksamkeit infolge inadäquater Filterung des sensorischen Inputs.

- Die zweite Dissoziationsvariante besteht umgekehrt in einer erhöhten Reizbarkeit des Modulations-Systems. Dies führt:
  1. zu einer stark inhibitorischen Kontrolle über das tonische System;
  2. zu einer Reduktion der Aufmerksamkeit.

Das Zusammenwirken der zwei Prozesse und der behavioralen Merkmale sowie der Untergruppierungen ist dimensional im 2. Schema illustriert (in Claridge, 1967, S. 172).

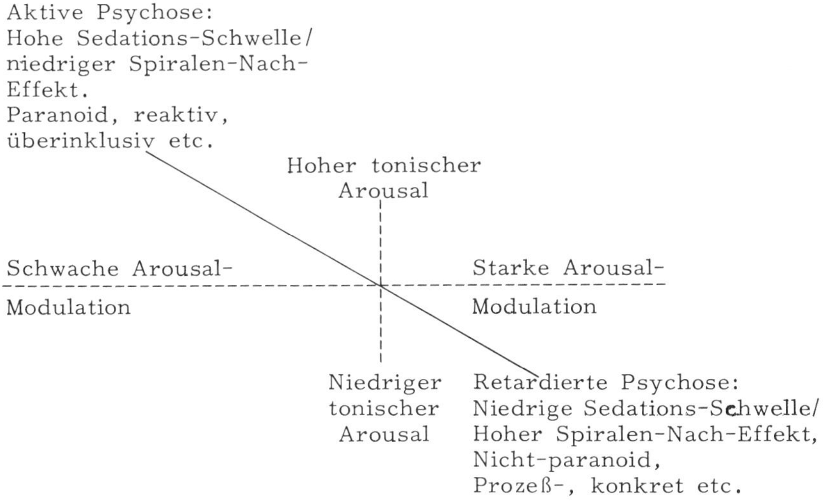

Figur V

Claridge verspricht sich von seinem Modell die Auflösung verschiedener empirischer und theoretischer Widersprüche:

1. Der in der Literatur allgegenwärtige Widerspruch um die Frage, ob sich Schizophrene durch einen erhöhten oder einen gesenkten Arousal auszeichnen, kann in diesem Modell elegant gelöst oder zumindest umgangen werden.
   Beide Hypothesen treffen eben unter gewissen Bedingungen zu.
   Beide Psychotikergruppen verfügen über eine Arousal-Komponente, die zu reduzierter Reaktivität tendiert.

2. Die Theorie braucht nicht länger auf eine Über- oder Unterfunktion eines einzelnen Arousal-Mechanismus zu pochen, sie legt der Störung eine Desintergration zweier funktionaler Arousal-Mechanismen zugrunde.

2.4.1.3. Schizophrenie: Eine Störung in der Arousal-Modulation

Als Gegenstück zum 2-Faktoren-Modell von Claridge sei - mehr am Rande - eine Theorie vorgestellt, die das Verhältnis zwischen Erregungs- und Hemmungsprozessen ebenfalls in den Mittelpunkt stellt, dieses aber doch bedeutend anders konzipiert.

Die Schizophrenietheorie von Epstein (Epstein & Coleman, 1970) ist aus einer allgemeinen Theorie der Angst (Epstein, 1967) abgeleitet. Hier einige Grundannahmen dieser Angsttheorie:

1. Der Organismus muß sich, um zu überleben, gegen exzessive Stimulation schützen.
2. Angst und unspezifische Erregung (Arousal) sind verwandte, aber klar unterscheidbare Konzepte. Angst ist ein Vermeidungsmotiv, Arousal die unspezifische Komponente aller motivationalen Zustände. Arousal ist also das breitere und grundlegendere Konzept. Es folgt daraus, daß die Abwehr unspezifischer Erregung fundamentaler ist als die Abwehr von Angst.
3. Zur Steuerung der Intensitätskomponente der Stimulation auf inhibitorischem Wege muß man ein grundlegendes psychophysiologisches System annehmen. Innerhalb dieses Systems, das für die Wahrnehmung der Wirklichkeit und die Steuerung der Emotionen und Triebimpulse von großer Bedeutung ist, ist die Beziehung zwischen Erregungs- und Hemmungsprozessen durch das Gesetz der exzitatorischen Modulation (Law of Excitatory Modulation, LEM) beschreibbar. Das LEM hält - stark vereinfacht - fest, daß der Hemmungsgradient steiler ist als der Erregungsgradient. So kann der Organismus auf starke Stimulation mit einem relativ effizienten Erregungsniveau reagieren. Eine Erstreckung beider Gradienten infolge ausgeglichener Erfahrungen führt eine Erweiterung des Bewußtseins mit sich, ohne daß sich die Erregbarkeit gleichzeitig erhöht.
4. Ein effizientes Steuersystem ist ein fein abgestimmtes inhibitorisches System, in dem ein kleiner Hemmungszuwachs einen kleinen Erregungszuwachs ausgleicht. Im Kontrast dazu steht ein inadäquates Hemmungssystem, das nach dem Alles-oder-Nichts-Prinzip funktioniert: Entweder vollkommene Blockierung jeder Erregung oder Überflutung.
5. Ein Zuwachs an Hemmung auf einer Ebene kann Enthemmung auf einer andern bewirken, die verschiedenen Hemmungsebenen interagieren miteinander. Das LEM gilt für alle Ebenen.

So kann Hemmung sowohl die Erregung modulieren, gleichzeitig aber selbst wiederum durch höhere Formen der Hemmung moduliert werden. Erst eine solche Hierarchie inhibitorischer Steuerung erlaubt eine verfeinerte Diskrimination. Je größer im allgemeinen der Streß, umso mehr Hemmungsbeträge kippen vom fein abgestimmten Prozeß über zum Alles-oder-Nichts-Vorgang.

6. Im Phänomen der Habituation wirkt sich die Fähigkeit, Erregung graduell durch Hemmung zu dämpfen (exzitatorische Modulation), grundlegend aus. Die Habituation übt einen kaum zu überschätzenden Einfluß auf die Entwicklung des Bewußtseins und die Steuerung der Emotionen aus.

Die grundlegende Störung in der Schizophrenie besteht nun nach Epstein in einer schadhaften Regulation des Arousal (und nicht der Angst), in einem inadäquat modulierten Hemmungs-System zur Steuerung der Erregungsprozesse. Dieses System funktioniert nach dem Alles-oder-Nichts-Prinzip. Der Schizophrene ist außerstande, mit mittleren Arousal-Niveaus zu reagieren. So lernt er nicht, Situationen zu bewältigen, seine inneren und äußeren Reaktionen genau auf die Anforderungen innerer und äußerer Stimulation abzustimmen. Der Schizophrene ist auf jede Art Stimulation extrem empfindlich. Bei einer Alles-oder-Nichts-Regulation der Erregung gibt es nur einen Weg, sich vor Überstimulation zu schützen: die vollkommene Blockierung jeder Erregung. So oszilliert der Schizophrene hin und her zwischen beiden Extrempolen (Hyper-/Hyporeaktivität) oder stabilisiert sich mit der Zeit an einem Pol. In jedem Fall gelingt es ihm nicht, die Bedingungen für die so wichtigen Habituationsprozesse herzustellen, um schließlich ein adäquates Hemmungssystem zu entwikkeln.

Diese Grundstörung schließt alle Funktionsbereiche ein (Empfindung, Wahrnehmung, Aufmerksamkeit, Kognition, Emotion). Je schwerwiegender die Störung, desto weniger Stimulation bedarf es, um schizophrene Symptome hervorzubringen.

Aus seiner Theorie gewinnt Epstein sehr elegante Erklärungen für ein erstaunlich breites Spektrum an schizophrenen Verhaltensstörungen und Symptomen: Hyper-/Hyporeaktivität, Rückzug aus der Realität, Anhedonie, geringe Kontrolle der Triebimpulse, Aufmerksamkeitsstörungen, kognitive Defizits, Halluzinationen. Er macht ferner Aussagen zur Wirkung der Drogen, zur Prädisposition, zur Ätiologie (undogmatische Haltung) und Psychotherapie und gibt wertvolle methodische Hinweise. Seine Theorie ist ökonomisch, in sich konsistent und höchst flexibel. Alle Hauptsymptome können plausibel auf die postulierte Grundstörung zurückgeführt werden. Aus dem klar überschaubaren Set von Annahmen ließen sich genaue Vorhersagen herleiten. Alles in allem ein vielversprechender Ansatz. Allerdings fehlt - und dies ist der Grund für die eher randständige Behandlung der Theorie in diesem Kapitel - der spezifischeren Schizophrenietheorie im Gegensatz zur Angsttheorie Epsteins noch immer die solide empirische Basis.

2.4.2. Empirische Evidenzen für die Arousal-Theorien in der Schizophrenieforschung

Im folgenden werden empirische Befunde referiert, die die dargestellten Arousal-Theorien bestätigen oder verwerfen. Die Auswahl der Arbeiten ist keineswegs erschöpfend. Ausführlichere Angaben finden sich in den einschlägigen Sammelreferaten (Venables, 1964; Lang & Buss, 1965; Maher, 1966; Buss, 1966; Mirsky, 1969; Zahn, 1975).

2.4.2.1. Empirische Evidenzen für den Arousal-Aufmerksamkeits-Ansatz

Zur Stützung seiner Theorie führt Venables (1964) u.a. Ergebnisse aus Untersuchungen zur Größenkonstanz, zum inzidentellen Lernen, zur Wahrnehmung einer statistischen Struktur, zum Einfluß von Anker-Stimuli und zu weiteren Versuchstypen an.

Zur Größenkonstanz: Venables erwartet aufgrund seiner Theorie bei chronisch und Prozeß-Schizophrenen mit erhöhtem Arousalniveau und eingeengter Aufmerksamkeit eine verringerte Größenkonstanz, bei akut, paranoid und reaktiv Schizophrenen mit gesenktem Arousal und erweiterter Aufmerksamkeit eine gesteigerte Größenkonstanz. Die Ergebnisse zur Größenkonstanz sind in Kap. 2.2.2.1. dargestellt. Zur empirischen Fundierung der Theorie von Venables sind die Größenkonstanz-Ergebnisse schlecht geeignet.

Bei den Aufgaben zum inzidentellen Lernen und ähnlichen Versuchsanordnungen, bei denen periphere bzw. irrelevante Stimuli beachtet werden müssen, soll die Aufgabe erfolgreich bewältigt werden, dürfen bei chronisch und Prozeß-Schizophrenen subnormale, bei akut Schizophrenen bessere als normale Leistungen erwartet werden. So fand Greenberg (1953) bei chronisch und Prozeß-Schizophrenen, nicht aber bei akut und paranoid Schizophrenen eine signifikant schlechtere Leistung. Ähnliche Resultate erzielten Winer (1954) und Dunn (1954). Im Einklang mit der Hypothese schnitten akut paranoid Schizophrene in einer Studie von Kar (1967) besser ab als akut nicht-paranoid Schizophrene und Normale; letztere unterschieden sich allerdings nicht untereinander. Keine Unterschiede zwischen Normalen, chronisch paranoid und nicht-paranoid Schizophrenen konnten Topping & O'Connor (1960) feststellen.

Eine signifikante Korrelation zwischen erhöhter Aktivation (Fusionsschwelle) und eingeengter Aufmerksamkeit - als Maß diente ein Karten-Sortier-Test - wies Venables (1963) bei chronisch Schizophrenen nach. Eine normale Kontrollgruppe fehlte in dieser Studie.

In Experimenten zur Wahrnehmung einer statistischen Struktur (z.B. Zweiwahl-Guessing-Game) werden infolge der eingeengten Aufmerksamkeit vergangene periphere Reaktionen in geringerem Maße berücksichtigt, was zu einem perseverierenden Festhalten am früheren Verhalten führt. Eine relative Unfähigkeit, von vergangenem Wahrscheinlichkeitslernen Gebrauch zu machen, stellte Ashman (1957) bei chronisch Schizophrenen, Venables (1963) bei chronisch nicht-paranoid/zurückgezogenen Schizophrenen mit einem hohen PGR fest. Diese Befunde konnten Johnson & Bursill (1973) bei Gruppen von paranoid und nicht-paranoid Schizophrenen nicht replizieren. Hierher gehören auch jene Studien, die sich mit der statistischen Struktur der Sprache befassen (siehe Kap. 2.1.1.2.6. und 2.1.3.1.). Chronisch und Prozeß-Schizophrene sind in der Regel weniger imstande, die aus dem Kontext hervorgehenden statistischen Wahrscheinlichkeiten auszunützen als Vergleichsgruppen.

In Versuchen zum Einfluß akustischer, visueller und anderer Anker-Stimuli auf nachfolgende Responsen zeigte sich erneut, daß chronisch Schizophrene aufgrund ihrer eingeengten Aufmerksamkeit vorgängig präsentierte Cues nicht einzubeziehen imstande sind, während akut Schizophrene aufgrund ihrer erweiterten Aufmerksamkeit in ihren Responsen in höherem Maße von früheren Eindrücken beeinflußt werden (Weinstein, Goldstone & Boardman, 1958; Salzinger, 1957; Boardman, Goldstone, Reiner & Fathauser, 1962). Ganz im Sinne der Theorie von Venables ist das Ergebnis einer Studie von Cegalis & Tegtmeyer (1980). Diese Autoren boten ihren Vpn. Punkte-Reihen dar, variierend im Grad der Verschmelzung und im Anordnungswinkel. Eine Gruppe von chronisch Schizophrenen war nur in der Lage, periphere Reize von geringem Verschmelzungsgrad und innerhalb eines engen Blickwinkels (12°) zu unterscheiden. Eine genaue Unterscheidung von stark ineinander übergehenden Reizen blieb gar beschränkt auf 2°. Die Gruppe der akut Schizophrenen war dagegen im Vergleich zu Neurotikern (12°) fähig, periphere Reize in einem Winkel von 25° zu unterscheiden (siehe auch Cegalis, Leen & Solomon, 1977).

Von Belang für die Theorie von Venables sind ferner die Ergebnisse aus den RZ-Versuchen (siehe Kap. 2.3.2.). Scherer (1972) wies z.B. in einem RZ-Experiment nach, daß chronisch nicht-paranoide Patienten im Gegensatz zu akut paranoid und nicht-paranoid Schizophrenen angesichts erhöhter Stimuluskomplexität ihre Aufmerksamkeit auf zentrale Stimuli einzuengen beginnen.

Meiselman (1973) schließlich zeigte, daß mit dem Einsatz kontingenter Verstärkung und Feedback die Aufmerksamkeitseinengung der chronisch nicht-paranoid Schizophrenen teilweise rückgängig gemacht werden kann.

2.4.2.2. Empirische Evidenzen zum abnormen Arousalniveau bei Schizophrenen

Ein Hauptmangel der älteren Arousal-Forschung liegt darin, daß viele Forscher nicht zwischen dem habituellen Arousalniveau, d.h. der autonomen oder corticalen Basisaktivität im Ruhezustand, und der autonomen oder corticalen Reaktivität, d.h. den autonomen oder corticalen Reaktionen auf spezifische Reize, unterschieden. In den Forschungsberichten und -vergleichen ist so ein unvergleichliches Chaos entstanden, das die Orientierung erschwert. In der Regel ist eine systematische Divergenz zwischen habituellem Basisniveau und der Reaktivität feststellbar. Diese wird mit dem Gesetz des Anfangswertes (Wilder, 1950; Lacey, 1966; Malmo, 1958) erklärt. Das Gesetz des Anfangswertes sagt eine reduzierte Reaktivität voraus, wenn sich physiologische Systeme den Grenzen ihres Gleichgewichts nähern. Je höher danach der Ausgangswert des Arousals in einem Organismus ist, desto ausgeprägter ist die Hyporeaktivität. Mit andern Worten: Die Reaktivität sinkt bei steigender basaler Arousalaktivität progressiv ab.

Lang & Buss (1965) fassen die ältere Literatur wie folgt zusammen: Das habituelle Arousalniveau ist bei den chronisch und Prozeß-Schizophrenen im kardiovaskulären und muskulären, nicht aber im elektrodermalen Bereich für gewöhnlich stark, bei den akut und reaktiv Schizophrenen weniger stark und bei den paranoid Schizophrenen nicht erhöht. Die Reaktivität, d.h. die Latenzzeit und/oder Amplitude der psychomotorischen, kardiovaskulären, muskulären, elektrodermalen und EEG-Responsen ist bei Schizophrenen im Vergleich zu Normalen reduziert. Diese Tendenz ist ausgeprägter bei chronisch und Prozeß-Schizophrenen, bei sozial zurückgezogenen und schwer gestörten Schizophrenen, weniger ausgeprägt bei akut und reaktiv Schizophrenen, sie gilt nicht für Paranoide. Schizophrene im Frühstadium neigen zu Hyperreaktivität. Das hyporeaktive Verhalten ist aufgrund des Gesetzes des Anfangswertes keineswegs mit der Hyperarousal-Hypothese inkompatibel. Im autonomen Bereich wird gewöhnlich eine extreme intraindividuelle Reaktionsvariabilität registriert. Bei den chronisch Schizophrenen ist das Defizit in der Regel bei niedriger Stimulusintensität am kleinsten, es kann im allgemeinen durch eine Erhöhung der Stimulusintensität rückgängig gemacht werden (siehe Silverman, Kap. 2.2.1.2.3.).

2.4.2.2.1. Parameter des corticalen Arousals

1. EEG-Maße

Grundlegend in der EEG-Forschung ist die Unterscheidung zwischen dem Ruhe- oder Spontan-EEG (auch Hintergrund-EEG) und den durch äußere Reize ausgelösten "evozierten Potentialen" mit mehrphasischem Verlauf. Letzere sind spezifische Potentialverläufe, die - eingebettet ins Spontan-EEG - EEG-Korrelate von Wahrnehmungs- und Lernprozessen darstellen.

Die gemittelten, akustisch oder visuell evozierten Potentiale (average evoked responses, AER's) von Schizophrenen und Normalen verglichen Jones, Blacker & Callaway (1966), Jones & Callaway (1970), Callaway, Jones & Donchin (1970) und Donchin, Callaway & Jones (1970) und stellten durchgehend variablere EEG-Responsen bei den Schizophrenen fest. (Für eine methodische Diskussion der AER-Methode siehe Callaway & Jones, 1975.) Shagass & Overton (1975) stellen im Anschluß an eine Diskussion ihrer eigenen AER-Studien fest, daß 1. die AER-Methoden zur Erfassung der corticalen "Reizbarkeit" im allgemeinen Unterschiede zwischen psychiatrischen und normalen Vpn. ergeben, 2. die AER-Veränderungen in der Schizophrenie weitgehend von der Stimulusintensität abhängig sind (siehe Kap. 2.2.2.3.), 3. die mit diesen Unterschieden im Zusammenhang stehende Psychopathologie bis heute nicht genau spezifiziert werden konnte. Saletu, Itil & Saletu (1970) ermittelten bei chronisch Schizophrenen mit Denkstörungen variablere akustische AER's und kürzere Latenzzeiten als bei Normalen. In einer Untersuchung von Inderbitzin, Buchsbaum & Silverman (1970) zeigten paranoid Schizophrene stabilere visuelle AER's als nicht-paranoid Schizophrene. Levit, Sutton & Zubin (1973) untersuchten die AER's (visuell und akustisch) von Schizophrenen, Depressiven und Normalen unter verschiedenen Informationsbedingungen. Die Schizophrenen manifestierten die kleinsten, die Depressiven mittlere, die Normalen die größten Potential-Amplituden. Dieses Verhältnis veränderte sich auch nicht unter einer Bedingung informationeller Unsicherheit. Die AER's bei paranoid und nicht-paranoid Schizophrenen und Normalen untersuchten Rappaport, Hopkins, Hall & Belleza (1973). Die Schizophrenen ohne Medikation zeigten bei allen Blitzintensitäten kleinere Amplituden und mehr Spitzen als Normale und Schizophrene mit Medikamenten.

Trotz der Widersprüchlichkeit einer Vielzahl früher EEG-Studien sind sich die meisten Autoren darüber einig, daß für eine Anzahl Schizophrener ein erhöhter corticaler Arousal angenommen werden darf. Für ein erhöhtes Aktivationsniveau bei chronisch Schizophrenen sprechen z.B. die EEG-Studien von Goldstein, Murphree, Sugarman, Pfeiffer & Jenney (1963) und Goldstein, Sugarman, Stolberg, Murphree & Pfeiffer (1965). Murray (1969) fand ein niedriges corticales Arousalniveau (verschiedene EEG-Variablen) in Verbindung mit perzeptiven Verzerrungen und konkretem Denken bei akut Prozeß-Schizophrenen, nicht aber bei reaktiv Schizophrenen. Eine genaue Analyse des EEG-Verhaltens bei einem Patienten mit schizophrenen und depressiven Episoden ergab u.a. eine verminderte α-Aktivität mit weniger paroxysmalen Phänomenen in der depressiven Phase. In 17 von

21 Fällen konnten später aufgrund dieser EEG-Merkmale schizophrene und depressive Vpn. sauber voneinander getrennt werden (Scott & Schwartz, 1975). Keinen Unterschied im Arousalniveau konnten Lifshitz & Gradijan (1972) mit verschiedenen EEG-Maßen bei chronisch Schizophrenen und Normalen ausmachen.

Mirsky (1969) gibt eine Übersicht über 106 Studien (Studien aus der Neuropsychologie, Psychopharmakologie, Psychophysiologie, EEG-Studien, Entwicklungsstudien, Studien zum Autismus), die von 1964 bis 1967 durchgeführt wurden. Die Ergebnisse eines Gutteils dieser Studien legen nahe, daß sich eine hohe Anzahl Schizophrener in einem chronischen Übererregungszustand befindet. Der Autor legt die Hypothese einer möglichen funktionalen Störung im ZNS (zentraler mesodiencephalischer Kern) vor und unternimmt den Versuch einer neurophsychologischen Klassifizierung der Schizophrenen.

2. Percepto-corticale Maße

Kornetsky & Mirsky (1966) sowie Orzack & Kornetsky (1966) konnten indirekt mit dem Continous Performance-Test (CPT), einem Signal-Detection-Verfahren, glaubhaft machen, daß einige Schizophrene permanent übererregt sind.

Als Maß für die corticale Aktivation gilt ebenfalls das Auflösungsvermögen für zwei kurz hintereinander dargebotene Blitzreize oder Knack-Geräusche (two-flash resp. two-click fusion threshold). Unmittelbar nacheinander dargebotene Lichtblitze oder Geräusche können nämlich mit steigendem Aktivationsniveau zunehmend besser differenziert werden. Eine abnorm hohe Fusionsschwelle, d.h. corticale Übererregung, fanden Venables & Wing (1962) bei nicht-paranoid Schizophrenen, Venables (1967) bei chronisch und Prozeß-Schizophrenen. In beiden Untersuchungen ergab sich ferner eine positive Korrelation zwischen corticaler Übererregung und einem Index sozialer Zurückgezogenheit. Zu ähnlichen Ergebnissen kamen Depue, Dubicki & Mc Carthy (1975). Borinsky, Neale, Cromwell & Fox (1967) konnten die Resultate von Venables nicht replizieren. Alle akuten Gruppen (paranoid/nicht-paranoid/gut und schlecht prämorbid) waren im Vergleich zur normalen Kontrollgruppe untererregt. In einer späteren Studie wies eine chronische Gruppe zwar im Vergleich zu den akuten Gruppen ein höheres Arousalniveau auf, nicht aber im Vergleich zu den Normalen. Borinsky, Neale, Fox & Cromwell (1973) fanden erneut bei verschiedenen schizophrenen Untergruppen ähnliche Werte in der Verschmelzungsschwelle wie bei Normalen. In einer Studie von Hieatt & Tong (1969) senkten die Normalen unter hohen Arousalbedingungen ihre Fusionsschwelle, die Schizophrenen (die Paranoiden mehr als die Nicht-Paranoiden) dagegen erhöhten sie. Dieses Verhalten hatte ein verringertes Diskriminationsvermögen zur Folge.

Der Spiralen-Nach-Effekt (Spiral After Effect, SAE), eine experimentell hervorrufbare, visuelle Illusion, stellt eine weitere Methode zur indirekten Erfassung des corticalen Arousalniveaus dar. Wird eine rotierende Archimedes-Spirale eine Zeitlang fixiert, so ruft sie einen Nach-Effekt im Sinne einer scheinbaren Bewegung in umgekehrter Richtung hervor. Blockierte α-Wellen im EEG und der Spiralen-Nach-Effekt können im Sinne eines erhöhten Arousals interpretiert werden (Claridge & Herrington, 1963). Die mit der SAE-Methode ermittelten Ergebnisse sind wiederum stark uneinheitlich. Keine Unterschiede in SAE-Werten zwischen Schizophrenen und Normalen fanden Price & Deabler (1955) und Krishnamoorti & Shagass (1964). Hingegen berichteten Claridge (1967) und Herrington & Claridge (1965) bei Schizophrenen im Unterschied zu Normalen konsistent einen längeren Nach-Effekt, d.h. einen erhöhten Arousal. Diesen Befund konnte Claridge (1967) an einer größeren Stichprobe von akut Schizophrenen replizieren. In einer Studie von Hersen, Levine & Church (1972) war eine Gruppe von Organikern unter verschiedenen Versuchsbedingungen leistungsschwächer als Schizophrene und Normale, die Schizophrenen ihrerseits waren schwächer als die Normalen. Barrett & Logue (1974) konnten mit dem SAE diagnostisch eine Gruppe chronisch Schizophrener von einer Gruppe Organiker trennen. Anderson, Franzén & Ruuth (1971) verglichen akut Schizophrene mit Normalen und ermittelten eine positive Korrelation zwischen einem Gesamtindex psychotischer Symptome und einem Diskontinuitäts-Index der Spiralen-Nach-Effekt-Dauer.

2.4.2.2.2. Parameter des autonomen Arousals

Shagass (1960), der die Technik der Sedationsschwelle entwikkelt hat, berichtet, daß die akut Schizophrenen die niedrigste und die chronisch Schizophrenen die höchste Schwelle aller Gruppen aufwiesen. Boudreau (1958), Krishnamoorti & Shagass (1964) fanden ebenfalls bei chronisch Schizophrenen eine höhere Sedationsschwelle. Die Untersuchungen von Claridge (1967) erbrachten für die akut nicht-paranoid und Prozeß-Schizophrenen eine höhere, für die akut paranoid und reaktiv Schizophrenen eine niedrigere Sedationsschwelle. Der Sedationsschwellen-Test stützt also im allgemeinen die Hypothese, daß chronisch Schizophrene autonom über-, einige akut Schizophrene aber untererregt sind. Fulcher, Gallagher & Pfeiffer (1957) sowie Stevens & Derbyshire (1958) fanden heraus, daß chronisch Schizophrene besser auf arousal-dämpfende Drogen ansprechen als andere Patienten-Gruppen.

Für einen erhöhten autonomen Arousal bei chronisch Schizophrenen sprechen im weiteren die Untersuchungen von Malmo, Shagass & Davies (1951), Williams (1953) und Venables & Wing (1962). Einige Tendenzen der älteren Literatur siehe in Kap. 2.4.2.2.

In einer Untersuchung von Zoost & McNuity (1971) ergab sich im Bereich des Hautwiderstandes und des Blutdruckes unter verschiedenen Streßbedingungen (weißes Rauschen, ES, Paar-Lernen etc.) bei Normalen und reaktiv Schizophrenen ein ähnliches, bei Prozeß-Schizophrenen dagegen im Bereich des Hautwiderstandes ein höheres und beim Blutdruck ein niedrigeres Arousalniveau. Die reaktiv Schizophrenen wiesen die höchste, die Normalen die niedrigste und die Prozeß-Schizophrenen eine mittlere Herzfrequenz auf. Keine Gruppenunterschiede bei der Atemfrequenz. Normale und reaktiv Schizophrene manifestierten gewöhnlich auf Streßbedingungen einen größeren Aktivitätszuwachs als die Prozeß-Schizophrenen. Nur im Bereich der Herzfrequenz und des Hautwiderstandes verhielten sich die beiden Gruppen ähnlich (niedrigere Reaktivität). - Fenz & Velner (1970) zeichneten Herz- und Atemfrequenz, PGR und EMG von akut und chronisch Schizophrenen und Normalen unter Ruhe- und Streßbedingungen auf. Je nach dem erfaßten Parameter waren die chronisch Schizophrenen im Vergleich zu den Normalen entweder unter- oder übererregt, die akut Schizophrenen nahmen jeweils in bezug auf die andern Gruppen eine mittlere Stellung ein. - Die integrierten reziproken Beziehungen zwischen den sympathischen und parasympathischen Systemen (als Maß dienten die Pupillenverengung und -erweiterung), die normalerweise Normale während Streß- und Erholungszeiten kennzeichnen, fanden Rubin & Barry (1973) weder bei einer aktiven noch einer remittierenden Gruppe Schizophrener. Beide Gruppen zeigten diskrete Varianten von nicht-integrierten autonomen Responsen auf Streß und in der Erholungszeit. Die Autoren nehmen eine dauernde, womöglich irreversible Störung im autonomen Nervensystem an, die weder zum Störungsverlauf noch zu einzelnen Zustandsbildern in Beziehung steht. Thetford, Spohn & Evards (1974) konnten keinen Unterschied in Herzfrequenz-, Puls-Volumen- und Hautleitfähigkeits-Maßen bei paranoid vs. nicht-paranoid, akut vs. chronisch und gut vs. schlecht prämorbid Schizophrenen ermitteln, wohl aber eine höhere Muskelspannung bei den Paranoiden im Unterschied zu den Nicht-Paranoiden. Im Vergleich zu einer normalen Kontrollgruppe manifestierten die Schizophrenen mit Medikamenten (Phenotiazine) eine geringe Hautleitfähigkeit und eine höhere Herzfrequenz, ohne Medikamente höhere Werte bei beiden Parametern. Fowles, Watt, Maher & Greenspoon (1970) registrierten die Herzfrequenz und die Hautpotentiale bei Schizophrenen und Normalen unter Ruhe- und Leistungsbedingungen. Die schlecht Prämorbiden zeigten mäßig erhöhte, aber invariante Arousalniveaus, die gut Prämorbiden ebenfalls ein erhöhtes, aber kein invariantes Arousalniveau. - Eine im Vergleich zu Normalen höhere Korrelation verschiedener Aktivations-Maße bei chronisch Schizophrenen stellte Burdick (1968) fest.

Individuelle Unterschiede im Arousalniveau (Hautleit-Niveau, Herzfrequenz) standen in einer Studie von Spohn, Thetford & Woodham (1970) weder bei Schizophrenen noch bei Normalen in systematischer Beziehung mit einer wirksamen IV (Auffassungsspanne). Autonome Flexibilität erhöhte bei beiden Gruppen die IV-Effizienz. Die Amplitude der autonomen Reaktionen war bei den Normalen direkter auf die Anforderungen an die Aufmerksamkeit bezogen als bei den Schizophrenen. - Phasische Veränderungen scheinen bei Schizophrenen weniger als bei Normalen von den jeweiligen Situationsanforderungen bestimmt zu sein, und das Ausmaß situationsunspezifischer Fluktuationen scheint mit dem Grad sozialer Auffälligkeit und dem Leistungsabfall zusammenzuhängen (Zahn, 1964; Fenz & Steffy, 1968; Schooler & Zahn, 1968).

Zahn (1975) gibt eine Übersicht über die Ergebnisse zum Zusammenhang zwischen Arousal und Verhaltensauffälligkeiten in der Schizophrenie und zieht folgende Schlüsse: 1. Das Arousalniveau im Ruhezustand ist bei akut und chronisch Schizophrenen erhöht. 2. Sowohl unter Ruhe- wie Aufgabenbedingungen manifestieren die Schizophrenen ein im Vergleich zu Normalen erhöhtes oder zumindest gleich hohes Arousalniveau. 3. Der relative Unterschied in der autonomen Reaktivität zwischen Normalen und Schizophrenen ist eine Funktion der Stimulusanforderung. Die Schizophrenen reagieren autonom stärker auf schwache, unbedeutende oder irrelevante Stimuli und schwächer auf bedeutungsvolle und anforderungsreiche Stimuli. 4. In anforderungsreichen Situationen erhöht sich das Arousalniveau im Vergleich zu Normalen weniger und die phasischen, aufgabenbezogenen autonomen Reaktionen sind kleiner und weniger häufig. 5. Wenig Unterstützung findet die globale Annahme, daß sich die Leistungen Schizophrener als Folge von Über- oder Untererregtheit verschlechtern. Vielmehr scheint eine Leistungsverbesserung mit der Zunahme des aufgabenrelevanten oder spezifischen Arousals in Verbindung zu stehen, eine Leistungsverschlechterung dagegen mit aufgabenirrelevantem oder unspezifischem Arousal zusammenzuhängen. - Zahn (1975) konstatiert eine umgekehrt U-förmige Beziehung zwischen spezifischem Arousal und Verhalten in der Schizophrenie. Der Autor nimmt dies als Hinweis für zwei separate Mechanismen im zentralnervösen System und für die mehrfache Determiniertheit peripher-autonomer Indikatoren.

Während das Verhältnis verschiedener Aktivationsparameter zueinander bei den meisten chronisch Schizophrenen weitgehend jenem entspricht, das gemeinhin nach Noradrenalin-Injektionen gefunden wird und in Beziehung zum Affekt des Ärgers gesetzt wird, reagieren fast alle Normalen auf dieselben Schmerz- oder Kältereize eher mit einem Reaktionsmuster, das Adrenalin-Injektionen und entsprechenden Angstzuständen entspricht (Ax, 1970).

Daß die physiologische Aktivität in einem System zeitlich nicht unbedingt konsistent mit andern Systemen verbunden sein muß und die physiologischen Parameter (Plethysmographie, Herzfrequenz, basaler Hautwiderstand) sich im Verlauf einer experimentellen Sitzung stark verändern, wies Burdick (1971) nach.

Stark gehäuft haben sich in neuerer Zeit die Studien zur elektrodermalen Aktivität. Zunächst sind da die Untersuchungen von Gruzelier & Venables zur Überprüfung der Hypothese einer bimodalen Verteilung der Häufigkeit der Orientierungsresponsen (OR) auf wiederholte Stimuli. Gruzelier & Venables (1972) konnten diese Hypothese erstmals für ein heterogenes Sample von institutionalisierten und nicht-institutionalisierten Schizophrenen bestätigen. D.h. Schizophrene zeigen entweder eine höhere oder niedrigere elektrodermale Grundaktivität und Reaktivität als Kontrollgruppen. Die Schizophrenen mit OR'en (Responder) wiesen höhere Hautleitniveaus und mehr spontane Fluktuationen, d.h. ein höheres Arousalniveau auf. Die Schizophrenen allgemein manifestierten größere Response-Amplituden, kürzere Latenzzeiten und schnellere Erholungszeiten als Normale. Die Unterscheidung Responder/Nicht-Responder scheint quer durch alle Untergruppen zu verlaufen. Einzig chronisch Schizophrene mit florider Symptomatik sind meist durchgehend Responder, chronisch "Defekt"-Schizophrene dagegen Nicht-Responder. Auch Medikamente bleiben ohne Einfluß. Responder unterscheiden sich von Nicht-Respondern in behavioralen und psychophysiologischen Arousal-Parametern (Fusionsschwelle, systolischer Blutdruck, Herzfrequenz) im Sinne höherer Reaktivität bei Respondern. Diese Befunde konnten von den Autoren in einer ganzen Reihe von weiteren Untersuchungen zum gleichen Gegenstand an verschiedenen Stichproben von Schizophrenen repliziert werden (Gruzelier, 1973; Gruzelier & Venables, 1973, 1974, 1975, 1976; Rubens & Lapidus, 1978). Responder weisen ganz allgemein ein höheres Arousalniveau und höhere autonome und zentralnervöse Reaktivität auf, Nicht-Responder dagegen ein niedrigeres autonomes und corticales Erregungsniveau und eine niedrigere Reaktivität (Gruzelier, 1976). Nicht-Responder reagieren zwar auf bedeutsame, nicht aber auf neutrale Töne, Responder reagieren auf beide Tonarten (Gruzelier & Venables, 1973). Die Autoren schließen aufgrund dieses Befundes einen Zusammenhang der Dimension Responding/Nicht-Responding mit einer Störung im Frontallappen aus. Gruzelier (1973) und Gruzelier & Venables (1973, 1974) ermittelten auch eine laterale Asymmetrie bei den OR'en. Hospitalisierte Responder emittierten weniger OR'en in der linken Hand. Starke bilaterale Unterschiede im Hautleitniveau traten sowohl bei den Respondern wie bei den Nicht-Respondern auf (Responder: Höheres Niveau in der rechten Hand; Nicht-Responder: Höheres Niveau in der linken Hand). Die Autoren stellen in diesem Zusammenhang die Frage nach einer noch unbekannten distinkten Pathologie. (Shimkunas (1978) konzipiert neuerdings die Schizophrenie als eine asymmetrische Dysfunktion in der cortico-hemisphärischen Integration.)

Eine Gruppe von nicht-institutionalisierten, akuten Respondern mit hohem Arousalniveau verhielt sich in einer Studie von Gruzelier (1976) im Vergleich zu Nicht-Respondern manischer, aggressiver und aufmerksamer. Kein Zusammenhang zwischen Verhalten und der Dimension Responding/Nicht-Responding ließ sich bei den chronischen, institutionalisierten Schizophrenen identifizieren. Akute Nicht-Responder hatten ein niedrigeres Hautleitniveau und wenig spontane Fluktuationen, mehrere chronische Nicht-Responder hingegen ein Hautleitniveau und spontane Fluktuationen im sonst für Responder typischen Bereich. Chronische Nicht-Responder verfügen also über ein höheres Arousalniveau als nicht-institutionalisierte, akute Nicht-Responder. Schizophrenes Verhalten stand bei den chronisch Schizophrenen allgemein in positiver Beziehung zu einem hohen Hautleitniveau und häufigen spontanen Fluktuationen.

In einer groß angelegten Präventiv-Studie mit 1800 Kleinkindern auf der Insel Mauritius wurden erstmals verschiedene Maße der elektrodermalen Aktivität herangezogen, um die Individuen mit einem erhöhten Erkrankungs-Risiko zu identifizieren (Venables, 1978; Mednick, Schulsinger & Garfinkel, 1975).

Zahn (1976) konnte in seinen vier Studien mit Medikamente-freien Schizophrenen die Befunde von Gruzelier und Venables nicht bestätigen. Patterson (1976) wiederum ficht die Hypothese Zahns an, die Responder/Nicht-Responder-Dichotomie sei vor allem mit der unterschiedlichen Medikamenten-Wirkung erklärbar. Der Autor fand in zwei Experimenten bei chronisch Schizophrenen eine hohe Anzahl von Nicht-Respondern. Seine Befunde zeigen aber zugleich, daß sowohl unter Schizophrenen wie Normalen normale und abnorme resp. fehlende Habituation auftritt.

Chronisch Schizophrene legten in einem Experiment von Bernstein (1970) im Vergleich zu Normalen auf Töne mit geringer bis mittlerer Intensität eine verminderte elektrodermale Reaktivität, auf Töne mit gesteigerter Intensität aber eine höhere Reaktivität an den Tag. Die Chronischen zeichneten sich konsistent durch eine schnellere Habituation aus als die Normalen. Eine Gruppe chronisch Schizophrener unterschied sich in einem Experiment von Mukundan & Murthy (1969) von den Normalen nicht in den Werten der elektrodermalen Grundaktivität, wohl aber durch eine geringere Reaktivität auf verschiedene Stimulusbedingungen.

Magaro (1972, 1973) fand keine Unterschiede im PGR bei verschiedenen schizophrenen Untergruppen, jedoch signifikante Differenzen in der elektrodermalen Grundaktivität. Die akut schlecht-prämorbid Schizophrenen verfügten über ein höheres Aktivitätsniveau als die gut Prämorbiden. Die chronisch schlecht-prämorbid Schizophrenen sowie die akut und chronisch gut-prämorbid Schizophrenen unterschieden sich in der Grundaktivität kaum von Normalen.

Depue & Fowles (1973) erwähnen im Unterschied zu früheren Übersichten (z.B. Lang & Buss, 1965) konsistente Unterschiede zwischen Schizophrenen und Normalen für zwei Aspekte der elektrodermalen Aktivität: 1. Für die Habituation der Responsen während Phasen minimaler Stimulierung. 2. Für die Häufigkeit der stimulusunabhängigen, spontanen elektrodermalen Responsen. Diese beiden Parameter indizieren für die chronisch Schizophrenen ein erhöhtes Erregungsniveau.

2. 4. 2. 3. Zusammenfassende Kritik der schizophrenen Arousal-Theorien

Wenn wir in diesem Kritik-Kapitel die dargestellten Arousal-Theorien und insbesondere die entsprechenden empirischen Befunde etwas ausführlicher behandeln, dann aus dem einfachen Grunde, weil die Verhältnisse in diesem Bereich besonders uneinheitlich und verworren sind.

2.4.2.3.1. Kritische Einschätzung der Arousal-Forschung in der Schizophrenie

Die Geschichte der Arousal-Forschung mit Schizophrenen spiegelt die Widersprüchlichkeit der gesamten experimentalpsychologischen Schizophrenieforschung in ganz besonderem Maße wider. wider. Zunächst erscheint dem Neuling das ganze Gebiet wie ein Kaleidoskop, dessen Konstellationen einem ständigen Wandel unterliegen. Erst nach und nach etabliert sich eine gewisse Redundanz, die allerdings meist von kurzer Dauer ist. Eine ausführliche und grundsätzliche Kritik würde in dieser Situation nottun. Sie wäre nur durch ein Team von Spezialisten zu bewerkstelligen und würde wahrscheinlich ein eigenes Buch füllen. Wir begnügen uns hier am Ende des Arousal-Kapitels mit einer knappen kritischen Übersicht über einige Forschungstendenzen.

Es wurde in diesem Kapitel weitgehend darauf verzichtet, die verschiedenen Arousalparameter und -maße sowie ihre Bedeutung als Indikatoren für das allgemeine Aktivationsniveau systematisch einzuführen. Meist wurde dem mit entsprechenden Arousal-Maßen gewonnenen Resultat direkt die Interpretation im Sinne eines generell erhöhten oder gesenkten Arousalniveaus beigesellt. Dies ist sicher ein grobschlächtiges Vorgehen. Auch die vielfältigen technischen Probleme und die immer komplexer werdenden Probleme der Analyse (Analyse der Potentialverläufe, Ableitungsartefakte, Ableitungsstellen etc.) sowohl im EEG- wie im peripheren Bereich blieben in unserer Besprechung gänzlich ausgespart. Wir begnügen uns an dieser Stelle damit, auf einige

Übersichten zum Problemkomplex, wie er sich allgemein darbietet, hinzuweisen (Pawlik, 1973, 1974, für die Probleme der EEG-Forschung: Birbaumer, 1973, für einige Aspekte im peripheren Bereich).

All die erwähnten Schwierigkeiten treten umso schärfer hervor, wenn mit schizophrenen Vpn. geforscht wird. (Man stelle sich nur die zusätzlichen Störvariablen vor, die sich z.B. aus einer EEG-Ableitung eines akut erregten Schizophrenen ergeben!) Wie steht es nun mit den Arousalbesonderheiten in der Schizophrenie? (Die zitierten Arbeiten haben jeweils nur exemplarischen Belegcharakter.)

1. Zunächst hat sich die frühe Annahme, die chronischen und die Prozeß-Schizophrenen seien generell untererregt, die akut und paranoid Schiziphrenen dagegen generell übererregt, als durchwegs falsch erwiesen. In bezug auf die Mehrzahl der chronischen und Prozeß-Schizophrenen hat sich genau der umgekehrte Befund zu einer Tendenz verfestigt. In bezug auf die akut, paranoid und reaktiv Schizophrenen sind die Ergebnisse nach wie vor so uneinheitlich, daß jede Verallgemeinerung verfrüht ist (Neale & Cromwell, 1970; Epstein & Coleman, 1970; Cohen & Meyer-Osterkamp, 1974). Die Hypoarousal-Annahme für die chronisch und Prozeß-Schizophrenen resp. die Hyperarousal-Annahme für die akut, reaktiv und paranoid Schizophrenen ist wahrscheinlich via klinische Beobachtung und über die Nichtberücksichtigung der Unterscheidung autonome und corticale Basisaktivität vs. autonome und corticale Reaktivität auf spezifische Stimuli entstanden.

2. Lang & Buss (1965) stellen in ihrem Übersichtsreferat für die chronisch und Prozeß-Schizophrenen und in vermindertem Maße auch für die akut und reaktiv Schizophrenen ein im Vergleich zu Normalen erhöhtes Arousalniveau im Muskel- und kardiovaskulären Bereich fest. Hinsichtlich der autonomen und corticalen Reaktivität auf Stimuli konstatieren sie hyporeaktives Verhalten bei den chronisch und Prozeß-Schizophrenen sowie in geringerem Maße auch bei den akut und reaktiv (aber nicht bei den paranoid) Schizophrenen.

Venables (1964, 1966) setzt die Akzente anders: Er postuliert ein generell erhöhtes Arousalniveau und eine entsprechende Hyporeaktivität im autonomen und corticalen Bereich für die chronisch, nicht-paranoid und Prozeß-Schizophrenen. Für die akut, reaktiv und paranoid Schizophrenen nimmt er ein generell niedrigeres Arousalniveau und eine entsprechende Hyperreaktivität an. Beide Autoren ziehen, um die Hyper-Hypo-Arousal-Hypothese (Venables, 1964, 1966) resp. die Hyperarousal-Hypothese (Lang & Buss, 1965) zu stützen, das Gesetz des Anfangwertes von Wilder (1950) heran. Einige Widersprüche in der Literatur können auf diese Weise ausgeschaltet werden, andere nicht.

3. Chronisch Schizophrene und auch nicht-paranoid und Prozeß-Schizophrene zeichnen sich in der Regel durch eine ausgesprochene Hyporeaktivität aus (auch hier gibt es natürlich Ausnahmen: erregter katatoner Zustand). Das hohe Arousalniveau bei chronisch Schizophrenen dagegen ist gar nicht so durchgängig gefunden worden, wie das einige Autoren (z.B. Venables) vorgeben. Es sind eine Reihe von Untersuchungen bekannt, die bei dieser Gruppe im Vergleich zu Normalen keinen erhöhten (Venables, 1960; Pishkin & Hershiser, 1963; Friedman, 1966; Borinsky et al., 1967) oder gar einen niedrigeren Arousal fanden (Howe, 1958). De Vault (1955) konnte zwar für die chronisch reaktiv Schizophrenen, nicht aber für die chronisch Prozeß-Schizophrenen eine höhere Herzschlagaktivität nachweisen. Dies bedeutet, daß auch die chronisch Schizophrenen keine homogene Gruppe sind (vgl. Gruzelier & Venables, 1972).

Ähnliches gilt für die nicht-paranoid und Prozeß-Schizophrenen. Der Befund ist nicht selten, daß die Prozeß-Schizophrenen je nach dem verwendeten psychophysiologischen Maß im Vergleich zu Normalen unter- bzw. übererregt sind. Gerade eine der sorgfältigsten Studie fand für die nicht-paranoid/Prozeß-Schizophrenen im corticalen Bereich ein niedrigeres Arousalniveau (Borinsky, Neale, Cromwell & Fox, 1967).

Obwohl die Arousal-Forschung bei den chronisch und Prozeß-Schizophrenen also keineswegs ein einheitliches Bild vermittelt, scheint doch bei den meisten chronisch Schizophrenen ein allgemein erhöhtes Arousalniveau feststellbar, und zwar im autonomen wie im corticalen Bereich. Dafür sprechen auch die Befunde von Gruzelier & Venables zur elektrodermalen Basisaktivität und zur OR in diesem Bereich.

Den Umstand, daß die chronisch und Prozeß-Schizophrenen zwar relativ konsistent hyporeaktiv sind, aber die Beweislast für ein erhöhtes Arousalniveau keineswegs erdrückend ist, deuten Epstein & Coleman (1970) so, daß sie die Gültigkeit von Wilders Gesetz des Anfangwertes in der Schizophrenie in Zweifel ziehen. Sie fragen sich, ob eine niedrige Reaktivität immer das Ergebnis eines hohen Arousalniveaus sein müsse. Diese Überlegung scheint nicht so abwegig, denn möglicherweise ist das Wildersche Ergänzungsverhältnis wirklich nicht in allen physiologischen Subsystemen durchgehend zu beobachten.

Die Arousal-Befunde bei den Untergruppen der akut, reaktiv und paranoid Schizophrenen sind kaum einheitlicher geworden. Die Ergebnisse, die im Vergleich zu normalen und andern schizophrenen Gruppen keinen Unterschied, ein erhöhtes oder ein niedrigeres Arousalniveau resp. eine erhöhte oder niedrigere Reaktivität nahelegen, halten sich die Waage. Hier gilt noch stärker: Bei diesen Gruppen wurde je nach den verwendeten psychophysiologischen Maßen einmal Hyperarousal, einmal Hypoarousal konstatiert.

4. Wenn die Ergebnisse für die Mehrzahl der schizophrenen Untergruppen so widersprüchlich sind, wenn sie weder generell unter- noch generell übererregt sind, sondern im Gegenteil in gewissen Teilbereichen unter-, in andern übererregt, dann stellt sich spätestens zu diesem Zeitpunkt die Frage: Gibt es hinsichtlich verschiedener psychophysiologischer Parameter und Untergruppen spezifische Muster von Unter- und Übererregung?

Mit andern Worten: Arousal kann als einheitliches Konzept nicht aufrechterhalten werden. Gegen einen allgemeinen Aktivationsbegriff werden in der Tat seit längerer Zeit Bedenken angemeldet (Lacey, 1967). Der Vorbehalt wird durch die relativ niedrige Interkorrelation zwischen Aktivationsmaßen genährt. Vorsicht ist demnach gegen eine voreilige Zusammenfassung des corticalen, autonomen und behavioralen Arousals geboten. Jede Arousal-Dimension ist bereits für sich genommen etwas Hochkomplexes. Schon innerhalb einzelner Parameter und Meßbereiche komplizieren und diversifizieren sich die Tatbestände laufend. Hinzu kommt die verwirrende Vielfalt der verwendeten Techniken und Maße, was einen systematischen Vergleich von verschiedenen Messungen kaum ermöglicht.

In der Folge der u.a. von Lacey angeregten theoretischen Differenzierung hat sich vor allem die systematische Unterscheidung zwischen autonomem und corticalem Arousal aufgedrängt. Tatsächlich gibt es einige Hinweise dafür, daß eine systematische Dissoziation des autonomen und corticalen Arousals das Arousalgeschehen einiger schizophrener Untergruppen prägt. Mit dieser Entdeckung wurde es möglich, eine Reihe von weitern Widersprüchen aufzulösen. Wie wir gesehen haben, hat Claridge sein theoretisches Modell auf dem Befund einer negativen Korrelation zwischen den Indikatoren der beiden Arousalkomponenten aufgebaut.

Leider, wie könnte es anders sein, weisen auch hier die Befunde nicht die wünschbare Einstimmigkeit auf. Einige Autoren stießen bei einigen Untergruppen auf positive Korrelationen zwischen autonomen und corticalen Parametern (siehe Kap. 2.4.2.3.1.2.). Andere Autoren fanden heraus, daß die Richtung der Dissoziation vom Ausgangswert des Arousalniveaus abhängt (Gruzelier, Lykken & Venables, 1972). Als relativ gesichert darf eine positive Korrelation der beiden Arousalkomponenten bei den meisten chronisch Schizophrenen im Sinne eines hohen corticalen und hohen autonomen Arousals gelten (Venables, 1962, 1966, 1969).

Im Zusammenhang mit der Dissoziationshypothese stellt sich die Frage, ob die Erstellung systematischer Erregungsprofile anhand der verschiedenen Arousal-Indikatoren zur Einschätzung des gesamten Arousalgeschehens in den einzelnen Untergruppen nicht ein optimaleres Vorgehen wäre.

Eine erste Klärung der hoffnungslosen Widersprüchlichkeit

hinsichtlich der Faktoren Indikatoren/Arousalniveau/Untergruppen könnte ein systematisches Auszählen der Ergebnisse bezogen auf die verschiedenen Maße und Untergruppen bringen. Möglicherweise würde eine Methode wie die Konfigurations-Frequenz-Analyse (KFA, Krauth & Lienert, 1973) die weitere Hypothesengenerierung erleichtern und fördern.

5. Es macht ganz den Anschein, als ob die Dissoziation zwischen den verschiedenen Arousalparametern noch viel allgemeiner sei. Es wurde bereits mehrmals erwähnt, wie stark unterschiedliche Arousal-Werte bei den einzelnen physiologischen Systemen die Regel sind. So fand Smith (1967) in einem peripheren System Über-, in einem andern gar Unterarousal. Selbst innerhalb des autonom-peripheren Bereichs könnte sich zwischen den einzelnen Systemen ein abnormes Verhältnis etabliert haben (siehe Epstein & Coleman, 1970; Burdick, 1971; Rubin & Barry, 1973).

6. Die Ergebnisse variieren auch je nach Beschaffenheit der experimentellen Situation (Epstein & Coleman, 1970). Es ist denkbar, daß viele der gefundenen Unterschiede im Arousal-Basisniveau nichts anderes widerspiegeln als Unterschiede in der Reaktion auf die Laborsituation (Lang & Buss, 1965). Solchen Artefakten könnte am wirksamsten mittels Langzeitstudien zu Leibe gerückt werden.

7. Die mangelnde Berücksichtigung von Untergruppenvariablen wirkt sich in der schizophrenen Arousalforschung besonders negativ aus (siehe Kap. 4).

Im gegenwärtigen Zeitpunkt ist die Hypothese eines generellen Hypo- oder Hyperarousals bei den meisten schizophrenen Untergruppen nicht länger aufrechtzuerhalten. Eine nüchterne Bilanz zwingt zur Frage, ob die Arousalbesonderheiten denn so primär und für das Verständnis der schizophrenen Gesamtstörung so wichtig sind. Eines ist sicher: Die Arousalforschung in der Schizophrenie hat bis heute nicht das gebracht, was man von ihr so sehnlichst zu erhoffen scheint: den Nachweis nämlich einer möglichst elementaren Basisstörung im physiologischen Geschehen, von der linear alle weitern Verhaltensstörungen deduziorbar wären. Die schizophrene Arousalforschung muß sich u.E., will der betriebene Aufwand auch künftig gerechtfertigt sein, vermehrt an folgenden methodischen Anforderungen orientieren:

1. Die Arousalbesonderheiten müssen in bezug auf die verschiedenen schizophrenen Untergruppen untersucht werden. Es sind soviele Untergruppendimensionen wie möglich in eine Studie einzubeziehen.

2. Interessant sind nicht so sehr die isolierten Werte einzelner physiologischer Parameter, von denen dann auf einen generellen Über- oder Unterarousal geschlossen wird. Vielversprechender scheinen die Profile, bestehend aus den verschiedenen autonomen und corticalen Meßwerten im Zusammenhang mit spezifischen Untergruppen. Nur ein solch komplexes Vorgehen befähigt, etwelche Dissoziationen oder gar Dissoziationsverläufe in der Zeit zwischen autonomen und corticalen oder zwischen verschiedenen autonomen Parametern festzustellen.
3. Die Profile sollten mehrdimensional sein, d.h. Werte des Basisniveaus, der spontanen Fluktuationen und der Reaktivität auf spezifische Stimuli enthalten.
4. Um sicher zu gehen, daß eine erhöhte Grundaktivität nicht als Reaktion auf die Laborsituation oder auf spezifische Stimulussituationen interpretiert werden kann, sind vermehrt Langzeitstudien anzustrengen.

Die Arousalbesonderheiten in der Schizophrenie werden wohl am angemessensten als Folge einer physiologischen Regulations- und Integrationsstörung aufgefaßt (vgl. Kick, 1978). Folgende Faktoren sprechen für diese Sichtweise:

1. Gerade die wahrscheinlich beschränkte Gültigkeit von Wilders Gesetz des Anfangswertes im Arousalgeschehen Schizophrener deutet darauf hin, daß die Schizophrenen Mühe haben, die homöostatische Kontrolle über die Arousalprozesse aufrechtzuerhalten (Epstein & Coleman, 1970).
2. Eine überdurchschnittliche Dissoziation zwischen der autonomen und corticalen Arousalkomponente.
3. Die bei Schizophrenen fast durchwegs erhöhte Variabilität der individuellen Hirnpotentiale (evozierte Potentiale) und die bei Schizophrenen unabhängig von den jeweiligen Anforderungen der Situation zu verzeichnenden phasischen Veränderungen im autonomen und corticalen Bereich.
4. Daß die angenommene Regulationsstörung vielleicht noch viel allgemeiner ist und sich in einem Ungleichgewicht verschiedener Systeme im autonomen Bereich manifestiert, wird durch einige Untersuchungen nahegelegt.

Dem überaus widersprüchlichen und komplexen Arousalgeschehen in der Schizophrenie scheint in der Tat nur ein Modell gerecht zu werden, das die Störung als das Produkt einer Desintegration auf verschiedenen Stufen, als Verlust der homöostatischen Kontrolle über die Arousalprozesse konzipiert. Erforderlich ist ein hoch-flexibles Modell, das verschiedene Mechanismen vorsieht, die auf spezifische Weisen im Gleichgewicht resp. Ungleichgewicht zueinander stehen können. Es ist sogar denkbar, daß die Uneinheitlichkeit der experimentellen Befunde vor allem bei den verschiedenen akuten Untergruppen nur aufgrund eines besonders labilen Gleichgewichts im Sinne eines Hin- und Heroszillierens der Kontrolle auf die eine oder andere Seite hin erklärt werden kann. Modelle dieser Art sind von Claridge (1967) und von Epstein & Coleman (1970) vorgelegt worden (vgl. auch Hernandez-Peon, 1975; Shagass & Overton, 1975).

2.4.3. Zur Kritik der Arousal-Theorien

2.4.3.1. Zur empirischen Begründung der Arousaltheorien

2.4.3.1.1. Die Arousal-Aufmerksamkeit-Theorie von Venables

Venables' Theorie ruht laut Neale & Cromwell (1970) auf drei Hauptsäulen:

1. Die Validität der Verknüpfung von Arousal und Aufmerksamkeit muß erhärtet sein: Einiges scheint im Normalbereich für eine solche Verknüpfung zu sprechen. Neurophysiologische und psychophysiologische Befunde belegen hinreichend die selektive Funktion bestimmter Arousalprozesse. Auch die psychologische Arousal-Aufmerksamkeitforschung hat einiges vorzuweisen, das mindestens teilweise im Sinne einer engen Interaktion zwischen Arousal und Aufmerksamkeit interpretiert werden kann. Erwähnt wurden vor allem die Versuche Callaways (siehe auch Easterbrook, 1959). Gerade bei Callaway eröffnet sich die Frage, inwieweit seine Ergebnisse im Sinne des Aufmerksamkeitskonstruktes interpretierbar sind. Drogen-induzierter Arousal erzeugt auf vielen Testaufgaben Leistungsänderungen. Arousal-steigernde bzw. Arousal-senkende Drogen zeitigen viele Effekte, die alle ihren Einfluß auf das Leistungsverhalten ausüben.

Die normalpsychologische Literatur gibt zu erkennen, daß Arousal und gewisse Aspekte des Wahrnehmungsverhaltens miteinander in Beziehung stehen. Ob es allein die Aufmerksamkeit ist, durch die diese Veränderungen bewirkt werden, ist noch umstritten (Neale & Cromwell, 1970). Einige Aufgabentypen (Größenkonstanz-, Stroop-Test) lassen Alternativerklärungen zu, sie müssen für einen solchen Zusammenhang als nicht genug beweiskräftig taxiert werden.

Es kommt hinzu, daß aus dem oft ungenau definierten und uneinheitlich gehandhabten Konstrukt Aufmerksamkeit kaum die Parameter spezifiziert werden können, die bestimmen, welche Cues von der Aufmerksamkeitseinengung bzw. -erweiterung betroffen sind.

2. Der Sachverhalt eines erhöhten Arousalniveaus und einer ausgeprägten Hyporeaktivität bei den Untergruppen der chronisch, nicht-paranoid und Prozeß-Schizophrenen sowie eines gesenkten Arousalniveaus und einer starken Hyperreaktivität bei den Untergruppen der akut, paranoid und reaktiv Schizophrenen müßte konsistent nachgewiesen werden können: Wir können uns hier knapp fassen, die relevanten Erwägungen sind in Kap. 2.4.2.3.1. zu finden.

Der Tatbestand einer niederen Reaktivität und eines erhöhten Arousalniveaus bei den meisten chronisch und einigen Prozeß-Schizophrenen ist noch am durchgängigsten dokumentiert, obwohl auch hier Ausnahmebefunde bekannt sind. Die Hypothesen in bezug auf die akuten Untergruppen scheinen empirisch nicht begründbar. Ebenso bestehen berechtigte Zweifel hinsichtlich der vollen Gültigkeit von Wilders Gesetz des Anfangwertes in der Schizophrenie.

3. Die Arousalunterschiede bei den Schizophrenen müssen mit den Leistungen in Tests, die eine eingeengte/erweiterte Aufmerksamkeit erfassen, im postulierten Zusammenhang stehen: Was die Ergebnisse aus den Größenkonstanzexperimenten betrifft, so sei nochmals das nüchterne Urteil von Meyer-Osterkamp & Cohen (1973) in Erinnerung gerufen. Im großen und ganzen sind keine Unterschiede in den Größenkonstanz-Leistungen bei den chronischen/akuten und übrigen Untergruppen festzustellen. Neale & Cromwell (1970) bezweifeln, ob die Größenkonstanzexperimente überhaupt etwas zum Verständnis des Aufmerksamkeitsverhaltens in der Schizophrenie beizutragen vermögen.

Die Beweiskraft der Experimente zum inzidentellen Lernen ist ebenfalls nicht überwältigend. Etwas besser steht es mit den Studien zur Wahrnehmung statistischer Strukturen (guessing game, Sprachaufgaben, Anker-Stimuli). Allerdings sind auch hier meist mehrere Alternativerklärungen möglich.

Die Evidenz für eine eingeengte Aufmerksamkeit bei chronisch, nicht-paranoid und Prozeß-Schizophrenen mit erhöhtem Arousalniveau ist insgesamt ungenügend bis schwach. Die Beweise für die Hypothese einer erweiterten Aufmerksamkeit bei den akut, paranoid und reaktiv Schizophrenen mit niederem Arousalniveau sind außerordentlich schwach. Für die Assoziation niedriger Arousal-erweiterte Aufmerksamkeit gilt noch weit mehr als für die Verknüpfung hoher Arousal-eingeengte Aufmerksamkeit, daß sie auf z.T. sehr indirekten Folgerungen und auf post-hoc Verallgemeinerungen beruht.

2.4.3.1.2. Das 2-Faktoren-Modell von Claridge

Die Eckpfeiler, die sich bei der Überprüfung des Modells von Claridge als standfest erweisen müssen, sind:

1. Die Evidenz für eine autonome und corticale Arousalkomponente im Normalbereich: Das psychophysiologische Modell von Claridge kann sich auf die solide Erkenntnis im neurophysiologisch/psychophysiologischen Normalbereich berufen, daß Arousal als einheitliches Konzept nicht länger aufrechtzuerhalten ist (Lacey, 1967).
2. Die Validität der beiden Arousal-Indikatoren, auf die Claridge seine Hypothesen in erster Linie gründet: Während die Sedationsschwelle ein relativ valides Maß zur Bestimmung des autonomen Arousals zu sein scheint, wurden gegen die Archimedes-Spirale als indirektes Maß für das corticale Arousalniveau wiederholt Bedenken angemeldet. So äußert z.B. Holland (1965) in seinem Übersichtsreferat zur Archimedes-Spirale die Vermutung, daß Änderungen im Nach-Effekt möglicherweise bloß oberflächliche Aspekte des Verhaltens (Augenbewegungsrate; Fähigkeit, die sich bewegende Spirale zu fixieren) wiedergeben. Andere Autoren vertreten die Meinung, die mangelnde Wahrnehmung des Nach-Effektes könnte aufs Konto allgemeiner Unaufmerksamkeit gehen (Efstathiou & Morant, 1966).
3. Die verschiedenen Varianten der Dissoziation zwischen dem autonomen und corticalen Arousal bzw. den entsprechenden psychophysiologischen Indikatoren (Sedationsschwelle, Archimedes-Spirale) müssen bei den verschiedenen akuten Untergruppen konsistent auffindbar sein:

   Venables (1962, 1963, 1966, 1967) berichtet bei paranoiden und normalen Vpn. eine positive, bei chronisch nicht-paranoid Schizophrenen eine negative und bei chronisch zurückgezogenen Schizophrenen erneut eine positive Korrelation zwischen autonomen (Haut-Potential-Niveau) und corticalen Maßen (Fusionsschwelle), d.h. sowohl einen erhöhten corticalen wie einen erhöhten autonomen Arousal. Hume & Claridge (1965) fanden zunächst nur eine nicht signifikante positive Beziehung zwischen autonomen (Hautpotentiale) und corticalen (Fusionsschwelle) Arousal-Indikatoren. Jedoch stießen Herrington & Claridge (1965) auf eine negative Korrelation zwischen der Sedationsschwelle (Maß für autonome Erregung) bei akut Schizophrenen und auf einen positiven Zusammenhang bei Neurotikern. Claridge (1967) ermittelte einen hohen autonomen (Sedationsschwelle) und einen niedrigen corticalen (Archimedes-Spirale) Arousal bei akut/paranoid/reaktiv Schizophrenen, aber einen niedrigen autonomen und einen hohen

corticalen Arousal bei den akut/nicht-paranoid/Prozeß-Schizophrenen. Lykken & Maley (1968) schließlich fanden eine negative Korrelation zwischen corticalen (Fusionsschwelle) und autonomen (Hautleitfähigkeit) Arousal-Indikatoren bei Kontrollpersonen und eine positive Beziehung bei den nicht-paranoid Schizophrenen.
Die Situation ist also einmal mehr verwirrend. Einige Autoren fanden die postulierte Dissoziation, andere nicht. Für eine teilweise Aufklärung der Widersprüche bezüglich der Dissoziationshypothese sorgten Gruzelier, Lykken & Venables (1972). Sie stellten zunächst fest, daß sich die Versuchsgruppen von Lykken & Maley (1968) aufgrund der unterschiedlichen Vertrautheit mit der Aufgabensituation auf einem höheren Erregungsniveau befanden als die Gruppen von Venables (1967). Die Autoren untersuchten die corticale (Fusionsschwelle) und autonome (Hautleit-Niveau, Haut-Potential-Niveau) Erregung von paranoid und nicht-paranoid Schizophrenen und Normalen in einer aktivierten (Fahrrad-Ergometer) und einer nicht-aktivierten Bedingung. Bei niedrigem Ausgangs-Niveau der autonomen Erregung war die corticale Erregung der Kontrollpersonen positiv, bei höheren Ausgangswerten der autonomen Parameter und im aktivierten Zustand negativ mit der autonomen Erregung korreliert. Im nicht-aktivierten Zustand waren die Indikatoren des corticalen Arousals bei den schizophrenen Gruppen für gewöhnlich negativ mit den autonomen Indikatoren korreliert, im aktivierten Zustand veränderten sich die Paranoiden in gleicher Richtung wie die Normalen, die Nicht-Paranoiden jedoch in Richtung einer erhöhten corticalen und einer gesenkten autonomen Erregung. Im Unterschied zu Venables (1967), der die negative Arousal-Beziehung bei nicht-paranoid Schizophrenen als Indiz für eine teilweise Desintegration bzw. Parallelisierung der corticalen und subcorticalen Regulationsmechanismen nimmt, interpretieren die Autoren ihren Befund mit dem Pavlovschen Konzept der protektiven Hemmung (Pavlov, 1927, 1941).

Die empirische Basis der Hypothesen von Claridge ist alles in allem eher schmal. Viele autonome Maße lassen keineswegs so konsistente Profile erkennen, wie sie der Autor erwartet. Selbst die Befunde aus Studien mit der Sedationsschwelle und der Archimedes-Spirale sind in sich uneinheitlich. Richtung und Ausmaß der Korrelationen zwischen verschiedenen autonomen und corticalen Maßen differieren zwar bei verschiedenen schizophrenen Untergruppen sowie bei Schizophrenen und Normalen, die Annahmen von Claridge scheinen jedoch gleichermaßen zu spezifisch und zu allgemein.

2. 4. 3. 2. *Der normalpsychologische Bezug*

Venables

Die Theorie von Callaway, auf die Venables seine Aussagen hinsichtlich der Beziehung zwischen Arousal und Aufmerksamkeit aufbaut, operiert mit wenigen und relativ klaren Konzepten und ist empirisch nicht allzu schlecht untermauert. Trotzdem wurde die Theorie später von Callaway & Stone (1960) selbst als zu eingeschränkt kritisiert. Die Zuwendung zur Broadbentschen Filtertheorie vollzieht der Autor vor allem deshalb, weil diese Theorie präzisere Vorhersagen erlaubt und auch Aussagen zu inneren Filtervorgängen enthält. Venables bleibt bei den alten, etwas pauschalen Formulierungen und versucht dem von Callaway kritisierten Mangel dadurch Rechnung zu tragen, daß er den Aufmerksamkeitsbegriff auch auf die inneren, im Gedächtnis gespeicherten Informationen ausdehnt.

Claridge

Claridge geht von einer Übersetzung des Eysenckschen Persönlichkeitsmodells in arousaltheoretische Konzepte aus. Die im Modell von Eysenck postulierten Persönlichkeitsdimensionen sind - trotz einer breiten empirischen Beweisarbeit - nicht unumstritten (Guilford, 1971). Die Literatur zum Eysenckschen Persönlichkeitsmodell ist inzwischen zu umfassend und die damit verbundene Kritik zu vielschichtig geworden, als daß an dieser Stelle eine angemessene Einschätzung gegeben werden könnte.

Das neurophysiologische und neuroanatomische Wissen über den Zusammenhang von Arousal und Informationsaufnahme wird hingegen von Claridge ausführlich dokumentiert, so daß die von ihm abgeleitete psychophysiologische Modell-Analogie viel an Plausibilität gewinnt.

2. 4. 3. 3. *Der Erklärungsanspruch der Theorie*

Venables

Venables erörtert einleitend die komplexe Interaktion von Subcortex und Cortex bei der Steuerung der Informationsaufnahme und -verarbeitung. In der eigentlichen Schizophrenietheorie finden diese komplexen Zusammenhänge dann aber kaum ihren Niederschlag. Sie nimmt recht allgemein eine speziell geartete Interaktion zwischen Arousal und Aufmerksamkeit in der Schizophrenie an. Obwohldie Theorie in ihren Annahmen recht spezifisch ist und sicher keinen Anspruch erhebt, die Schizophrenie als Ganzes zu erklären, macht Venables für sie doch eine beträchtliche Erklärungsbreite geltend. Mit Recht kritisiert der Autor die klassische Aufteilung der IV in die distinkten Prozesse der Rezeption, Perzeption, Gedächtnis, Denken etc., doch ergeben sich aus dieser Kritik keine differenzierten Feststellungen zu übergreifenden und integrativen Aspekten der IV. Mit Recht meldet Venables auch für die Devianzen höherer kognitiver Prozesse einen beschränkten Erklärungsanspruch an, zumal wiederholt ursächliche Zusammenhänge zwischen Input-Störungen und Denkstörungen nachgewiesen wurden. Diese Ausdehnung bleibt aber ein Postulat, denn der Autor legt keinerlei konkretisierende Ableitungen für spezifische Manifestationen der Arousal-Aufmerksamkeitsstörung auf der kognitiven, behavioralen und motivationalen Ebene vor. Was an Verbindlichem bleibt, sind recht eingeschränkte Aussagen zu gewissen Auffälligkeiten in den Arousal- und Aufmerksamkeitsprozessen.

Die Aufmerksamkeit, obwohl als aktiver Sampling-Prozeß gedacht und auf Gedächtnisprozesse ausgedehnt, wird bei Venables trotz allem in ihren sehr basalen psychophysiologischen Aspekten aufgegriffen, wobei das psychologische Konstrukt der Aufmerksamkeit ziemlich undifferenziert bleibt (siehe dagegen Venables, 1975).

Eine weitere Schwierigkeit beim Versuch, Arousal- und Aufmerksamkeitsvorgänge miteinander zu verknüpfen, ergibt sich daraus, daß die vorgebrachten Beweise für eine Erweiterung der Aufmerksamkeit bei den Akuten und eine Einengung bei Chronikern möglicherweise der breiteren Hypothese, daß die Schizophrenen bei der Regulierung der Reaktionen auf die Intensitätskomponente aller Stimulation Probleme haben, untergeordnet werden können (Epstein & Coleman, 1970; vgl. Silverman, Kap. 2.2.1.2.3.).

Claridge

Obwohl Claridge noch ausgiebiger als Venables den neurophysiologischen und neuroanatomischen Gegebenheiten von Arousal und Informationsaufnahme Rechnung trägt, fließt wiederum nur ein Bruchteil der differenzierten Verhältnisse in die molare psychophysiologische Modell-Analogie ein. Die Zurückhaltung bei der Übertragung neurophysiologischer Erkenntnisse auf die psychophysiologische Ebene muß man Claridge andererseits auch wieder zugute halten. Der Autor versteht sein Modell bescheiden als erste grobe Annäherung, als eine Art Arbeitshypothese. Besonders stark vermißt man nähere Aussagen zu den Bedingungen, unter denen die eine oder die andere Variante der Dissoziation (Schwächung oder erhöhte Reizbarkeit des Modulationssystems) Gestalt annimmt.

Claridge postuliert mit Recht eine theoretisch einheitliche und integrative Sicht der Psychose, die Störungen der Wahrnehmung, des Denkens und des emotio-motivationalen Systems berücksichtigt. Der Autor bleibt dann aber wie Venables die theoretischen Spezifikationen für die schizophrenen Phänomene in diesen konkreten Bereichen schuldig. Überdies begeht Claridge den Fehler der Übergeneralisierung, den er kritisiert, teilweise selber: Bei der so komplexen und variablen Störung, wie es die schizophrene Psychose ist, verallgemeinert der Autor eine aus einer spezifischen Versuchsanordnung (Sedationsschwelle, Archimedes-Spirale) oder auf einer spezifischen Funktionsebene gewonnene Teiltheorie auf die gesamte Störung.

Als positiv zu bewerten ist der Versuch von Claridge, die verschiedenen Formen der Schizophrenie im Rahmen eines umfassenden Persönlichkeitsmodells zu erklären, d.h. die schizophrene Psychose als Extremform möglicher normaler Konstellationen innerhalb der gleichen theoretischen Grundkonzeption zu verstehen. Diese Sicht bringt viele Vorteile. Spezifische Verhaltensauffälligkeiten, die in anderer Ausprägung oder Konstellation auch bei nicht-schizophrenen Störungen vorkommen, können in diesem Rahmen besser im Sinne von Extremvarianten konzipiert werden (Claridge, 1972). Die Frage ist dann: Welche spezifischen devianten Verhaltensmuster werden bei den verschiedenen Störungsformen durch welche spezifischen Konstellationen der in der Theorie postulierten Dimensionen bewirkt? Die Vorgehensweise von Claridge zwingt auch zu heilsamen Überlegungen über Zusammenhänge zwischen den verschiedenen Störungsebenen und zur Bedeutung der Störung für die Persönlichkeit. Kurz und gut, sie zwingt zu einer Konzeption des menschlichen Individuums. Das Menschenbild der experimentellen Schizophrenieforscher gleicht aber meist demjenigen aus der Frühzeit der mechanistischen Naturwissenschaften. Abgesehen davon, daß eine rein arousaltheoretisch fundierte Persönlichkeitstheorie als sehr einseitig zu qualifizieren ist, muß betont werden, daß der Bezug auf ein Persönlichkeitsmodell beim heutigen Stand der Persönlichkeitsforschung kein kohärenter, sondern allenfalls ein grober Rahmen zur Einbettung spezifischer Störungsbereiche in ein Ganzes bedeuten kann.

Obwohl in der jetzigen Formulierung sehr molar, enthält die vorliegende Theorie doch wesentliche Elemente: Die gleichberechtigte Behandlung hemmender und erregender Kräfte in ihrer integrierten Zusammenwirkung, die hierarchische Kontrolle des übergeordneten Modulationssystems über das tonische System, die selektive Funktion des Modulationssystems, der Defekt in der Feedback-Schlaufe, der das Ungleichgewicht zwischen hemmenden und erregenden Kräften herbeiführt. Mit diesem Modell kann ein breites Spektrum von Verhaltensauffälligkeiten erklärt und eine Reihe widersprüchlicher Befunde harmonisiert werden.

2. 4. 3. 4. Lokalisation

Venables

Hierzu nimmt Venables eine eindeutige Haltung ein. Obwohl einer koordinierten cortico-subcorticalen Steuerung der Aufmerksamkeit das Wort geredet wird, legt die Theorie den Akzent in der Richtung von unten nach oben eindeutig fest: Es sind Störungen im Arousalgeschehen, die die Abweichungen im Wahrnehmungsverhalten determinieren. Es fragt sich dann: Wozu die ausschweifende Diskussion der kontrollierenden Einflüsse des Cortex auf Arousal- und Filtervorgänge?

Claridge

Die schizophrene Störung im Modell von Claridge ist weniger im tonischen oder im Modulationssystem zu lokalisieren, vielmehr ist der eigentliche Störungspunkt in einem Defekt der negativen Feedback-Schlaufe, die für das Gleichgewicht zwischen tonischem und Modulationssystem zuständig ist, zu sehen. Die Störung ist also nicht vorwiegend auf irgendeiner spezifischen Ebene anzusetzen, sondern besteht aus der Desintegration des komplexen Zusammenspiels zwischen erregenden und hemmenden Regelkreisen des ZNS.

2. 4. 3. 5. Ätiologie

Venables

Man muß dem theoretischen Entwurf von 1964 keine Gewalt antun, will man der Psychogenie-Hypothese in der Konzeption von Venables einen gleichberechtigten Platz neben der Somatogenie-Hypothese zuschreiben. Venables läßt es in seinen Erwägungen offen, ob ein biologischer Defekt oder eine langandauernde Periode psychischer Überforderungen eine hohe sympathische Aktivität und als kompensatorische Folgereaktion ein Übergewicht in der parasympathischen Aktivität, welche dann die akute Phase der Schizophrenie einleitet, verursacht. In der Tat kann abnormes Arousalgeschehen immer sowohl biologisch oder durch innere und äußere Interferenzen bedingt sein (Mandler, 1964; Epstein & Coleman, 1970).

Die Autoren Gruzelier & Venables (1972) lassen in ihren späteren theoretischen Spezifizierungen allerdings keinen Raum mehr für Zweifel offen, daß sie nunmehr der Somatogenie-Annahme zuneigen (Störung im limbischen System).

Claridge

Für das Modell von Claridge könnte man je nach Störungsvariante entweder ein Übergewicht somatogener oder psychogener Störfaktoren annehmen. Vor allem die Hypertrophie des Modulationssystems (Hemmung des tonischen Systems, Aufmerksamkeitseinengung) ist ohne Beizug einer starken psychogenetischen Komponente kaum verständlich.

Letztlich wird die schizophrene Psychose bei Claridge weder als Störung eindeutig psychologischer oder somatischer Herkunft aufgefaßt, sondern als Extremvariante eines psychophysiologischen Funktionsspektrums.

Es ist aber zu erwähnen, daß Claridge gewissen Strukturen des limbischen Systems eine besondere ätiologische Bedeutung für die psychotische Störung zumißt.

2. 4. 3. 6. Untergruppenspezifische Aussagen

Venables

Die Aussagen der Arousal-Aufmerksamkeit-Theorie betreffen in erster Linie das Leistungsverhalten der chronisch und akut Schizophrenen und, in weit unverbindlicherem Maße, der Prozeß-/nicht-paranoid und der reaktiv/paranoid Schizophrenen. Es gibt Hinweise dafür, daß die akute bzw. chronische Untergruppe hinsichtlich der theorierelevanten Faktoren (Arousal, Aufmerksamkeit) nicht als homogene Einheiten aufgefaßt werden dürfen (siehe Kap. 2.4.2.3.1.). Wahrscheinlich ist, daß verschiedene Störungsformen in den Untergruppen Ausdruck der gleichen Grundstörung, d.h. einer irgendwie gearteten Disharmonie zwischen Cortex und Subcortex, sind.

Claridge

Claridge hat ausschließlich akut Schizophrene untersucht, er hat es folgerichtig unterlassen, sein Modell auch auf die Verhältnisse in der chronischen Population auszudehnen. Die in andern Ansätzen öfters für die chronische Gruppe reservierte Störung (autonome oder corticale Übererregung, Aufmerksamkeitseinengung) wird auch für gewisse akute Untergruppen postuliert. Beide Gruppierungen, die akut nicht-paranoid und die Prozeß-Schizophrenen auf der einen Seite, die akut paranoid und reaktiv Schizophrenen auf der andern Seite, weisen je distinkte Muster des Arousal- und Aufmerksamkeitsverhaltens auf. Das Modell sieht also allein für die akute Population mehrere Kombinationen vor und wird damit der Komplexität im akuten Geschehen eher gerecht.

Neu ist auch der methodische Ansatz (später befolgt von Gruzelier & Venables, 1972), zuerst Untergruppen gemäß bestimmten psychophysiologischen Parametern zu bilden und anschließend die verhaltensmäßigen und klinischen Korrelate dieser Parameter zu identifizieren. Dieses Vorgehen setzt allerdings valide psychophysiologische Maße voraus, es bietet zudem keine Gewähr dafür, daß einer Gruppenbildung auf der Basis anderer psychophysiologischer Parameter nicht ganz andere verhaltensmäßigen und klinischen Bilder entsprechen.

2. 4. 3. 7. Störungsbeginn und Zustandsänderungen

Venables
Der Autor macht keine Angaben zu den Bedingungen der Auslösung, Weiterentwicklung, Aufrechterhaltung und Remission der Störung. Es bleibt im Dunkeln, wie sich ein akuter Zustand konstituiert und unter welchen Bedingungen er allenfalls in den chronischen Zustand hinüberwechselt. Selbst eine rein somatogenetisch begründete Theorie muß u.E. etwas zur Umsetzung des somatischen Defektes in Verhaltensabweichungen aussagen können. Gerade weil die Theorie die Dimension akut-chronisch schwerpunktmäßig zum Thema hat, würde man eigentlich gewisse Vorstellungen, den Übergang vom akuten zum chronischen Zustand betreffend, erwarten.

Die Theorie schweigt sich auch zu den möglichen Übergängen von einem Störungsbild zu einem andern und zu den möglichen Wandlungen einzelner Symptome aus.

Claridge
Keine Aussagen zum Störungsbeginn und zu Zustandsänderungen.

2. 4. 3. 8. Flexibilität/Weiterentwicklung der Theorie

Venables
Die Forschung, die den Zusammenhang zwischen Arousal und Aufmerksamkeitsprozessen zum Gegenstand hat, schreitet stetig fort und vermittelt ein immer differenzierteres Bild. Die sehr allgemeinen Aussagen der Arousal-Aufmerksamkeit-Theorie bilden kaum mehr als ein grobes Theoriegerüst, mit dem neuere Erkenntnisse teils vereinbar sind, teils nicht. Unklar ist auch, inwieweit mit diesem molaren Bezugsrahmen kompatible theoretische Spezifikationen möglich sind. Faktisch haben es Venables und Gruzelier in ihrer weiteren Arbeit vorgezogen, sehr spezifische Aspekte des Arousal- und Aufmerksamkeitsverhaltens auf einer psychophysiologischen Ebene (SCOR) zu untersuchen. Diese Verlagerung auf die Mikroebene, d.h. eine Ebene, auf der das Ungleichgewicht zwischen hemmenden und erregenden Prozessen bei der Steuerung der Informationsaufnahme im Rahmen eng begrenzter Hirnbereiche (Kerne im limbischen System) erforscht wird, läßt allerdings den Nutzen der ursprünglichen Konzeption als höchst fraglich erscheinen.

Was die psychologische Komponente des Venablesschen Aufmerksamkeitskonstruktes betrifft, so ist dieses zu eng gefaßt und durch neuere Entwicklungen überholt.

Claridge
Das einfache und in seinen Annahmen sparsame 2-Faktoren-Modell vermag dadurch, daß es den Störungsort bei der Integration unterschiedlicher Arousal-Systeme ansetzt, aus den verschiedenen Desintegrations- und Dysregulationsformen präzise Aussagen herzuleiten und bisher nicht auflösbare Widersprüche zu beseitigen. Dieses molare psychophysiologische Schizophreniemodell ist vom theoretischen Standpunkt her sicher geeignet und wäre es wert, erweitert und verfeinert zu werden.

2. 4. 3. 9. Erklärung positiver Verhaltensmerkmale

Venables
Wohl könnten die postulierten Aufmerksamkeitsstörungen (Reizüberflutung, Aufhebung der Figur-Hintergrund-Konfigurationen etc.) zur Erklärung gewisser kreativer Leistungen im Sinne einer zeitweiligen devianten Neuorganisierung der innern und äußern Wirklichkeit herangezogen werden (Overinclusion, Wahn). Dies wäre allerdings nur über den Umweg weiterer Spezifikationen und Zusatzannahmen zu bewerkstelligen.

Claridge
Siehe Venables.

2. 4. 3. 10. Therapeutische Implikationen

Venables
Die therapeutischen Implikationen des Schizophreniemodells werden von Venables nur am Rande erwähnt. Es liegt auf der Hand, daß der Autor an Arousal-modifizierende Interventionen denkt, die sich zur Behebung der Über- bzw. Untererregtheit eignen. Sicher faßt der Autor hinsichtlich Medikation differentielle Indikationen für die unter- bzw. übererregten Gruppen ins Auge. Es ist aber auch an ein Umweltmanagement im Sinne von Reizzufuhr- oder Reizschutzmaßnahmen zu denken.

Claridge
Siehe Venables.

2.5. Der neobehavioristische Ansatz

Begreift man den menschlichen Organismus als komplexes System der Informationsaufnahme, -verarbeitung und -abgabe, dann läßt sich feststellen, daß die Mehrzahl der in den Kap. 2.1. bis 2.4. dargestellten Theorien vornehmlich Störungen in der Informationsaufnahme und -verarbeitung zum Inhalt haben. Theoretische Ansätze, die Interferenzen bei der Stimulusaufnahme und -verarbeitung als die für Schizophrene spezifische Störung postulieren, werden in der Literatur auch zur Gruppe der *Stimulus-Interferenz-Theorien* zusammengefaßt. Daneben ist unter dem Sammelnamen *Response-Theorien* eine Reihe bedeutender Theorien (Mednick, 1958; Broen & Storms, 1967; Chapman, Chapman & Miller, 1964; Cohen & Camhi, 1967; Marshall, 1973; Hemsley, 1975, 1976) bekannt, die den Locus der Störung am andern Ende des Systems, d.h. in den Responseauswahl- und Responseabgabe-Prozessen, ansiedeln. Theorien, die Interferenzen durch konkurrierende Responsetendenzen als die für Schizophrene primäre Störung annehmen, werden als *Response-Interferenz-Theorien* bezeichnet. Nicht alle Response-Theorien sind aber Response-Interferenz-Theorien.

Die Lokalisationsproblematik gab schon wiederholt zu reden. Nur wenige Autoren verlieren die komplexe Interaktion der verschiedenen Funktionsebenen, die für die Konstruktion eines mentalen Ereignisses oder einer offenen Response verantwortlich sind, nie aus den Augen. Einerseits sind immer nur jene Veränderungen im Systen einer exakten quantitativen Erfassung zugänglich, die sich in irgendeinem Response-System niederschlagen. Umgekehrt verwehren sich nicht alle Vertreter des response-orientierten Ansatzes der Einsicht, daß der Zustand der informationsaufnehmenden und -verarbeitenden Systeme die Entstehung devianter Erscheinungen auf der Response-Seite in jedem Fall mitdeterminiert. Das Entscheidende ist, daß die beiden Theoriegruppen - die Stimulus-Interferenz- und die Response-Theorien - aufgrund ihres theoretischen Standorts jeweils andere Funktionsbereiche zur Erklärung der schizophrenen Störung priorisieren.

Bei den im folgenden zu besprechenden Ansätzen handelt es sich um Theorien, die eindeutig auf der Grundlage nicht-kognitiver Lerntheorien aufbauen. Die Tradition dieser lerntheoretisch orientierten Schizophrenietheorien wurde durch Pavlov (1927, 1941) begründet. Die theoretischen Überlegungen Pavlovs zur Schizophrenie werden in diesem Buch nicht näher gewürdigt. Pavlovs theoretische Konzeption der Schizophrenie, obwohl älteren Datums, taucht aber gerade in neueren Ansätzen (Gruzelier, Lykken & Venables, 1972; Steffy & Galbraith, 1975) wieder vermehrt auf, dies nicht zuletzt deshalb, weil sie die neueren lerntheoretischen Ansätze hinsichtlich Präzision und Erklärungskraft noch immer erreicht oder gar übertrifft.

Die Schizophrenie, so könnte man stark vereinfachend zusammenfassen, erscheint bei Pavlov als eine Anpassungsreaktion des Organismus auf übermäßige Reizung des Cortex. Durch die Einwirkung außerordentlich starker innerer und äußerer Reize auf den Cortex entsteht eine Art Schutzhemmung, die als physiologische Maßnahme des Organismus im Kampf gegen schädliche Einwirkungen fungiert. Diese Schutzhemmung entsteht auch dann, wenn Reize gewöhnlicher Stärke auf ein schwaches Nervensystem treffen. Individuen mit einem konstitutionell schwachen Nervensystem neigen im extremen Ausmaß zu inhibitorischen Reaktionen und verfügen über eine niedrige Schwelle für die protektive Hemmung. Diese Individuen sind, wenn sie durch physisch, sozial oder entwicklungsmäßig bedingte Krisen stimuliert werden, am anfälligsten für schizophrene Reaktionen. Die Natur der Symptome und der Verlauf der Störung - für beides trifft Pavlov eine Menge spezifischer Aussagen - werden durch den Grad der protektiven Hemmung bestimmt. Für verschiedene Phänomene in der Schizophrenie erweisen sich einige Verhaltenseigentümlichkeiten als von besonderem Interesse, so u.a. die von Pavlov im Zustand generalisierter Hemmung beobachteten drei Phasen: In der Gleichsetzungsphase haben alle CS unabhängig von ihrer Stärke die gleiche Wirkung, in der paradoxen Phase rufen schwache Reize stärkere Reaktionen als starke Reize hervor, in der ultraparadoxen Phase schließlich sind positiv konditionierte Reize unwirksam. Für eine ausführlichere Besprechung von Pavlovs Theorie siehe Epstein & Coleman (1970)!

In diesem Kapitel legen wir das Hauptaugenmerk auf den neobehavioristischen Ansatz Hull-Spence'scher Provenienz und die mediationstheoretische Konzeption schizophrenen Sprachverhaltens von Chapman. Eine weitere behavioristische Konzeption (Salzinger, 1973) wurde bereits in Kap. 2.1.1.2.6. vorgestellt. Die Theorien von Broen & Storms (1967) und von Chapman, Chapman & Miller (1964) werden deshalb ausführlicher behandelt, weil sie in ihren Aussagen einen relativ hohen Grad an Exaktheit erreichen, leicht überprüfbar sind und sich großer Popularität in der Literatur erfreuen.

2.5.1. Die Response-Interferenz-Theorien

Vor Mednick und Broen & Storms hatten bereits die Spences (Spence & Taylor, 1953; Spence & Lair, 1964) ihre lerntheoretischen Konzeptionen auf die Schizophrenie zu übertragen versucht. Die Theorien von Mednick (1958, 1975) und von Broen & Storms (1967) basieren auf den lerntheoretischen Vorstellungen von Hull (1943, 1952) und Spence (1958). Der normalpsychologische Bezug, soweit relevant für das Verständnis der vorliegenden Theorien, wird kurz und stark vereinfacht erörtert. Wir beschränken uns dabei auf die Lerntheorie von Hull.

2. 5. 1. 1. Exkurs: Die Lerntheorie von Hull

Im theoretischen System von Hull (Postulatensysteme von 1943 und 1952) werden bekanntlich folgende Elemente miteinander verknüpft:

$S \longrightarrow s - - - - - r \longrightarrow R$, wobei:

s:	afferenter neuraler Impuls
r:	efferenter neuraler Impuls
S,R:	beobachtbare Stimuli/ Reaktionen
H:	Ein Habit oder eine Gewohnheit ist eine feste Reiz-Reaktions-Verknüpfung

Beim Ablauf jeder individuellen $S \longrightarrow s - - - - - r \longrightarrow R$-Kette kann eine Reihe wichtiger Prozesse unterschieden werden. Die folgende Formel stellt eine Abbildung dieser Prozesse dar:

$_SE_R = {_SH_R} \cdot D$ (Formel von 1943)

oder in der komplexeren Version von 1952:

$_SE_R = {_SH_R} \cdot D \cdot V \cdot K$

Zur Bedeutung der einzelnen Symbole:

1. $_SH_R$: Gewohnheits- oder Habitstärke. Die Habitstärke spiegelt die Verstärkergeschichte der Gewohnheit. Früher erfolgte Verstärkungen einer S-R-Verknüpfung resultieren in einer Tendenz, diese Verknüpfung zu wiederholen. "Die von der jeweiligen triebreduzierenden Wirkung abhängende Verstärkung von Reiz-Reaktionsverbindungen erzeugt einen Zuwachsbetrag an Gewohnheitsstärke. Die generalisierte Habitstärke ($_S\bar{H}_R$) hängt von der unmittelbar wirkenden Verstärkung sowie von der aus andern Verstärkungen herrührenden Generalisation ab (Hilgard & Bower, 1970, S. 182).
2. D: Objektiv beobachtbare Motivationsvariablen (C_D) lassen auf interne Antriebsreize (S_D) schließen. Letztere spiegeln die physiologische Antriebsstärke (D = Drive) wider.
3. $_SE_R$: In der einfachen Form von 1943 ist das Niveau der Antriebsstärke (D) mit der Habitstärke ($_SH_R$) multiplikativ verknüpft. Diese Multiplikation bestimmt die Größe des Reaktionspotentials ($_SE_R$).

4. V: Dieses Symbol bezeichnet die Reizintensitätsdynamik und ist ein Maß für die Reizintensität.
5. K: Anreizmotivation; K bedeutet konkret die Menge der Belohnungssubstanz.

Bis zum manifesten Auftritt einer Reaktion unterliegt eine S-R-Verknüpfung noch dem modifizierenden Einfluß einer Reihe weiterer Variablen: Reaktive und konditionierte Hemmung, die Reaktionsoszillation im Sinne eines Ungenauigkeitsfaktors, die psychophysische Reaktionsschwelle. Hull läßt es auch bei der Bestimmung der verschiedenen Aspekte der manifesten Reaktion (die Wahrscheinlichkeit einer Reaktionsauslösung, die Zahl der bis zur Extinktion nicht verstärkten Reaktionen, Reaktionslatenz, Reaktionsamplitude) nicht an Klarheit fehlen. All diese Vorgänge brauchen hier nicht näher erläutert werden, die Erörterung der einfachen Verhaltensformel von 1943 genügt für unsere Belange.

Abschließend sei ein für die im nächsten Abschnitt zu präsentierenden Interferenztheorien äußerst wichtiges Postulat erwähnt: "Wenn im Organismus zur gleichen Zeit Reaktionspotentiale auftreten, die zu zwei oder mehreren miteinander unvereinbaren Reaktionen gehören, dann kommt es nur zu derjenigen Reaktion, deren effektives Reaktionspotential am höchsten ist" (Hull, 1943, S. 344).

2.5.1.2. Mednicks Schizophrenietheorie: Erhöhter "Drive" und Übergeneralisierung

Broen & Storms' Ansatz ist im wesentlichen eine Korrektur und Elaborierung der Schizophrenietheorie von Mednick. Deshalb sei eine verkürzte Besprechung der theoretischen Konzeption von Mednick der Darstellung der Theorie von Broen & Storms vorangestellt.

In der Theorie von Mednick (1958) ist die Angst ("Drive") die eigentliche Ursache der Schizophrenie, und die primären Symptome werden durch einen hohen Angst-Pegel hervorgebracht. Der Effekt einer "Drive"-Erhöhung besteht gemäß Hull bekanntlich darin, daß die Responsestärke aller Habits, die in einer spezifischen Situation mobilisiert werden, zunimmt. Mednick erwartet deshalb in der Schizophrenie Anomalien beim Konditionieren, bei der Stimulusgeneralisation, beim komplexen Lernen und beim Denken.

Bei einfachen Aufgaben (keine konkurrierenden Responsen) besteht eine direkte Beziehung zwischen "Drive" und Responsestärke. Je höher der "Drive"-Pegel, desto schneller findet einfaches Konditionieren statt. Schizophrene, denen ein erhöhter "Drive" zugeschrieben wird, sind somit schneller konditionierbar als Normale.

Bei komplexen Aufgaben, die neben der relevanten noch mehrere konkurrierende Responsen auslösen, erhöht eine Anhebung des "Drive" sowohl die Stärken der dominanten wie der konkurrierenden Responsen (Responsestärke = multiplikative Funktion der Habitstärke und des "Drive"!). Die schwachen Responsetendenzen beginnen die Response-Schwelle zu übertreten. Dadurch entstehen flachere Gradienten der Stimulus- und der semantischen Generalisation, d.h. die Responsetendenzen werden durch zunehmend irrelevante Stimuli ausgelöst. Die Schizophrenen verfügen über breite Stimulus-Generalisations-Gradienten und irrelevante Responsen interferieren mit dem Problemlösen.

Im Mittelpunkt von Mednicks Theorie steht das Konzept der reziproken Erhöhung von Angst und Stimulus-Generalisation: Wächst die Angst, nimmt die Stimulusgeneralisation zu, nimmt die Stimulusgeneralisation zu, vermag eine steigende Anzahl von Stimuli Angst auszulösen, was wiederum den Angst-Pegel erhöht usw. Diese automatische Spirale gipfelt im akut schizophrenen Zusammenbruch.

Das präschizophrene Individuum verfügt aus unbekannten Gründen (Heredität, Sozialisation) über einen extrem hohen Angst-Pegel. Drei prädisponierende Merkmale entscheiden darüber, ob ein Individuum tatsächlich schizophren wird oder nicht: 1. Ein hohes Angst-Niveau, 2. eine langsame Erholung von der Angst, 3. eine breitgestreute Reaktivität auf Angst auslösende Stimuli.

Den Übergang vom akuten zum chronischen Stadium stellt sich Mednick so vor: Die irrelevanten Assoziationen, die nur dank des erhöhten Angst-Pegels die Schwelle übertreten, werden mit der Zeit dominant. Weil diese Assoziationen weniger Angst auslösen, werden sie beibehalten und verstärkt. Die Vermeidung von Angst auslösenden Assoziationen führt zu einem niedrigeren Erregungsniveau und schließlich zum Zustand der Chronizität.

Mednick (1966, 1975) und Mednick & Schulsinger (1964, 1968) sahen sich später gezwungen, Teile der Theorie zu revidieren. Aus Langzeituntersuchungen mit Kindern mit einem hohen Erkrankungsrisiko ging hervor, daß die Kinder schizophrener Mütter im Gegensatz zu andern Kindern beim PGR auf verschiedene Töne kürzere Latenzzeiten und schnellere Erholungszeiten manifestierten. Die Kinder mit hohem Risiko wiesen ferner eine erhöhte Stimulusgeneralisation auf. Die stärkere Reaktivität und die Generalisierung befinden sich im Einklang mit der Theorie. Für die Erholungszeit jedoch sagt die Theorie genau das Gegenteil voraus. In der revidierten Fassung der Theorie werden nun die Denkstörungen auf folgende Weise erklärt: Denkstörungen werden als konditionierte Vermeidungsresponsen auf überdurchschnittlich hohe autonome Erregung gelernt. Der Präschizophrene entgeht den Angst auslösenden Stimuli und Assoziationen, indem er auf irrelevante Gedanken umschaltet. Dieses Ausweichen ist so belohnend, daß das präschizophrene Individuum von nun an auf Angst auslösende Stimuli und Gedanken gewohnheitsmäßig mit devianten Gedanken reagiert. Die höhere autonome Reaktivität und Generalisierungstendenz macht den Präschizophrenen allgemein für Erregung anfälliger. Die schnelle Erholungsrate führt dazu, daß er leichter als der Normale für Vermeidung verstärkt wird.

Viele Aspekte von Mednicks Schizophrenietheorie erscheinen auf den ersten Blick als ausnehmend plausibel, wenige halten in Wirklichkeit einer genauen Prüfung stand. Mednicks Theorie wurde wiederholt schonungslos kritisiert (Epstein & Coleman, 1970):

- Empirisch ist die Theorie von Mednick eher schwach belegt. Die für die Theorie bedeutendsten Experimente, Konditionierungsstudien, Stimulusgeneralisations-Studien in der einen oder andern Form, vermögen die Theorie nur zweifelhaft zu stützen. Die meisten der von Mednick angeführten Konditionierungsstudien zeigen nur eine Tendenz in Richtung leichterer Konditionierbarkeit der akut Schizophrenen aufgrund ihres höheren Angstpegels.
  In einer schlecht kontrollierten Studie fand Mednick (1955) in einer Gruppe von Schizophrenen nur unbedeutend mehr Stimulusgeneralisation als in Gruppen von Normalen und Hirnorganikern. Das schizophrene Sample bestand überdies eher aus chronischen denn aus akuten Patienten. In einer Studie von Gaines, Mednick & Higgins (1963) legten akut Schizophrene mehr Stimulusgeneralisation an den Tag als Normale, chronisch Schizophrene dagegen nicht. Mednick (1966) wies nach, daß die Kinder Schizophrener mehr Stimulusgeneralisation manifestieren als die Kinder Normaler. Daneben fand eine Reihe von Autoren keine oder nur schwache Unterstützung für die Theorie von Mednick. So konnten Buss & Daniell (1967) die Annahmen Mednicks bezüglich Stimulusgeneralisation in der Schizophrenie nicht, Al Issa (1972) nur schwach bestätigen (vgl. Al Issa, Bakal & Larkin, 1975). Keine Unterstützung für die Hypothesen von Mednick fanden im Gegensatz zu Higgins, Mednick & Thompson (1966) Spence & Lair (1964) in einem Lernexperiment und Krooth (1971) in einem Wortassoziations-Test. Eine kritische Würdigung der empirischen Evidenzen für Mednicks Theorie geben Lang & Buss (1965) und Chapman & Chapman (1973). Was die Ergebnisse zum Arousal-Niveau bei akut und chronisch Schizophrenen betrifft, siehe Kap. 2.4.2.3.1.
  Ganz im Widerspruch zur Theorie von 1958 steht die wiederholt von Mednick selbst (Mednick & Schulsinger, 1962, 1968; Mednick, 1970, 1974) und andern Autoren (Gruzelier & Vena-

bles, 1972) gefundene schnellere Erholungszeit beim PGR in schizophrenen Gruppen. Unabhängig von der Haltbarkeit der Theorien von Mednick behalten die von seiner Forschergruppe in Angriff genommenen Langzeitstudien mit Kindern schizophrener Mütter (Mednick & Schulsinger, 1968; Mednick, 1970) ihren großen Wert. Diese Forschungsunternehmungen beginnen im Rahmen einer großangelegten Präventionsstudie auf Mauritius mit Kindern mit hohem Erkrankungsrisiko auch bereits erste Früchte zu tragen (siehe Mednick, Schulsinger & Garfinkel, 1975).

- Der "Drive"-Begriff wird von Mednick unscharf und inkonsequent verwendet. So nimmt er zeitweise explizit Bezug auf den Begriff "Drive" im Hullschen Sinne, setzt ihn aber, Spence (1958) folgend, mit dem Begriff Angst gleich. Die Angst mißt er mit den Indikatoren des physiologischen Arousals. Angst mag in der Schizophrenie die vorherrschende Emotion sein. Das heißt aber nicht, daß das Arousalniveau bei akut Schizophrenen generell erhöht, bei chronisch Schizophrenen gesenkt ist. Mednicks pauschale Annahmen in bezug auf das Erregungsniveau in der Schizophrenie sind offensichtlich nicht haltbar. Arousal ist kein einheitliches Konzept, verschiedene physiologische Systeme kovariieren nicht (sieh Kap. 2.4.2.3.1.).
- Wenn die Angst die Hauptursache der Schizophrenie ist, wäre zu erwarten, daß jede Angstneurose nur ein Zwischenstadium auf dem Weg zur Schizophrenie ist.
- Das Konzept der reziproken Erhöhung von Angst und Stimulusgeneralisation vermag den spezifischen Werdegang eines schizophrenen Zusammenbruchs nicht zu erklären. Es stellt sich unweigerlich die Frage: Warum werden nicht alle Menschen schizophren? Mednicks prädisponierende Merkmale geben keine Antwort auf diese Frage. Vermißt wird ein spezifisches Prinzip, das die Spirale der gegenseitigen Hochschaukelung bei den einen zum Einhalt bringt, bei den andern ad infinitum fortdauern läßt.
- Mednicks Erklärung der Assoziationsinterferenzen stehen teilweise gar im Widerspruch zur Hull/Spence'schen Theorie. Bei der multiplikativen Beziehung zwischen "Drive"-Niveau und Habit-Stärke müßte eine Erhöhung des "Drive"-Niveaus den Abstand zwischen dominanten und schwachen Responsen oberhalb der Schwelle noch verstärken. Responsekonkurrenz als Folge eines "Drive"-Anstiegs sollte nur für kurze Zeit und wenn sich die dominante Response knapp oberhalb und die konkurrierenden Responsen knapp unterhalb der Schwelle befinden, zum Problem werden.
- Mednicks Aussagen zum reziproken Verhältnis von Angst und Stimulusgeneralisation folgen nicht eindeutig aus seinen Grundannahmen. Eine "Drive"-Erhöhung verstärkt sowohl positive wie negative emotionale Responsen. Ein Individuum besitzt be-

reits emotionale Responsen auf jene Stimuli, auf welche nun die Angst-Response übertragen werden soll. Ob die Generalisierung der Angst von einem Stimulus auf den andern je stärker wird als die konkurrierende positive Response, hängt von mehreren Faktoren ab.

- Die revidierte Fassung der Theorie räumt nur wenige der erwähnten Kritiken aus, dagegen kommen neue Fragwürdigkeiten hinzu: Die Begründung, Individuen mit einer schnellen Erholungszeit seien schneller auf Vermeidung konditionierbar, vermag nicht zu überzeugen. Die gegenteilige Erklärung hat mindestens soviel für sich. - Mit der Verwendung des PGR als Maß für die Responsegeneralisation beschränkt Mednick nunmehr seine Aussagen klarer auf den autonomen Arousal. Inwieweit andere autonome Maße zu ähnlichen Ergebnissen führen, wird sich erweisen.

2.5.1.3. Die Response-Interferenz-Theorie von Broen/Storms: Partieller Zusammenbruch der Response-Hierarchien

2.5.1.3.1. Die Theorie

Broen & Storms (Broen & Storms, 1961, 1966, 1967; Broen, 1966, 1968; Storms & Broen, 1966, 1969) haben die Konzepte der Hullschen Verhaltenstheorie teilweise terminologisch modifiziert. Diese Veränderungen seien hier dem besseren Verständnis zuliebe wiederzugeben:

H:	Habitstärke ($_SH_R$)
H_D:	Habitstärke der dominanten Responsetendenzen
H_C:	Habitstärke der konkurrierenden Responsetendenzen
A:	Arousal. Der Hullsche "Drive" (D) wird durch den modernen Arousal-Begriff ersetzt.
RS:	Responsestärke. Sie ist die multiplikative Verknüpfung des Arousal-Niveaus und der Habitstärke.
RS_D:	Responsestärke der dominanten Responsetendenzen
RS_C:	Responsestärke der konkurrierenden Responsetendenzen
RS_D-RS_C:	Die Differenz zwischen den Responsestärken der dominanten und konkurrierenden Responsetendenzen.
R_D:	Dominante Responsen
R_C:	Konkurrierende Responsen
$\%R_D$:	Die Wahrscheinlichkeit der dominanten Responsen

2.5.1.3.1.1. Response-Interferenz im Normalbereich

Wenn im Laufe der Lerngeschichte ein Stimulus korrekt mit mehreren Reaktionen verknüpft wird, dann löst dieser Stimulus später eine Hierarchie von Habitstärken aus; diese Habitstärken sind gemäß der Häufigkeit früherer S-R-Verknüpfungen geordnet. Die Hierarchie der Habitstärken eines Individuums spiegelt die kulturellen Normen wider. Die im gesellschaftlichen Normbereich liegenden S-R-Verknüpfungen werden entsprechend verstärkt, ihre Habitstärken dominieren über die schwächeren Verknüpfungen. Die Responsestärken sind eine Funktion der Habitstärken und des Arousalniveaus (A · H = RS). Da das Arousalniveau und die Habitstärken multiplikativ miteinander verknüpft sind, erhöht der Arousal die Responsestärken der dominanten Responsetendenzen mehr als die Responsestärken konkurrierender Responsetendenzen. Der Grad der Response-Interferenz wird als umgekehrte Funktion der Differenzen der Responsestärken von simultan ausgelösten Responsetendenzen konzipiert.

Aufgrund dieser Annahmen wäre zu erwarten, daß ein erhöhtes Arousalniveau die Wahrscheinlichkeit dominanter Responsetendenzen anwachsen läßt. Diese Erwartung konnte aber in verschiedenen Experimenten nicht bestätigt werden (Spence, Farber & McFann, 1956a). Hoch-erregte Vpn. gaben zwar im Vergleich zu niedrig-erregten Vpn. zu Beginn einer Lernphase häufiger dominante Responsen. Gegen Ende der Lernphase hingegen verkehrte sich das Verhältnis ins Gegenteil. D.h. ein hohes Arousalniveau begünstigt die dominanten Responsen am Ende der Lernphase nicht. Broen & Storms (1961) erweiterten, um diesen diskrepanten Befunden Rechnung zu tragen, die Theorie um eine wichtige Komponente:

Es wird eine obere Grenze (ceiling) für Responsestärken, die niedriger ist als das Maximum von A · H, in die Theorie eingeführt. Unter diesen veränderten Bedingungen wirkt sich der volle multiplikative Effekt von A · H nur zu Beginn einer Trainingsphase aus, wenn die Habitstärken der dominanten Responsen (H_D) gering sind. Gegen Ende des Trainings, wenn H_D groß ist, beschränkt die obere Grenze das volle Anwachsen der Responsestärke der dominanten Response. In späteren Trainingsabschnitten und besonders dann, wenn die Habitstärken der konkurrierenden Responsen (H_C) hoch sind, läßt der multiplikative Effekt des hohen Arousalniveaus die Responsestärken der konkurrierenden Responsetendenzen (RS_C) stärker anwachsen als die Responsestärken der dominanten Responsetendenzen (RS_D). Das Ergebnis ist eine Verringerung der Differenz von RS_D und RS_C.

Wenn ein höheres Arousalniveau die Differenz RS_D-RS_C verringert, führt dies zu einer Abnahme der Wahrscheinlichkeit der dominanten bzw. korrekten Responsen. Hoch-erregte Vpn. würden in diesem Falle schlechtere Leistungen erbringen als weniger erregte. Tabelle I illustriert theoretisch diesen Effekt an einem Beispiel:

Tabelle I: Theoretische Illustration der unterschiedlichen Drive-Effekte in frühen und späteren Lernabschnitten (aus Broen & Storms, 1967).

Stage	H	Response strength (RS ceiling = 6) Low D Ss (D = 5)	High D Ss (D = 10)
Beginning			
Correct R	.5	2.5	5.0
Incorrect R	.4	2.0	4.0
RS_D - RS_C		.5	1.0
Later			
Correct R	1.0	5.0	6.0
Incorrect R	.4	2.0	4.0
RS_D - RS_C		3.0	2.0

Die theoretische Beziehung zwischen der Wahrscheinlichkeit der dominanten Responsen ($\%R_D$) ist gemäß Hull (1952) monoton, aber nicht linear. D.h. wenn die Differenz RS_D-RS_C groß ist, wird die Verringerung der Differenz um einen bestimmten Betrag eine kleinere Reduktion von $\%R_D$ bewirken als wenn die Differenz RS_D-RS_C anfänglich kleiner ist.

Betrachten wir die Wirkung der oberen Grenze der Responsestärken (response strength ceiling). Ein Anstieg des Arousalniveaus wird die Tendenz zur Response-Interferenz je nach anfänglichem Arousal-Niveau unterschiedlich beeinflussen. Siehe untenstehende Figur:

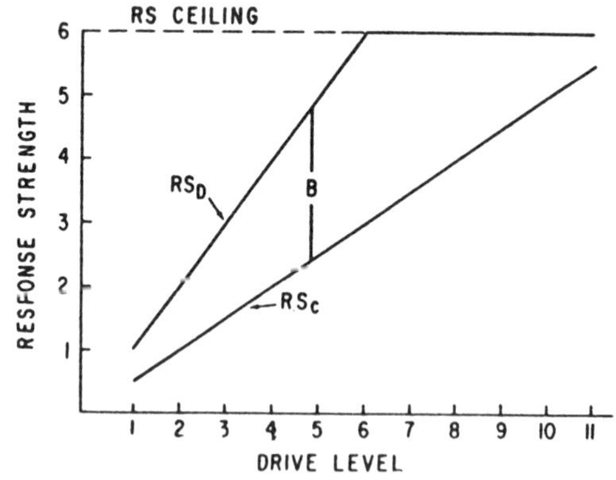

Figur VI: Das Zusammenwirken der oberen Grenze für Responsestärken und des multiplikativen Effektes von Drive (aus Broen & Storms, 1967).

Wenn das Ausgangsniveau des Arousals niedrig ist, müßte ein Anstieg im Arousal die Differenz zwischen dominanten und konkurrierenden Responsetendenzen vergrößern (Distanz B). Bei nochmaliger Anhebung des Arousals hingegen müßte dieselbe Differenz schrumpfen. Weil nun die Wahrscheinlichkeit der dominanten Responsen ($\%R_D$) eine wachsende Funktion der Distanz B ist, geht damit eine umgekehrt U-förmige Beziehung zwischen Arousalniveau und $\%R_D$ einher. Die $\%R_D$ nimmt nicht ab, weil RS_D selbst kleiner wird, sondern weil die Differenz RS_D-RS_C geringer wird.

In der vorliegenden Konzeption sind also vier Faktoren vorgesehen, die einen Einfluß auf die Response-Interferenz haben: H_D, H_C, A-Niveau und obere Grenze der Responsestärken. Der Leistungsabfall bei erhöhtem Arousalniveau geht auf das folgende Zusammenwirken dieser vier Faktoren zurück: Es müssen konkurrierende Responsen, die mit ausreichenden Habitstärken ausgestattet sind, im Spiel sein. Nur so erhöht sich durch die Anhebung des Arousalniveaus die Auftretenswahrscheinlichkeit der R_C bedeutsam. Gleichzeitig muß die dominante Response durch die obere Grenze der Responsestärken zurückgebunden werden.

2.5.1.3.1.2. Die Response-Interferenz-Theorie in der Schizophrenie

Stimulus-Interferenz-theoretische und Response-Interferenz-theoretische Ansätze bedienen sich weitgehend des gleichen Beobachtungsmaterials, was zeigt, wie breit das Spektrum der theoretischen Organisation von empirischen Daten sein kann.

Ausgangspunkt der theoretischen Erörterungen von Broen & Storms sind die drei Hauptmerkmale, die Cameron (1938) dem Denken akut Schizophrener zuschreibt (Broen & Storms, 1967; Broen, 1968):

1. *Interferenz:* Der normale Denkablauf wird in der Schizophrenie durch die Interferenz (interference, intrusion) von konkurrierenden Responsen gestört. "Konkurrierende Begriffe können nicht aufgegeben werden, verschiedene Begriffe in einem bestimmten Begriffsumfeld sind mit einer abnormen Äquivalenz versehen, das Ergebnis bleibt ein mehr oder weniger organisiertes Konglomerat" (Cameron, 1938, S. 18).
2. *Substitution:* Die Substitution von Gedanken ist eine andere Erscheinungsform der Interferenz. Der Schizophrene substituiert die von der Frage oder Instruktion intendierte Aussage mit einer Aussage, die aus dem weiteren assoziativen Umkreis stammt.
3. *Interpenetration verschiedener Themen:* Wenn ein Schizophrener durch interne Stimuli (Gedanken, Phantasien etc.) ab-

> sorbiert ist und aufgefordert wird, auf einen äußeren Reiz zu reagieren, dann nimmt seine Antwort häufig die Form einer abnormen Interpenetration von Assoziationen auf innere und äußere Stimuli an.

Jeder Organismus wird permanent mit einer Flut von externen und internen Stimuli bombardiert. Die Konzentration des Individuums auf einen bestimmten Stimulusausschnitt und die Auswahl und Beiordnung eines beschränkten Responsebereiches ist eine Grundbedingung zu effizientem Verhalten. Eine Hierarchisierung der verschiedenen, auf einen Stimulus möglichen Responsen verhindert den Verhaltenszusammenbruch. Damit die konkurrierenden, situationsinadäquaten Responsen nicht interferieren, müssen die adäquaten Responsen dominant bleiben, d.h. eine hohe Auftretenswahrscheinlichkeit besitzen. Diese Response-Hierarchie ist es nun, die bei Schizophrenen teilweise zusammenzubrechen scheint. Nicht relevante Responsen interferieren mit den relevanten und verdrängen diese. Die verschiedenen Assoziationen eines Schizophrenen genießen in abnormer Weise eine äquivalente Auftretensberechtigung. Das Denken ist gekennzeichnet durch ein willkürliches Hin- und Herschwanken zwischen den einzelnen Gliedern der Response-Hierarchie. Die Response-Auswahl innerhalb eines Assoziationsfeldes nimmt zusehends den Charakter der Zufälligkeit an.

Kehren wir zu der in Kap. 2.5.1.3.1.1. entwickelten Interferenztheorie zurück:

Um die abnorme Äquivalenz der vordem in eine hierarchische Rangordnung integrierten Responsetendenzen zu erklären, nehmen Broen & Storms für die Schizophrenen eine im Mittel niedrigere obere Grenze für Responsestärken an. Diese Annahme hat zur Folge, daß die Response-Hierarchien von Schizophrenen bereits bei einem niedrigeren Arousalniveau, also früher, zusammenbrechen als bei Normalen. Die Figur VII bildet die Beziehungen zwischen den verschiedenen Variablen unter der Bedingung eines normalen und eines abnorm tiefen Ceiling-Levels ab:

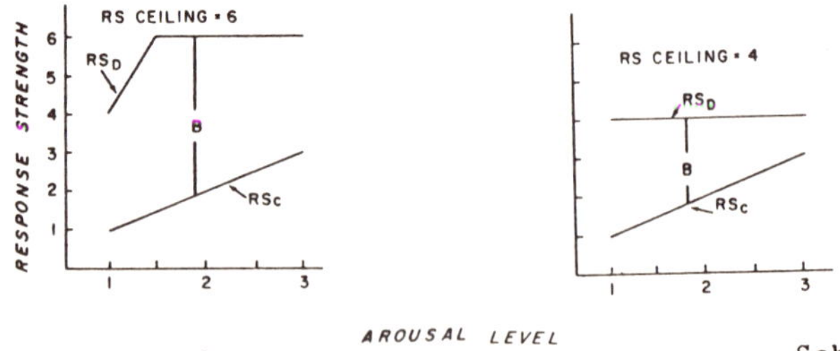

Normale Schizophrene

Figur VII: Der Arousal hat bei Normalen und Schizophrenen ungleiche Beziehungen zur Differenz: RS_D-RS_C.

Die Differenz zwischen den Responsestärken der dominanten und konkurrierenden Responsetendenzen (Distanz B) ist bei Schizophrenen mit Ausnahme sehr niedriger Niveaus auf allen Arousalniveaus geringer.

Der durch diese allgemeine Nivellierung bewirkte partielle Zusammenbruch der Response-Hierarchien (partial collapse of response hierarchies) erzeugt nun die Vielfalt schizophrener Verhaltensweisen. Die Ursache dieses partiellen Zusammenbruchs ist entweder eine niedrige obere Grenze der Responsestärken oder ein erhöhter Arousal oder, bei Schizophrenen, beides zusammen.

Die Autoren legen Wert auf folgende Präzisierungen:

- Im Laufe mehrerer Lerndurchgänge, in denen entweder response-kontingent bestraft oder nicht verstärkt wird, unterliegt die Responsestärke zunehmender Hemmung.
- Die Habitstärke ist bekanntlich eine wachsende Funktion der Anzahl S-R-Ereignisse und ändert sich umgekehrt in dem Verhältnis, wie sich ein Stimulus vom Trainings-Stimulus unterscheidet. Die Autoren nehmen an, daß in Versuchen mit gewöhnlichen Stimuli und Responsen (z.B. Assoziationen auf vertraute Worte) die Stärke der R_D auf ihrem Maximum ist und die mittlere Habitstärke einer R_C bei Schizophrenen eine wachsende Funktion der relativen Häufigkeit der Response, wie sie im Normalbereich vorkommt, ist.

Die Response-Hierarchien Schizophrener unterscheiden sich also weder hinsichtlich Inhalt noch bezüglich der Rangordnung der Responsestärken von den Response-Hierarchien Normaler. Das schizophrene Verhalten wird ausschließlich durch die niedrigere obere Grenze der RS verursacht. Dominante und konkurrierende Responsen weisen bei Schizophrenen die gleiche hierarchische Ordnung auf wie bei Normalen, nur liegen die RS näher beieinander.

Außer den Assoziationsstörungen erklären Broen & Storms (1966) und Storms & Broen (1969) in ihrer Theorie auch Phänomene wie Wahn, Halluzination, Regression sowie Störungen in der Begriffsbildung:

- Wahn entsteht, wenn inadäquate und adäquate Gedanken gemeinsam die obere Grenze der RS erreicht haben. Die abnorme Responseäquivalenz verursacht zunächst Wahnfragmente. Durch Lernprozesse werden dann jene Gedanken fixiert, die besonders angstreduzierend wirken. So entwickelt der Schizophrene langsam ein Wahnsystem und erreicht im chronischen Stadium einen Zustand niedriger Erregung.
- Halluzinationen: Im Zustand erhöhter Erregung lösen innere und äußere Cues konkurrierende Wahrnehmungsresponsen aus. Eine schizophrene Halluzination ist nach Broen & Storms eine

bunte Mischung aus adäquaten und inadäquaten Wahrnehmungen.

- Regression: Ein gehobener Arousal erhöht die Wahrscheinlichkeit früher gelernter, aber nicht mehr adäquater Responsen. Regression ist nicht einfach eine Rückkehr zu frühem Verhalten, sondern wiederum eine Mischung adäquater und inadäquater Responsen.
- Overinclusion entsteht, wenn richtige und falsche, aber womöglich verwandte Responsen innerhalb einer Kategorie gemeinsam ihre obere Grenze der RS erreichen. - Overexclusion tritt dann auf, wenn sich die Responsen, die einer Kategorie zugehören, und Responsen, die ihr nicht zugehören, ähnlich sind, und wenn beide Responsen gemeinsam an der oberen Grenze der RS angelangt sind.

2.5.1.3.1.3. Partieller Zusammenbruch der Response-Hierarchien und Aufmerksamkeitseinengung

Um einer Reihe von Verhaltensunterschieden in verschiedenen schizophrenen Untergruppen gerecht zu werden, ergänzte Broen (1966, 1973) seine Theorie um eine Wahrnehmungskomponente und stellte damit den Bezug zu jenen Theorien her, bei denen Veränderungen der Aufmerksamkeit im Zentrum der Konzeption stehen (Broen, 1968, 1973).

Die primäre Störung in der Schizophrenie ist laut Broen in jedem Fall der partielle Zusammenbruch der Response-Hierarchien. Einige Schizophrene entwickeln allerdings im Laufe der Zeit Defensiv-Strategien zur Minderung der verheerenden Folgen, die aus der primären Störung resultieren.

Eine besondere Rolle spielen in diesem Zusammenhang die Aufmerksamkeits-Responsen (focusing responses, observation habits). Aufmerksamkeits-Responsen sind jene Klasse von Responsen, die sich zu einem Zeitpunkt mehr auf einen bestimmten Reiz als auf andere Reize konzentrieren. Ein Zusammenbruch der Hierarchien der Aufmerksamkeits-Responsen in der Schizophrenie führt dazu, daß auch jene Reize, die von Normalen kaum berücksichtigt werden, nunmehr stark beachtet werden.

Die Erfahrung interferierender Responsen beeinflußt die Einstellung des Schizophrenen sich gegenüber, senkt seine Erfolgserwartungen in komplexen Lebenssituationen, bricht seinen Willen und gibt ihm das Gefühl, ohnmächtig diesen Interferenzen ausgeliefert zu sein.

Da nun die konkurrierenden Responsetendenzen das Ergebnis der verschiedenen Responsen auf einen oder mehrere Reize sind, bestünde eine wirksame Methode, Ausmaß und Folgen der primären Response-Desorganisation einzudämmen, in einer Reduktion der Komplexität der Stimulusquelle. Viele Schizophrene entwickeln tatsächlich im Laufe der Zeit defensive Strategien, mit denen sie wieder teilweise Herr über die innere Verwirrung werden: Sie schränken als Reaktion auf die primäre Störung ganz einfach das Spektrum der Aufmerksamkeit und die Informationsaufnahme ganz allgemein ein (Bewegungsvermeidung, Einschränkung des Scanningverhaltens).

Normale und Schizophrene haben dieselben dominanten Responsen, und ihre Aufmerksamkeits-Habits gehorchen den gleichen Gesetzen wie andere Responsen. Welche Reize beachtet werden und welche nicht, bleibt also nicht dem Zufall überlassen. So verwendet der Schizophrene, der eine habituelle Vermeidungsstrategie entwickelt hat, in einer neuen Situation zunächst die gleichen Aufmerksamkeits-Responsen wie die Normalen. Er stellt aber bald die Wahrnehmung jener Stimuli ein, die bei Normalen weitere Aufmerksamkeits-Responsen auslösen. Stimuli, die nicht-dominante Aufmerksamkeits-Responsen auslösen, sind entweder von geringer Intensität oder peripher. Der Schizophrene schränkt die Aufmerksamkeit allgemein stärker auf einzelne sensorische Kanäle ein und reduziert das Spektrum der Sensitivität erheblich. Der gleiche Vorgang spielt sich auch bei Gedächtnisprozessen ab. Der Schizophrene tastet das Gedächtnis nur so lange ab, bis die dominanten Ereignisse gefunden sind.

Für die schizophrenen Untergruppen treffen Broen und Storms (Broen, 1966, 1973; Broen & Storms, 1967) folgende Aussagen:

- Die Einengung der Aufmerksamkeit ist eine langfristige, habitualisierte Schutzreaktion auf die primäre Response-Desorganisation. Die Aufmerksamkeitsbreite der akut Schizophrenen unterscheidet sich deshalb nicht von der Normaler.
- Die nicht-paranoid Schizophrenen zeigen die ausgeprägteste Response-Desorganisation, sie engen aus diesem Grunde ihre Aufmerksamkeit in der chronischen Phase besonders stark ein.
- Die paranoid Schizophrenen haben vermutlich weniger mit interferierenden Responsen zu kämpfen, ihr Aufmerksamkeitsspektrum entspricht dem von Normalen.

Der Versuch zur Bewältigung der primären Störung gelingt, wie zu erwarten, nur bedingt: Die Aufmerksamkeitseinengung vermag die Interferenzen, die aus komplexer Stimulation resultieren, nur teilweise auszuschalten, gegen die Interferenzen, die sich aus einem einzelnen Stimulus ergeben, ist sie machtlos. Schließlich tritt an die Stelle der teilweise überwundenen primären Störung ein neues Defizit. Die Aufmerksamkeitseinengung führt zu Informationsverlust und Realitätsverarmung.

Auf dem Hintergrund dieses 2-Phasen-Modells gelingt es Broen (1966), für widersprüchliche Befunde aus Studien zur Ablenkbarkeit, Aufmerksamkeitsspanne und Überinklusivität eine Erklärung anzubieten:

- Payne (1962) fand mit einer Objekt-Sortier-Aufgabe (mehrere Stimuli mit relevanten und irrelevanten Merkmalen) bei akut Schizophrenen, Chapman (1961) mit einer Kategorisierungsaufgabe (einzelne Stimuli waren Klassen zuzuordnen) bei chronisch Schizophrenen Überinklusivität. Die akute Gruppe von Payne - so die Erklärung von Broen - war überinklusiv, weil sie auf irrelevante Stimulusaspekte reagierte (Zusammenbruch der Response-Hierarchien). Die Überinklusivität der chronisch Schizophrenen (eingeengte Aufmerksamkeit und - verminderte - Response-Desorganisation) in der Aufgabe von Chapman war Ausdruck einer erhöhten normalen Fehlertendenz in der Schizophrenie und ebenfalls auf die Response-Desorganisation zurückzuführen.
- Venables (1964) postuliert aufgrund verschiedener Untersuchungen für chronisch Schizophrene eine eingeengte Aufmerksamkeit, Chapman (1956) ebenfalls für chronisch Schizophrene eine erhöhte Ablenkbarkeit.

Wenn für die richtige Lösung einer Aufgabe Reaktionen auf dominante Stimuli notwendig sind, so argumentiert Broen, werden chronisch Schizophrene nicht abgelenkt durch irrelevante Stimuli. Wenn aber jene Stimuli dominieren, die zur Lösung einer Aufgabe inadäquat sind, vermögen die chronisch Schizophrenen diesen irrelevanten Stimuli nicht zu widerstehen, zumal sie ihre Aufmerksamkeit ja gerade auf diese Stimuli eingeschränkt haben. Die erste Erklärungsvariante trifft für die Daten von Venables zu, die zweite für jene von Chapman.

2.5.1.3.2. Empirische Evidenzen für die Response-Interferenz-Theorie

Die Response-Interferenz-Theorie sagt voraus, daß sich Inhalt und Ordnung der Response-Hierarchien von Normalen und Schizophrenen nicht voneinander unterscheiden. Chapman und Mitarbeiter (Chapman, 1958, 1961; Gottesman & Chapman, 1960; Gottesman, 1964) wiesen in einer ganzen Reihe von Experimenten für normale und schizophrene Gruppen ähnliche Fehler-Hierarchien nach (siehe Kap. 2.5.2.2.). Ähnliche Fehler-Hierarchien bei Normalen und Schizophrenen sind aber noch kein Beweis für ähnliche Response-Hierarchien (vgl. Boland & Chapman, 1971).

Die Theorie läßt ferner eine verminderte Stabilität der Responsen über mehrere Versuche und eine geringere Response-Konformität erwarten. Sommer, Dewar & Osmond (1960) fanden anhand eines Wortassoziations-Tests (Kent-Rosanoff) bei akut und chronisch Schizophrenen im Vergleich zu Normalen sowohl eine verminderte Response-Stabilität wie eine geringere Response-Konformität. Eine verminderte Stabilität im Bereich restringierter Assoziationen stellten Stern & Riegel (1970) bei chronisch Schizophrenen fest, eine verminderte Assoziations-Konformität Penk & Kidd (1977) bei akut Schizophrenen. In einer Studie von

Storms & Broen (1964) manifestierte eine Gruppe von Normalen die größte, eine Gruppe akut Schizophrener die geringste und eine Gruppe von Neurotikern eine mittlere Response-Stabilität. Die Response-Instabilität wuchs bei den Schizophrenen unter der Bedingung eines hohen Arousals stärker an als bei den übrigen Gruppen. Die Response-Konformität der Schizophrenen war ebenfalls vermindert, ein hohes Arousalniveau verringerte jedoch die Response-Konformität wider Erwarten nicht zusätzlich. Die Stabilitäts- und Konformitäts-Maße korrelierten bei den Schizophrenen positiv (r=.36). Eine niedrigere assoziative Stabilität und Konformität (Kent-Rosanoff-Test) wiesen in einer Untersuchung von Dokecki, Polidoro & Cromwell (1965) mit Gruppen von gut- und schlecht-prämorbid Schizophrenen und Tuberkulose-Patienten nur die schlecht-prämorbid Schizophrenen auf. Dieses Ergebnis steht teilweise im Widerspruch zu den Befunden von Storms & Broen (1964). Die unterschiedlichen Ergebnisse sind womöglich auf Stichprobenunterschiede zurückzuführen. Storms & Broen (1964) untersuchten kurzfristig hospitalisierte, Dokecki et al. langfristig hospitalisierte, also teilweise remittierte Patienten (gut Prämorbide). Dokecki, Cromwell & Polidoro (1968) und Hiner (1971) fanden erneut einen positiven Zusammenhang zwischen dem Grad der prämorbiden Anpassung Schizophrener und der Assoziations-Konformität. Einen solchen Zusammenhang, aber genau in umgekehrter Richtung, stellten Deckner & Cromwell (1970) fest. Higgins (1968) stieß auf eine negative Korrelation zwischen Hospitalisationsdauer und Response-Konformität (vgl. Routh & Keller, 1973). Keine abweichende Assoziationsstruktur im Vergleich zu Normalen stellten O'Brien & Weingartner (1970) bei chronisch Schizophrenen fest. Price (1972) unterteilte 40 Schizophrene in eine leicht und eine schwer gestörte Gruppe. Bei der leicht gestörten Gruppe hatte die Art der Instruktion ("Deviante Assoziationen sind ein Zeichen psychischer Gestörtheit.") einen Einfluß auf die Assoziations-Konformität in die eine oder andere Richtung, bei der schwer gestörten Gruppe hatte sie keinen Einfluß. In einer vergleichbaren Studie von Ryan & Neale (1973) zeigte es sich, daß die Instruktion die Response-Konformität nur bei chronisch Schizophrenen aus offenen Anstalten, nicht aber bei akut und chronisch Schizophrenen aus geschlossenen Anstalten erhöhte.

Die folgenden Experimente befassen sich mit den verschiedenen Auswirkungen eines erhöhten Arousalniveaus auf die Response-Hierarchien Schizophrener. Broen, Storms & Goldberg (1963) untersuchten die Auswirkungen von drei Arousal-Bedingungen auf unterschiedliche Response-Hierarchien in einer sehr vage umschriebenen Gruppe Schizophrener (keine Kontrollgruppe). Sie verwendeten dabei ein Stimulusgeneralisations-Paradigma, um die Stärke der dominanten Responsen zu variieren. Als Arousal-Indikator galt die Muskelspannung. Verschiedene Grade der Muskelspannung wurden induziert durch Drücken eines

Hand-Dynamometers. Unter normalen Arousal-Bedingungen waren die Responsen, die auf den Trainingsstimulus dominant waren, auch auf den entferntesten Generalisations-Stimulus dominant (steiler Stimulusgeneralisations-Gradient). Unter der Bedingung erhöhten Arousals nahm die Häufigkeit dominanter Responsen auf den Trainingsstimulus signifikant ab und die Häufigkeit dominanter Responsen auf den entferntesten Generalisations-Stimulus zu.

In einem noch besser kontrollierten Experiment (Broen, Storms & Goldberg, 1963) wurden H_D und H_C erhöht (mehr Trainingsdurchläufe, probabilistischer Verstärkungsmodus), die obere Grenze der Responsestärken gesenkt (hospitalisierte Schizophrene) und das Arousalniveau angehoben. Das Ergebnis unter diesen spezifischen Bedingungen war eine signifikante Abnahme der starken dominanten Responsen auf die Trainingsstimuli. Beide Experimente bestätigten somit die Annahme, daß ein angehobenes Arousalniveau die Häufigkeit schwacher dominanter Responsen erhöht und die Häufigkeit starker dominanter Responsen senkt. In einem dritten Experiment (Broen & Storms, 1964) wurde die Annahme überprüft, daß ein erhöhter Arousal die Häufigkeit dominanter Responsen bei Schizophrenen schneller reduziert als bei Normalen. Eine Gruppe hospitalisierter Schizophrener unterschied sich in einem ähnlich wie oben angelegten Experiment bei niedrigem Arousal in ihren Leistungen nicht von einer Gruppe hospitalisierter medizinischer Patienten. Unter der Bedingung eines erhöhten Arousalniveaus hingegen nahm die Häufigkeit der dominanten Responsen bei Schizophrenen in stärkerem Maße ab als bei den Normalen.

In späteren Untersuchungen von Storms & Acosta (1973) manifestierten Gruppen von akut Schizophrenen im Unterschied zu Normalen unter erhöhter Muskelspannung eine Leistungsminderung beim Trainingsstimulus auf einem Generalisations-Gradienten, nicht aber beim entferntesten Generalisations-Stimulus mit der gleichen dominanten Response.

Die Theorie von Broen und Storms besagt, daß das Ausmaß des schizophrenen Defizits entscheidend von der Stärke der konkurrierenden Responsen abhängt. Das schizophrene Defizit ist größer in Aufgaben, in denen die konkurrierenden Responsen stärker sind. Chapman (1961) untersuchte Gruppen von Normalen und chronisch Schizophrenen mit einer Begriffsbildungsaufgabe, in der zwei Arten von Gegenständen fälschlich in die intendierte Klasse eingeschlossen werden konnten: mit den zur Klasse gehörigen Gegenständen verwandte und nicht verwandte Gegenstände. Sowohl für die verwandten wie nicht verwandten Gegenstände bestand die dominante Response darin, diese Gegenstände von der intendierten Klasse fernzuhalten. Normale bezogen häufiger verwandte Gegenstände in die intendierte Klasse ein als nicht verwandte. Diese Tendenz war bei den chronisch Schizophrenen nochmals bedeutend erhöht. Die stärker mit der dominanten Response konkurrierenden Responsen bestimmten also Art und Ausmaß des schizophrenen Defizits. Lang & Luoto (1962) wiesen anhand verschiedener Lernaufgaben (Wortassoziations-Tests) in Gruppen von normalen hospitalisierten Patienten und hospitalisierten chronisch Schizophrenen nach, daß das schizophrene Defizit entsprechend dem Ceiling-Effekt mit der Stärke der Responsekonkurrenz variiert. Die Leistungsabnahme äußerte sich bei den Schizophrenen am frappantesten in späteren Lerndurchgängen und in Situationen mit starken dominanten und starken konkurrierenden Responsen. Zu einem interessanten Ergebnis kommen Petzel & Johnson (1963). Sie verglichen das Verhalten von reaktiv und Prozeß-Schizophrenen in einer Begriffsbildungsaufgabe. Die reaktiv Schizophrenen erbrachten bessere Leistungen als die Prozeß-Schizophrenen, wenn die Begriffs-Dominanz hoch war (wenige schwache konkurrierende Responsen), die Prozeß-Schizophrenen schnitten dagegen besser ab, wenn die Begriffs-Dominanz niedrig war (viele starke konkurrierende Responsen).

Eine Verringerung der Response-Konkurrenz müßte laut Theorie bei Schizophrenen zu einer Leistungsverbesserung führen. Als Beleg für diese Annahme zitieren Broen & Storms (1967) Studien von Blaufarb (1962) und Hamlin, Haywood & Folsom (1965), in denen die Vpn. mehrdeutige Sprichworte einzeln und in Gruppen mit der gleichen Bedeutung zu interpretieren hatten. Die Reduktion der Mehrdeutigkeit des Testmaterials führte bei den meisten schizophrenen Gruppen zu einer erheblichen Leistungsverbesserung (siehe Kap. 3.2.). Bercik & Mueller (1971) gelang es, die Interferenzen bei Schizophrenen zu reduzieren, indem sie die Vpn. ihre Responsen auf die Stimuli selbst wählen ließen. Penk (1978) zeigte, daß sich bei Schizophrenen im Vergleich zu Normalen nach einem Behandlungsintervall von 5 Wochen ein Trend zu normalen Antworten (Wortassoziations-Test) auf mehrdeutige, nicht jedoch auf eindeutige Stimulusworte ergab. Eine andere Methode zur Abschwächung der Stärke der konkurrierenden Responsen liegt in der Verwendung intensiver abersiver Reizung. (Von der Diskussion einiger komplizierender Faktoren bei dieser Methode sei hier abgesehen.) Pascal & Swensen (1952) ließen Gruppen von Normalen und Schizophrenen eine komplexe RZ-Aufgabe lernen. Die Leistungen der Schizophrenen waren am Ende dieser Lernphase signifikant schlechter als die der Normalen. In einer zweiten Lernphase wurde das Signal, das die Reaktion auslöste, solange mit weißem Rauschen gekoppelt, bis die Vpn. die richtige dominante Response gaben, d.h. alle R_C wurden bestraft. Zunächst verschlechterten sich unter dieser Bedingung die Leistungen der Schizophrenen abermals. Bei der kontinuierlichen Bestrafung der R_C aber näherten sich ihre Leistungen dem Leistungsniveau der Normalen. Karras (1962) gelang mit einer vergleichbaren

Anordnung der Nachweis, daß diese Leistungsverbesserung nur der Reduktion der konkurrierenden Responsen durch deren kontingente Bestrafung zuzuschreiben und durch eine bloße Anhebung des Arousalniveaus nicht zu bewerkstelligen ist. - Gemäß Theorie kommt der Bestrafung der R_C bei der Verringerung des schizophrenen Defizits eine bedeutendere Rolle zu als der Belohnung der R_D. Cavanaugh, Cohen & Lang (1960) legten eine RZ-Aufgabe so an, daß die Auswirkungen der Belohnungs- und Bestrafungsbedingung unterscheidbar waren. Die RZ'en einer kontingent bestraften Gruppe chronisch Schizophrener waren schneller als die einer belohnten und einer nicht behandelten Gruppe chronisch Schizophrener. In einer Untersuchung von Atkinson & Robinson (1961) hatten die Vpn. Listen von Wortpaaren zu lernen. Entweder wurde jede korrekte Antwort (R_D) belohnt oder jede falsche (R_C) bestraft. Ein Vergleich ergab, daß Schizophrene bessere Leistungen erbrachten, wenn die falschen Antworten bestraft wurden, die Normalen dagegen schneller lernten, wenn die richtigen Antworten belohnt wurden. Bible & Magaro (1971) untersuchten den Einfluß der oberen Grenze der Responsestärke bei akut und chronisch Schizophrenen mit einer Karten-Sortier-Aufgabe. Sie konnten die Wirksamkeit einer solchen Grenze wohl für die akut Schizophrenen bestätigen, nicht aber für die chronisch Schizophrenen.

Boland & Chapman (1971) legten eine der wenigen Untersuchungen vor, die widersprüchliche, aus den Theorien von Chapman et al. (1964) und Broen & Storms (1967) abgeleitete Vorhersagen direkt überprüfen. Die Theorie von Broen & Storms nimmt gleiche Response-Hierarchien für Normale und Schizophrene an und hält fest, daß eine für Normale nicht-dominante Response bei Schizophrenen nie dominant werden kann. Chapmans Theorie postuliert nicht gleiche Response-Hierarchien für Normale und Schizophrene, sondern nur gleiche Fehler-Hierarchien. Sie besagt, daß eine für Normale nicht-dominante Response bei Schizophrenen sehr wohl dominant werden kann, vorausgesetzt, sie repräsentiert eine auch von Normalen präferierte Response. Boland & Chapman verwendeten einen multiple-choice Wortschatz-Test mit folgenden Item-Kategorien: die richtige (für Normale dominante) Antwort, eine assoziativ verwandte Antwort und eine irrelevante Antwort. Eine Gruppe von chronisch Schizophrenen wählte signifikant mehr assoziative als richtige Antworten als eine Kontrollgruppe. Diese Theorie steht im Einklang mit der Theorie von Chapman et al. und im Widerspruch zu der Theorie von Broen & Storms. Eine entscheidende Schwäche der Theorie von Broen & Storms wird somit sichtbar: Sie sagt die offenen Responsen ausschließlich aufgrund der Responsestärken voraus, ohne beurteilen zu können, ob die Response richtig oder falsch ist.

Broen & Nakamura (1972) überprüften die Hypothese, daß chronisch Schizophrene zum Schutz gegen Überreizung und Response-Interferenzen im akuten Stadium die Aufmerksamkeit einengen (vgl. auch Broen, 1973). Die Autoren nahmen an, daß sich chronisch nicht-paranoid Schizophrene von den akut paranoid Schizophrenen durch ein reduziertes Spektrum sensorischer Sensitivität auszeichnen. Untersucht wurde die Fähigkeit der Vpn., einen akustischen Reiz aufzuspüren bei gleichzeitigem Verfolgen eines visuellen Reizes. Das eine Mal kam der akustischen Aufgabe die primäre, das andere Mal die sekundäre Bedeutung zu. Ein eingeengtes Spektrum sensorischer Sensitivität würde in der kombinierten Aufgabe, wo die akustische Aufgabe eine periphere Bedeutung hat, ein größeres Defizit in der Fähigkeit, den akustischen Cue ausfindig zu machen, implizieren. Tatsächlich wiesen die chronisch nicht-paranoid Schizophrenen in dieser Aufgabe ein signifikant größeres Defizit auf als die akut paranoid Schizophrenen. Davies-Osterkamp, Rist & Bangert (1977) fanden in ihrer RZ-Studie bei simultaner Darbietung akustischer und visueller Reize keine Bestätigung für die Annahme von Broen und Nakamura.

Williams & Hemsley (1976) untersuchten die dominanten Wort-Antworten Schizophrener in einem Wortschatz-Test. Mit zunehmender Chronizität wuchs die Tendenz zu einer Präferenz dominanter Responsen. Dieses Ergebnis steht im Einklang mit Broens Annahme einer Präferenz dominanter Responsen als gelernte Abwehrreaktion auf die aversiven Response-Interferenzen im akuten Stadium.

Um die systematische Aufhellung der Zusammenhänge zwischen assoziativen Interferenzen und prämorbider Anpassung hat sich DeWolfe (1974) verdient gemacht. Dieser Ansatz sei abschließend erwähnt, weil er zunächst in einer nahen Beziehung zu den Forschungsbemühungen von Broen und Storms stand. Die Response-Interferenz-Theorie konnten DeWolfe und Mitarbeiter in einer Reihe von Studien nur bedingt bestätigen. Sie wiesen u.a. nach, daß reaktiv Schizophrene unter der Bedingung starker Interferenzen gleich viele Fehler, unter der Bedingung milder Interferenzen weniger Fehler als Prozeß-Schizophrene begehen (Hirsch & DeWolfe, 1977), daß die Assoziationsstörung der reaktiv Schizophrenen unter der Bedingung starker Interferenzen schneller zunimmt als diejenige der Prozeß-Schizophrenen (DeWolfe & Fedirka, 1978), und daß reaktiv und Prozeß-Schizophrene unter hohem Streß gleich viele Interferenzen manifestieren, unter mittlerem Streß aber nur die reaktiv Schizophrenen ihre Leistungen verbessern (DeWolfe & Youkilis, 1974). DeWolfe (1974) schlug eine eigene entwicklungstheoretisch orientierte Theorie zur Erklärung der Unterschiede im kognitiven Defizit reaktiv und Prozeß-Schizophrener vor. Es werden zwei qualitativ unterscheidbare kognitive Defizits für die reaktiv und Prozeß-Schizophrenen postuliert. Das kognitive Defizit der Prozeß-Schizophrenen reflektiert idiosynkratische Denkprozesse, die sowohl aus einer atypischen, niederen kognitiven Entwicklung wie auch aus einer

Hyporeaktivität auf die Reize und Anforderungen der Aufgaben hervorgehen. Die reaktiv Schizophrenen haben eine normalere kognitive Entwicklung durchgemacht, manifestieren aber im akuten Schub und unter Streßbedingungen ein Defizit, das durch Response-Interferenzen und Hyperreaktivität auf die Reize und Anforderungen der Aufgaben zu kennzeichnen wäre.

2.5.1.3.3. Zur Kritik der Response-Interferenz-Theorie

2.5.1.3.3.1. Zur empirischen Begründung der Response-Interferenz-Theorie

Ein Vorteil der Response-Interferenz-Theorie besteht darin, daß die aus der Theorie hergeleiteten Vorhersagen experimentell leicht nachprüfbar sind. Die beobachtbaren Variablen für die zentralen Konzepte sind eindeutig festgelegt, ihre präzise Operationalisierung ist gewährleistet: das Arousalniveau durch Druck auf einen Dynamometer, die Habitstärken durch spezifische Trainingssequenzen. Die obere Grenze für Responsestärken ist durch eine spezifische Funktion von Arousalniveau und Habitstärke definiert. Die Theorie spezifiziert auch die für die schizophrene Response-Desorganisation kritischen Bedingungen, nämlich: Ein hohes Arousalniveau, hohe Habitstärken der dominanten und konkurrierenden Responsen.

Broen & Storms unterwarfen in einer Reihe gut kontrollierter Experimente zentrale Annahmen ihrer Theorie einem direkten Test. Gute Unterstützung für die Theorie ergibt sich aus Studien zur Response-Stabilität und -Konformität und aus Studien, in denen entweder die Stärke der konkurrierenden Responsen manipuliert oder die Auswirkungen künstlich induzierten Arousals auf die Response-Desorganisation untersucht wurden. Die Autoren haben alsdann eine Vielfalt von Befunden aus Assoziationsstudien, aus Untersuchungen zur Begriffsbildung (Overinclusion, Overexclusion) und aus einfachen Lernexperimenten mehr oder weniger überzeugend mit ihrer Theorie in Einklang zu bringen versucht. So stammen auch die meisten empirischen Belege für eine Aufmerksamkeitseinengung bei gewissen chronisch Schizophrenen, die die Autoren im nachhinein mit ihrer Theorie zur Deckung brachten, aus Experimenten anderer Forscher. Diese Befunde wurden im Rahmen anderer Kapitel dieses Buches genügend gewürdigt. Es scheint jedenfalls nicht nur eine Form der Aufmerksamkeitseinengung zu geben, und diese ist weder für chronisch nicht-paranoid noch für chronisch Schizophrene, ja vielleicht nicht einmal für Schizophrene überhaupt spezifisch. Erinnert sei in diesem Zusammenhang auch an die widersprüchlichen Ergebnisse aus der Literatur, die es Broen (1966) mit dem 2-Phasen-Modell (Response-Interferenz und als Reaktion darauf Aufmerksamkeitseinengung) aufzuklären gelingt (Kap. 2.5.1.3.1.3.).

Direkte Überprüfungen der auf die klinischen Phänomene spezifizierten Annahmen liegen noch kaum vor.

Gemäß Theorie sind die Schizophrenen durch ein höheres Arousalniveau oder eine niedrigere obere Grenzen für Responsestärken oder beides charakterisierbar. Bei der Beurteilung der empirischen Fundierung der Response-Interferenz-Theorie beschränken wir uns im folgenden auf die Erörterung dieser zwei zentralen Eckpfeiler der Theorie.

1. Das Arousalniveau in der Schizophrenie

Obwohl sich Broen (1968) der Komplexität der Arousal-Verhältnisse in der Schizophrenie bewußt ist, trägt er ihr doch praktisch kaum Rechnung. An wichtige Aspekte der Arousal-Problematik sei nur summarisch erinnert (siehe Kap. 2.4.2.3.1.):

1. Die Arousal-Befunde in der Schizophrenie sind durchaus nicht so eindeutig und einheitlich, wie dies Broen & Storms wahrhaben wollen. Gerade bei der Gruppe der akut Schizophrenen, mit der die Autoren in erster Linie experimentiert haben, liegen wenig mehr als schwache Trends vor. Zusätzlicher, künstlich induzierter Arousal scheint die postulierte Wirkung auf die Response-Organisation allerdings nicht zu verfehlen.
2. Arousal ist kein einheitliches Konzept. Verschiedentlich ist in der Schizophrenie eine systematische Dissoziation zwischen autonom-peripheren und cortical-zentralen Arousal-Parametern nachgewiesen worden. Eine Erfassung autonomer und corticaler Parameter erweist sich insofern als unabdingbar, als sich in verschiedenen schizophrenen Untergruppen konträre Konstellationen ergeben haben (Claridge, 1967). Broen & Storms schenken dem Mangel einer starken Beziehung zwischen verschiedenen physiologischen Systemen in der Praxis wenig Beachtung. Zur Erfassung des autonomen Arousals verwenden die Autoren in der Regel ein einziges Maß. Sie unterscheiden praktisch auch nicht zwischen Arousalniveau im Ruhezustand und tonischer und phasischer Reaktivität.
3. Broen & Storms verwenden meist die Muskelspannung, induziert durch Drücken eines Hand-Dynamometers, als Index für das Arousalniveau. Epstein & Coleman (1970) weisen darauf hin, daß motorische Aktivität auf physiologische Prozesse oft einen andern Einfluß hat als Stimulus-Input. Sie vermuten auch, daß die Leistungsminderung der Schizophrenen weniger auf ein erhöhtes Arousalniveau als vielmehr auf die beim Drücken des Dynamometers entstehende Ablenkung zurückzuführen sei. D.h. was Broen & Storms dem Einfluß des Arousals auf die Response-Interferenz zuschreiben, könnte die Folge des Einflusses konkurrierender Responsen selbst sein.

2. Die obere Grenze für Responsestärken

Bible & Magaro (1971) konnten die Auswirkungen einer oberen Grenze für Responsestärken nur bei akut Schizophrenen, nicht aber bei chronisch Schizophrenen beobachten. Boland & Chapman (1971) fanden in einer direkten Überprüfung der sich widersprechenden Hypothesen von Broen & Storms und Chapman et al. bei chronisch Schizophrenen ebenfalls keinen Hinweis für die Existenz einer oberen Grenze für Responsestärken. Da Broen & Storms selbst ihre Theorie vorwiegend an akut Schizophrenen und Normalen mit schizoiden Tendenzen prüften, liegt die Vermutung nahe, daß die obere Grenze für Responsestärken nur in bestimmten akuten Gruppen wirksam ist.

Eine bedeutende Schwäche der Response-Interferenz-Theorie liegt darin, daß die postulierte obere Grenze für Responsestärken nirgends unabhängig spezifiziert wird. Ob eine Response die obere Grenze erreicht oder nicht, wird indirekt aus dem Abflachen oder Ansteigen der Responsestärken-Gradienten erschlossen. Insofern aber Existenz und Stellung dieser oberen Grenze aus den Daten gefolgert wird, die sie erklären sollte, fehlt der Theorie jede spezifische Vorhersagekraft (Chapman & Chapman, 1973).

Es müßte einen Weg geben, die Auswirkungen der oberen Grenze für Responsestärken direkt über spezifische Operationen zu überprüfen. Bis jetzt wurde aber für eine direkte Messung dieser Auswirkungen keine Methode angegeben. Broen & Storms haben zwar in mehreren Experimenten die abnehmende Wahrscheinlichkeit der dominanten Responsen bei erhöhtem Arousal nachgewiesen, aber mit dem Hinweis auf eine obere Grenze für Responsestärken ist der ursächliche Wirkfaktor für diese Funktion noch nicht bewiesen. Die direkte Bestätigung des Konstruktes obere Grenze für Responsestärken steht also noch aus.

In der Theorie ist keine Begründung enthalten, weshalb es gleiche obere Grenzen für verschiedene Responsetendenzen geben sollte. Dies wird auch nirgends explizit behauptet. Aber nur aus dieser Einschränkung folgt, daß eine Anhebung des Arousalniveaus notwendig zur Response-Desorganisation führt. Würde man andererseits verschiedene obere Grenzen für verschiedene Responsen postulieren, wäre diese Erwartung nicht gerechtfertigt. Eine Arousal-Erhöhung würde dann im wesentlichen lediglich Änderungen in den Response-Hierarchien bewirken. Würden verschiedene obere Grenzen für bestimmte Responsen oder Response-Klassen angenommen, ohne die Responsen zu spezifizieren, die eine hohe/niedrige obere Grenze haben, wäre die Theorie zudem zu allgemein, kaum falsifizierbar und von geringem Nutzen. Ob die Ergebnisse als Beleg für eine allgemeine obere Grenze für alle Responsen gewertet werden dürfen, ist jedenfalls fraglich (Epstein & Coleman, 1970).

Zum Abschluß die Response-Interferenz-Theorie von Broen &

Storms im Urteil von Chapman & Chapman (1973). Die Kenntnis schizophrenen Verhaltens scheint diesen Autoren noch zu wenig weit fortgeschritten, als daß sie die Benützung einer Theorie mit so präzisen Vorhersagen rechtfertigte. In diesem Entwicklungsstadium einer Wissenschaft, so die Autoren, müßten Theorien schizophrenen Verhaltens näher bei den deskriptiven Daten bleiben und die Eleganz von elaborierten und aus der Normalpsychologie entlehnten Theorien vermeiden.

2.5.1.3.3.2. Der normalpsychologische Bezug

Broen & Storms haben einige Prinzipien der Hull-Spence'schen Verhaltenstheorie getreu auf die Verhaltensschwierigkeiten der Schizophrenen übertragen. Diese Theorie zeichnet sich durch eine hohe logische Kohärenz, durch Präzision und eine seltene Klarheit aus. Die Konzepte sind scharf umrissen, sauber operationalisierbar, die beobachtbaren Variablen für die Konstrukte einer eindeutigen Spezifikation zugänglich. Die Theorie wurde in immer neuen Experimenten im Labor überprüft, sie gilt in wichtigen Aspekten als empirisch gut abgestützt. All diese guten Eigenschaften darf auch die Theorie von Broen & Storms für sich geltend machen. Die wichtigsten Modifikationen, die Broen & Storms an der Hull-Spence'schen Konstruktion vornahmen, betreffen: 1. Die Ersetzung des Drive-Begriffes durch den eindeutigeren Arousal-Begriff, 2. die Ersetzung des Response-Schwellen-Konstruktes durch das Konstrukt obere Grenze für Responsestärken. Mit dem Arousal-Begriff ist eine präzisere und operationalere Definition der response-energetisierenden Variable gefunden. Dieser Begriff impliziert beides: Einen Zustand relativ diffuser Erregung und einen Zustand, der durch Veränderungen in peripheren und zentralen physiologischen Indikatoren faßbar wird. Eine Revision des Hullschen Konstruktes der Response-Schwelle wurde notwendig, als sich in verschiedenen Experimenten mit normalen Vpn. zeigte, daß ein hohes Erregungsniveau die dominanten Responsen am Ende einer Lernphase nicht begünstigt. Das zur Erklärung dieses Sachverhaltes neu von Broen & Storms eingeführte Konstrukt, die obere Grenze für Responsestärken, ist aber zu einem der umstrittensten Elemente ihrer Theorie geworden.

Auf eine detaillierte Kritik des Hull-Spence'schen Ansatzes sei hier verzichtet und auf die geläufige allgemeine Kritik an den neobehavioristischen Ansätzen - z.B. assoziationistischer Elementarismus, rein reaktiver Charakter der Modelle etc. - verwiesen. Gerade in der Schizophrenie scheint es schwer verständlich, daß die Responseauswahl ausnahmslos durch die blinde Mechanik von Variablen wie Arousal und Habitstärke diktiert werden soll. Die wachsende Kritik an den neobehavioristischen Modellen zur Erklärung interner Prozesse scheint mehr als berechtigt. Solche

Modelle vermögen allenfalls Verhalten zu erklären, das - unter bestimmten Bedingungen wenigstens - den Gesetzen assoziationistischer Organisationsprinzipien gehorcht, der Vielfalt und Komplexität höherer kognitiver Verhaltensorganisationen werden sie jedenfalls nie gerecht.

2.5.1.3.3.3. Der Erklärungsanspruch der Theorie

Die Theorie von Broen und Storms beschäftigt sich zur Hauptsache mit der Interaktion zwischen Erregungsniveau und den kognitiven Leistungen. Eine überzeugende Erklärung finden durch die Response-Interferenz-Theorie die allgemein in der Schizophrenie erhöhte Responsevariabilität, ferner kognitive Phänomene wie Assoziationsstörungen, Störungen in der Begriffsbildung und Besonderheiten in einfachen Lernleistungen. Ein besonderes Verdienst der Autoren ist es, eine direkte Verbindung zwischen dem postulierten primären Defizit (Response-Interferenz) und einer ganzen Reihe klinischer Erscheinungen wie Halluzinationen, Wahn, Autismus, Besonderheiten in der Aufmerksamkeit und im Affekt, Regression hergestellt zu haben. Der Versuch ist ihnen im Ansatz gelungen, ein breites Spektrum von Erscheinungen mit verblüffend wenigen Annahmen zu erklären. Wenn auch dieser Erklärungstransfer für die verschiedenen Symptome unterschiedlich überzeugend ausgefallen ist, bleiben die Autoren doch die Konkretisierung ihrer Hypothesen für die spezifischen schizophrenen Verhaltensmanifestationen nicht schuldig und liefern damit den Beweis für die klinische Relevanz ihres Ansatzes. Ein weiterer Schritt wäre dann, die auf einzelne Symptome spezifizierten Annahmen selbst empirisch gründlich abzusichern.

Diese Breite im Erklärungsanspruch wird geschmälert durch eine Reihe von Verhaltensbesonderheiten, für die die Theorie keine Erklärung anzubieten hat, die aber u.E. eine Responsetheorie neobehavioristischer Provenienz zu erklären imstande sein müßte. So würde man z.B. Hypothesen zum motorischen Verhalten in der Schizophrenie (Stereotypien, Manierismen etc.) erwarten. Die Theorie trägt auch dem Umstand keine Rechnung, daß als Folge des erhöhten Arousalniveaus nicht nur eine Verhaltensdesorganisation auftreten kann, sondern ebensogut eine Verhaltensfixierung. Komplexe fixierte Reaktionen (Stereotypien, fixe Ideen, Zwänge etc.) werden durch ein höheres Arousalniveau eher verstärkt als durch konkurrierende Responsen ersetzt (Epstein & Coleman, 1970). Ferner sind die paradoxen Responsen in einfachen Konditionierungsexperimenten, wo keine konkurrierenden Responsen im Spiel sind, durch die Response-Interferenz-Theorie nicht erklärbar. Pavlov formulierte dazu folgendes Gesetz: Wenn die Intensität eines konditionierten Stimulus ansteigt, nimmt die Größe der konditionierten Response bis zu einem gewissen Punkt ebenfalls zu, dann fällt sie ab.

Broen & Storms (1966) gaben ursprünglich nicht vor, eine umfassende Schizophrenietheorie zu präsentieren, sie versuchten aber später zunehmend mehr Phänomene mit ihrer Theorie in Einklang zu bringen. Die Autoren sind dabei der Gefahr der Übergeneralisierung nicht ganz entronnen. Die Theorie kann das, was sie nunmehr zu erklären vorgibt, nicht mehr mit der ursprünglichen Stringenz erklären. Andererseits wird zu wenig Gewicht auf die Identifikation anderer Denkstörungsformen gelegt. Es wird nicht ersichtlich, warum gerade die von den Autoren beobachtete Denkstörung und keine andere eine so zentrale Stellung einnimmt, und welche Beziehung diese allenfalls mit andern Denkstörungsformen hat (Magaro, 1974).

2.5.1.3.3.4. Lokalisation

Broen & Storms orten die primäre Störung im Response-System. Die Störungen im Response-System sind aber das Ergebnis verschiedener interagierender Faktoren. Habitstärke, Arousal und die obere Grenze für Responsestärken sind die drei Konstrukte, mit denen die Unterschiede zwischen normalen und schizophrenen Leistungen vorhersagbar werden. Die Schizophrenen sind gekennzeichnet durch: 1. Ein zu hohes Arousalniveau, 2. eine zu niedrige obere Grenze für Responsestärken, 3. eine Kombination aus 1) und 2). Im Hinblick auf die Lokalisation der Störung kommt also dem Arousalsystem einerseits und der oberen Grenze für Responsestärken die zentrale Stellung zu. Dabei scheint die Beeinflussung von Arousal- und Response-System monodirektional konzipiert zu sein, d.h. das Arousalniveau beeinflußt einseitig die kognitiven Leistungen, die Response-Interferenz kommt umgekehrt als Determinante eines hohen Arousalniveaus nicht in Frage.

Was man sich unter der oberen Grenze für Responsestärken vorzustellen hat, bleibt im Dunkeln. Sie stellt bis jetzt eine rein abstrakte Größe dar. Abgesehen davon, daß Funktion und Stellenwert dieses Konstruktes für den menschlichen Organismus ungeklärt sind, bleibt auch seine Lokalisation ungelöst. Ob eine Response die obere Grenze für Responsestärken erreicht, wird indirekt aus einem Abflachen oder Ansteigen der Responsestärken-Gradienten erschlossen.

Broen (1968) versucht eine Reihe anderer Theorien in die Response-Interferenz-Theorie zu integrieren, die Ergebnisse aus Untersuchungen zur Perzeption und Kognition werden neu als Response-Prozesse interpretiert. Gewiß ist dies ein gangbarer Weg. Allein, die wirkliche Natur des schizophrenen Prozesses und seine Lokalisierung lassen sich damit nicht expliziter machen. Mit andern Worten: Broen preßt die perzeptiven und kognitiven Konstrukte in eine Response-Arousal-Theorie und betrachtet diese Konstrukte als verschiedene Klassen der gleichen

Einheit. Auf diesem Wege gehen aber erhebliche Informationen über die Wirkweise jedes einzelnen Konstruktes verloren und wird die Identifizierung der Störungsanteile auf den verschiedenen Stufen der IV erschwert (Magaro, 1974). Die größere Präzision und Konsistenz auf der einen Seite wird also mit der Verwischung von Informationen auf der andern Seite erkauft.

Um gewissen Besonderheiten in der Aufmerksamkeit gerecht zu werden, sah sich Broen (1966, 1968) gezwungen, einen sekundären Schutzmechanismus (Aufmerksamkeitseinengung) im chronischen Stadium der Störung einzuführen. Der chronisch Schizophrene schränkt gemäß dieser Konzeption die Aufmerksamkeit stärker auf einzelne sensorische Kanäle ein und reduziert das Spektrum der Sensitivität. Auch diese Veränderungen in der Aufmerksamkeit versucht Broen zunächst streng im response-interferenz-theoretischen Rahmen zu interpretieren. Es macht aber doch den Anschein, daß den Abnormitäten auf der Seite der Reizaufnahme zunehmend eine wichtigere und neben den Responseprozessen eigenständige Rolle zugestanden wird (Broen & Nakamura, 1972; Broen, 1973).

2.5.1.3.3.5. Ätiologie

Die Response-Interferenz-Theorie von Broen & Storms ist zunächst wiederum eine formal-deskriptive Theorie und in ätiologischer Hinsicht neutral. Sie besagt, daß Individuen mit einem hohen Arousalniveau und/oder einer niedrigeren oberen Grenze für Responsestärken anfällig sind für einen schizophrenen Zusammenbruch. Welche Bedingungen verursachen nun aber beim Einzelnen ein hohes Arousalniveau und/oder eine niedrige obere Grenze? Ist die Disposition für ein hohes Arousalniveau bei Schizophrenen angeboren, etwa im Sinne einer genetisch übertragenen leichten Erregbarkeit? Oder soll man sich das hohe Arousalniveau als durch den permanenten Streß in einem aversiven Sozialisationsmilieu verursacht denken? Ist die obere Grenze für Responsestärken genetisch festgelegt oder wird sie erlernt? Broen (1968) schließt keine dieser Varianten aus, er scheint an eine multiple Determinierung des schizophrenen Verhaltens zu denken. Der Autor hält es für unwahrscheinlich, daß die Response-Desorganisation und die Aufmerksamkeitseinengung eine einzige Ursache haben. Eine abnorme Äquivalenz verschiedener Responsetendenzen kann u.a. erreicht werden durch: Einen hohen Arousal, eine ähnliche Verstärkungsgeschichte verschiedener Responsetendenzen, eine Schwächung der Faktoren, die die Hemmung der nicht verstärkten Responsen bewirken. Selbst dann, wenn der Arousal induzierende Streß, der ursprünglich zur Response-Interferenz oder Aufmerksamkeitseinengung geführt hat, beseitigt ist, kann die Response-Interferenz überdauern, vorausgesetzt, das Belohnungs-Bestrafungs-Milieu, in dem der Schizophrene lebt, erlaubt kein adäquates Verhalten (Broen, 1968). - Was die obere Grenze für Responsestärken betrifft, erörtert Broen (1968) vor allem physiologische und biochemische Faktoren.

Alles in allem scheinen Broen & Storms beim primären Defizit (Response-Interferenz) stärker der Somatogenie-Annahme zuzuneigen, während sie die Aufmerksamkeitseinengung klar als eine erlernte Schutzreaktion auf das primäre Defizit qualifizieren.

2.5.1.3.3.6. Untergruppenspezifische Aussagen

Die Response-Interferenz-Theorie versucht den Untergruppen-Dichotomien akut/chronisch und paranoid/nicht-paranoid Rechnung zu tragen. Die Untergruppen unterscheiden sich im Umfang des primären Defizits, der Response-Interferenz, und entsprechend im Grad der sekundär auf dieses Defizit ausgebildeten defensiven Reaktion, der Aufmerksamkeitseinengung. Die akut nicht-paranoid und wahrscheinlich die schlecht-prämorbid Schizophrenen werden am stärksten von Response-Interferenzen heimgesucht, ihre Aufmerksamkeitseinengung im chronischen Stadium ist deshalb am ausgeprägtesten. Die akut paranoid und wahrscheinlich die gut-prämorbid Schizophrenen haben weniger mit Response-Interferenzen zu kämpfen, sie manifestieren auch im chronischen Stadium ein annähernd normales Aufmerksamkeitsspektrum.

Mit den Zusatzannahmen zum Aufmerksamkeitsverhalten Schizophrener im chronischen Stadium gelingt es Broen & Storms zwar, eine Reihe empirischer Widersprüche aufzuhellen und wichtige Gruppenunterschiede zu erklären. Damit sind aber die Autoren gezwungen, auf Ansätze anderer Forscher zurückzugreifen und den Boden der Response-Interferenz-Theorie zu verlassen. Obwohl der response-interferenz-theoretische Rahmen konsequent zu wahren versucht wird, und obwohl die Aufmerksamkeitseinengung nur als sekundäre Schutzreaktion auf das primäre Defizit verstanden wird, vermögen die Autoren paradoxerweise gerade die so wesentlichen Untergruppenunterschiede nur durch den vermehrten Einbezug der Stimulus-Seite zu erklären.

Die Aussagen von Broen & Storms zu den Untergruppenunterschieden sind weniger differenziert als etwa die von Silverman und widersprechen diesen zum Teil. Man gewinnt den Eindruck, daß durch die stark verallgemeinernden Annahmen bezüglich Untergruppen die Unterscheidung unterschiedlicher Arten von Störungen in verschiedenen Untergruppen womöglich einfach überdeckt wird. Wahrscheinlich ist, daß verschiedene Untergruppen von allem Anfang an auch qualitativ unterscheidbare primäre Defizits äußern (vgl. DeWolfe, 1974). Innerhalb der Response-Interferenz-Theorie selbst stellen sich Fragen wie:

Treten Effekte der oberen Grenze für Responsestärken bei verschiedenen Untergruppen in unterschiedlichen Response-Systemen auf? Verfügen verschiedene Untergruppen einfach über andere einheitliche obere Grenzen (Magaro, 1974)? Die Untersuchung von Bible & Magaro (1971) steht als Hinweis, daß die von der Theorie postulierten Effekte der oberen Grenze nur bei den akut Schizophrenen wirksam werden.

2.5.1.3.3.7. Störungsbeginn und Zustandsänderungen

Broen (1968) nennt mehrere allgemeine Störungsursachen und vermutet, daß es eines Zusammenspiels dieser Faktoren bedarf, um der Störung zum manifesten Ausbruch zu verhelfen. Es bleibt dabei bei vagen Andeutungen und unverbindlichen Vermutungen. Gerade von einem lerntheoretisch fundierten Ansatz würde man eigentlich erwarten, daß er das soziale Ursachenbündel, den spezifischen Set von Umweltkonstellationen und -kontingenzen, der die Entstehung, Auslösung und Aufrechterhaltung der Störung begünstigt, in einer zur Schizophrenie disponierenden Lerngeschichte präzise angibt.

Die Theorie faßt nur den Übergang vom akuten ins chronische Stadium, insbesondere bei der Gruppe der nicht-paranoid Schizophrenen, näher ins Auge. Der Chronifizierungsprozeß besteht darin, daß sich die durch ausgeprägte Response-Interferenzen beeinträchtigten, akut nicht-paranoid Schizophrenen im Laufe der Zeit eine habituelle Schutzreaktion im Sinne einer eingeengten Aufmerksamkeit aneignen. Warum eine Gruppe der nicht-paranoid Schizophrenen chronisch wird, die andere nicht, wird aus der Theorie nicht ersichtlich. In der Konzeption von Broen (1968) und Broen & Storms (1967) ist dabei die Abwehrmaßnahme der chronisch Schizophrenen nicht entwicklungspsychologisch fundiert, sie hat nicht den Stellenwert einer gleichberechtigten Entwicklungsparallele neben der Response-Interferenz-Störung, sondern ist eine direkt im Gefolge des primären Defizits gelernte Defensivstrategie. Sie entsteht im Kampf gegen das primäre Defizit und ist geprägt vom Ausmaß dieses Defizits. Die Schizophrenen handeln sich außerdem durch die Bewältigung des primären Defizits ein sekundäres ein: Informationsverlust und Realitätsverarmung.

Die Theorie macht keine Aussagen zu möglichen Übergängen von einem Zustandsbild in ein anderes, sie trifft nur spärliche Annahmen über Transformationen auf der Ebene einzelner Symptome (etwa Wandel vom unstrukturierten zum systematisierten Wahn).

2.5.1.3.3.8. Flexibilität/Weiterentwicklung der Theorie

Sparsamkeit, Eleganz und eine hohe Kohärenz sind die Gütezeichen der Response-Interferenz-Theorie. Mit nur wenigen Konzepten und Annahmen vermag sie ein erstaunlich breites Spektrum kognitiver Besonderheiten und klinischer Phänomene plausibel zu erklären. Obwohl Broen & Storms an der Hull-Spence'schen Konstruktion Modifikationen vornahmen, haben sie bei der Herleitung ihrer Vorhersagen die innere Konsistenz der Theorie zu wahren gewußt.

In Verbindung mit den beiden Konstrukten Response-Interferenz und Aufmerksamkeitseinengung gewinnt die Theorie eine beachtliche Flexibilität, lassen sich aus ihr widersprüchliche Befunde erklären und Verhaltensunterschiede verschiedener Untergruppen verständlich machen. Dieser Vorteil ist zugleich ein Nachteil der Theorie. Denn die Integration des Konstruktes der Aufmerksamkeitseinengung in den response-interferenz-theoretischen Rahmen wirkt nicht ganz überzeugend und ist für die Einheit der Theorie eher abträglich. Überhaupt scheinen die Autoren dazu zu neigen, immer mehr Erscheinungen aus Labor und Klinik post hoc ihren Hypothesen zu subsumieren und das Erklärungsvermögen der Theorie zu strapazieren (vgl. Kap. 2.5.1.3.3.3. und 2.5.1.3.3.4.).

Broen (1968) erörtert in seinem Buch auch physiologische und biochemische Substrate bzw. Äquivalente einzelner Konstrukte der Response-Interferenz-Theorie. Außerdem gewinnt in den späteren theoretischen Überlegungen vermehrt eine Tendenz zu einer eigenständigen Behandlung der Stimulus-Seite an Boden.

2.5.1.3.3.9. Erklärung positiver Merkmale

Den meisten schizophrenen Verhaltenserscheinungen, auch den positiven, liegt eine aoursal-induzierte Desorganisation der Response-Hierarchien zugrunde. Die Response-Interferenz-Theorie bietet für einige positive Verhaltensweisen wie z.B. Overinclusion, Halluzinationen, Wahnideen eine plausible Erklärung an. Diese positiven Symptome sind aber durchwegs als das Ergebnis eines rein mechanischen Randomisierungsprozesses aufzufassen: Wahn, Halluzinationen und schizophrene Begriff sind gemäß Theorie Zufallsprodukte und ein chaotisches Gemisch aus adäquaten und konkurrierenden Responsen (Broen & Storms, 1966; Storms & Broen, 1969). In der Konzeption von Broen & Storms sind die positiven Symptome nie zielgerichtete oder intendierte Akte des schizophrenen Individuums, das aus dem Chaos seines zusammengebrochenen Universums schöpferisch eine neue Welt zu schaffen trachtet. Halluzinationen, Wahnsysteme und deviante Begriffe etablieren sich erst im chronischen Stadium als stabile

Gebilde, als Neoformationen. Dann werden sie nicht mehr direkt durch die Response-Interferenz aufrechterhalten, sondern sind das Ergebnis eines defensiven - wiederum rein mechanischen - Angstreduktionsprozesses.

2.5.1.3.3.10. Therapeutische Implikationen

Die Autoren ziehen unseres Wissens explizit keine therapeutisch-praktischen Konsequenzen aus ihrer Theorie. Sie scheinen auch viel weniger als etwa Mednick (siehe Mednick, Schulsinger & Garfinkel, 1975) an den therapeutischen und präventiven Implikationen der Schizophrenieforschung interessiert zu sein.

Therapeutische Prinzipien, die die Response-Interferenz-Theorie unmittelbar nahelegt, sind: Arousal-reduzierende Maßnahmen, Maßnahmen zur Beeinflussung der oberen Grenze für Responsestärken, klassisch verhaltenstherapeutische Verfahren zur Verstärkung dominanter und zur Schwächung konkurrierender Responsetendenzen, ein eindeutiger und überschaubarer Kommunikationsstil der Interaktionspartner, allgemeine Reizschutzmaßnahmen und Bemühungen zur Reduktikon der Responsekomplexität in den gestellten Aufgaben, Schaffung von Schonräumen ganz allgemein, in denen sich der Schizophrene fassen und neu strukturieren kann.

2.5.2. Gehäuftes Auftreten normaler Response-Präferenzen

2.5.2.1. Die Theorie

L.J. Chapman (nicht zu verwechseln mit J. Chapman), einer der bedeutendsten und beharrlichsten Schizophrenieforscher, hat ein deskriptives Prinzip eingeführt, das eine große Erscheinungsvielfalt der schizophrenen Kognition zu erklären und zu integrieren imstande ist. Von diesem Autor stammt auch eine Theorie des verbalen Verhaltens in der Schizophrenie, die auf diesem Prinzip aufbaut. Zunächst das Prinzip.

2.5.2.1.1. Das Prinzip der normalen Response-Präferenzen (response bias)

Viele Befunde deuten auf eine große Ähnlichkeit zwischen den Denkstörungen Schizophrener und den Fehlertendenzen Normaler hin. Es existiert eine ausgedehnte Literatur, die diese Ähnlichkeit unter der einen oder anderen fehlerbegünstigenden Bedingung (Schlaf, psychotomimetische Drogen, sensorische Deprivation, sensorische Überflutung, Müdigkeit, Entspanntheit, emotionale Erregung, Sauerstoffmangel) zum Thema hat. Eine Anzahl von Untersuchungen hat zudem gezeigt, daß es dieser besonderen Bedingungen gar nicht bedarf, daß die für gewöhnlich als typisch schizophren etikettierten Fehlermuster in vermindertem Ausmaß auch bei Normalen anzutreffen sind. Die Tatsache, daß Schizophrene dieselben Fehlertendenzen wie Normale - nur bedeutend häufiger - offenbaren, erklärt sich aus einer übertriebenen Äußerung normaler Response-Präferenzen (response bias). Eine Response-Präferenz kann als starke Neigung definiert werden, unter den auf einen Stimulus möglichen Responsen eine ganz spezifische Response auszuwählen, die den Gesetzen der freien Assoziation gehorcht und je nach Aufgabentyp situationsadäquat oder -inadäquat ausfällt.

Da die Stimuluswahl-Präferenz wie die Response-Präferenz immer über die relative Häufigkeit der abgegebenen Responsen erschlossen werden, machen Chapman & Chapman (1973) keinen Gebrauch von dieser Unterscheidung.

Von den 21 von Campbell (1958) zusammengestellten normalen Präferenzen ziehen Chapman & Chapman (1973) fünf in Betracht:

1. Stimulusstärke: Vpn. tendieren dazu, auf starke statt auf schwache Stimuli zu reagieren.
2. Die zeitliche Unmittelbarkeit von Stimuli: Vpn. reagieren bereitwilliger auf zeitlich unmittelbar benachbarte als auf längst vergangene Stimuli.
3. Die Neuheit von Stimuli: In Situationen, in denen die meisten Stimuli vertraut sind, üben die darin enthaltenen neuartigen Stimuli eine besondere Anziehungskraft auf Vpn. aus.
4. Die Vertrautheit von Stimuli: In Situationen, in denen die meisten Stimuli unvertraut sind, besteht die Tendenz, auf die vertrauten Stimuli zu reagieren.
5. Die Ähnlichkeit von Stimuli: Vpn. reagieren bereitwilliger auf Worte oder Objekte, die andern Worten oder Objekten ähnlich sind.

Im Normalfall stehen die normalen Präferenzen unter der Kontrolle kontextueller Restriktionen (Übergangswahrscheinlichkeit, Regeln etc.). Je mehr diese restriktiven Bedingungen wegfallen, desto größer ist auch bei Normalen die Tendenz, präferierte statt richtige Antworten zu geben. Aber Normale verwerfen in der Regel die präferierte Lösung zugunsten der richtigen, wenn sie die Präferenz in ihrer Antwort entdecken. Die normalen Präferenzen werden in der Schizophrenie leichter von den kontextuellen Restriktionen entbunden.

Normale Präferenzen werden am besten in Situationen identifiziert, wo entweder keine Information über die korrekte Stimulus- oder Responseauswahl mitgeliefert ist (freies Assoziieren), oder in Situationen, wo es für die Vp. unmöglich ist, die richtige Lösung zu erbringen.

Chapman hat den Tatbestand einer im Vergleich zu Normalen erhöhten Tendenz zu normaler Responsepräferenz bei Schizophrenen in einem breiten Spektrum unterschiedlicher Experimentalaufgaben nachgewiesen (siehe Kap. 3.5.3.2.).

Chapman erhebt auch den Anspruch, so unterschiedliche Phänomene wie übermäßige Konkretheit im Denken Schizophrener und den Verlust des übergeordneten Set mit dem Prinzip der normalen Responsepräferenz zu erklären. Chapman, Chapman & Miller (1964) haben das Prinzip näher auf einige Aspekte der Sprache spezifiziert und eine Theorie verbalen Verhaltens Schizophrener darauf aufgebaut.

2.5.2.1.2. Eine Theorie des verbalen Verhaltens in der Schizophrenie

Schizophrene interpretieren oder verwenden Worte in der gewöhnlichen Rede oft falsch. Verschiedene sprachliche Aufgaben legen nahe, daß Schizophrene bei einer bestimmten Frage die verschiedenen Bedeutungsaspekte von mehrdeutigen Worten nicht simultan abwägen, sie stützen sich im Gegenteil beim Beantwortungsversuch auf eine kleine Zahl der möglichen Bedeutungsaspekte. Die Bedeutungsaspekte, die Schizophrene im extremen Ausmaß benutzen, sind jene, die auch für Normale von größter Bedeutung sind. Diese Tendenz, ein Wort gemäß seines wichtigsten Bedeutungsaspektes zu interpretieren, entspricht genau dem Prinzip der normalen Responsepräferenzen.

1. Die Bedeutungs-Response (meaning response) auf ein Wort: Bedeutung ist nicht wort-immanent, sie existiert nur als Response innerhalb eines Individuums. Eine Bedeutungs-Response ist demnach ein hypothetisches inneres Ereignis, das die offene (overt) Response auf ein Stimulus-Wort vermittelt. Mit dem Begriff Bedeutung ist in diesem Zusammenhang die denotative Bedeutungskomponente eines Wortes gemeint, d.h. die Repräsentanz des Bezugsobjektes (representative of the referent of the word).
2. Bedeutungs-Angaben (statements of meaning): Bedeutungs-Angaben sind die offenen Responsen, die Beurteiler auf Fragen abgeben, welche die Bedeutungsaspekte eines Wortes betreffen. Wenn der Bezugsgegenstand ein Objekt ist, ist seine denotative Bedeutung zum großen Teil eine Beschreibung dieses Objektes.

Bedeutungs-Responsen werden anhand von Beurteiler-Aussagen zur Bedeutung eines Wortes gemessen. Die relative Stärke einer Bedeutungs-Response (Stärke der Stimulus-Response-Verknüpfung; Schizophrene und Normale haben ähnliche Bedeutungs-Response-Hierarchien) wird entweder aus der Reihenfolge der Aussagen zur Bedeutung eines Wortes oder über die Hierarchisierung der Bedeutungs-Angaben durch die Beurteiler gewonnen.

3. Vermittelnde Responsen (mediating responses): Bedeutungs-Responsen sind nur eine Untermenge aller vermittelnden Responsen. Andere äußere Stimuli im Kontext, in dem das Wort auftritt (andere Worte, stimmliche und lautliche Merkmale, Gesten etc.), beeinflussen ebenfalls die Wahl der Bedeutungs-Responsen.

Schizophrene interpretieren nun Wortbedeutungen teilweise deshalb falsch, weil bei der Vermittlung des manifesten Verhaltens nur die stärksten Bedeutungs-Responsen wirksam sind, ganz gleich, ob diese richtig oder falsch sind; die schwächeren Bedeutungs-Responsen werden dabei mehr oder weniger außer acht gelassen. Im Unterschied dazu berücksichtigen Normale bei der Interpretation von Worten sowohl die schwächeren wie die stärkeren Bedeutungs-Responsen. Die Bedeutungs-Responsen von Schizophrenen und Normalen unterscheiden sich qualitativ nicht. Vorhersagen von Gruppentendenzen hinsichtlich schizophrener Fehlinterpretationen werden demzufolge aufgrund der mittleren Stärke der verschiedenen Bedeutungs-Angaben normaler Beurteiler getroffen.

In der normalen Rede wird das Spektrum der angemessenen Responsen durch den Kontext definiert, in dem das Wort auftritt. Dieser Kontext liefert eine Menge von Cues, die die Auswahl der richtigen Antwort steuert und die assoziative bzw. präferierte Response eliminiert. Response-Präferenzen sind sowohl bei Normalen wie bei Schizophrenen stärker in Situationen wirksam, in denen restringierende Stimuli fehlen. Frei assoziierte oder präferierte Responsen interferieren in der freien Rede mit den richtigen Responsen, wenn der Kontext verringert wird. Diese Responsen sind aber nur selten vollkommen idiosynkratisch, sie entsprechen vielmehr den kulturellen Normen, die bestimmte Responsen unter gewissen Bedingungen begünstigen.

Die Theorie kann noch allgemeiner gefaßt werden: Die Kontext-Stimuli, welche die Auswahl der Bedeutungs-Responsen zusätzlich beeinflussen, werden gleichfalls über innere Vermittlungs-Responsen wirksam. Schizophrene vermögen auf die Kontext-Stimuli, die bei Normalen die präferierten Responsen einschränken, oft nicht zu reagieren. Weshalb? Die Tendenz zur Bevorzugung der stärksten Response gilt in der Schizophrenie ganz allgemein, also auch für die durch die Kontext-Stimuli mobilisierten Vermittlungs-Responsen. Die Fehlinterpretation von Worten bei Schizophrenen kommt daher, daß das manifeste Verhalten durch die stärkste innere Response vermittelt wird. Die durch die Kontext-Stimuli ausgelösten Vermittlungs-Responsen sind aber im Vergleich zur innern Response, die die offene, präferierte Response auslöst, oft schwach.

Die Theorie trifft folgende Vorhersagen:

- Die Interpretationsfehler von Schizophrenen häufen sich, wenn die richtige Antwort durch eine schwache, nicht-dominante Bedeutungs- bzw. Vermittlungs-Response vermittelt wird. Schizophrene werden in diesem Fall Worte gemäß der dominanten Vermittlungs-Response interpretieren.
- Die Leistungen Schizophrener nähern sich denen von Normalen, wenn die richtige Antwort durch die dominante Bedeutungs- bzw. Vermittlungs-Response vermittelt wird.
- Schizophrene sind in Situationen, in denen die Kontext-Stimuli schwach sind, nicht in der Lage, aus diesen Stimuli gebührend Nutzen zu ziehen. Sie interpretieren die Worte stattdessen gemäß jenen Bedeutungs- bzw. Vermittlungs-Responsen, die auch ohne Kontext dominieren würden.
- In Situationen, in denen die Kontext-Stimuli stärker sind, machen die Schizophrenen häufiger von ihnen Gebrauch und ihre Leistungen nähern sich denen von Normalen.

Die Theorie besteht aus wenigen Annahmen, ist streng deskriptiv und bleibt hart an den Daten. Sie vermeidet Aussagen zu Fragen wie: Warum wird das Verhalten in der Schizophrenie vermehrt durch die dominanten Bedeutungs-Responsen gesteuert? Chapman zieht diverse Erklärungsvarianten in Erwägung: Verstärkung der ohnehin dominanten Vermittlungs-Responsen, Schwächung der schwachen Vermittlungs-Responsen, Multiplizierung der Stärke sowohl der dominanten wie der schwachen Responsen (siehe Mednick, 1958; Broen & Storms, 1967), zeitweises Unvermögen, auf schwache Vermittlungs-Responsen zu reagieren (selektiver Hemmungsprozeß). Der Autor findet es jedoch verfrüht und nicht begründbar, irgendeiner Variante den Vorzug zu geben. Neuerdings scheint Chapman (1973) eine Art Response-Filter-Erklärung zu bevorzugen. Die Schizophrenen sind demnach nicht in der Lage, die verschiedenen in einer Situation ausgelösten Responsetendenzen auf ihre Angemessenheit zu überprüfen und entsprechend auszufiltern, als Folge davon erliegen sie dem Prinzip der normalen Response-Präferenz. Die Ausfilterung inadäquater dominanter Responsen kann nur gewährleistet werden, wenn der Kontext dieser Responsen genügend berücksichtigt wird (vgl. Lawson, Chapman & McGhie, 1964), was die Schizophrenen ja unterlassen. Damit ist aber die Frage nach der Ursache der Filterstörung noch nicht beantwortet. Immerhin ist so die Brücke zu den übrigen Filtertheorien, insbesondere den modernen Aufmerksamkeitstheorien (Norman, 1973; Broadbent, 1971), in denen Konzepte wie Bias, Relevanz etc. ebenfalls eine wichtige Rolle spielen, geschlagen (vgl. auch Cohen & Camhi, 1967).

2. 5. 2. 2. Empirische Evidenzen für die Response-Präferenz-Theorie

Chapman und Mitarbeiter haben im Laufe von zwei Dekaden eine große Anzahl empirischer Belege für ein erhöhtes Auftreten normaler Responsepräferenzen in der Schizophrenie zusammengetragen. Eine Reihe origineller Versuchsanordnungen, besondere methodische Stringenz und eine seltene theoretische Bescheidenheit drücken dabei ihrer Forschungstradition den Stempel auf. Bevor wir zur Darlegung der wichtigsten Ergebnisse schreiten, hier als Beispiel zwei der Versuchsanordnungen:

1. Eine Testanordnung von Chapman (1956a) besteht aus drei mit Stimuluskarten versehene Kästen, in die Response-Karten sortiert werden müssen. Sowohl auf den Stimulus- wie auf den Response-Karten stehen vier Bilder, wobei jeweils nur das Bild im rechten unteren Viertel aufgabenrelevant ist; die drei anderen Bilder gelten als Distraktoren. Variiert wird die Anzahl Distraktoren (relevante und irrelevante). Die Vpn. werden dazu angeleitet, die Response-Karten in die Kästen mit dem passenden Bild einzuordnen.
2. Eine andere Anordnung hat die Form eines multiple-choice-Wortdefinitions-Tests, bestehend aus zwei Subtests. In den Items des einen Subtests wird ein mehrdeutiges Wort definiert und drei Antworten zur Wahl gestellt (die korrekte, eine falsche sowie eine falsche, die aber mit der richtigen in Beziehung steht). In den Items des andern Subtests fehlen die assoziierten Antworten. Die Vpn. werden aufgefordert, unter den Antworten die richtigen auszuwählen (Boland & Chapman, 1971; Rattan & Chapman, 1973).

Alle Ergebnisse von Chapman und Mitarbeitern beruhen auf Untersuchungen mit chronisch Schizophrenen. Hier die wichtigsten Ergebnisse aus den verschiedenen Versuchstypen:

1. Studien zur Begriffsbildung (Overinclusion, "concreteness") und Wortassoziationsstruktur: Falsche, aber assoziativ mit der richtigen Response verwandte oder ähnliche Antworten werden in die Begriffe einbezogen oder determinieren den Grad der Ablenkbarkeit (Chapman, 1956, 1958). Diese und weitere Ergebnisse wurden bereits unter Kap. 2.1.2.1. (Filter-Defekt-Theorie)

referiert. Rattan & Chapman (1973) wiesen mit einem Wortdefinitions-Test nach, daß es sich bei der erhöhten Reaktionsbereitschaft Schizophrener auf assoziative Distraktoren um ein spezifisches Defizit und nicht um ein Artefakt des allgemeinen Defizits handelt. Keinen Unterschied zwischen Schizophrenen, psychiatrischen Patienten und Normalen auf dem gleichen Wortassoziations-Test erzielten de S. Hamsher & Arnold (1976). Strauss (1975) fand nur bei chronisch, aber nicht bei akut Schizophrenen im Vergleich zu Gefängnisinsassen einen erhöhten Einfluß assoziativ verwandter Bedeutungen. Ebenfalls mit einem Wortdefinitions-Test (multiple-choice Items mit und ohne assoziative Distraktoren) demonstrierten Boland & Chapman (1973), daß nicht-dominante, aber präferierte Antworten bei Schizophrenen im Unterschied zu Normalen häufig dominant werden. Daß mit steigendem Grad assoziativer Distraktion die chronisch Schizophrenen mehr Assoziationsfehler machen als Alkoholiker, d.h. in ihren Assoziationen eine hierarchische Ordnung angelegt ist, wiesen erneut Roberts & Schuham (1974) nach. Sowohl Boland & Chapman (1973) wie Roberts & Schuham (1974) legen ihre Ergebnisse als Beweis für die Hypothese von Chapman und als Falsifizierung der Theorie von Broen & Storms (1967) aus (vgl. auch Leavitt & Garron, 1972).

2. Studien zum Halo-Effekt (Miller & Chapman, 1968): Schizophrene erliegen diesem Übergeneralisierungseffekt mehr als Normale.

3. Studien zum syllogistischen Schließen (Chapman & Chapman, 1959; Gottesman & Chapman, 1960; vgl. auch Kap. 3.4.2.2.): Die Identität der Objekte wird über die Identität eines Merkmals dieser Objekte erschlossen. Dieser Fehler tritt bei Schizophrenen im Vergleich zu Normalen häufiger auf.

4. Studien zur Wortbedeutung: Darunter befinden sich Studien zum wörtlichen vs. übertragenen Wortgebrauch (Chapman, 1960); Studien zur Wortbedeutung (Chapman, Chapman & Miller, 1964) und zum Kontexteinfluß auf Wortinterpretationen (Chapman et al., 1964) sowie Studien zur Interpretation von Synonymen (Chapman & Chapman, 1965).
a) Studien zur Synonymität (Chapman & Chapman, 1965): Diese Autoren konnten ihre Hypothese, daß Schizophrene Wortpaare mit ähnlicher Bedeutung eher als Synonyme behandeln, wenn die Hauptbedeutung für beide Wörter dieselbe ist und auch von einer Mehrheit normaler Beurteiler präferiert wird, bestätigen.
b) Studien zur Wortbedeutungsstruktur: Diese Studien zeigen, daß Schizophrene und Normale die gleichen Hauptbedeutungen gewöhnlicher mehrdeutiger Wörter präferieren, d.h. die gleichen Erstantworten geben (Chapman et al., 1964; vgl. auch O'Brien & Weingartner, 1970).

c) Studien zum Kontexteinfluß auf Wortinterpretationen: Präsentiert man Schizophrenen ein mehrdeutiges Wort in einem Kontext (einfacher Satz), der die Berücksichtigung einer Nebenbedeutung vorschreibt, interpretieren sie das Wort trotzdem im Sinne seiner Hauptbedeutung, d.h. so wie es von Normalen unabhängig vom Kontext interpretiert würde. Die Hypothese von Chapman et al. läßt erwarten, daß Schizophrene mehrdeutige Wörter dann häufiger falsch interpretieren, wenn im besonderen Kontext die Nebenbedeutung des Wortes richtig wäre. In der einen Hälfte der Items der Aufgabe waren die Hauptbedeutungen, in der andern Hälfte die Nebenbedeutungen der Wörter kontextadäquat. Die Schizophrenen gaben signifikant mehr Fehlinterpretationen als die Normalen, weil sie sich stärker auf die Hauptbedeutungen als auf die kontextgerechten Nebenbedeutungen stützten (Chapman et al., 1964). Dieser Befund konnte von Benjamin & Watt (1969) repliziert, von Neuringer, Fiske & Goldstein (1969) und Neuringer, Fiske, Schmidt & Goldstein (1972) für eine nicht genauer spezifizierte Gruppe von Schizophrenen nicht repliziert werden. Blaney (1972) fand ebenfalls eine Tendenz zu normaler Responsepräferenz im semantisch-lexikalischen Bereich bei chronisch desorganisierten Schizophrenen, nicht aber bei akut Schizophrenen. Außerdem gelang es ihm nicht, die Responsepräferenz-Hypothese von Chapman et al. für den strukturell-syntaktischen Aspekt der Sprache (Mehrdeutigkeit in der Satzstruktur) zu bestätigen.

Daß schwächere Kontext-Cues mehr als starke zur kontextinadäquaten Wahl der Hauptbedeutung eines Wortes führt, konnten Deckner, Greenberg & Cash (1971) zwar bestätigen, diese Tendenz war aber gleich ausgeprägt für gut- und schlecht-prämorbid angepaßte Schizophrene und Normale. Neuringer, Kaplan & Goldstein (1974) untersuchten den Einfluß emotionaler Stimuli auf die normale Responsepräferenz (Homographe von unterschiedlicher Bedeutungsebene und Emotionalität kontextfrei dargeboten). Die Schizophrenen vermieden im Unterschied zu den Normalen die dominanten Bedeutungen emotionaler Worte und wählten mehr die falschen/nicht-dominanten Bedeutungen.

d) Chapman et al. (1964) wiesen mit einer Wortdefinitions-Aufgabe und Brelje (1967) mit einer Kartensortier-Aufgabe nach, daß Schizophrene den Zugang zu den Nebenbedeutungen nicht mehr verloren haben als zu den Hauptbedeutungen. Das Defizit besteht also in der Unfähigkeit, von den verfügbaren schwachen Wortbedeutungen Gebrauch zu machen.

e) Weitere Studien: Im Einklang mit der Responsepräferenz-Hypothese von Chapman et al. stehen auch die Untersuchungen von Mourer (1971, 1973) zur semantischen Übergeneralisation bei Schizophrenen. Über eine Gedächtnistrommel dargebotene Testworte mußten daraufhin beurteilt werden, ob sie in einer früheren Trainingsliste aufgereiht waren. Die Schizophrenen machten mehr Fehlinterpretationen bei Worten mit dominanter Bedeutung als Normale.

2.5.2.3. Zur Kritik der Responsepräferenz-Theorie

Die Responsepräferenz-Theorie will keine umfassende Erklärung der schizophrenen Störung anbieten. Sie impliziert ein sehr datennahes theoretisches Prinzip zur Beschreibung einer Reihe klar umgrenzter kognitiver Phänomene. Deshalb lassen wir es bei einer summarischen Beurteilung des Ansatzes von Chapman bewenden.

1. Die Responsepräferenz-Hypothese ist vielleicht die empirisch am breitesten abgestützte Hypothese in der experimentalpsychologischen Schizophrenietheorie überhaupt. Die gleichen Befunde konnten in immer neuen Verhaltensbereichen und mit verschiedenen experimentellen Anordnungen repliziert werden. Trotzdem ist selbst für diese Theorie die Beweislage nicht ganz einwandfrei. So scheint die erhöhte normale Responsepräferenz bei akut Schizophrenen weniger konsistent auffindbar als bei chronisch Schizophrenen. Sie hat außerdem im sprachlichen Bereich mehr für den semantischen als syntaktischen Bereich Geltung (Blaney, 1972). Rätselhaft bleibt vorläufig noch der Einfluß emotionaler Stimuli auf die normale Responsepräferenz. Die Untersuchungen von Chapman und Mitarbeitern zeichnen sich allgemein durch eine sorgfältige Planung, eine saubere Operationalisierung der Konzepte und die Anwendung rigoroser experimenteller Standards aus. Chapman kann zusammen mit Shakow als einer der großen methodischen Pioniere im Bereich der experimentellen Psychopathologie bezeichnet werden.
2. Die Responsepräferenz-Theorie ist sehr sparsam in ihren Annahmen, sie kommt im wesentlichen mit einem Prinzip aus, auf das ein breiter Fächer von sprachlichen und kognitiven Phänomenen zurückgeführt werden kann: Deviante Begriffsbildungen (Overinclusion, Overexclusion), erhöhte Ablenkbarkeit durch assoziative Distraktoren, Set-Phänomene, Übergeneralisationseffekte, Syllogismus-Fehler und vor allem semantische Abweichungen
3. Die von Chapman beschriebene Störung ist im Response-System lokalisiert. Das Prinzip der erhöhten normalen Responsepräferenz führt eine Vielfalt von Erscheinungen auf ein gemeinsames Prinzip zurück. Warum Schizophrene diese extreme Responsepräferenz an den Tag legen, ist damit nicht erklärt. Es ist nunmehr auch klar, daß Schizophrene Zugang zu den Nebenbedeutungen haben, davon aber kaum Gebrauch machen. Chapman & Chapman (1973) diskutieren eine Reihe

von Erklärungsvarianten, bleiben aber unverbindlich. Die Annahme, Schizophrene seien nicht in der Lage, die verschiedenen in einer Situation ausgelösten Responsetendenzen auf ihre Angemessenheit zu überprüfen und entsprehend auszusondern, rückt Chapmans Ansatz in die Nähe der Response-Filter-Theorien (Cohen & Camhi, 1967; Broadbent, 1971). - In ätiologischer Hinsicht ist die Theorie von Chapman neutral.

4. Chapman hat nie versucht, systematisch das Auftreten der normalen Responsepräferenz in den verschiedenen Untergruppen differentiell abzuklären. Darin liegt ein großer Mangel seiner Forschungsbemühungen. Praktisch bleibt deshalb der Geltungsanspruch des Ansatzes auf die chronische Population beschränkt. Mag sein, daß das Prinzip der extremen normalen Responsepräferenz das Verhalten chronisch Schizophrener besser charakterisiert, die Response-Interferenz-Theorie von Broen & Storms (1967) dagegen geeigneter ist für die Beschreibung akuter Vorgänge.
5. Wir stellen uns die Frage, ob ein mediationstheoretisches Modell für die Erklärung komplexer kognitiver und sprachlicher Leistungen, wie sie den Vpn. in einigen Aufgaben von Chapman zweifelsohne abverlangt werden, angemessen ist. Die Kritik an diesen Modellen ist vielfältig. Besonders im sprachlichen Bereich hat es sich gezeigt, daß rein assoziationistische Modelle dem Sprachgeschehen in keiner Weise gerecht werden. Sowohl im sprachlichen wie im kognitiven Bereich gewinnen Modelle an Bedeutung, die Verhalten als durch komplexe, hierarchische Regelwerke gesteuert konzipieren (vgl. Chomsky, 1973). Aus solchen Strukturen ergeben sich kontextuelle Restriktionen, die die Auswahl semantischer Einheiten und Assoziationen steuern (siehe Kap. 5.5.5.3.10.).

3. Theorien und Hypothesen zu spezifischen kognitiven Störungen in der Schizophrenie

3.1. Einleitung

Thema dieses Kapitels sind Hypothesen und Theorien zu spezifischeren kognitiven Defizits höherer Ordnung: Störungen in der Begriffsbildung und im operativen Denken. In den meisten Beschreibungssystemen und Erklärungsansätzen schizophrener Verhaltensweisen wird den Denkstörungen die Stellung eines primären Symptoms zuerkannt. Die in diesem Buche vorgenommene Einteilung in fünf Kapitel, die das schizophrene Leistungsdefizit in seinen perzeptiven und kognitiven Aspekten im allgemeinen behandeln, und in ein nachfolgendes Kapitel, das die schizophrenen Denkstörungen im engeren Sinne thematisiert, ist aber willkürlich und dient vorwiegend darstellerischen Zwecken.

In der Auseinandersetzung mit dem schizophrenen Denk- und Sprachverhalten im engeren Sinne können wiederum nur experimentalpsychologische Ansätze berücksichtigt werden. Eine fundierte und prospektive, die engen Grenzen des experimentellen Ansatzes sprengende theoretische Behandlung höherer kognitiver Prozesse in der Schizophrenie würde eine kompetente Bezugnahme auf die modernen Disziplinen der Kognitionspsychologie, der Linguistik und Psycholinguistik erfordern. Die Ausarbeitung eines derart umgreifenden Modellanspruches könnte aber nur durch die intensive interdisziplinäre Zusammenarbeit von Psychologen, Linguisten, Kommunikationstheoretikern und Klinikern bewältigt werden. Eine solche Zusammenarbeit aber ist nirgends in Sicht.

Keiner Diskussion unterzogen werden im folgenden ältere Beschreibungen schizophrenen Denk- und Sprachverhaltens, die aufgrund klinischer Erfahrung formuliert wurden (Kraepelin, 1909; Bleuler, 1911; Beringer, 1926; Berze, 1929; Gruhle, 1947; Mayer-Groß, 1932; Bonbon, 1952; Wyrsch, 1957; Schneider, 1930), wie überhaupt kein Bezug genommen wird auf die traditionellen Denkstörungskategorien aus der Psychiatrie. Diese vermögen u.E. aufgrund ihrer alltagssprachlichen und oft wertenden Fassung keinen homogenen Sachverhalt darzustellen. Ebenfalls nicht in die theoretische Erörterung miteinbezogen werden die interessanteren Versuche, das deviante Denk- und Sprachverhalten Schizophrener gemäß intuitiver, formaler oder gar theoriegeleiteter Kriterien in bestimmte Klassen einzuteilen (Kraepelin, 1909; Pfersdorff, 1935; Jahrreiß, 1928; Schneider, 1930; Teulié, 1931; Ey, 1955; Piro, 1960, 1967), wie auch die globalen, unserer Ansicht nach aber mißlungenen Typologisierungsansätze von Spoerri (1964) und Flegel (1965). Außerdem haben die meisten psychiatrischen Lehrbuchautoren die eine oder andere theoretische Bemerkung zu einzelnen Denk- und Sprachsymptomen gemacht. Diese beiläufigen und bruchstückhaften Beiträge finden in dieser Arbeit keine Würdigung. Ferner werden die zumeist aus der frühen psychologischen Assoziationstheorie hergeleiteten theoretischen Erklärungsversuche der schizophrenen Denkstörungen nicht berücksichtigt (Bleuler, 1911; Schilder, 1924; Kretschmer, 1951). Kretschmers (1951) Dissoziationstheorie hat bis heute keinerlei Bestätigung gefunden (Brengelmann, 1954; Payne, 1955). Bleulers sehr anregende Theorie der Assoziationsstörungen hat Eingang in die eine oder andere moderne experimentalpsychologische Schizophrenietheorie gefunden (siehe Kap. 2.5.). Es kann in diesem Rahmen auch nicht auf all jene Erklärungsansätze aus der klassischen Psychiatrie eingetreten werden, die, wie etwa "die Verkürzung der Spannweite des intentionalen Bogens" von Beringer (1926), die "Ataxie des Bewußtseins" von Stransky (1905) oder "der Mangel an Denkinitiative" von Gruhle (1948), weitgehend vorwissenschaftlich-metaphorischer Natur sind.

Die überwiegende Mehrzahl der vorgelegten Konzepte und empirischen Untersuchungen zu den schizophrenen Denkstörungen betrifft die Ebene der Begriffsbildung, Ansätze, die noch komplexere kognitive Organisationsstrukturen untersuchen - logisches Urteilen, Problemlösestrategien, linguistische Regelwerke usw. -, bilden bis heute eher die Ausnahme.

Von den Hypothesen und Theorien zur Begriffsbildung werden jene ausführlich dargelegt und diskutiert, die in der heutigen Forschungspraxis den breitesten Raum für sich beanspruchen. Im Gegensatz dazu sehen wir von der Behandlung jener Theorien ab, die älteren Datums sind, die als Theorievarianten behandelter Theorien aufgefaßt werden können oder die nicht mit befriedigenden methodischen Mitteln untersucht wurden (Vygotski, 1934; Hanfmann & Kasanin, 1942; Kasanin, 1944; Barison, 1949; Zeigarnik, 1965; Polyakov, 1969; Lidz, 1973).

3.2. Die betroffenen Prozeßebenen der Informationsverarbeitung

Der ungehinderte Ablauf eines normalen Denkprozesses hängt vom intakten Funktionieren einer Reihe von IV-Prozessen ab. Für jede Prozeßstufe lassen sich spezifische Störungen postulieren, die auf die Prozesse der nächsthöheren Ebene der IV verheerende Folgen haben können (hierarchische Modelle der IV-Prozesse finden sich in Kap. 5.5.1. und 5.5.4.).:

- Der Aufmerksamkeit kommt die Aufgabe der problemrelevanten Informationsauswahl zu. Ein wie immer geartetes Versagen der Aufmerksamkeit ist für die Ebene der Begriffsbildung folgenschwer und verhindert einen zielgerichteten Ablauf von Denkprozessen.
- Die verschiedenen zur Lösung eines Problems notwendigen Elemente werden perzipiert und die Information in einem Kurzzeitspeicher zur Weiterverarbeitung aufbewahrt oder im Langzeitgedächtnis abgespeichert. Störungen in diesen Prozessen haben wiederum verhängnisvolle Folgen für andere IV-Prozesse und können zu spezifischen Denkstörungen führen. Einen guten Überblick über die in diesem Buch nicht näher behandelten Gedächtnisstörungen in der Schizophrenie gibt Koh (1978).
- Später werden die wahrgenommenen Daten in einer sinnvollen Weise organisiert und neu angeordnet. Dieser Prozeß konzeptueller Organisation macht entweder von früher erworbenen Kategorien Gebrauch oder schafft neue Kategorien. Von den Störungen in der Begriffsbildung wird im nächsten Kapitel hauptsächlich die Rede sein.
- Schließlich kann ein informationsverarbeitendes Individuum mit den gebildeten Begriffen, Klassen, Konzepten je nach Art des Problems verschiedenartige Typen von Operationen induktiver und deduktiver Natur vornehmen. Denkstörungen dieser Art können wieder auf einem eigenen Geflecht von unabhängigen Variablen wie z.B. Tempo, Genauigkeit, Kohärenz, Peristenz und Logik von Operationsfolgen erfaßt werden.

3.3. Hypothesen und Theorien zur Erklärung normdevianter Begriffsbildungen

Der Bildung von Klassen, Kategorien und Begriffen kommt in verschiedener Hinsicht eine besondere strategische Rolle zu. Sie vermittelt einerseits alle auf niedrigeren Stufen angehäuften Fehler, faßt diese zusammen und konstituiert neue Abweichungen. Die Störungen in der Begriffsbildung bilden andererseits die Grundlage für verschiedene Denkstörungen, etwa im Sinne eines fehlerhaften Umgangs mit kognitiven Operationen induktiver und deduktiver Art (vgl. Pinkava, 1971). Gewöhnlich werden vier für das schizophrene Denken relevante Störungsformen auf der Ebene der Begriffsbildung beschrieben:

1. "Conreteness" (im folgenden auch Konkretheit, Konkretisierungstendenz): Übermäßige Konkretheit im Denken Schizophrener oder Unfähigkeit, abstrakte Begriffe zu bilden.
2. Overinclusion (Überinklusivität): Bildung oder Reproduktion normdevianter Begriffsgrenzen. Die Begriffsgrenzen sind ungewöhnlich erweitert, auch irrelevante Items werden in die Begriffe miteingeschlossen.
3. Idiosynkratische Begriffe: Bildung und Wiedergabe idiosynkratischer Begriffe.
4. Zusammenbruch persönlicher Konstrukte: Lockerung oder Inkonsistenz zwischen den in einem persönlichen Konstrukt miteinander verknüpften Konzepten.

3.3.1. Übermäßige Konkretheit im Denken Schizophrener

3.3.1.1. Goldsteins Theorie der Konkretheit

Das Konzept Konkretheit wurde von Goldstein (1939, 1959) im Anschluß und neben Autoren wie White (1926), Vygotski (1934), Hanfmann & Kasanin (1942) und Kasanin (1944) aufgenommen, weiterentwickelt und zum Kernstück einer Theorie der schizophrenen Störung erhoben. Diese Theorie postuliert einen Verlust der Fähigkeit, normale abstrakte Konzepte, Klassen, Kategorien zu bilden; stattdessen wird beim Schizophrenen die konkrete Konzeptbildung vorherrschend. Im Unterschied zu Organikern, denen ebenso wie den Schizophrenen konkretes Denken attestiert wird, zeichnen sich die Schizophrenen zusätzlich durch die Interferenz idiosynkratischer Gedanken und Assoziationen aus.

Der normale Mensch verfügt über eine abstrakte und eine konkrete Einstellung (Attitude) der Realität gegenüber. Der Unfähigkeit, abstrakte Konzepte zu bilden, liegt die fundamentalere und allgemeinere Unfähigkeit zugrunde, eine abstrakte Einstellung der Realität gegenüber einzunehmen. Diese zwei Einstellungen der Welt gegenüber sind keine erworbenen mentalen "Sets", sondern angeborene Kapazitätsniveaus der Persönlichkeit, verschiedene Anpassungsmodi, zwei verschiedene Ebenen funktionaler Integration. Die abstrakte Einstellung wird im Vergleich zur konkreten als die phylogenetisch spätere und höhere Errungenschaft der menschlichen Species angesehen. Eine effiziente Auseinandersetzung mit der Wirklichkeit setzt ein ständiges Oszillieren zwischen konkreter und abstrakter Realitäts-Einstellung voraus. Die konkrete Ebene des Verhaltens wird im normalen Fall von der übergeordneten Integrationsstufe gesteuert. Der Schizophrene geht nun sowohl der abstrakten Einstellung wie der funktionalen Steuerung der konkreten durch die abstrakte Einstellung verlustig. Die konkrete Einstellungsebene ist nunmehr keiner übergeordneten Steuerung mehr unterworfen, sie nimmt fortan eine vorherrschende Rolle ein. Das Denken wird dabei nicht ärmer oder langsamer, es nimmt bloß konkrete Gestalt an.

Sprache und Verhalten des "Konkreten" werden durch die auf spezifische Situationsaspekte zentrierte Aufmerksamkeit bestimmt; das konkrete Individuum ist an die unmittelbare, sinnliche Erfahrung, an spezifische Stimuli oder Stimulusaspekte gebunden. Die konkrete Einstellung ist "realistisch", d.h. sie bewegt sich auf der sensorischen und perzeptiven Ebene der Datenverarbeitung. Die konkrete Einstellung läßt eine Unterscheidung zwischen Wesentlichem und Unwesentlichem des Wahrgenommenen nicht mehr zu. Alle Objekte erscheinen als einmalig und können nicht mehr zu bestimmten Klassen zusammengefaßt werden.

Die abstrakte Einstellung übersteigt das Spezifische, unmittelbar Sinnliche, Partikuläre und schreitet fort in Richtung von Klassen, Kategorien, allgemeinen Bedeutungen und abstrakten Regeln. Der "Abstrakte" vermag eine Situation als Ganzes zu erkennen und einzelne Objekte als Mitglieder einer Klasse zu sehen. Die abstrakte Einstellung wurde von Goldstein (1946) als unabdingbare Voraussetzung für die Ausführung folgender mentaler Fähigkeiten postuliert:

- Die willkürliche Annahme von mentalen "Sets".
- Der willkürliche Wechsel von einem Situationsaspekt zu einem andern.
- Simultanes Aufbewahren verschiedener Problemaspekte.
- Die Fähigkeit zur Auffassung des Wesentlichen eines gegebenen Ganzen oder die Fähigkeit, ein gegebenes Ganzes in seine Teile aufzugliedern und die Teile willkürlich zu isolieren.
- Die Fähigkeit zu verallgemeinern, gemeinsame Merkmale zu abstrahieren, etwas prospektiv zu planen, eine realistische Einstellung anzunehmen, symbolische Aktivitäten auszuführen.
- Die Fähigkeit, Innenwelt und Außenwelt zu unterscheiden.

Der theoretische Zusammenhang dieser einzelnen, der abstrakten Grundeinstellung zugeordneten mentalen Fähigkeiten ist aber wenig geklärt. Daher mutet die Goldsteinsche Gepflogenheit, die Fehler aus den genannten Fähigkeitsbereichen summarisch dem Konzept Konkretheit zu subsumieren, problematisch an.

Goldstein, der seine Theorie der schizophrenen Störung auf Ergebnisse aus Sortier-Aufgaben gründet, interpretiert seine Befunde Gestalt-psychologisch als Störung der Figur-Hintergrund-Wahrnehmung. Die Relationen von Figur und Hintergrund, Wesentlichem und Unwesentlichem sind in der Schizophrenie aufgrund des erwähnten Mangels an Integration und Steuerung gestört. Das in einem bestimmten Kontext durchaus normale konkrete Verhalten ist nicht mehr ins Figur-Hintergrund-Verhältnis eingebettet.

Diese Störung der Figur-Hintergrund-Wahrnehmung wird in dem von Goldstein (1959) vertretenen organismischen Ansatz auf einen zentralnervösen Isolations- bzw. Desintegrationsprozeß zurückgeführt. Danach werden Teile des Zentralnervensystems vom Ganzen isoliert; die Teile agieren nunmehr autonom. Die Isolation bzw. Desintegration, so wird angenommen, senkt die Erregungsschwelle, so daß fortan das schizophrene Individuum auf jeden Stimulus, ohne Bezug auf seine relative Bedeutung zu nehmen, gleich reagiert.

Die von Goldstein (Goldstein & Scheerer, 1941) selbst durchgeführten Studien zur empirischen Absicherung seiner Theorie genügen wissenschaftlichen Kriterien nicht. Weder wurden Kontrollgruppen herangezogen noch standardisierte Test-Scores verwendet.

3. 3. 1. 2. Paynes Konzeption der Konkretheit

Payne gibt folgende Umschreibung der "Concreteness": "Konkretheit kann definiert werden als die Unfähigkeit, ein abstraktes, allgemeines Prinzip aufgrund einer Menge individueller Items zu formulieren, oder als das Unvermögen zu erkennen, daß eine Menge von Objekten mit einigen gemeinsamen Merkmalen zu einer allgemeinen Kategorie gruppiert werden kann. In Wirklichkeit ist Konkretheit die Unfähigkeit, induktives Denken auszuführen" (Payne, 1970, S. 62). Dieses Abstraktions-Defizit bezieht sich sowohl auf Kategorien, die aufgrund eines präsentierten Objekt-Angebots neu gebildet werden müssen, als auch auf bereits früher gelernte Kategorien zur Klassifzierung von Informationsitems.

Konkretheit impliziert gewöhnlich weitere defizitäre Prozesse. Häufig ist ein abweichender Begriffs- und Wortgebrauch feststellbar, weil viele der normalen abstrakten Konnotationen von Begriffen und Worten vom Schizophrenen nicht mehr verstanden werden.

Unter den Begriff der Abstraktion fallen verschiedene Prozesse. Die Definition von Payne besagt nichts über den Grad des Abstraktionsdefizit oder darüber, welche Items das Defizit besonders verschärfen.

3. 3. 1. 3. Die Abstraktions-Defizit-Hypothese von Shimkunas

Kritik an der Hypothese, daß erhöhte Konkretheit auf einen genuinen Verlust der abstraktiven Funktionen zurückzuführen sei, erwuchs Goldstein (1959) vor allem von seiten der Interferenztheoretiker (Buss & Lang, 1965; Maher, 1966). Diese betrachten nicht die konkreten, sondern die idiosynkratischen Responsen als die primären Indikatoren des gestörten Denkprozesses. Shimkunas (1970, 1972) zweifelt die spätere Hypothese von Goldstein ebenfalls an. Er beruft sich aber auf frühere Beiträge Goldsteins (1944), die einräumen, daß es persönlich-idiosynkratische Denkinhalte sein könnten, die in den Problemlösungsprozeß interferieren und dadurch erhöhte Konkretheitsmaße verursachen.

Shimkunas postuliert eine Beziehung zwischen der Abstraktionsfähigkeit und der Tendenz zu assoziativen Interferenzen, konkret eine reziproke Beziehung zwischen der Rate des abstrakten und der Rate des idiosynkratischen Denkens (je mehr das idiosynkratische Denken abnimmt, umso mehr nimmt abstraktes Denken zu). Mit der Abnahme der schizophrenen Störung ist also ein reziprokes Anwachsen abstrakter Responsen zu erwarten. Der Anteil der konkreten Antworten selbst bleibt gemäß Hypothese konstant. Shimkunas (1970) diskutiert zwei Hypothesen zur Erklärung widersprüchlicher Befunde:

1. Gemäß der Interferenztheorie von Broen & Storms (1967) ist es wahrscheinlicher, daß konkurrierende Responsen mit abstrakten Begriffen interferieren als mit den entwicklungsgeschichtlich einfacher strukturierten konkreten Responsen.
2. Möglicherweise ist der Prozeß der Abstraktion selbst entstellt. Die abweichende Begriffsbildung Schizophrener, wie sie die Overinclusion-Forschung (vgl. Kap. 3.3.2.) nachweist, führt oft zu idiosynkratischen Verbalisierungen.

Aufgrund dieser Annahme bildet das überinklusive Verhalten eine Teilklasse des idiosynkratischen Verhaltens oder fällt gar mit diesem zusammen (siehe Kap. 3.3.3.). Shimkunas (1978) bettete später seine Annahmen in den Kontext einer übergreifenden Konzeption der Schizophrenie

Shimkunas, Gynther & Smith (1966) und Schwartz (1967) zeigten, daß die Konkretheitswerte Schizophrener nach der Remission auf normale Werte zurückgingen. Shimkunas (1970) untersuchte eine Gruppe akut Schizophrener mit einem Sprichwort-Test und fand heraus, daß die abstrakten Responsen fünf Wochen nach Beginn der Behandlung in der Klinik zunahmen, die idiosynkratischen Responsen zurückgingen und die konkreten Responsen gleichblieben.

Murray (1972) versuchte, die Theorie von Venables mit der Hypothese von Shimkunas zu kombinieren. Danach müßte Konkretheit das Abstraktionsdefizit bei den chronisch Schizophrenen, idiosynkratisches Verhalten das Abstraktionsdefizit der akut Schizophrenen widerspiegeln. Der Autor kam aufgrund eines Input-Anreicherungs-Experiments zum Schluß, daß "concreteness" sowohl bei chronisch wie bei akut Schizophrenen Ausdruck eines Input-Defizits ist, während idiosynkratisches Verhalten möglicherweise eine Störung der Abstraktionsfähigkeit als Funktion des Schweregrades der schizophrenen Störung darstellt.

3. 3. 1. 4. Watsons Vokabular-Hypothese

Watson (1973, 1974, 1976) hat verschiedentlich die Hypothese vorgebracht, das Abstraktionsdefizit bestimmter Gruppen von Schizophrenen reflektiere bloß deren Schwierigkeiten im Umgang mit verbalen Stimuli. Aufgrund von Untersuchungen, die hinsichtlich des Wortschatzes vorzüglich kontrolliert waren, vertritt Watson (1976) die Ansicht, daß eine Vielzahl der früher berichteten Unterschiede zwischen Schizophrenen und normalen Vpn. wahrscheinlich aus dem Umstand zu erklären seien, daß Forscher sich zu stark und unkritisch auf den Wortschatz als Kontrollaufgabe sowie auf die vermeintlich besondere Resistenz des Wortschatzes gegen Störanfälligkeit in der Schizophrenie abstützten. Watson (1976) und Watson, Wold & Kucala (1967) vertreten die Meinung, daß nicht so sehr die Abstraktionsunfähigkeit, sondern vielmehr das Unvermögen, von der Logik richtigen Gebrauch zu machen, das für Schizophrene spezifische kognitive Defizit sei.

Watson (1973) verglich Gruppen von reaktiv und Prozeß-Schizophrenen auf der Abstraktions- und Idiosynkrasie-Dimension. Die Schizophrenen erzielten nach der Kontrolle des Wortschatzes als Gesamtgruppe extremere Werte als die Normalen. Die Prozeß-Schizophrenen erwiesen sich eher in der Abstraktionsfähigkeit als beschränkt, die reaktiv Schizophrenen erreichten ausgeprägtere Werte auf der Idiosynkrasie-Skala. - Die gleichen Gruppen wurden in einer anderen Studie in den Leistungen von vier verschiedenen Sprichwort-Tests miteinander verglichen. Die Hypothese, wonach das Abstraktionsdefizit Schizophrener nur ihre Probleme mit verbalen Stimuli widerspiegelt, konnte bestätigt werden (Watson, 1973). Eine weitere Untersuchung ergab hohe Konkretheitswerte für Prozeß-Schizophrene, hohe Idiosynkrasie-Werte für reaktiv und kurzzeitig hospitalisierte Schizophrene. Aber weder die Dimension paranoid/nicht-paranoid noch die Chronizität standen in einer signifikanten Beziehung zu diesen zwei Maßen (Watson, 1976).

3. 3. 1. 5. Die Redundanz-Input-Defizit-Hypothese

An der Bildung einer Klasse oder eines Begriffes sind diverse Prozesse beteiligt: Identifikation von Stimulusmerkmalen, Bildung von Merkmalsinvarianten, Verwendung von Regeln zur Gruppierung von Items etc. Auch müßten verschiedene Abstraktionsstufen unterschieden werden, denn es ist unwahrscheinlich, daß alle Ebenen der Abstraktion in der Schizophrenie gleich stark in Mitleidenschaft gezogen sind. Die Mehrzahl der vorgelegten Hypothesen zum Phänomen Konkretheit läßt es bei einer Vermutung über das Endergebnis bewenden. Es sollte aber möglich sein, die maßgeblich an der Genese konkreter Begriffe beteiligten Prozesse nach und nach zu identifizieren. Die Hypothese eines primären Abstraktionsdefizits wird von neueren Theorien in Zweifel gezogen und zunehmend ersetzt durch Input-Defizit- oder IV-Defizit-Hypothesen. Diese Theorien gehen dazu über, verschiedene Prozeßvariablen systematisch zu untersuchen. Damit ergeben sich natürlich Überschneidungen mit den Input- und allgemeinen IV-Theorien in Kap. 2.1.

Schon Hunt & Cofer (1944) waren der Meinung, daß das Abstraktionsdefizit der Schizophrenen weder primär noch irreversibel sei. Sie hielten die Reversibilität des Defizits in Situationen für wahrscheinlich, in denen der abstrakte Charakter einer Aufgabe den Vpn. kontinuierlich vor Augen steht. Eine solche Situation stellte Blaufarb (1962) mit seiner originellen Stimulus-Anreicherungs-Methode (stimulus enrichment) her. Diese Methode besteht darin, daß das Redundanz-Niveau der zur Lösung einer Aufgabe abgegebenen Information variiert wird. Konkret wird die Redundanz dadurch erhöht bzw. die Ambiguität reduziert, daß statt ein Sprichwort deren drei, die alle das gleiche abstrakte Prinzip illustrieren, präsentiert werden.

Hamlin, Haywood & Folsom (1965) und Hamlin & Folsom (1971, 1977) ziehen aus der Tatsache, daß das angereicherte Stimulusmaterial eine signifikante Verbesserung der Abstraktionsleistungen bewirkt, den Schluß, daß Schizophrene nicht die Fähigkeit zu abstrahieren verloren haben, sondern die Fähigkeit, effizient mit einlaufender Information umzugehen. Hamlin & Folsom (1977) glauben, daß der Schizophrene die konkrete Bedeutung des Stimulusmaterials versteht, hingegen Mühe mit der subtileren Instruktion bzw. Metainformation hat, eine abstrakte Deutung des Materials zu geben. Schizophrene vermischen also entweder die zwei Informationsebenen oder vermögen die Instruktionen zur Verarbeitung der Daten nicht wahrzunehmen und adäquat zu applizieren. Die Erhöhung der Redundanz soll dem Schizophrenen helfen, den Verlust der abstrakten Fertigkeiten teilweise wiederzugewinnen.

In einer Input-Anreicherungs-Studie von Hamlin, Haywood & Folsom (1965) verbesserte sich eine mäßig konkrete Gruppe signifikant, während sich eine Gruppe mit extremen Konkretheitswerten nicht veränderte. Schizophrene mit hohen Konkretheitswerten benötigen also mehr Stimulusanreicherung zur Wiedererlangung der Abstraktionsfähigkeit. Die Autoren mutmaßen, daß verschiedenen Formen der schizophrenen Störung (paranoid/nicht-paranoid) vorwiegend ein quantitativer Unterschied zugrunde liegt.

In anderen Studien konnte mit der Stimulus-Anreicherungsmethode nachgewiesen werden, daß sich Schizophrene damit gut von Vergleichsgruppen (Normale, Organiker, Neurotiker) unterscheiden lassen (Hamlin & Lorr, 1971; Lorr & Hamlin, 1970; Hamlin & Folsom, 1977), daß Neurotiker im Gegensatz zu Schizophrenen durch erhöhte Redundanz eher an der Lösung der Aufgaben gehindert werden, daß Übung bei Schizophrenen ebenso stark zur Verbesserung der Abstraktionsleistungen führt, daß sowohl paranoid wie nicht-paranoid Schizophrene von der Stimulus-Anreicherung profitieren, und daß die verbesserte Abstraktionsleistung unter Stimulus-Anreicherungs-Bedingungen kein Artefakt der Bildung und verbalen Intelligenz ist (Hamlin & Folsom, 1977). Schmolling & Lapidus (1977) vermochten mit einer angereicherten Instruktion die Abstraktionsleistungen von akut Schizophrenen der Leistung Normaler anzugleichen.

Calhoun (1970) gelang es, die Ergebnisse von Hamlin et al. mit einer etwas andern Versuchsanordnung (einfache und mehrfache Ähnlichkeitsitems) zu replizieren. Die nicht-paranoid Schizophrenen benötigten mehr Stimulusanreicherung als die paranoid Schizophrenen und Neurotiker. Dieser Autor postuliert ebenfalls ein für nicht-paranoid Schizophrene spezifisches Input-Defizit, das für den quantitativen Unterschied zwischen beiden Untergruppen verantwortlich ist. Murray (1973) untersuchte den Einfluß von angereichertem Input auf das Abstraktionsvermögen von akut und chronisch Schizophrenen und Normalen. Alle Schizophrenen, teils gar die Normalen, verminderten als Antwort auf die Input-Anreicherung konkrete Interpretationen und erhöhten die abstrakten signifikant.

3. 3. 1. 6. Die Informationsverarbeitungs-Defizit-Hypothese

Die vorliegende Theorie ist bis heute der wohl differenzierteste und interessanteste Erklärungsansatz des schizophrenen Abstraktionsdefizits. Dabei übersteigt diese Theorie die Reichweite der bis zu diesem Punkt zum Konzept "Concreteness" vorgelegten, recht spezifischen Hypothesen. Die Theorie zieht die Existenz eines primären Abstraktionsdefizits in Zweifel und hat eine viel allgemeinere Störung des IV-Prozesses zum Gegenstand.

Der Ansatz der Forschergruppe um Pishkin nimmt explizit Bezug auf Aspekte von Theorie und Methodologie der modernen Kognitionspsychologie. Er hebt sich durch seine präzisen Fragestellungen, komplexen Designs und differenzierten Theoriebezüge wohltuend von der älteren "concreteness"-Forschung ab.

Untersuchungsgegenstand der Forschergruppe ist dabei der Regel-Lern-Vorgang beim begrifflichen Problemlösen vom Typ der Konzept-Identifikations-Aufgabe (concept identification, CI). Die menschliche Kognition wird von den Autoren als hierarchisch aufgefaßt (vgl. Klix, 1971). Die im Gedächtnis gespeicherten Konzepte können beschrieben werden als eine Auflistung von wahrnehmbaren, konzept-relevanten Merkmalen und einer Regel, die das notwendige und hinreichende Vorkommen der Merkmale definiert. Ein Konzept besteht also aus einer Regel-Form-Beziehung innerhalb eines Satzes von Stimulus-Merkmalen: K = R (x, y, ...), wobei K das Konzept ist, R eine Regel und x, y, ... relevante Merkmale sind.

Um ein spezifisches Konzept wissen, lernen oder anwenden zu können, muß ein Individuum mit beiden Bestandteilen, den wahrnehmbaren Merkmalen und der Regel umzugehen imstande sein. Bei den menschlichen Konzeptualisierungsprozessen können drei Stufen der Abstraktion differenziert werden:

1. Das unterste Niveau kognitiver Abstraktion besteht in der Fähigkeit, ein spezifisches Konzept zu lernen und anzuwenden (z.B. zwei Merkmale und eine disjunktive oder konjunktive Regel).
2. Das nächsthöhere Niveau in der kognitiven Hierarchie ist charakterisiert durch die Fähigkeit, eine Regel unabhängig von spezifischen Merkmalen zu lernen und anzuwenden. Auf der zweiten Stufe werden also Regeln gelernt, die jeden beliebigen Satz von wahrnehmbaren Merkmalen in ein Konzept zu integrieren vermögen.
3. Regeln existieren selten einzeln. Sie sind meist Elemente in einem integralen System. Ein Beispiel ist das System der Satzlogik, die 16 binäre Regeln enthält. Das Verständnis einer Untermenge von Regeln aus einem logischen System erlaubt vielen normalen Individuen, das breitere Konzept dieses Systems zu induzieren. Wichtig für das normale psychische Funktionieren ist vor allem die Mobilität innerhalb der konzeptuellen Hierarchie.

Die erwähnte Stratifizierung der abstrakten Operationen erlaubt es, präzisere Voraussagen bezüglich Lokalisation des postulierten Defizits in abstraktiven Prozessen zu formulieren. Die Mehrzahl der Befunde aus der "concreteness"-Forschung dürfte sich auf die unterste Abstraktionsstufe beziehen.

Ausgehend u.a. vom Ergebnis, daß Schizophrene mit schweren Denkstörungen in Aufgaben, die höhere Abstraktionsniveaus involvieren (vor allem Stufe 3, in geringerem Ausmaß auch Stufe 2), versagen, schlagen die Autoren folgende Theorie vor:

Der Schizophrene wird weniger durch externe Stimulation abgelenkt, wenn ihm versichert wird, daß sie aufgabenirrelevant ist, als durch interne, selbstgenerierte Stimuli. Wahrscheinlich wird Information aus dem Langzeit-Gedächtnis ausgelöst und nimmt einen großen Teil des Bewußtseins in Beschlag. Das aktive bzw. operative Gedächtnis, im Normalfall mit effizienten Verarbeitungsmöglichkeiten versehen, ist in seiner Kapazität beschränkt. Es ist wahrscheinlich so mit konkreten Details der gegenwärtigen Situation beschäftigt, daß keine Aufmerksamkeitskapazität freibleibt, die zur Datenverarbeitung auf den höheren Stufen der Abstraktion erforderlich wäre. Die heterogene Flut interner Daten, die beim normalen Individuum unbewußt, aber prompt durch einen Filtermechanismus zurückgehalten wird, besetzt beim Schizophrenen die Verarbeitungskapazität und fixiert ihn auf die unterste Abstraktionsstufe (vgl. Frith, 1978). Im Falle normalen Funktionierens wird dem operativen Gedächtnis zu einem bestimmten Zeitpunkt nur ein beschränkter Umfang von Daten zugeführt. Die nicht beanspruchte Kapazität wird dann zur weiteren Verarbeitung dieser Datenmenge eingesetzt.

Gerade simultane oder schwierigere Aufgaben, die viel Raum im zentralen Prozessor beanspruchen, hindern das schizophrene Individuum daran, Operationen auf höheren Stufen der Abstraktion auszuführen. Dagegen ist der Schizophrene durchaus fähig, spezifischere Probleme zu lösen.

Welche Bedingungen aber führen zum Filter-Defekt, der für die Überschwemmung des zentralen Prozessors mit konkreten Daten verantwortlich ist? Die Autoren nehmen an, daß der Schizophrene sehr verwundbar ist und empfindlich auf konkrete Stimuli der aktuellen Situation reagiert und sie deshalb kontinuierlich auf ihre Relevanz hin prüft. Im Normalfall kommt ein antreffendes Signal nur mit einem beschränkten Teil des Langzeit-Speichers in Kontakt und aktiviert nur die zur Lösung der Aufgabe notwendigen Elemente und Operationen. Das schafft im operativen Gedächtnis Raum für abstrakte Operationen. Beim Schizophrenen scheinen die ankommenden Signale ein allzu breites Spektrum an irrelevanten Informationen zu aktivieren und abzurufen, als daß das operative Gedächtnis damit noch effizient umgehen könnte. Je breiter und überinklusiver überdies die im Langzeit-Gedächtnis gespeicherten Konzepte der Schizophrenen sind, desto größer ist die Wahrscheinlichkeit, daß einlaufende Signale mit den Konzepten in Kontakt geraten und diese aktivieren.

Schließlich weist der geringe Lerntransfer in abstrakten Regel-Lern-Aufgaben auf ein Defizit im Prozeß der Encodierung neuer Information hin. Wahrscheinlich bedient sich das operative

Gedächtnis in geringem Maße der Information aus dem Frischgedächtnis. D.h. der Schizophrene klammert sich auf ineffiziente Weise an Informationen aus der Vergangenheit (siehe Shakow, 1962).

Die Technik des Begriffserwerbs (concept attainment), wie sie zuerst von Heidbreder (1949) entwickelt wurde, ist eine differenziertere Formvariante der Sortier-Aufgaben. Im Begriffserwerbsverfahren muß das Klassifikationsprinzip unter Einschluß von Versuch-und-Irrtum-Lernen (die Vp. beginnt mit Sortieren, der VL gibt nach jedem Klassifikationsakt ein Feedback) zuerst erlernt werden. Ist das erste Klassifikationsprinzip entsprechend einem Kriterium von 5 oder 10 hintereinander richtig sortierten Items erworben, wechselt der VL zum nächsten Prinzip (Form, Farbe etc.).

Eine weitere Variante der Verfahren zur Konzept-Bildung basiert auf der Konzept-Identifikation (KI), wie sie die mathematische Theorie von Bourne & Restle (1959) konzipiert. Bereits wurden verschiedene Dimensionen des KI-Prozesses bei Schizophrenen untersucht. So wird bei konzeptuellen Regel-Lern-Aufgaben von der Vp. vor allem die Auffindung und Anwendung der den Konzepten zugrunde liegenden abstrakten Regeln gefordert. Die Regel-Lern-Aufgaben basieren auf der Tatsache, daß die relevanten Merkmale verschiedene logische Beziehungen (z.B. konjunktive, disjunktive etc.) miteinander haben können. Die Vp. hat dann diese logischen Beziehungen zwischen einer Menge gegebener relevanter Merkmale zu abstrahieren. Besonderes Interesse gilt auch der Frage, ob und wie stark ein Übungs-Transfer von gelernten Regeln auf neue Probleme stattfindet. Man unterscheidet dabei zwischen Intra-Regel-Transfer (eine gelernte logische Regel muß auf neue Sätze von Merkmalen, auf neue Probleme mit der gleichen zugrunde liegenden Regel angewendet werden) und Inter-Regel-Transfer (Fähigkeit, beim Lösen von konzeptuellen Problemen, die eine gewisse Untermenge der Regeln eines geschlossenen Regelsystems involvieren, die weiteren Regeln des Systems zu induzieren). Eine weitere interessante Fragestellung, die sich aus dem KI-Modell ergibt, ist diejenige nach dem Hypothesenverhalten, den Problemlöse-Strategien und dem Stil Schizophrener beim konzeptuellen Problemlösen.

Pishkin und Mitarbeiter greifen nicht auf die traditionellen Untergruppen-Differenzierungen zurück, sondern nehmen eine neue, nach dem Schweregrad der schizophrenen Denkstörung abgestufte Unterteilung vor. Als Instrument zur Unterteilung dient der Whitaker Index of Schizophrenic Thought (WIST). Der WIST ist ein objektiver, reliabler und valider Test in multiple choice Form, der verschiedene Grade von Störungen im logischen Denken mißt und sich bis jetzt bei der Diskriminierung von Normalen, Schizophrenen und andern psychisch Gestörten gut bewährt hat (Whitaker, 1973).

Pishikin et al. fundieren ihre theoretische Konzeption auf Ergebnisse, die zeigen, daß 1. wachsende Stimulus-Komplexität in KI-Aufgaben bei Schizophrenen zu vergleichsweise schlechteren Leistungen führt, daß 2. Schizophrene zu rigideren Strategien beim Hypothesenverhalten in konzeptuellen Problemlöseaufgaben neigen, daß 3. das Defizit beim konzeptuellen Regel-Lernen vom Ausmaß der schizophrenen Denkstörung abhängig ist, und daß 4. ein geringer oder kein Übungs-Transfer beim Lernen abstrakter logischer Regeln stattfindet.

Pishkin, Lovallo, Lenk & Bourne (1977) unterteilten chronisch Schizophrene gemäß dem WIST in drei Untergruppen ein. Die Autoren verwendeten eine konjunktive, disjunktive, konditionale und bikonditionale Regel-Lern-Aufgabe. Der WIST sagte in reliabler Weise die Regel-Lern-Leistungen der Schizophrenen voraus. Die Schizophrenen waren in unterschiedlichem Ausmaß unfähig, gelernte Regeln auf andere Probleme zu transferieren, zogen also kaum Gewinn aus früheren Regel-Lern-Erfahrungen. Bourne, Justesen, Abraham, Beeker, Brauchi, Whitaker & Yaroush (1977) und Pishkin, Lovallo & Pishkin (1977) konnten dieses Ergebnis im wesentlichen replizieren. Die Autoren zeigten außerdem, daß die Schizophrenen unabhängig vom Schweregrad der Störung im konzeptuellen Bereich durch geringe Dosen extern erzeugter irrelevanter Information unbeeinflußt blieben. - Ein Experiment von Pishkin & Williams (1976) ließ erkennen, daß Schizophrene kognitive Strategien in Situationen, die 1. abstrakte Fertigkeiten und 2. die Entdeckung relevanter Information zur Lösung von KI-Aufgaben erforderlich machen, nicht zu verändern vermögen. Pishkin & Williams (1977) untersuchten das Hypothesenverhalten von undifferenziert chronisch Schizophrenen und Nicht-Psychotikern mit einer KI-Aufgabe. Die Schizophrenen waren den Nicht-Psychotikern in bezug auf die KI-Leistungen unterlegen, die KI-Leistung der Schizophrenen verschlechterte sich im Vergleich zur Kontrollgruppe auf den höheren Komplexitätsebenen zusätzlich. Die Schizophrenen manifestierten beim Hypothesenverhalten im Unterschied zu den Nicht-Psychotikern ein Defizit, das als motorisch-kognitive Rigidität beim Wechseln der Hypothesen charakterisiert werden kann.

Pishkin, Smith & Leibowitz (1962), Pishkin & Blanchard (1963), Pishkin & Bourne (1969) und Pishkin & Williams (1977) konnten den Beweis beibringen, daß sich die Leistungen der Schizophrenen beim KI im Vergleich zu normalen Vpn. bei wachsender Stimuluskomplexität - im Sinne einer größeren Anzahl einbezogener irrelevanter Stimulusdimensionen - kontinuierlich verschlechtern. Pishkin (1973) zeigte, daß ein Zunehmen der Aufgabenkomplexität (KI) bei undifferenziert chronisch Schizophrenen im Vergleich zu den Normalen eine höhere Fehlerquote und stärkere Muskelaktivität zur Folge hatte.

Williams (1969) untersuchte anhand einer KI-Aufgabe das Hypothesenverhalten Schizophrener und Normaler sowie den Einfluß von Variablen wie Stimuluskomplexität und relevanter Redundanz. Schizophrene begingen nur unter der Bedingung höherer Raten irrelevanter Information mehr Fehler beim Konzept-Identifizieren als Normale. Wurde relevante Redundanz eingeführt, bildeten sich diese Fehler teilweise zurück. Die Leistung Schizophrener verminderte sich erheblich, wenn die Stimulusungewißheit auf 7 bits anstieg. Die Sprechzeit stand in signifikanter Beziehung zur KI-Fehlerrate, zur relevanten Redundanz und zur Stimuluskomplexität. Die Rigiditäts-Flexibilitäts-Dimension korrelierte in dieser Studie mit dem Hypothesenverhalten, nicht aber mit der KI-Leistung. Alles in allem schnitten die Schizophrenen im Vergleich zu den Normalen nur dann schlechter ab, wenn die Informationsladung anstieg und die Anzahl alternativer Hypothesen anwuchs.

In einer Untersuchung von Loreto (1973) erreichte eine Gruppe von chronisch Schizophrenen im Matrizentest einen recht tiefen Gruppenmittelwert, was auf ein beträchtliches intellektuelles Defizit im allgemeinen und auf ein spezifisches Abstraktionsdefizit im besonderen schließen läßt. Eine Ursachenanalyse für die speziell von den Schizophrenen gewählten Lösungen enthüllte primitive Denkprozesse, wie sie in den Theorien von Vygotsky und Piaget postuliert werden.

3. 3. 1. 7. Weitere Hypothesen zum Phänomen "concreteness"

1. Aktive Sensorisierung und Hyposcanning (Silverman)

Silverman erklärt die erhöhte Reaktionsbereitschaft auf den sensorischen Input und die dadurch bedingte verminderte Aufmerksamkeit für die perzeptiv-symbolischen Attribute von Stimuluskonfigurationen bei Prozeß- und nicht-paranoid Schizophrenen im Sinne einer elementaren, aber gerichteten Abwehrstrategie. Schädliche symbolisch-abstrakte Ereignisse werden automatisch so modifiziert, daß sie sensorischen Ereignissen gleichen. Die Verarbeitung schädlicher symbolisch-abstrakter Attribute wird dabei einfach auf einer frühen Stufe der IV, der Stufe der Verarbeitung sensorischer Merkmale, abgebrochen (vgl. Powers, Kap. 5.5.4.).

Minimales Scanning, d.h. eine wahrnehmungsmäßige Konzentration auf ein ganz eingeengtes Stimulusspektrum, ist eine andere Strategie, die zu begrifflicher Überexklusivität führt.

2. Aktive Konkretisierung: Progressive teleologische Regression (Arieti)

Die Konkretheit stellt für Arieti nicht bloß eine passive Reduktion des psychischen Lebens auf das konkrete Niveau dar, sondern ist Ausdruck einer aktiven Abwehrstrategie, nämlich der progressiven teleologischen Regression (siehe Kap. 3.4.2.1.). Der Schizophrene ist weiterhin zu abstrakten Leistungen fähig. Um aber die an die abstrakten Begriffe gebundene Angst abzuwehren, transformiert er seine abstrakten Gedanken aktiv auf ein konkretes Niveau hinunter (Perzeptualisierung).

3. Die Dezentrierungs-Hypothese (Feffer)
Konkretheit, eine Überbetonung spezifischer perzeptiver Details, ist die Folge einer Desintegration von aufeinander abgestimmten perzeptiven und kognitiven Prozessen. Die perzeptiven Prozesse gewinnen Oberhand, die kognitiven Prozesse verlieren in der Kategorisierungstätigkeit Schizophrener ihre korrektiven Einflüsse.

4. Die Response-Interferenz-Hypothese (Broen & Storms)
Das erhöhte Arousal-Niveau befördert die konkurrierenden Responsen an die obere Grenze für Responsestärken. Konkrete oder überexklusive Begriffe entstehen, wenn die zu einer Kategorie gehörigen Antworten jenen Antworten ähnlich sind, die aus der Kategorie auszuschließen sind, und wenn beide Arten von Antworten die obere Grenze für Responsestärken erreichen.

5. Die Stimulus-/Responsepräferenz-Hypothese (Chapman)
Konkrete Antworten sind gemäß der Stimuluspräferenz-Hypothese dann das Ergebnis einer erhöhten Tendenz zu normaler Stimuluspräferenz, wenn ein nicht präferierter Stimulus für die abstrakte Antwort erforderlich wäre. Die Stimuli, auf die Schizophrene exzessiv reagieren, sind jene herausragenden Stimuli, die auch Normale präferieren.

Die Overexclusion-Fehler sind aber auch durch Unterschiede in der Stärke der gemeinsamen Bedeutungs-Antworten erklärbar (Chapman & Chapman, 1973).

3.3.1.8. Zur allgemeinen empirischen Fundierung des Konzeptes "concreteness"

Die Fähigkeit zu abstrahieren, d.h. in Sortier-Aufgaben aus einem heterogenen Objektangebot - dieses kann aus realen, gezeichneten, photographierten oder beschriebenen Objekten bestehen - all jene Objekte auszuscheiden und zu einer Klasse zu gruppieren, die den Merkmalssatz, der das durch die Instruktion geforderte Konzept konstituiert, teilen. Die Vp. wird z.B. aufgefordert, aus einem Objektangebot aus den Gegenstandsbereichen Küche (Messer, Gabel, Kanne etc.), Schule (Bleistift, Schwamm etc.) und Operationssaal (Skalpell etc.) all jene Objekte zusammenzustellen, die konventionellerweise als zusammengehörig bezeichnet werden, und die entstandene Gruppe zu erklären bzw. zu benennen. Der Vollzug dieses Prozesses scheint nun dem konkretisierenden Indivuduum ganz oder teilweise verunmöglicht zu sein. Es betrachtet die Objekte in ihrer Einzigartigkeit, ist unfähig, das Zusammengehörigkeitsprinzip zu formulieren und zu benennen, oder es produziert normdeviante Abstraktionen.

Payne, Mattussek & George (1959) und Payne (1960, 1961) kommen aufgrund extensiver Literaturübersichten zum Schluß, daß eine ganze Reihe früherer Untersuchungen den Kriterien strenger Wissenschaftlichkeit schlecht genügt. Die Autoren stellen folgende methodischen Mängel häufig fest: Variablen wie prämorbide Anpassung, Intelligenz, Alter etc. wurden oft nicht kontrolliert, Unter- und Vergleichsgruppen nicht herbeigezogen, schlecht oder nicht standardisierte Testinstrumente (meist Goldstein-Scheerer Test, 1941, oder Vygotsky Test, 1941) und höchst fragliche Scoring-Kriterien für die Auszählung konkreter Responsen verwendet. Im Goldstein-Scheerer-Verfahren (1941) werden z.B. Fehler wie Verweigerung der Aufgabe, die Unfähigkeit, von einer Sortierweise zu einer andern überzuwechseln oder den Sortierprozeß verbal zu kennzeichnen, sowie die unüblichen Sortierweisen unterschiedslos als konkrete Responsen eingestuft. Schizophrene nehmen womöglich auch schon Testinstruktion und -material auf unübliche Weise wahr. Payne et al. ziehen aufgrund der durchgesehenen Studien die Existenz einer Unfähigkeit, abstrakte Verallgemeinerungen zu vollziehen, in Frage. Später durchgeführte und besser kontrollierte Untersuchungen legen allerdings durchaus konsistent eine erhöhte Anzahl konkreter Responsen bei einigen schizophrenen Untergruppen nahe.

Eine Vielzahl intellektueller Problemstellungen setzt induktives Denken voraus. Wenn Konkretheit die Unfähigkeit ist, induktives Denken zu vollführen, dann wäre eine hohe Korrelation zwischen Konkretheits-Scores und den konventionellen Maßen der allgemeinen Intelligenz zu erwarten. Diese hohe Korrelation wurde tatsächlich häufig gefunden (Payne & Hewlett, 1960; Payne, 1961; Holtzman, Gorham & Moran, 1964; Shikumans, Gynther & Smith, 1966; Loreto, 1973).

Die verschiedenen Meßinstrumente, die das Phänomen "concreteness" zu erfassen vorgeben, weichen in ihrer Beschaffenheit stark voneinander ab. Die damit gewonnenen Ergebnisse seien deshalb getrennt dargestellt.

1. Sprichworte

Spontane Interpretationen von Sprichworten (Benjamin's Proverbs, 1946; Gorham's Proverbs, 1956), die als eine konkrete Illustration eines allgemeinen Prinzips aufgefaßt werden können, war und ist eine beliebte Methode, die Verallgemeinerungsfähigkeit von Vpn. einzuschätzen. Die Methode der Sprichwort-Interpretation ist wegen ihrer starken Bildungs- und Wortschatzabhängigkeit nicht für alle Populationen geeignet. Um diesen Nachteil teilweise zu beheben, wurden auch multiple choice Testformen entwickelt.

Für gewöhnlich werden in den Sprichwort-Tests zwei Haupt-Kategorien von Antworten ausgezählt: 1. Eine abstrakte Antwort, die das durch das Sprichwort illustrierte allgemeine Prinzip richtig wiedergibt. 2. Eine konkrete Antwort, die keine Generalisierung enthält. Oft wird eine dritte Kategorie für idiosynkratische Antworten eingerichtet.

Die mit der Methode der Sprichwort-Interpretation hervorgebrachten Befunden gehen einhellig in Richtung höherer Konkretheitswerte bei chronisch (Gorham, 1956c; Brattemo, 1963; Lewinsohn & Riggs, 1962; Fogel, 1965) und Prozeß-Schizophrenen (Gregg & Frank, 1966, Johnson, 1966; Little, 1966) im Unterschied zu Vergleichsgruppen von Normalen und reaktiv Schizophrenen. Philips, Jacobson & Turner (1965) stellten in den verwandten Familien von Schizophrenen signifikant höhere Konkretheitswerte fest als in normalen Familien. Harrow, Adler & Hanf (1974) untersuchten Schizophrene, Borderline-Patienten und Nicht-Schizophrene in der akuten, Remissions- und Chronifizierungsphase mit einem Abstraktions-Test. In der chronischen Phase stieg das konkretisierende Verhalten stark an, Prozeß-Schizophrene erreichten höhere Konkretheitswerte als reaktiv Schizophrene, während der akuten Phase war die Konkretheit der nicht-chronisch Schizophrenen ausgeprägter. Idiosynkratisches Denken hatte einen stark negativen Einfluß auf die Abstraktionsfähigkeit.

In einer Studie von Lewinsohn & Riggs (1962) hatten akut Schizophrene mehr Mühe mit der Interpretation "oraler" Sprichworte als mit der Interpretation von Sprichworten "analen", "phallischen" oder neutralen Inhalts. Die chronisch Schizophrenen verhielten sich unabhängig vom Inhalt signifikant konkreter als die akut Schizophrenen. - Im Experiment von Feffer (1961) vermied eine Gruppe konkret Schizophrener im Gegensatz zu abstrakt Schizophrenen die Reaktionen auf hintergründige, tachistoskopisch präsentierte affekt-geladene Worte. - die Hypothese, daß emotional belastende, streßinduzierende Situationen zu konkretem Verhalten führen, konnte Craig (1973) nicht bestätigen.

Für weitere mit der Sprichwort-Methode gewonnene Ergebnisse siehe auch Shimkunas, Watson und Hamlin et al. (Kap. 3.3.1.3., 3.3.1.4., 3.3.1.5.).

2. Mehrdeutige Worte

Viele Worte besitzen mehrere Bedeutungen, meist konkrete und abstrakte (z.B. Erde: 1. Humus, 2. Globus, 2. Mutter Erde im Sinne eines alles in sich bergenden Prinzips). Es ist nun zu erwarten, daß Schizophrene nur noch die konkreten Wortbedeutungen verwenden. Der semantische Wortgehalt schrumpft also um ein Vielfaches.

Der Flavell-Test (1956), modifiziert von Milgram (1959), setzt sich aus Sätzen mit je einem Reizwort und zwei beigeordneten Response-Worten zusammen, wobei ein Response-Wort eine abstraktere Bedeutung besitzt als das andere. Die Frage lautet dann: Welches Response-Wort kommt in seiner Bedeutung dem Reizwort näher? Die aus dieser Versuchsanordnung hervorgehenden Befunde sind denen aus den Sprichwort-Studien sehr ähnlich (Milgram, 1959; Schwartz, 1967a).

Der Wort-Bedeutungs-Test von Chapman (1960) weist einen multiple choice-förmigen Aufbau auf. Dieses Instrument erlaubt es, die verschiedenen Quellen von Fehlinterpretationen (1. Konkretheit, 2. figurale Interpretation, 3. abweichender abstrakter Wortgebrauch) auszumachen und voneinander zu unterscheiden. Chapman (1960), Chapman, Burstein, Day & Verdone (1961) fanden bei chronisch Schizophrenen generell mehr Fehler jeder Art als bei andern Gruppen. Patienten mit Hirnschaden machten mehr figurative, chronisch Schizophrene mehr konkret-literale Fehler. Eine Gruppe von Kindern gab mehr konkrete Antworten als eine Gruppe von chronisch Schizophrenen.

Schizophrene scheinen ferner Worte mit mehreren Bedeutungen schlechter als eindeutige Worte zu definieren (Faibish, 1961) und Worte mit ungewöhnlichem semantischem Gehalt seltener richtig zu deuten (Willner, 1965). Chronisch Schizophrene sind nicht nur im Anwendungsbereich von Einzelworten eingeengt, sondern zeichnen sich allgemein durch eine stereotypere Sprachverwendung (niedrige type-token-ratio) aus (Hammer & Salzinger, 1964). Es verwundert kaum, daß aufgrund der erwähnten sprachlichen Handicaps die kommunikative Kompetenz Schizophrener geschmälert ist (vgl. Cohen & Camhi, 1967).

3. Sortier-Aufgaben

Es wird angenommen, daß sogenannte konkret denkende Individuen unfähig sind, Objekte in Gruppen zu organisieren und/oder eine passende Erklärung des der Sortierarbeit zugrunde liegenden abstrakten Prinzips abzugeben. Ein häufig verwendeter Test ist der später von verschiedenen Autoren standardisierte Goldstein-Object-Sorting-Test (1941).

Feldman & Drasgow (1951), Drasgow & Feldman (1957), Bernstein (1960), Tolor (1964) und Trunnell (1964, 1965) fanden, daß die Schizophrenen als Gesamtgruppe in Sortier-Aufgaben höhere Konkretheitswerte erzielen als normale Gruppen. Nathan (1964) konnte dieses Ergebnis nicht bestätigen. In der Untersuchung von Tutko & Spence (1962) erreichten die akut Prozeß-Schizophrenen gleich hohe Konkretheitswerte wie hirngeschädigte Patienten, die akut reaktiv Schizophrenen unterschieden sich dagegen nicht von den Normalen. Payne, Mattussek & George

(1959) und Payne & Hewlett (1960) konnten bei akut Schizophrenen und Normalen keine Gruppenunterschiede nachweisen. Ganz im Gegensatz zum üblichen Befund war in der Studie von Neufeld & Broga (1977) eine bessere Abstraktionsfähigkeit mit der nicht-paranoiden statt mit der paranoiden Symptomatik assoziiert. Weckowicz & Blewett (1959) stellten bei den chronisch Schizophrenen eine Beziehung zwischen Maßen für die Konkretheit und einer niedrigen Wahrnehmungskonstanz fest. Die Autoren meinen, daß konkret Schizophrene sowohl in der perzeptiven wie in der konzeptuellen IV nur ein schmales Cue-Spektrum benützen.

Im Experiment von Morikawa (1967) zeigte eine Gruppe unselegierter Schizophrener im Gegensatzu zu einer Gruppe Normaler mehr konkretes Verhalten, gab mehr idiosynkratische Antworten und zeichnete sich in begrifflichen Abgrenzungen durch Vagheit aus. Wright (1973) untersuchte die Eltern von schlecht prämorbid Schizophrenen und Normalen. Die Väter der Schizophrenen schnitten beim Begriffsbilden tendenziell schlechter ab. Die Mütter der Schizophrenen waren hinsichtlich der konzeptuellen Leistungen weniger gestört als ihre Ehegatten.

Wright (1973) stellte in einer Untersuchung mit psychiatrisch hospitalisierten Patienten fest, daß die älteren Instrumente zur quantitativen Erfassung konkreten Denkens (Object-Sorting-Tests) und Maße aus Bannister-Fransella's Grid Test kovariieren. Der Autor bringt die Grid-Maße in Zusammenhang mit dem Konzept "concreteness".

Wright (1975) diskutiert die ablehnende Haltung führender Forscher gegenüber den Ansätzen von Vygotsky (1934) und Goldstein (1941). Nach einer kritischen Übersicht über die theoretischen Konzeptionen und über die empirischen Evidenzen, die mit der Methode von Sortier-Tests gewonnen wurden, kommt der Autor zum Schluß, daß die Großzahl der Befunde die Position von Vygotsky/Goldstein klar unterstützt.

Oltmanns & Neale (1975) bezweifeln nach wie vor, daß die Unfähigkeit zu abstrakter Begriffsbildung ein grundlegendes psychisches Defizit bei Schizophrenen darstellt. Sie geißeln recht scharf die methodischen Unzulänglichkeiten der "concreteness"-Forschung. Die Autoren geben zwar zu, daß Schizophrene in Sortier-Aufgaben weniger effizient sind als Normale, weisen aber darauf hin, wie umstritten die Signifikanz der Ergebnisse sei. Sie meinen ferner, daß ein wirklich distinktes Abstraktionsdefizit nicht aufgezeigt, verwischende Effekt von dritten Variablen nie unter Kontrolle gebracht und die Validität von Sortier-Aufgaben für die Erfassung der Abstraktionsfähigkeit nie einwandfrei bewiesen worden sei.

4. Weitere Untersuchungen

Wahl & Wishner (1972) verwendeten einen Ähnlichkeits-Test und Matrix-Muster-Zeichnungen als Maße zur Erfassung der Konkretheit. Die Hypothese, daß die Schizophrenen als Gesamtgruppe konkreter denken als Alkoholiker, konnte nur teilweise bestätigt werden.

Murray (1969) konnte in seiner Untersuchung über den Zusammenhang perzeptiver, konzeptueller und EEG-Variablen die angenommene Beziehung: perzeptive Verzerrungen/konzeptuelle Konkretheit/niedriger EEG-Arousal für die Gruppe der Prozeß-Schizophrenen, nicht aber für die reaktiv Schizophrenen bestätigen. Die Variabilität auf den einzelnen Test-Maßen war in beiden Gruppen enorm hoch.

Donnelly, Reynolds & Waldman (1976) konnten bei drei Schizophrenen Wege aufzeigen, die Fehler-Scores in einer nonverbalen Abstraktions-Aufgabe zu verringern.

Der Wechsel von einer Begriffsebene zur andern scheint den Schizophrenen besondere Mühe zu bereiten. Die Vpn. (Schizophrene und Nicht-Psychotiker) hatten im Experiment von Shimkunas & Young (1973) assoziative Paare (Hauptwörter) zu lernen. Die Stimulus- und Response-Begriffe der Paare wurden in allen möglichen Kombinationen variiert (konkreter Paarteil = C, abstrakter Paarteil = A, also: AA, CC, AC, CA). Schizophrene machten mehr Fehler bei gemischten Wortpaarungen als Nicht-Psychotiker, nicht aber bei gleichen Paarungen.

Krus, Wapner, Freeman & Casey (1963) gelang es, die Raten der konkreten Verbalantworten bei normalen Vpn. mittels LSD-25 zu steigern, d.h. konkretes Verhalten auf künstlichem Wege zu induzieren.

True (1966) erreichte durch positive Verstärkung der abstrakten Antworten und durch Bestrafung der konkreten Antworten eine Erhöhung der abstrakten Antworten bei reaktiv, nicht aber bei Prozeß-Schizophrenen. - Ebenso gelang es Meichenbaum (1966), bei Schizophrenen mittels sozialer und materieller Verstärkung schlechte Sprichwort-Interpretationen durch abstrakte zu ersetzen. Wagner (1968) wies nach, daß sich bei chronisch Schizophrenen durch ein gezieltes Training sowohl die Aufmerksamkeit wie die Abstraktionsfähigkeit schnell verbesserten.

3.3.2. Das Konzept Overinclusion

Mit dem Konzept Overinclusion ist die Ausdehnung der konventionellen begrifflichen Grenzen bzw. die Einbeziehung von entfernt assoziierten oder gar irrelevanten Items in den durch den Begriff abgedeckten Objektbereich gemeint. Dieses Phänomen wurde erstmals von Cameron (1938, 1939, 1947) ausführlich und anschaulich beschrieben. Umgekehrt wurde bei bestimmten Schizophrenen auch eine Tendenz zur Einengung der konventionellen Begriffsgrenzen bzw. zum Ausschluß von eindeutig begriffszugehörigen Items beobachtet (Overexclusion).

3.3.2.1. Die Theorie von Cameron

Cameron (1938, 1939, 1944, 1947, 1951) charakterisiert die schizophrenen Denkprozesse mit einer Gruppe von Merkmalen, die die Handschrift einer feinen Beobachtung und präzisen Beschreibung trägt. Das schizophrene Denken läßt sich laut Cameron durch folgende Merkmale beschreiben:

1. Asyndesie, d.h. es zeichnet sich durch spärliche kausale Verknüpfungen aus (Juxtaposition von Elementen und Bedeutungen).
2. Metonymie, d.h. es werden Begriffe verwendet, die zwar mit der Bedeutung der gewöhnlich von Normalen verwendeten Begriffe verwandt sind, dieser Bedeutung aber nur annähernd gleichkommen ("Menü" statt "Mahlzeit").
3. Gegenseitige Durchdringung des Denkens (interpenetration) mit heterogenen Inhalten.
4. Versuche, die Bedingungen zur Lösung eines Problemes zu ändern, um begangene Denkfehler zu rechtfertigen.
5. Inkongruenz zwischen Handlung und Sprache.
6. Unwirksame Änderungen in den Hypothesen und Verallgemeinerungen beim Problemlöseversuch.
7. Overinclusion: In die Begriffsbildung und Problemlösung werden Denkinhalte miteinbezogen, die mit ihr nur in einer peripheren Verbindung stehen.

Die theoretische Beziehung dieser Merkmale des schizophrenen Denkens untereinander wurde von Cameron nicht sauber herausgearbeitet. Der Verdacht drängt sich auf, daß die meisten dieser Merkmale auf ein oder zwei grundlegende Prinzipien zurückführbar sind. Eine gebührende Operationalisierung und die Entwicklung empirischer Maße für jedes der 7 erwähnten Merkmale würde sich u.E. jedenfalls auszahlen. Cameron blieb wie Goldstein eine strenge empirische Überprüfung seiner Konzeption schuldig.

In einer späteren Arbeit versucht Cameron (1951), Standort und Funktion des Konzepts Overinclusion in einer allgemeinen Theorie zur perzeptiven Organisation und Desorganisation festzulegen. Der Autor postuliert verschiedene dimensional angelegte Prinzipien, aus denen er die Bedingungen zu einem normalen oder devianten Wahrnehmungsgleichgewicht herleitet. Eines dieser Prinzipien ist das Exklusion-Inklusion-Äquilibrium. Was besagt dieses Prinzip? "Die Erlangung von Stabilität, Klarheit und Bestimmtheit in der perzeptiven Organisation, der Übergang von der Vagheit zur Schärfe hängt ebenso stark von dem, was ausgelassen, wie von dem, was zugelassen wird, ab" (Cameron, 1951, S. 285). Die mentale Konstitution der Realität und des subjektiven Identitätserlebnisses setzt eine relativ sinnvolle, vor allem aber eine über die Zeit genügend invariante Gruppierung von Objekten, Ereignissen und Abläufen voraus. Die Umrisse solcher Klassen sind nicht a priori und unabhängig von Kultur und Zivilisationsniveau zwingend. Zwingend ist vielmehr die relative Stabilität dieser einmal festgelegten Klassengrenzen über die Zeit. Diese Invarianz oder Stabilität von Objektgruppen, die sich im mentalen Bereich als Begriffsgrenzen niederschlägt, bildet die Grundlage jeden kohärenten und integrierten Erlebens und Verhaltens, die Grundlage jedes psychischen Identitätserlebnisses und jeder sozialen Kommunikation. Es läßt sich demzufolge leicht ausdenken, welch verheerende Folgen der Verlust des Inklusion-Exklusion-Gleichgewichts nach sich zieht: Erschütterung oder Zusammenbruch des gewohnten Erlebens der Realität, Auflösung oder Fragmentierung der persönlichen Identität und Desintegration des auf die gewohnte Realität abgestimmten Verhaltens auf der ganzen Ebene.

Laut Cameron (1951) folgt auf eine Verschiebung auf der Inklusion-Exklusion-Achse in Richtung Overinclusion, was eine allgemeine Tendenz zur Dedifferenzierung, Konfusion, Vagheit, Überlappung zur Folge hat, meist ein defensiver Restitutionsversuch in Richtung Overexclusion, was einer Restriktion des Wahrnehmungsfeldes und des Inputs im Sinne einer Vermeidung der aversiven Aspekte der Realität gleichkommt (vgl. Kap. 2.2.). Diese defensive Schutzreaktion bezwingt zwar den chaotischen und bedrohlichen Einbruch der gewohnten Strukturierung der Realität, sie gelingt aber oft nur teilweise, oft gar nicht und ist, wenn sie gelingt (z.B. im chronischen Stadium), kaum jemals eine befriedigende Antwort auf die desorganisierenden Tendenzen.

3. 3. 2. 2. Die Payneschen Hypothesen zum Phänomen Overinclusion

Payne nimmt das Konzept Overinclusion von Cameron auf, formuliert es neu und setzt es in Beziehung zu einer allgemeineren Grundstörung. Payne und Mitarbeiter schlagen folgende Hypothesen zur Erklärung des Phänomens Overinclusion vor:

1. Overinclusion: Das Ergebnis einer Störung im Diskriminationslernen

Diese Hypothese geht von der Annahme aus, daß Begriffsbildungen auf weite Strecken das Resultat von Diskriminationslernprozessen sind (Payne, Mattussek & George, 1959). Danach wird im Prozeß des Begriffserwerbs zu Beginn durch ein Stimuluswort der ganze umliegende Objektbereich assoziiert. Durch wiederholte Koppelung des Stimuluswortes mit ganz distinkten Objekten in bestimmten Umweltkontexten wird jeweils nur die betreffende S-R-Assoziation selektiv verstärkt, und die vom Sozialisator nicht intendierten Objekte werden nach und nach durch Nicht-Verstärkung gehemmt. Hemmung wird als ein aktiver Prozeß aufgefaßt, zumal dieser Prozeß eine früher lebendige S-R-Verbindung aktuell unterdrückt. Hemmung wäre in dieser Konzeption auch unerläßlich zur Umschreibung der gelernten Responsen, d.h. zur begrifflichen Differenzierung der Welt überhaupt. Overinclusion könnte folglich als Zusammenbruch dieser Differenzierung bzw. als Desinhibitionsprozeß aufgefaßt werden.

Die Hypothese des gestörten Diskriminationslernens konnte zunächst von Payne, Mattussek & George (1959) und Payne & Hewlett (1960) bestätigt werden. Überinklusive Schizophrene erwiesen sich bei der Set-Bildung als schlechter als nicht-überinklusive Individuen. Spezifischere Überprüfungen legen allerdings die Verwerfung der Diskriminations-Hypothese nahe. In Begriffserwerbs-Experimenten mit verschiedenen Gruppen von Schizophrenen, Normalen und Nicht-Schizophrenen wurde der erwartete Zusammenhang zwischen Overinclusion und Geschwindigkeit/Genauigkeit beim Begriffserwerb nicht gefunden (Payne & Van Allen, 1969; Hawks & Payne, 1972).

2. Die Defekt-Filter-Hypothese

Diese Hypothese nimmt einen Zusammenhang zwischen Overinclusion und dem Zusammenbruch eines Filters, wie er von Broadbent (1958) vorgeschlagen wurde, an (siehe Kap. 2.1.).

"Es ist, als ob ein 'Filtermechanismus' jene Reize - innere wie äußere - ausscheidet oder hemmt, die aufgabenirrelevant sind, dies um eine effiziente Verarbeitung der einlaufenden Information zu erlauben. Überinklusives Denken könnte ein Aspekt eines allgemeinen Zusammenbruchs dieses 'Filtermechanismus' sein (Payne, Mattussek & George, 1959, S. 613).

Die Defekt-Filter-Hypothese läßt eine hohe Korrelation zwischen überinklusiver Wahrnehmung (Ablenkbarkeit) und überinklusiver Begriffsbildung erwarten. Die zur Überprüfung dieses Zusammenhanges entworfenen Studien von Payne (1966) und Payne & Caird (1967) ergaben zunächst hohe Korrelationen zwischen perzeptiver und konzeptueller Overinclusion sowie eine im Vergleich zu nicht-paranoid Schizophrenen und Normalen höhere Störanfälligkeit durch Ablenkung bei überinklusiven und akut Schizophrenen. Diesen Befunden widerspricht aber eine große Anzahl Ergebnisse aus Ablenkbarkeitsexperimenten. So fanden McGhie und Mitarbeiter konsistent einen zu den Ergebnissen von Payne (1966) und Payne & Caird (1967) entgegengesetzten Sachverhalt, nämlich eine höhere Ablenkbarkeit nicht bei akut und paranoid Schizophrenen, sondern bei chronisch und Prozeß-Schizophrenen. Schließlich gelang es Payne, Hochberg & Hawks (1970) in einer direkten Überprüfung der Defekt-Filter-Hypothese mit der

Methode des dichotischen Hörens ebenfalls nicht, einen Zusammenhang zwischen Overinclusion und Ablenkbarkeit nachzuweisen. Die Defekt-Filter-Hypothese zur Erklärung der konzeptuellen Overinclusion muß also zurückgewiesen werden.

3. Die Stimulus-Generalisations-Hypothese

Die Hypothese, daß die schizophrenen Denkstörungen das Ergebnis eines hohen Stimulus-Generalisations-Betrags, d.h. eines flachen Stimulus-Generalisations-Gradienten, seien, letzterer wiederum durch ein erhöhtes Arousalniveau bewirkt werde, wurde von Mednick (1955, 1958) vorgetragen und von Payne (1961) zur Erklärung der Entstehung überinklusiver Begriffsbildungen herangezogen.

Die wenigen Studien, die direkt zum Nachweis eines Zusammenhanges zwischen Overinclusion und Stimulus-Generalisation durchgeführt wurden, vermochten keinerlei konsistente Beziehungen zwischen den beiden Phänomenen aufzuzeigen (Watson, 1967; Al Issa, 1972).

4. Wahn: Das Ergebnis konzeptueller Overinclusion

Payne, Caird & Laverty (1964) stellten die Hypothese auf, daß jeder Wahn per definitionem eine unbegründete Übergeneralisierung der Fakten bedeute. Sie sagten eine hohe Korrelation zwischen Wahnerscheinungen und konzeptueller Overinclusion voraus.

Payne, Caird & Laverty (1964) und Payne & Caird (1967) fanden den erwarteten Zusammenhang zwischen Overinclusion und paranoider Symptomatik. Zu ähnlich positiven Ergebnissen kamen Claridge (1967), Lloyd (1967), Miller & Chapman (1968) und Foulds, Hope, McPherson & Mayo (1967). Hingegen konnten Hawks & Payne (1971) und Payne, Hawks, Friedlaender & Hart (1971) diese positiven Ergebnisse nicht mehr replizieren. Payne (1971) folgert daraus konsequent, daß Overinclusion in keinem zwingenden Zusammenhang mit paranoider Wahnsymptomatik steht.

Immerhin muß abschließend zur hypothetischen Wechselwirkung zwischen devianter Begriffsbildung und paranoider Wahnbildung angemerkt werden, daß die traditionelle Unterteilung in formale und inhaltliche Denkstörungen kaum länger aufrechterhalten werden kann, zumal die Konstruktion des Wahns formale Denkstörungen wahrscheinlich in hohem Maße voraussetzt.

3.3.2.3. Overinclusion: Das Ergebnis hypernormaler Gedächtnisprozesse

In der Overinclusion-Forschung macht sich ähnlich wie in der "concreteness"-Forschung der Trend bemerkbar, vermehrt spezifische Hypothesen zu bestimmten mentalen Prozessen, von denen angenommen wird, sie könnten an der Entstehung der Overinclusion teilhaben, direkt zu überprüfen. Ein Beispiel dieser Tendenz ist der Versuch von Knight und Mitarbeitern, eine Beziehung zwischen bestimmten Gedächtnisprozessen und dem Phänomen Overinclusion herzustellen. Die Forschungsbemühungen von Knight et al. sind auch in einer andern Hinsicht interessant. Nicht die Suche nach den mit Overinclusion in Zusammenhang stehenden Defizits, sondern die kognitiven Aktiva, die für die gute Prognose der überinklusiven Patienten wahrscheinlich mitverantwortlich sind, stehen bei diesem Ansatz im Zentrum der Aufmerksamkeit.

Knight, Sims-Knight & Petchers-Cassell (1977) konnten tatsächlich die Hypothese einer positiven Beziehung zwischen Overinclusion und gutem Bildwiedererkennen, also einem guten visuellen Gedächtnis, bestätigen. Nicht-überinklusive Schizophrene schnitten bei der Bildwiedererkennung signifikant schlechter ab als alle übrigen Kontrollgruppen (vgl. auch Baumann & Murray, 1968). Knight et al. interpretierten diesen Befund so: Überinklusive Individuen maximieren ihre Leistungen beim visuellen Wiedererkennen, weil sie fähig sind, das Stimulusmaterial breit abzutasten, d.h. eine Vielzahl von Merkmalen des Stimulusfeldes zu verarbeiten. Überinklusive Schizophrene unterliegen somit der Gefahr, relevante und irrelevante Stimulusmerkmale gleich intensiv abzutasten.

Sims-Knight & Knight (1978) nahmen an, daß einigen überinklusiven Antworten eine alternative, nicht der klassischen Logik verpflichtete Klassifikationsweise zugrunde liegt, und daß diese alternativen Klassifikationssysteme das gute Bilderkennen mitdeterminieren. Nicht-logische Klassifikationen und Reklassifzierungen (die Fähigkeit zur Änderung des Sortierungsprinzips) standen in positiver Beziehung zum Bilderkennen. Overinclusion mißt also verschiedene Responsetendenzen, wovon einige dem Schizophrenen helfen, seine Störung zu kompensieren.

Knight, Sherer & Shapiro (1977) stellten die Frage nach der spezifischen Stufe im IV-Prozeß, die für die positive Beziehung zwischen Overinclusion und dem guten visuellen Gedächtnis verantwortlich sein könnte. Sie untersuchten eine elementare Stufe der visuellen IV, die dem Kurzzeitgedächtnis vorgeschaltete ikonische Speicherung (Sperling, 1960). Es zeigte sich, daß die überinklusiven Patienten gleich wie die Nicht-Psychotiker über einen adäquaten ikonischen Speicher verfügen, während die mittel- und unterinklusiven (überexklusiven) Patienten in der Benützung dieses einfachen visuellen Prozesses signifikant schlechter waren. Die Autoren erklären die schlechtere Leistung der mittel- und unterinklusiven Schizophrenen durch eine verminderte Kapazität des ikonischen Speichers und eine deviante Verfallfunktion von Speicherinhalten.

Knight, Sherer, Putchat & Carter (1978) untersuchten erneut die Kapazität und die Verfallsrate des ikonischen Speichers, diesmalg unabhängig von intervenierenden Variablen wie der Informationsübermittlung ins Kurzzeitgedächtnis. Unter diesen kontrollierten Bedingungen erwies sich der ikonische Speicher bei allen Schizophrenen als intakt.

3. 3. 2. 4. Weitere Hypothesen zum Konzept Overinclusion

1. Die Response-Interferenz-Hypothese
Eine empirisch recht gut abgestützte Erklärungsvariante zum Phänomen Overinclusion bietet die Response-Interferenz-Theorie (Broen & Storms, 1966; Storms & Broen, 1969). Overinclusion ist gemäß dieser Theorie das Ergebnis eines erhöhten Arousalniveaus, das die richtigen wie die falschen begrifflichen Antworten an die obere Grenze für Responsestärken hebt. Overinclusion tritt dann auf, wenn die Antworten, die aus dem Begriff ausgeschlossen werden sollten, jenen Antworten ähnlich sind, die im Begriff enthalten sein müssen, und wenn sich beide Antworten der gleichen oberen Grenze für Responsestärken nähern.

Die Theorie von Broen & Storms (1967) in ihrem allgemeineren Erklärungsanspruch wurde ausführlich in Kap. 2.5.1.3. dargestellt.

2. Die Hypothese der normalen Response-Präferenz
Chapman und Mitarbeiter wiesen in einer Vielzahl von Experimenten nach, daß falsche, aber ähnliche Objekte häufiger in Begriffe eingeschlossen werden als falsche und unähnliche Objekte. Overinclusion kann gemäß der Theorie der normalen Responsepräferenz von Chapman durch das Prinzip erklärt werden, daß Schizophrene Worte so interpretieren, daß sie den normal präferierten Aspekt der Bedeutung verwenden und die schwächeren Bedeutungen vernachlässigen (siehe Kap. 2.5.2.).

3. Hyperscanning/niedrige Redundanz und Overinclusion
Schließlich postuliert Silverman (Kap. 2.2.1.2.1.) einen Zusammenhang zwischen extensivem Scanning und Overinclusion und Cromwell (1975) eine Beziehung zwischen einer allgemeinen Input-Steigerung (niedrig redundante Schizophrene) und Overinclusion.

3. 3. 2. 5. Die Ausweitung/Einengung des semantischen Hofes (Piro)

Die Theorie der semantischen Dissoziation von Piro (1960, 1967) versucht, die ganze Varietät schizophrener Sprachäußerungen auf ein alles umfassendes Prinzip zu reduzieren und sie auf der Basis der verschiedenen Ausprägungsgrade dieses Prinzips zu klassifizieren. Die Theorie Piros bezieht sich ausschließlich auf den semantischen Aspekt der Sprache, und nur ein Teil der Theorie kann mit dem Konzept Overinclusion in Beziehung gebracht werden.

Folgendes Prinzip ist für die schizophrene Semantik kennzeichnend und für ihr Verständnis grundlegend: "... der Begriff der semantischen Dissoziation drückt eine spezifische Veränderung der Bande aus, die das Zeichen mit dem Bezeichneten verknüpfen, eine Schwächung, eine Verzerrung, ein Verlust der dynamischen Beziehungen, die die bezeichnende, phonetische, formale Komponente mit der semantischen Infrastruktur in ihrem referentiellen und emotionalen Aspekt verbinden" (Piro, 1960, S. 407). Der Begriff der semantischen Dissoziation faßt die Lokkerung der Beziehungen zwischen Zeichen und Bezeichnetem als vorliegendes Ergebnis und nicht als psychischen Prozeß. Die semantische Dissoziaton in ihrem referentiellen und emotionalen Aspekt erstreckt sich über verschiedene Formen und Schweregrade sprachlicher Desorganisation und Auflösung. Wir beschränken uns hier auf den referentiellen Aspekt.

Der Begriff des semantischen Hofes resp. des semantischen Umfeldes bezeichnet den Umfang der Bedeutung, den normalerweise verbale Zeichen haben. Diese Dehnweite der Bedeutung macht, daß sich die verbalen Zeichen im Gebrauch durch einen gewissen Grad an Unbestimmtheit und Vieldeutigkeit auszeichnen. Je abstrakter ein Zeichen ist, desto ausgedehnter ist das semantische Umfeld. Je unbestimmter ein Zeichen, desto größer der semantische Hof. Es wird nun nach Piro (1967) in der Schizophrenie in zwei Richtungen vom konventionellen Umfang des semantischen Hofes abgewichen:

1. Die Ausweitung des semantischen Hofes (aumento dell'alone semantico)

Eine Modifikation des semantischen Hofes im Sinne einer Erweiterung des konventionellen Umfanges des semantischen Hofes führt zu erhöhter Unbestimmtheit und Vieldeutigkeit. Die semantische Beziehung (Zeichen-Bezeichnetes, Signifikans-Signifikat) ist durch exzessive Generalisierung der Zeichen, durch Einverleibung benachbarter Bedeutungen und durch die unpassende Verwendung des Zeichens auf einer höheren Abstraktionsebene verändert (sogenannter systematisierter Abstraktionismus, d.h. die habituelle Verwendung von Zeichen und Bedeutungen auf höheren Abstraktionsstufen). Die Erweiterung des semantischen Hofes bezieht sich entweder auf ein Zeichen, eine Klasse von Zeichen oder auf Ausdrücke oder Sätze. Die Sprache der Schizophrenen mit einem erweiterten semantischen Hof zeichnet sich aus durch die Verwendung von: Übergeneralisierten Zeichen, vagen Ausdrücken, nutzlosen und pleonastischen Adjektivationen, häufigem Gebrauch von Metonymien, Metaphern und symbolischen Ausdrücken. Das Verhältnis des Phänomens des erweiterten semantischen Hofes zum Phänomen Overinclusion beschreibt Piro so: "Die 'Overinclusion' stellt auf der begrifflichen Ebene das dar, was die Erweiterung des semantischen Hofes auf der linguistischen Ebene repräsentiert" (Piro, 1960, S. 426).

Piro (1960, 1967) hat neben der klinischen Analyse der linguistischen Symptome Schizophrener erste Versuche einer strengeren Verifizierung dieser Konzeption in Angriff genommen. Der Autor entwickelte dazu einen Test, der die Analyse der Ausweitung des semantischen Hofes von verschiedenen Worten erlaubt. Der Test basiert auf der simultanen Darbietung von präzisen und fortschreitend unpräziser werdenden Referenz-Objekten eines bestimmten Wortes. Es stellt sich in seinen Versuchen im allgemeinen heraus, daß Schizophrene in unterschiedlichem Ausmaß unpräzise Bezugsobjekte auswählen. Laut Piro hat diese Methode große Ähnlichkeit mit dem Overinclusion-Test von Epstein (1953). Eine Interkorrelationsstudie zur Erhärtung dieser Feststellung fehlt u.W. bis heute. Zusätzliche Vorsicht bezüglich der postulierten Korrelation zwischen Overinclusion und dem Konzept des erweiterten semantischen Hofes ist angebracht, da der Epstein-Test und andere Overinclusion-Maße minimal interkorrelieren.

2. Die Einengung des semantischen Hofes
(restringimento dell'alone semantico)

Die Einengung des semantischen Hofes ist ein anderer Ausdruck der Lockerung der semantischen Beziehungen zwischen Signifikans und Signifikat. In diesem Fall verengt sich der konventionelle Umfang des semantischen Hofes. Dadurch geht ein Großteil der Bedeutung eines Zeichens verloren, sie wird konkreter etc.

Beide Unterformen der Veränderung des semantischen Hofes sind meist im gleichen Individuum abwechselnd anzutreffen. Häufig und geradezu charakteristisch ist ein Fluktuieren zwischen beiden Formen (fluttuazioni dell'alone semantico). Eine eindeutige Zuordnung der Ausweitung/Einengung des semantischen Hofes zu spezifischen schizophrenen Untergruppen nimmt Piro nicht vor.

Gravierendere Formen der semantischen Dissoziation sind: 1. Die semantische *Dispersion* (Zerstreuung): Die semantische Relation ist in diesem Falle durch Verarmung oder Verlust der Bedeutung eines Wortes oder Satzes verändert. Die Beziehung zwischen Zeichen und Bezeichnetem ist stark gelockert, die Erweiterung/ Einengung des semantischen Hofes akzentuiert (Inkohärenz, Wortsalat, Agrammatismus etc.) 2. Die semantische *Distorsion* (Verdrehung, Verzerrung): Hier ist die semantische Relation verzerrt oder verschoben durch den Übergang eines Zeichens auf eine neue Bedeutung (Paralogismen), durch die Neuschöpfung eines Zeichens (Neologismen, Neophasie, Neogrammatismus) oder durch die mehr oder weniger ausgeprägten Deformierungen der Zeichen (phonetische Störungen, Störungen in der Wortstruktur). 3. Die semantische *Dissolution* (Auflösung): Die semantische Dissolution stellt die vollständigste Form der semantischen Dissoziation dar. Jede Verbindung zwischen Zeichen und Bezeichnetem ist verlorengegangen, hat sich aufgelöst (Automatismen, verbale Impulse und Stereotypien, Echolalie, Glossomanie etc.).

Vom linguistischen Standpunkt aus darf die Fluktuation des semantischen Hofes (Ausweitung/Einengung) als die mildeste Form der Störung (die Sprache bleibt dabei formal weitgehend unangetastet), die semantische Dissolution als die schwerste gelten. Dispersion und Distorsion belegen eine mittlere Stellung (vgl. Piro, 1967).

3. 3. 2. 6. *Zur allgemeinen empirischen Fundierung des Konzeptes Overinclusion*

Bis heute konnte der Nachweis, daß es sich beim Phänomen Overinclusion (OI) um eine einheitliche Erscheinung handelt, nicht einwandfrei erbracht werden. Es existiert eine große Anzahl von Tests, die alle vorgeben, überinklusives Begriffsbilden zu messen, aber die ohnehin spärlichen Interkorrelationsstudien lassen jede Eindeutigkeit vermissen.

Eines der wenigen Meßinstrumente, das einer Interkorrelationsstudie unterworfen wurde, ist die von Payne & Friedlaender (1962) entwickelte Test-Batterie, bestehend aus den drei Tests: Payne Object Classification Test, Goldstein "Handing-Over" Object Sorting Test, Benjamin's Proverbs. Für alle OI-Tests dieser Batterie konnten signifikante Korrelationen eruiert werden (Payne, Mattussek & George, 1959; Payne & Hewlett, 1960; Payne, 1960). In einer Faktorenanalyse wiesen nur die erwähnten Tests hohe Ladungen auf dem postulierten Faktor auf (Payne & Friedlaender, 1962). Eine Replikation dieser Interkorrelationsstudien gelang jedoch selten, insbesondere dann nicht, wenn in der Untersuchung unselegierte Samples verwendet wurden. Hewlett (1959) und Hawks (1967) wiesen bei stark vorselegierten Stichproben signifikante Korrelationen zwischen einzelnen OI-Tests nach. Craig (1965) verwendete bei einer Gruppe akut

Schizophrener eine Vielzahl von OI-Tests und konnte in einer Faktorenanalyse drei unabhängige Faktoren extrahieren. Watson (1967) sowie Philips, Jacobson & Turner (1965) fanden gar keine signifikanten Korrelationen zwischen verschiedenen OI-Tests. Craig (1970) wiederum wiederholte den Versuch von Watson und stellte eine zwar geringe, aber signifikante Korrelation zwischen den einzelnen Test-Maßen fest.

Bei unselegierten Stichproben ergaben sich beinah konsistent keine Korrelationen zwischen einzelnen OI-Maßen (Hart, 1964; Watson, 1967; Foulds, Hope, McPherson & Mayo, 1967; Payne, Hawks, Friedlaender & Hart, 1972). Eine geringe klinische Validität besitzt selbst die Test-Batterie von Payne et al., da sie OI nur in stark vorselegierten Patientengruppen und bei Schizophrenen mit schweren Denkstörungen vorauszusagen vermag. Es erweist sich also als ratsam, in einer Untersuchung mehr als einen Test zu verwenden und auf eine Generalisierung der Ergebnisse aus zwei Untersuchungen mit unterschiedlichen OI-Tests zu verzichten.

In der einzigen bekannten Test-Retest-Reliabilitätsstudie zur Test-Batterie von Payne et al. kam Hawks (1967) auf einen Reliabilitätskoeffizienten von $r = 0.86$.

Die hier z.T. losgelöst von den Meßinstrumenten berichteten Ergebnisse sind also aufgrund der erwähnten methodischen Vorbehalte mit Vorsicht zur Kenntnis zu nehmen. Die wichtigsten Testtypen seien zunächst kurz charakterisiert.

Operational ist OI in der Regel so definiert, daß einer explizit oder implizit umschriebenen Kategorie überdurchschnittlich viele Items, die dem näheren oder entfernteren Assoziationsfeld, aber nicht der intendierten Kategorie selbst angehören, zugeordnet werden. In vielen OI-Tests wird die freie Bildung einer oder mehrerer Kategorien aus einem Objektangebot bzw. Itempool oder die Zuordnung von Objekten zu vorgegebenen Kategorien gefordert. Es mag sich dabei um die Sortierung von realen Objekten handeln wie beim Goldstein Object Sorting Test (1941) bzw. beim Goldstein "Handing-Over" Test (Payne, 1962), um die Zuordnung von gezeichneten konkreten Objekten, Landschaften, Szenen wie beim Chapman Sorting Test (1957) und beim Shneidman Make-a-Picture-Story Test (1948) oder um die Klassifikation von gezeichneten abstrakten Objekten wie beim Zaslow Test (1950). Eine häufig verwendete Testvariante besteht in der Zuordnung einer Menge von Response-Worten zu einem Stimulus-Wort (z.B. Moran's Definition Test, 1953; Epstein Test, 1953). Eine von diesen Klassifikationsaufgaben ziemlich stark abweichende Aufgabe ist der Sprichwort Test (meist Benjamin's oder Gorham's Proverbs). Als Maß für OI gelten die gebrauchte Zeitdauer und die Anzahl der für die Interpretation des Sprichwortes verwendeten Worte. Hinsichtlich Objektwahl, Aufgabengestaltung und Administrierung sind die erwähnten Instrumente sehr heterogen. Hohe OI-Werte erwiesen sich bei einigen Tests als das Produkt der Nichtparallelisierung. Z.B. konnte Desai (1960) zeigen, daß beim Epstein Test hohe OI-Werte eine Funktion des Wortschatzes sind.

Überinklusives Begriffsbildungs-Verhalten bei nicht weiter unterteilten Schizophrenen im Unterschied zu normalen und psychiatrischen Kontrollgruppen fanden Shneidman (1948), Zaslow (1950), Moran (1953), Epstein (1953), Lovibond (1954), Eliseo (1963), Sturm (1965). Keine OI bei Schizophrenen als Gesamtgruppe konnten dagegen Kugelmass & Fondeur (1955), Silverman (1964b), Silverman, Berg & Kantor (1966) nachweisen.

In den meisten Untersuchungen, in denen die Gruppe der Schizophrenen in weitere Untergruppen differenziert wurde, gab sich eine Tendenz zu erkennen, daß die akut, paranoid und reaktiv Schizophrenen zu überinklusivem Verhalten, die chronisch und Prozeß-Schizophrenen zu normalem oder gar unterinklusivem/überexklusivem Verhalten neigen. Zu Ergebnissen in diesem Sinne kamen u.a. McGaughran & Moran (1956), Payne, Mattussek & George (1959), Payne & Hewlett (1969), Silverman & Silverman (1962), Tutko & Spence (1962), Payne (1962), Payne, Ancevich & Laverty (1963), Payne, Caird & Laverty (1964), Payne, Friedlaender, Laverty & Haden (1963), Hart (1964), Nickols (1964), Hammer & Johnson (1965), Payne & Van Allen (1969), Straube & Klemm (1975).

Im Gegensatz dazu fand Craig (1970) bei chronisch Schizophrenen vor allem einen Zusammenhang zwischen OI und dem Schweregrad der Störung. In einem andern Versuch von Craig (1973) verhielten sich die chronisch Schizophrenen nach der Erfahrung interpersoneller Kompetition im Vergleich zu den Normalen überinklusiver. Honness & Nickols (1974) stellten bei chronisch Schizophrenen einen Zusammenhang zwischen der Sprechrate, emotionalem Arousal und OI fest. Hart & Payne (1973) konnten bei psychiatrischen Patienten weder einen Zusammenhang zwischen OI und der allgemeinen Verlangsamung der psychischen Funktionen noch eine Beziehung zwischen OI und Genauigkeit im sprachlichen Ausdruck identifizieren.

Ganz im Gegensatz zu Payne et al. fanden Chapman und Mitarbeiter (Chapman & Taylor, 1957; Chapman, 1961; Chapman, Burstein, Day & Verdone, 1961) Overinclusion konsistent bei chronisch Schizophrenen. Zudem wurde offensichtlich, daß sich Überinklusivität praktisch nur auf ähnliche, nicht aber auf unähnliche Items erstreckt. Chapman (1960) demonstrierte ferner, daß die OI-Fehler bei chronisch Schizophrenen in dem Verhältnis zunehmen, wie der Umfang einer Kategorie wächst. Der von Chapman verwendete Test ist wahrscheinlich, obgleich von der Struktur her ein Begriffsbildungs-Maß, eher ein Instrument zur Erfassung überinklusiver Wahrnehmung (Ablenkbarkeit). Der Autor interpretiert seine Ergebnisse im Sinne der Responsepräferenz-Hypothese (siehe Kap. 2.5.2.). Broen (1966) interpretiert die widersprüchlichen Befunde von Payne und Chapman u.a. als eine Folge unterschiedlicher Testmaterialien und Testanforderungen (siehe Kap. 2.5.1.3.1.).

Günstigere prognostische Aussichten für die überinklusiven Gruppen (akut, paranoid, reaktiv) als für die Gruppe der Prozeß-Schizophrenen stellte Payne (1968) in einer sich über Jahre erstreckenden Follow-up Studie fest. - Im Unterschied zu einer früheren Untersuchung (Payne & Hewlett, 1960) differenzierte die Standard-Batterie von Payne et al. in einer unselegierten Population die normalerweise überinklusiven Gruppen nicht mehr (Payne, Hawks, Friedlaender & Hart, 1972). Keine der nachträglich und unabhängig gebildeten vier diagnostischen Gruppen (nicht-paranoid und paranoid Schizophrene, Depressive, Neurotiker) unterschied sich signifikant in den OI-Werten. Der praktische klinische Wert dieser Batterie im Sinne eines diagnostischen Instrumentes für unselegierte psychiatrische Populationen muß als gering veranschlagt werden. Harrow, Tucker, Himmelhoch & Putnam (1972) kamen nach Test und Retest zu verschiedenen Zeitpunkten zum Schluß, daß mit beginnender Remission viele Anzeichen der Denkstörung verschwinden, daß aber viele chronisch Schizophrene Merkmale von überinklusivem Denken manifestieren. Bromet & Harrow (1973) zweifeln an der prognostischen Nützlichkeit der OI, sie ziehen dieses Phänomen als wichtigen Indikator für schizophrene Denkstörungen überhaupt in Frage. In ihrer Studie korrelierte überinklusives Verhalten im akuten und im posthospitalen Stadium signifikant sowohl bei Schizophrenen wie bei Nicht-Schizophrenen. Die Korrelation zwischen OI im akuten Stadium und posthospitaler Anpassung war nicht signifikant. - In der Untersuchung von Andreasen & Powers (1974) verhielt sich eine Gruppe von Manikern insgesamt und auf zwei der drei Maße der Test-Batterie von Payne et al. signifikant überinklusiver als die Schizophrenen. Verglichen mit den Normalen verhielten sich die Schizophrenen sogar unterinklusiv, die Maniker dagegen überinklusiv.

Wie die neueren Untersuchungen zeigen, kommt dem Konzept OI hinsichtlich Verbreitung und diagnostischer Spezifität eine weit geringere Bedeutung zu als früher angenommen. Payne (1971) kombinierte die Daten, die aus dem transformierten Score seiner Test-Batterie gewonnen worden waren. Aus dem Ergebnis zieht der Autor eine Reihe nüchterner Schlußfolgerungen: Die kritische Grenze des kombinierten OI-Score (12 Punkte) überschreiten im Gegensatz zu den Normalen und Neurotikern vier psychiatrische Gruppen: Paranoid und nicht-paranoid Schizophrene, akut undifferenzierte Schizophrene und die Maniker. Aber nur ein Viertel der Patienten erreicht jeweils innerhalb dieser Gruppen einen Wert, der den Bereich der Neurotiker übersteigt. OI ist also eine sowohl für Schizophrene wie für die vier genannten psychiatrischen Gruppen unspezifische Störung; sie ist auch innerhalb der einzelnen Patientengruppen längst nicht für alle Patienten charakteristisch. Die paranoide Symptomatik steht in keiner signifikanten Beziehung zum Phänomen OI. Die chronisch Schizophrenen dürfen - auch hier mit Ausnahmen - als nicht-überinklusiv betrachtet werden. Der Berg hat also, so ist man zu konstatieren berechtigt, eine Maus geboren. OI scheint jedenfalls nicht das zentrale Defizit im schizophrenen Denken zu sein.

Adinolfi & Barocas (1970) versuchten, einige Zweideutigkeiten des Konzepts OI abzuklären. Die Resultate aus ihrem Experiment zur konzeptuellen Produktivität (quantitativ und qualitativ) weisen darauf hin, daß das schizophrene Konzeptualisierungs-Defizit am treffendsten als eine sich auf der zeitlichen Dimension manifestierende Response-Hierarchie im Auflösungszustand zu charakterisieren wäre. OI ist für diese Autoren ein Ausdruck synkretischer Tendenzen. Price (1970) nahm das Konzept OI ebenfalls unter die Lupe und kam zum Schluß, daß dieses Konzept zu breit definiert, also selbst überinklusiv sei, um noch von beschreibendem Nutzen zu sein. Price stellt u.a. fest, daß den durch die Wahl der OI-Aufgaben implizierten Formen der Leistungsanforderung nicht genügend Rechnung getragen wird.

3.3.3. Idiosynkratische Begriffsantworten

Begriffsantworten oder Antworten ganz allgemein werden als idiosynkratisch eingestuft, wenn sie sich nicht den Normen und Konventionen bestimmter assoziativer Umfelder unterordnen.

3.3.3.1. Hypothesen zur Erklärung idiosynkratischer Begriffsantworten

Neben den Kategorien der konkreten und überinklusiven Begriffsantworten läßt sich eine dritte Kategorie unterscheiden, eben die Kategorie der idiosynkratischen, ungewöhnlichen, autistischen oder privaten Antworten. Ein notwendiger Zusammenhang zwischen Overinclusion und idiosynkratischen Begriffsantworten, wie er zunächst von Payne, Mattussek & George (1959) aufgrund der Annahme, die idiosynkratischen Responsen seien wie die überinklusiven Responsen das Ergebnis der Unfähigkeit, irrelevante Reize auszufiltern (Defekt-Filter-Theorie), konnte bis jetzt nicht nachgewiesen werden. Vielmehr sei hier an die Abstraktions-Defizit-Hypothese von Shimkunas (Kap. 3.3.1.3.) erinnert, wonach die idiosynkratischen Responsen möglicherweise das Ergebnis devianter Abstraktionsprozesse sind und die überinklusiven Responsen eine Teilklasse der idiosynkratischen Responsen bilden.

1. Mednick: Erhöhter "Drive" und Übergeneralisierung
Mednicks Theorie wurde in Kap. 2.5.1.2. dargestellt. Der hohe "Drive" der akut Schizophrenen entsteht, wenn ein zunehmend breiteres Reizspektrum Angst induziert. Der hohe "Drive" hebt die Responsestärke sowohl der dominanten wie der konkurrierenden Responsen. Bei sehr ängstlichen Individuen treten so mitunter unwahrscheinliche, konkurrierende Responsen zusammen mit spezifischen Reizen auf. Weil die idiosynkratischen (ungewöhnlichen) Responsen im Unterschied zu den üblichen Responsen weniger Angst auslösen, erfährt die unwahrscheinlich-idiosynkratische Response einen Verstärkungszuwachs. Der akut Schizophrene lernt nach und nach, zum Zwecke der Angstreduktion ungewöhnlche Responsen zu produzieren. Dieser Lernprozeß mündet schließlich im Zustand des emotionsarmen, "flachen" Chronikers, der zwar nicht mehr ängstlich anmutet, sich aber durch bizarre Response-Muster auszeichnet.

2. Die Response-Interferenz-Hypothese von Broen & Storms
Zu idiosynkratischen Responsen kommt es gemäß der Theorie von Broen & Storms (1967), wenn eine Arousal-Erhöhung sowohl die dominanten wie die konkurrierenden Responsen an die obere Grenze für Responsestärken befördert (siehe Kap. 2.5.1.3.). Dieser Prozeß bewirkt einen Zusammenbruch der Response-Hierarchien, eine allgemeine Response-Randomisierung.

3. 3. 3. 2. Empirische Befunde zu idiosynkratischen Denkprozessen

Die Befunde zu den spezifischen Hypothesen von Mednick (1958) und Broen & Storms (1967) wurden in Kap. 2.5.1.2. und 2.5.1.3.2. referiert. Eine signifikante Zunahme idiosynkratischer Antworten im Bereich der Begriffsbildung fanden u.a. McGaughran & Moran (1956, 1957), Payne, Mattussek & George (1959), Payne & Hewlett (1960), Payne, Friedlaender, Laverty & Haden (1963) bei chronisch Schizophrenen, Claridge (1967), Reilly et al. (1975) bei akut Schizophrenen, Silverman & Silverman (1962), Payne & Hewlett (1960), McReynolds & Collins (1961), Shimkunas, Gynther & Smith (1967) bei Schizophrenen allgemein. Adler & Harrow (1974) registrierten bei Schizophrenen in der akuten Phase signifikant mehr idiosynkratische Responsen als bei Nicht-Schizophrenen. Diese Unterschiede nahmen in der Remissionsphase ab. White (1949), Adams & Berg (1961) und Shakow, Rosenzweig & Hollander (1966) erhielten in ihren Studien auf verschiedene undifferenzierte, akustische oder visuelle Reize von Schizophrenen allgemein mehr deviante Antworten. Sturm (1964) und Spence & Lair (1964) fanden keine Unterschiede in der Häufigkeit idiosynkratischer Responsen bei Schizophrenen und Normalen. Buss & Danniell (1967) stellten bei einer Gruppe chronisch Schizophrener nicht mehr ungewöhnliche Antworten fest als bei Normalen, eine akute Gruppe wurde nicht in die Untersuchung einbezogen. In einem Experiment von Higgins, Mednick & Thompson (1966) wiesen die Prozeß-Schizophrenen eine bessere Hemmfähigkeit für idiosynkratische Responsen auf als vergleichsweise die reaktiv Schizophrenen.

Viele dieser Resultate sind aus Gründen methodischer Unzulänglichkeiten nicht von besonders großem Wert. Entweder mangelt es hinsichtlich der Untergruppen und der Häufigkeit idiosynkratischer Antworten an spezifischen Annahmen oder die Beziehung der idiosynkratischen Antworten zu den Kategorien der konkreten und überinklusiven Antworten ist nicht geklärt. In verschiedenen Untersuchungen fallen die als überinklusiv oder idiosynkratisch definierten Antworten zusammen. Eher selten wurde in den experimentellen Aufgaben neben den zwei Antwortmöglichkeiten "konkret" und "überinklusiv" eine dritte Möglichkeit im Sinne "idiosynkratischer" Antworten vorgegeben.

3.3.4. Die Personal-Construct-Theorie

3.3.4.1. Die Theorie

Der vorliegende Erklärungsansatz schizophrener Denkstörungen unterscheidet sich durch die Art der untersuchten Konzepte von den bisher referierten Konzeptionen und Untersuchungsmethoden erheblich.

Bannister (1960) konzipiert die schizophrenen Denkstörungen im Rahmen von Kelleys "Personal Construct"-Theorie (Kelly, 1955). Konstrukte im Kellyschen Sinne sind Hypothesen, die den Individuen zur Verfügung stehen und ihnen das Verhalten von Interaktanten vorauszusagen gestatten, eine Art Prinzip zur Klassifikation von persönlichen Erlebnissen, von Interaktionsvorgängen und Interaktanten-Merkmalen. Das Schwergewicht liegt bei diesem Ansatz auf der Untersuchung der dynamisch-prozeßhaften Seite der sich in Form von vorläufigen Hypothesen und mehr oder weniger fixen Erwartungen präsentierenden Konzepte bzw. persönlichen Konstrukte. Persönliche Konstrukte sind also das Ergebnis der Klassifikationsprozesse im weniger stabilen Bereich der sozialen Ereignisse. Die persönlichen Konstrukte entstehen, wenn sich die Menschen im näheren oder weiteren Umfeld hinsichtlich eines Satzes von Merkmalen konsistent verhalten. Die Hypothesenform der persönlichen Konstrukte weist gleichzeitig darauf hin, daß die täglichen Interaktionsprozesse hinsichtlich der in den Hypothesen postulierten interaktiven Zusammenhängen eine kontinuierliche Serie von Verifikations- und Falsifikationsschritten implizieren.

Persönliche Konstrukte brechen dann zusammen, wenn die realen Erfahrungen eines Individuums die gelernten, im persönlichen Konstrukt abgelagerten Zusammenhänge falsifizieren bzw. das Individuum durch ein pathogenes Falsifikations-Verifikationsmuster in einer chronischen Ungewißheit lassen.

Bannister (1960, 1962) nimmt an, daß sich die Menschen in der lebenshistorisch frühen sozialen Umwelt des Schizophrenen so inkonsistent verhielten, daß die im Normalfall in einem Konstrukt eng zusammenhängenden Merkmale und Konzepte auseinanderklaffen. Operational versucht Bannister diese Störung, die er als "dissoziative Denkstörung" im Sinne einer assoziativen Lockerung oder Abschwächung der Beziehungen zwischen den normalerweise in einem persönlichen Konstrukt eng miteinander verknüpften Konzepten charakterisiert, mit der von Kelly (1955) entwickelten Repertory Grid Methode in den Griff zu bekommen. Neuere Konzeptionen dieser Denkstörung (Radley, 1974) streichen hervor, daß sich die Beziehungen innerhalb eines persönlichen Konstruktes weniger durch eine assoziative Lockerung als durch einen Zustand der Inkonsistenz charakterisieren lassen.

Die Theorie von Bannister hat u.E. in ihren explikativen Intentionen unübersehbare Affinitäten mit einer andern Gruppe von Theorien. Die Hypothese der "dissoziativen Denkstörung" bildet die den interaktiv-kommunikativen Prozessen, wie sie die Theorien zur inkonsistenten Kommunikation oder zur Doppelbindung thematisieren, entsprechenden intern-mentalen Prozesse ab.

Eine ausführlichere Würdigung der Personal-Construct-Theorie mit interessanten Interpretationen und Querbezügen zur Doublebind-Hypothese geben Space & Cromwell (1978). Mehr Informationen über den Stand der empirischen Begründung der Personal-Construct-Theorie in ihren verschiedenen Anwendungsbereichen enthält das Buch von Adams-Webber (1979).

3. 3. 4. 2. Zur empirischen Fundierung der Personal-Construct-Theorie

Die Personal-Construct-Theorie gehört zu den empirisch bestfundierten Konzeptionen der schizophrenen Denkstörung. Interpretationsprobleme ergeben sich teilweise daraus, daß die Theorie bezüglich Untergruppen kaum präzise Aussagen trifft.

Bannister (1960, 1962) konnte die Hypothese eines Zusammenbruchs persönlicher Konstrukte in der Schizophrenie, d.h. einer assoziativen Lockerung von üblicherweise hochkorrelierenden Konzepten über Personen, bestätigen. In einer weiteren Serie von Experimenten gelang es Bannister (1963, 1965), bei normalen Vpn. durch Einsatz von wiederholt und konsistent appliziertem negativem Feedback (Invalidation) ebenfalls eine Aufweichung gewohnter assoziativer Beziehungen zu induzieren. Die Hypothese der seriellen Validierung konnten Bannister, Adams-Webber & Radley (1975) hingegen nicht klar bestätigen. Das Konstruktverhalten einer Gruppe von Schizophrenen mit Denkstörungen, die zwei Jahre lang in zweiwöchentlichem Abstand therapeutisch behandelt wurde (Validierung geschwächter Konstruktbeziehungen), verbesserte sich im Vergleich zu einer Kontrollgruppe nur bescheiden.

Bannister & Fransella (1966) und Al-Issa & Robertson (1964) konnten glaubhaft machen, daß der Zusammenbruch oder die Schwächung der persönlichen Konstrukte in einem Zusammenhang mit schizophrenen Denkstörungen steht. In einer Untersuchung von McPherson, Blackburn, Draffan & McFadyen (1973) wiesen die Schizophrenen mit Denkstörungen niedrigere Werte auf dem Bannister-Fransella Grid Test auf als die Schizophrenen ohne Denkstörungen, Maniker und Depressiven. - Ähnlich niedrige Werte auf dem gleichen Test manifestierte im Experiment von Haynes & Phillips (1973) wiederum eine Gruppe Schizophrener mit Denkstörungen im Vergleich zu einer Gruppe Schizophrener ohne Denkstörungen und Normalen (vgl. auch Spelman, Harrison & Mellsop, 1971). In einer Studie von Romney & Leblanc (1975) zeigte eine länger hospitalisierte Gruppe von Schizophrenen ausgeprägtere Denkstörungen auf dem Grid Test als akut Schizophrene und eine Kontrollgruppe. Joenson, Lund & Richardt (1977) konnten in einer Untersuchung mit Gruppen von akut und chronisch Schizophrenen und Normalen signifikante Unterschiede zwischen Schizophrenen, Borderline-Patienten und Schizophrenen mit Denkstörungen auf dem Grid Test ausmachen. - Keinen Unterschied in der Ausprägung der Denkstörungen zwischen gut und schlecht integrierten Schizophrenen fand Gamble (1975).

Breaky & Goodell (1971) fanden keine signifikanten Unterschiede in Bannisters Grid Testwerten zwischen Schizophrenen und Manikern. Der Test scheint also keine für Schizophrene aspezifische Denkstörung zu messen und sich für differentialdiagnostische Belange wenig zu eignen.

Wie erwartet, stellte sich in verschiedenen Untersuchungen heraus, daß der Zusammenbruch der Konstrukte in der Schizophrenie eher die Konstrukte mit persönlichem Inhalt als die Konstrukte mit unbelebtem Inhalt betrifft (Bannister & Salmon, 1966; Salmon, Bramley & Presley, 1967). Schizophrene, die wenig Gebrauch von persönlichen Konstrukten machen, manifestieren eher Wahnformen mit desintegrativem Inhalt, Schizophrene, die normal über persönliche Konstrukte verfügen, scheinen eher Wahnformen persekutorischer Art zu zeigen (McPherson, Buckley & Draffan, 1971). In einer Reihe von Untersuchungen konnten McPherson et al. (1970), McPherson & Buckley (1970) sowie

McPherson, Barden & Buckley (1970) mittels Inhaltsanalysen der verwendeten Konstrukte einen Zusammenhang zwischen affektiver Dedifferenzierung ("Verflachung") und der Unfähigkeit, Konstrukte mit persönlichem und emotionalem Inhalt zu verwenden, feststellen. Der Inhalt hat also einen nicht unerheblichen Einfluß auf den Grad der Denkstörung, verschiedene Konstrukt-Subsysteme scheinen in unterschiedlichem Maße in Beschlag genommen. Heather (1976) gelang eine Replikation dieser Befunde. - Daß Normale häufiger persönliche Konstrukte verwenden als Schizophrene und das Ausmaß der Verwendung persönlicher Konstrukte stark mit der Rückzugstendenz, affektiver Dedifferenzierung, Maßen des Bannister-Fransella Grid Tests und dem Alter, jedoch schwach mit der Hospitalisationsdauer und der Ausprägung der Denkstörung zusammenhängen, wiesen Williams & Quirke (1972) nach. McPherson, Buckley & Draffan (1971) stellten erneut eine signifikant negative Korrelation zwischen der Häufigkeit spontan verwendeter persönlicher Konstrukte und der Ausprägung der Denkstörung im Sinne gelockerter oder inkonsistenter Konstruktbeziehungen fest. McPherson (1972) und McPherson & Gray (1976) glaubten außerdem, einen Zusammenhang zwischen klinischen Symptomen und dem persönlichen Konstrukt-Subsystem identifizieren zu können. Die Erfahrung von Angst und Bedrohung wird also beeinflußt durch die Art, wie ein Individuum sich und seine Situation mental konstruiert.

Die durch den Bannister-Fransella Grid Test erfaßte Denkstörung korreliert in keiner Art und Weise mit der allgemeinen (mentalen und motorischen) Funktionsgeschwindigkeit. Dies trifft auch für die Konstrukte mit persönlichem Inhalt zu (Draffan, 1972).

Winter (1975) wies nach, daß sich die Eltern von akut schizophrenen Kindern hinsichtlich der Struktur von Konstrukten von den Eltern anderer psychiatrischer Gruppen unterscheiden, daß das "Konstruieren" von Eltern psychiatrischer Patienten in Beziehung zum "Konstruieren" ihrer gestörten Kinder steht, und daß Schizophrene bezüglich "Konstruieren" von den andern psychiatrischen Patienten unterscheidbar sind. - Ein gestörteres Denken auf Bannisters Grid Test legten die Eltern schizophrener Kinder im Gegensatz zu den Eltern normaler Kinder auch in der Untersuchung von Muntz & Power (1970) an den Tag.

3.4. Hypothesen und Befunde zu einzelnen Aspekten des Problemlösens

Die Erforschung devianter Verhaltensweisen auf höheren Stufen des IV-Prozesses (Manipulation begrifflicher Einheiten, Kombination dieser Einheiten zu nächsthöheren Einheiten wie Sätze, lo-

logische Urteile etc.) steckt erst in den Anfängen. Zaghafte Versuche in dieser Richtung werden vor allem im Bereich des Problemlöseverhaltens unternommen.

3.4.1. Erforschte Dimensionen des Problemlöseverhaltens in der Schizophrenie

Einige Aspekte des Problemlöseverhaltens, die bis jetzt in der Schizophrenieforschung berücksichtigt wurden, seien in diesem Kapitel kurz erörtert:

1. Das Tempo des Problemlöseaktes
Das individuelle Problemlösetempo geht im allgemeinen bei Leistungstests mit zeitlicher Beschränkung als eine der wichtigsten Determinanten in den Gesamttest-Score ein. Oft wird ferner eine lineare Beziehung zwischen der für die Lösung eines Problems benötigten Zeit und dem Schwierigkeitsgrad eines Aufgabenitems angenommen (Furneaux, 1956). Das Problemlösetempo spiegelt also u.a. den zur Ausführung der Operationen eines mentalen Suchprozesses benötigten Zeitaufwand wider. Die Schwierigkeit einer Aufgabe kann, vereinfacht ausgedrückt, operational mit der Anzahl der für die Lösung eines Problems benötigten Suchschritte bestimmt werden. Neben dem Schwierigkeitsgrad bestimmt aber auch der Inhalt des Problems das Tempo des Problemlösens.

Schon Babcock (1933) postulierte die extreme Verlangsamung der intellektuellen Funktionen als die wichtigste Determinante der schizophrenen Denkstörungen. Ein allgemeiner Verlangsamungsfaktor (Retardation) scheint aber vielmehr verschiedenen psychiatrischen Untergruppen in verschiedenem Maße eigen zu sein, am deutlichsten den Gruppen der Depressiven und chronisch Schizophrenen (Payne & Hewlett, 1960). Hypothetisch dürfte ein reduziertes Problemlösetempo bei den chronisch und Prozeß-Schizophrenen als Folge der hohen Ablenkbarkeit durch irrelevante Reize erwartet werden.

Die Babcocksche Verlangsamungshypothese findet im IV-theoretischen Rahmen ihre Fortsetzung in der Verlangsamungstheorie von Yates (siehe Kap. 2.1.1.2.2. und 2.1.2.2.).

2. Fehlerart und Fehlerhäufigkeit beim Lösen von Problemen (Genauigkeit)
Es gilt als erwiesen, daß Schizophrene allgemein mehr Fehler begehen als Normale, und daß bei steigender Aufgabenkomplexität die Fehlerzahl bei Schizophrenen im Unterschied zu Normalen stärker zunimmt. Über die Fehlerquellen ist allerdings noch recht wenig bekannt. Es dürfte auch in Zukunft aus methodischen Gründen außerordentlich schwer entscheidbar sein, ob die

Art eines Fehlers primärer Natur ist (z.B. ein echter Syllogismusfehler) oder das sekundäre Produkt defizitärer Prozesse auf früheren IV-Stufen wie mangelhafte Wahrnehmung der problemrelevanten Daten, falsche oder erweiterte Konzeptualisierung der wahrgenommenen Daten, falsches Verstehen übermittelter Daten wegen idiosynkratischem Wortverständnis, Verlangsamung des Problemlöseprozesses (Informationsverlust) etc.

Cheadle & Morgan (1971) wiesen beispielsweise nach, daß chronisch Schizophrene nur etwa 65% der Kommunikation aus der englischen Umgangssprache verstehen, was einem Sprachverständnis von 8- bis 9jährigen Kindern entspricht.

Was noch weitgehend aussteht, sind genaue Analyse der Fehlertypen beim Problemlösen, wie sie etwa von Chapman stammen, und Studien zum Verhältnis von Fehlertendenz und spezifischer Symptomatologie.

3. Die intellektuelle Persistenz Schizophrener beim Problemlösen

Die Persistenz bei zeitlich nicht beschränkten Problemlöseaufgaben kann losgelöst von emotio-motivationalen Prozessen nicht sinnvoll betrachtet werden. Dies gilt selbstverständlich für alle Aspekte des Problemlöseprozesses. In erhöhtem Ausmaß hängt aber die intellektuelle Persistenz auch von persönlichkeitspsychologischen Dimensionen ab.

Eine stärkere Persistenz, etwa definiert durch den auf schwierige bis unlösbare intellektuelle Probleme verwendeten Zeitaufwand, wird im allgemeinen eher für Introvertierte als für Extravertrierte (Payne, 1961), für ambulant behandelte als für hospitalisierte Schizophrene angenommen (Blumenthal, Meltzoff & Rosenberg, 1965). Es erstaunt auch nicht, daß chronisch und Prozeß-Schizophrene beim Ankämpfen gegen den Strom von Interferenzen bald ermüden und von der Aufgabe ablassen.

4. Kognitiver Stil, Strategienbilden, Hypothesenverhalten (Rigidität/Flexibilität)

Die Rigidität beim Problemlöseverhalten ist ein spezieller Aspekt dessen, was für gewöhnlich das Etikett kognitiver Stil trägt (Klix, 1971). Zwei verschiedene Rigiditäts-/Flexibilitäts-Dimensionen scheinen zur Lösung komplexerer Probleme relevant zu sein.

- Die "adaptive Rigidität" meint eine Art unflexible Einstellung gegenüber den zu lösenden Problemen, sie bedeutet die Unfähigkeit, einen "Set" gemäß den Erfordernissen einer veränderten Problemlage umzustellen. Diese Art Rigidität scheint mit dem Konzept Neophobie von Shakow (1962) verwandt zu sein.
- Die zweite Dimension bezieht sich auf die Rigidität innerhalb

des Problemlöseprozesses, d.h. auf die Unfähigkeit, in einer Problemlöse-Situation ein mannigfaltiges Spektrum von Einfällen zu erzeugen.

Es gibt Hinweise dafür, daß gewisse akut Schizophrene weniger rigid an Probleme herangehen als Normale, sie ändern in hyperflexibler Manier zu hektisch die Suchstrategie. Chronisch Schizophrene klammern sich wie Normale unter Streßbedingungen rigide an die einmal eingeschlagenen Wege der Problemlösung.

Die zweite Dimension der Rigidität beim Problemlösen wurde erst ansatzweise zum Gegenstand von Untersuchungen gemacht. Gerade hier liegt aber ein weites Forschungsfeld brach. Weitet man die Betrachtung zusätzlich auf weitere Aspekte des kognitiven Stils und des Problemlösens aus, eröffnen sich faszinierende Fragestellungen wie z.B.:

- Durch welche besonderen Merkmale zeichnen sich individuelle oder für bestimmte Gruppen von Schizophrenen typische Problemlösestrategien ab?
- Korrelieren gewisse Typen von Problemlösestrategien mit traditionellen Syndromen?
- Kombinieren sich für bestimmte Gruppen von Schizophrenen verschiedene Problemlöse-Dimensionen zu spezifischen Mustern?
- Von welcher Art sind die kreativen und neoformativen Elemente in Problemlöseprozessen von Schizophrenen, und wie entfalten sich diese im Laufe der Aufgabenbewältigung?
  (Siehe dazu besonders Kap. 5.5.4.)

Richtberg (1973) untersuchte den Zusammenhang zwischen kognitiver (Luchin's Test) und persönlicher Rigidität. Die kognitive Rigidität war in einer unselegierten Gruppe von Schizophrenen im Vergleich zu Normalen signifikant verringert, die Rigidität in der sozialen Anpassung dagegen erheblich erhöht. - In keiner Beziehung zur Entlassung, den Dimensionen reaktiv/Prozeß und paranoid/nicht-paranoid, zum ehelichen Status, zum Schweregrad der Störung stand in der Untersuchung von Cancro (1969) ein Maß konzeptueller Plastizität (Metalog-Test). Eine signifikante Beziehung ergab sich dagegen zwischen konzeptueller Plastizität, Abstraktionsfähigkeit (Proverbs Test) und der psychischen Differenziertheit (Rod-and-Frame-Test etc.). Sprung & Wenzel (1976) erforschten die Fähigkeit Schizophrener mit Denkstörungen, Hypothesen zu etablieren sowie deren Validität zu prüfen. Die Häufigkeit der Wiederholung relevanter und irrelevanter Hypothesenmerkmale war bei Schizophrenen im Gegensatz zu Normalen gleich verteilt. Schizophrene verwendeten in einer Klassifikationsaufgabe zur Etablierung einer Hypothese weit weniger Objekte. Für den Schizophrenen war es schwieriger als für den Normalen, die logische Struktur von Hypothesen zu verändern.

Es sei an dieser Stelle nochmals an die interessanten Befunde aus Experimenten zum Hypothesenverhalten und Strategienbilden beim Formieren und Identifizieren von Begriffen erinnert (Williams, 1969; Pishkin et al., 1977; Pishkin & Williams, 1977; Bourne et al., 1977).

5. Verschiedene Ansätze

In jüngerer Zeit werden vermehrt Einzelansätze vorgebracht, die unter Bezugnahme zu diesem oder jenem Konzept der modernen Kognitionspsychologie etwas über das deviante kognitive Verhalten Schizophrener aussagen. Die Fragestellungen zu den komplexen kognitiven Prozessen in der Schizophrenie werden also kontinuierlich ausgeweitet und diversifiziert. Dazu einige Beispiele.

Kaufman (1973) untersuchte die Fähigkeit akut paranoid und nicht-paranoid Schizophrener, mit nicht-assimilierbarem Reizmaterial umzugehen. Die Hypothese, daß Schizophrene im Umgang mit nicht-assimilierbarem Material versagen, weil der Prozeß der Akkomodation, d.h. der Veränderung interner Schemata, mißlingt, wurde bestätigt. Keine Bestätigung fand die Hypothese, wonach paranoid Schizophrene die Assimiliation verstärken und nicht-paranoid Schizophrene die Assimilation unterdrücken. Kilburg & Siegel (1973) konnten zeigen, daß die Kapazität, formale Operationen (Lunzers Analogien-Test) durchzuführen, bei Reaktiven besser gewahrt ist als bei Prozeß-Schizophrenen. Normale erzielten die besten Leistungen. Als theoretischer Erklärungsrahmen dienten den Autoren Aspekte der kognitiven Theorie von Piaget. Lerner, Bie & Lehrer (1972) versuchten bei akut und chronisch Schizophrenen und Borderline Patienten die Fähigkeit zur Erhaltung von Mengen und Gewicht und zur Abschätzung von Volumenveränderungen zu erfassen. Vpn. mit einem IQ unter 80 erwiesen sich als unfähig zu konkret-operationalem Denken im Sinne von Piaget (vgl. Hamilton, 1972). Nahezu 50% der Vpn. mit normalem IQ gaben in der Volumen-Aufgabe präoperationale Antworten. Die Leistungsmotivation stand in engem Zusammenhang mit dem Vermögen, eine Fähigkeit aufrechtzuerhalten. Die Fähigkeit, konkret-operationales Denken zu vollziehen, war nicht unabdingbar notwendig, um komplexe arithmetische Fertigkeiten auszuführen.

Dornette (1975) untersuchte Gruppen von Schizophrenen, Nicht-Schizophrenen und Normalen mit einem 2-Personen-Nicht-Null-Summen-Spiel vom Typ des Gefangenen-Dilemmas mit drei Entscheidungsmöglichkeiten (kooperativ, kompetitiv, vermeiden). Zusätzlich wurden drei simulierte Strategien und zwei Varianten kommunikativen Verhaltens eingeführt. Die Schizophrenen wurden weniger durch eine Veränderung der Kommunikation beeinflußt, kooperative Entscheidungen nahmen mit wachsender Gelegenheit, frei zu kommunizieren, zu. Schizophrene trafen aber nur unter gewissen Bedingungen mehr Vermeidungswahlen als die andern Gruppen.

Die Zielsetzungs-Strategien im Zusammenhang mit dem Anspruchsniveau untersuchte Fineman (1970) bei Schizophrenen und Normalen. Eine Funktion schizophrenen Verhaltens ist nach diesem Autor die Vermeidung von Versagensgefühlen in evaluativen Situationen. In vier der fünf verwendeten Maße zeigten die Schizophrenen ähnliche Vermeidungsstrategien wie Normale mit starken Versagensängsten in evaluativen Situationen, die die mittleren Anspruchsniveaus (mit einer Erfolgschance von 50:50) vermeiden. In allen Maßen verwendeten die paranoid Schizophrenen über-aspirierende, nicht-paranoid Schizophrene unter-aspirierende Zielsetzungs-Strategien. Paranoide nahmen mehr atypische Wechsel vom Ziel weg, Nicht-Paranoide mehr atypische Wechsel zum Ziel hin vor.

Eine Studie von Bullock & Johnson (1970) schließlich ergab statistisch signifikante Unterschiede in bezug auf das Niveau kausalen Denkens bei Schizophrenen. Die Ich-gestörten Schizophrenen gaben überwiegend präkausale, die nicht Ich-gestörten Schizophrenen vorwiegend kausale Antworten.

3.4.2. Deduktives Denken in der Schizophrenie

Dem Aspekt des deduktiven Denkens Schizophrener beim Problemlösen sei etwas mehr Aufmerksamkeit geschenkt. Denn die Frage der deduktiven Fertigkeiten in der Schizophrenie hat Anlaß zu einer interessanten Kontroverse gegeben. Zwei Hypothesen stehen sich zur Erklärung des Umstandes, daß Schizophrene häufiger als Normale beim syllogistischen Schließen die Identität der Subjekte aufgrund identischer Prädikate annehmen (Von Domarus Prinzip), gegenüber.

1. Chapman und Mitarbeiter erklären diesen Sachverhalt mit ihrer Responsepräferenz-Hypothese.
2. Arieti begreift die Eigenheiten beim syllogistischen Schließen Schizophrener als ein primäres und genuines Symptom.

Für ein besseres Verständnis der theoretischen Position von Arieti ist der folgende Exkurs erforderlich.

3.4.2.1. Exkurs: Der psychostrukturelle Ansatz von Arieti

Der psychostrukturelle Ansatz von Arieti (1959, 1974) hat den Anspruch zur Erklärung einer großen Vielfalt kognitiver Phänomene in der Schizophrenie. Arieti versucht, die inhaltliche und formale Komponente der schizophrenen Sprach- und Denkprozesse in einer integralen Theorie zu fassen.

Über die Interaktion mit einer Umwelt, deren pathologische Struktur hier nicht genauer spezifiziert werden soll, lernt der junge Organismus extreme Angstreaktionen. Im Laufe seiner Entwicklung versucht das Individuum unentwegt, den Kontakt mit der angstauslösenden Realität aufrechtzuerhalten. Zu irgendeinem Zeitpunkt der Lebensgeschichte ist die Bemühung, seine Bedürfnisstruktur mit dem realen Objektangebot abzustimmen, erschöpft. Da zudem die externe Realität kaum seinen Vorstellungen entsprechend veränderbar scheint, beginnt der Präpsychotiker seine individuelle Interpretation sowohl der äußeren und inneren Realität, die sich mental in einer spezifischen Weltsicht und einem spezifischen Selbstbild niederschlägt, einer Transformation zu unterwerfen. Die Hauptmerkmale dieser schizophrenen Transformation der mentalen Repräsentation der inneren und äußeren Wirklichkeit sind:

- Die Umdefinition der konventionellen, angstauslösenden Realität in eine angstvermindernde, lebensichernde Realität hat defensive Beweggründe.
- Die kognitive Umwandlung in der Schizophrenie enthüllt sich als aktiv-intentionaler und schöpferischer Prozeß.
- Die Transformation verläuft geordnet, in einer bestimmten Sukzession.

1. Das Prinzip der progressiven teleologischen Regression
Arieti (1974) faßt die Merkmale, die die kognitive Transformation in der Schizophrenie kennzeichnet, zum Prinzip der progressiven teleologischen Regression zusammen. Dieses Prinzip besagt:

"Wenn in einer extrem angstgefärbten Situation die psychische Integration auf einer bestimmten Stufe nicht zum Tragen kommt oder nicht zum gewünschten Ergebnis führt, dann besteht eine starke Tendenz, auf niedrigeren Integrationsstufen zu funktionieren, um die erwünschten Ergebnisse herbeizuführen" (Arieti, 1974, S. 221).

Der Begriff Regression bedeutet hier in der Verwendung von Werner (1957) lediglich eine ungewöhnliche und gesteigerte Verfügbarkeit von psychischen Mechanismen und Strukturen, die eher früheren Entwicklungsstadien, d.h. niedrigeren Integrationsstufen eigen sind. Eine Hypothese von Werner hält außerdem fest, daß bei den Prozessen auf der phylogenetischen, ontogenetischen und aktualgenetischen (die unmittelbare Entfaltung der an einem aktuellen Prozeß beteiligten Schritte) Entwicklungsebene tendenziell ähnliche formale Entwicklungspläne verwendet werden. Die Regression ist zudem teleologisch und progressiv. Teleologisch, weil sie einen Zweck erfüllt, nämlich den

Zweck, Spannung, Streß und Angst zu vermeiden, progressiv, weil die Desintegration fortschreitet in Richtung immer niedrigerer Integrationsstufen.

2. Paläologisches Denken und Begriffebilden

Im folgenden wird von Denkstörungen gehandelt, die Konkretisierungen des Prinzips der teleologischen Regression darstellen. Nicht integrierte Triebimpulse und daraus resultierende Angstzustände (psychodynamischer Aspekt) veranlassen den Schizophrenen zur Umdefinition der Wirklichkeit. Diese Triebdynamik und die damit zusammenhängenden Transformationen geben auch im kognitiven Bereich Anlaß zur Regression auf eine prälogische, paralogische oder paläologische Stufe des Denkens (Arieti, 1955). Die Identifizierung der formalen Struktur des paläologischen Denkens und Begriffebildens ist das Verdienst von Von Domarus (1944). Das Verdienst von Arieti liegt darin, daß er die formale Struktur des paläologischen Denkens in einen psychodynamischen und entwicklungspsychologischen Rahmen gestellt hat. Inhalt und Motiv der schizophrenen Kognitionen sind durch psychodynamische Faktoren - speziell durch die teleologische Angstbewältigungsmethode der Regression - sowie durch aktuelle und lebensgeschichtliche Erlebnisse eines Individuums determiniert. Die Form paläologischer Kognitionen dagegen kann gemäß Arieti korrekt und weitgehend durch das Von-Domarus-Prinzip beschrieben werden.

Das Von Domarus-Prinzip. Normale Individuen nehmen beim deduktiv-syllogistischen Schließen in der Regel Identität nur auf der Basis der Identität der Subjekte an. Diesen Sachverhalt drückt der folgende klassische Syllogismus aus:

1. Prämisse: Alle Menschen sind sterblich.
2. Prämisse: Sokrates ist sterblich.
Konklusion: Sokrates ist sterblich.

Der paläologisch bzw. gemäß dem Von Domarus-Prinzip Denkende nimmt im Gegensatz dazu die Identiktät der Subjekte aufgrund identischer Prädikate in den zwei Prämissen ab. Ein Beispiel:

1. Prämisse: Gewisse Indianer sind schnell.
2. Prämisse: Hirsche sind schnell.
Konklusion: Gewisse Indianer sind Hirsche.

Laut Von Domarus folgern gewisse Schizophrene, daß zwei Dinge identisch sind, wenn sie ein gemeinsames Prädikat haben. Die vier Gesetze der klassischen Logik (Gesetz der Identität, Gesetz vom Widerspruch, Gesetz der ausgeschlossenen Mitte, Gesetz vom ausreichenden Grund) werden durch das Von-Domarus-Prinzip außer Kraft gesetzt, sie gelten für den Schizophrenen nicht mehr.

Arieti (1974) unterstreicht verschiedene Aspekte des paläologischen Denkens und Begriffebildens:

- In früheren Syllogismen hergeleitete Schlüsse werden zum Ausgangspunkt einer Reihe weiterer paläologischer Schlüsse.
- Mitunter kommt das Von-Domarus-Prinzip nur partiell zur Anwendung.
- Zwei oder mehrere Ereignisse können aufgrund ihrer zeitlichen Koinzidenz identifiziert werden.
- Wenn ein gemeinsames Prädikat ausreicht, um verschiedene Subjekte zu identifizieren, dann wird die Objektmenge, die irgendwie miteinander in Beziehung gesetzt werden kann, unendlich groß. Die Wahl gerade des unbestimmtesten, peripheresten oder abstraktesten gemeinsamen Prädikats zur Identifizierung der Subjekte läßt höchst befremdliche Schlüsse und Klassenbildungen entstehen, die prima vista durch die logischen Denkmittel nicht mehr entschlüsselbar sind.
- Es sind emotionale Faktoren, die bestimmen, warum gerade ein bestimmtes Merkmal aus der Merkmalsmenge eines Objektes für eine Subjektidentifikation ausgewählt wird.

Das Von-Domarus-Prinzip ist eine Regel, die eine Menge von Denkoperationen zu erzeugen imstande ist. Darüber hinaus ist aber anzunehmen, daß zur Erklärung der Extremformen schizophrenen Denkens und Begriffebildens eine Störung in den assoziativen Prozessen herangezogen werden muß.

3. Erscheinungsformen paläologischer Erlebnisweisen
Paläologische Denkstrukturen liegen laut Arieti vielen schizophrenen Störungen zugrunde, so z.B. folgenden Phänomenen:
1. Wahn: Der Paranoide kann die Glieder seiner wahnhaften Beweisführung nur mittels des Vorganges der Identifikation von Dingen und Ereignissen aufgrund eines gemeinsamen Prädikats beibringen.
2. Aktive Konkretisierung: Die meisten kognitiven Störungen in der Schizophrenie sind unterschiedliche Ausformungen des Prozesses der aktiven Konkretisierung, sie ist die Verkörperung des Prinzips der progressiven teleologischen Regression und der Paläologik. Im Gegensatz etwa zu Goldstein versteht Arieti Konkretheit nicht als bloß passive Reduktion des psychischen Lebens auf das konkrete Niveau. Der Schizophrene ist noch immer zur abstrakten Begriffsbildung fähig, vermag die abstrakten Begriffe aber, weil sie angstauslösend sind, nicht aufrechtzuerhalten. Um die an die abstrakten Begriffe gebundene Angst abzuwehren, transformiert der Schizophrene seine abstrakten Gedanken aktiv auf ein konkreteres Niveau hinunter ("concreteness"). Das Phänomen der Pseudoabstraktion (Stelzensprache) stellt für Arieti nur eine weitere Variante aktiver Konkretisierung dar.
Die Transformation eines Begriffes oder Gedankens in eine Wahrnehmung bezeichnet Arieti (1974) als Perzeptualisierung von Begriffen. Sie ist neben andern Prozessen (Projektion) das spezi-

fischste Merkmal der Halluzination. Im Prozeß der Perzeptualisierung von Begriffen wird die Umwandlung einer mentalen Repräsentation von einer höheren auf eine tiefere Organisationsstufe sowie die Perzeptualisierung von Konflikten bewerkstelligt.

3. 4. 2. 2. Deduktives Denken in der Schizophrenie: Eine Kontroverse

Die von Von Domarus aufgestellte und von Arieti weiter verfochtene Hypothese wurde aufgrund von klinischem Material und anhand von Einzelfallanalysen gewonnen, normale Vergleichsgruppen wurden in keinem Fall einbezogen. Niemand bestreitet, daß bestimmte Schizophrene unter bestimmten Bedingungen die Subjekte aufgrund identischer Prädikate identifizieren. Die Annahme jedoch, normale Menschen würden automatisch und unbewußt die beim Schlußfolgern wirksamen Gesetze der klassischen Logik anwenden, ist kühn und vollkommen unbegründet (siehe Chapman & Chapman, 1973).

Chapman, Chapman & Miller (1964) interpretieren den von Von Domarus identifizierten Fehler im syllogistischen Denken Schizophrener im Rahmen ihrer Theorie verbalen Verhaltens. Danach ist der beobachtete Syllogismus-Fehler das Ergebnis des Umstandes, daß sich der Prädikats-Begriff im Syllogismus auf die stärkste, aber nicht unbedingt auf die relevante Bedeutungs-Antwort der beiden Subjekt-Begriffe bezieht, und daß der Von Domarus-Fehler nur dann vermehrt auftritt, wenn das gemeinsame Prädikat eine dominante Bedeutungs-Antwort auf die Subjekte beider Prämissen ist. Diese Autoren stellen also die Hypothese eines genuin deduktiven Defizits in Frage.

Tatsächlich ergab sich in den Untersuchungen von Gottesman & Chapman (1960) und Williams (1964) kein signifikanter Unterschied in der Fähigkeit Schizophrener und Normaler, richtig zu deduzieren. Beide Gruppen wiesen auf den eigens konstruierten Syllogismen-Tests die gleichen quantitativen und qualitativen Fehlermuster auf.

Gruber (1965) unternahm eine direkte Überprüfung der Interpretation von Chapman et al. (1964). Er manipulierte die Stärke der Bedeutungs-Antworten in den Syllogismen und konnte die Annahme von Chapman et al. bestätigen. In der Replikationsstudie von Johnson (1968), in der zunächst Bedeutungs-Antworten ermittelt und dann ein Syllogismus-Test konstruiert wurde, begingen die Schizophrenen erneut signifikant häufiger den Von Domarus-Fehler. Dieser Autor zieht allerdings den Interpretationen von Arieti und Chapman eine Stimulusgeneralisations-Erklärung vor. - Die akut Schizophrenen machten in der Untersuchung von Goldman (1969) im Vergleich zu den Normalen mehr Fehler in beiden Syllogismus-Aufgaben (Von Domarus Figure I und II). Valide Syllogismus-Formen produzierten weniger Fehler als invalide Formen. Der Inhalt stellte nur für die Schizophrenen eine entscheidende Variable dar, sie empfanden abstraktere Inhalte als schwieriger als verbales Material.

Jelinkovà & Remr (1974) konnten signifikante Unterschiede im Sinne häufigerer Syllogismus-Fehler bei paranoid Schizophrenen als bei Normalen feststellen. Jacobs untersuchte Gruppen von reaktiv/Prozeß- und paranoid/nicht-paranoid Schizophrenen sowie Neurotiker mit verschiedenen Syllogismen-Untertests (Syllogismen mit formalem vs. interpersonellem Inhalt). Die Hypothese von Arieti (1959), wonach Schizophrene im interpersonellen Bereich besonders konfliktgefährdet sind und deshalb paläologisch denken, konnte teilweise bestätigt werden. Nicht alle Schizophrenen greifen auf paläologische Denkformen zurück. Nur Gruppen mit einer ausgeprägten Störung im interpersonellen Bereich wie die nicht-paranoid und Prozeß-Schizophrenen neigen zu paläologischen Schlußfolgerungen. Die Fähigkeit zu deduktivem Denken scheint aber, wenn der Inhalt der Syllogismen interpersoneller Natur ist, allgemein vermindert zu sein.

Ho's (1974) Deductive Inference Test (DIT) gründet im Unterschied zu den meisten andern Aufgaben auf der modernen Logik. Die Ergebnisse aus seinem Experiment zeigen, daß eine Gruppe unselegierter Schizophrener auf dem DIT insgesamt signifikant schlechter abschnitt als eine Gruppe Normaler, dies aber nur in Items mit emotionalem Inhalt. Ho interpretiert dieses Ergebnis allerdings nicht im Sinne einer fundamentalen Störung in deduktiven Prozessen.

Es scheint nunmehr bewiesen, daß gewisse Schizophrene unter bestimmten Bedingungen den von Von Domarus identifizierten Syllogismus-Fehler häufiger begehen als Normale. Dieser Fehler kann aber auch im Sinne der Responsepräferenz-Hypothese interpretiert werden, da die Normalen die gleichen Fehlermuster wie die Schizophrenen an den Tag legen. Schwer zu begründen dürfte auch die Annahme von Arieti sein, daß jeder Fehler im deduktiven Denken Schizophrener Ausdruck einer spezifischen Bedürfnislage sei. Die Kontroverse um die deduktiven Fähigkeiten der Schizophrenen kann jedenfalls nicht als abgeschlossen gelten.

4. Methodische Probleme der experimentalpsychologischen Schizophrenieforschung

4.1. Einführung

Die kaum mehr zu überblickende Flut experimentalpsychologischer Untersuchungen zu einzelnen schizophrenen Funktionsstörungen hat auch zu einer Anhäufung methodischer Probleme geführt. Immer neue Ansätze - oft wahllos aus dem methodischen Arsenal der Normalpsychologie entlehnt und kritiklos auf den Bereich der Psychopathologie übertragen - mit dem immer gleichen und hartnäckig wiederkehrenden Muster methodischer Unzulänglichkeiten tauchen in diesem Forschungsfeld auf. In einem Gutteil der Studien wurden und werden die minimalen Kriterien des Experimentierens nicht beachtet, die meisten Untersuchungen genügen nicht den Anforderungen, die an eine strenge Kontrolle der experimentellen Bedingungen gestellt werden müssen. Entsprechend unregelmäßig ist jeweils eine Replikation der Befunde gelungen. Vieles aus dem riesigen Angebot an Ergebnissen ist unbrauchbar, vieles von geringem Wert, weniges unzweideutig abgesichert. Wohl in keinem andern Bereich der experimentellen Psychologie wurde je eine derart starke Immunität gegen jeden methodischen Fortschritt und erst recht gegen eine durchschlagende methodische Innovation beobachtet. Eine in die Tiefe gehende methodische Reflexion ließ lange auf sich warten. Die wachsende Diversifikation im Hinblick auf die Fragestellungen, die experimentellen Designs, die Aufgaben sowie die Meßverfahren hat das ihrige zur methodischen Orientierungslosigkeit hinzugefügt. Eine nüchterne und treffende Einschätzung der mißlichen Lage gibt Cromwell:

"Die Geschichte der experimentalpsychologischen Schizophrenieforschung ist sowohl in bezug auf die Form wie das Ergebnis eine traurige Geschichte der Wiederholung. Eine unselegierte Gruppe hospitalisierter Schizophrener wird mit einer unselegierten Gruppe normaler Kontrollpersonen verglichen. Vielleicht werden die Gruppen hinsichtlich einiger demographischer Variablen (Alter, Geschlecht, sozioökonomischer Status, Intelligenz) parallelisiert. Vielleicht nicht. Die Gruppen werden dann aufgrund eines Verhaltensmaßes nach Wahl des Forschers miteinander verglichen. Es zeigt sich, daß die Schizophrenen 1. sich weniger adäquat verhalten und 2. in ihren Leistungen als Gruppe variabler sind. Ebenso erheblich ist die Leistungsvariabilität Schizophrener über mehrere Versuche. Der Forscher folgert daraus, daß die fragliche Variable für die Schizophrenie von Bedeutung sei. Dies war für Jahrzehnte der wiederholte Zyklus. Nur gibt es da Probleme. Mit Ausnahme bestimmter sensorischer Prozesse, motorischer Reflexe und Fertigkeiten des Langzeitgedächtnisses sind wohl alle Response-Variablen im psychologischen Bereich für die Schizophrenie relevant. Was ist also mit der weiteren Wiederholung dieses Designs und dieser Ergebnisse gewonnen" (1972, S. 124-125)?

Die Überzahl der Studien ist also auf die Überprüfung der Hypothese angelegt, daß sich Schizophrene in irgendeinem Funktionsbereich in spezifischer Weise von Normalen - meist nur quantitativ - unterscheiden. Niemand bestreitet, daß Schizophrene einer ziemlich generalisierten Störung unterliegen und somit auf den meisten experimentellen Aufgaben schlechtere Leistungen erbringen als Normale. Mehr als diese triviale Einsicht vermitteln die nachgerade zum Selbstzweck betriebenen pauschalen Gruppenvergleiche auf der Basis irgendeines Meßinstruments kaum; sie tragen jedenfalls wenig bis nichts zur Entdeckung und Erklärung der Natur der schizophrenen Störung bei. Die im Schlußkommentar beinah jeder empirischen Untersuchung rituell geäußerte Forderung nach mehr Forschung ("further research is needed") ist also solange fehl am Platz, als sich unter den Forschern nicht ein Konsens nach einer methodisch strikteren Forschungspraxis durchgesetzt hat (Bannister, 1969). Es gibt viele Gründe für den desolaten Zustand der experimentellen Schizophrenieforschung. Einige davon seien im folgenden erwähnt:

1. Die Komplexität des Forschungsgegenstandes: Es soll in diesem Zusammenhang gewiß nicht unterschlagen werden, daß es sich bei der schizophrenen Störung um einen äußerst komplexen Forschungsgegenstand handelt. Die Forschung mit Schizophrenen erfordert nicht nur die Kontrolle von Faktoren, die auch beim Normalen Variabilität auf verschiedenen Verhaltensdimensionen erzeugen, sondern einer Vielfalt zusätzlicher Varianzquellen, die die schizophrene Störung verursacht. Hinzukommt, daß die Merkmale der primären schizophrenen Störung schier unentwirrbar mit weiteren, schwer isolier- und kontrollierbaren Sekundärerscheinungen verquickt sind (soziale Stigmatisierung, ungünstige Prognose, Hospitalisierungseffekte etc.). Die medikamentöse Behandlung verdeckt oder verzerrt außerdem das ursprüngliche Bild der Störung, das erforscht werden soll. Schließlich ist auch die Kommunikationsfähigkeit des Schizophrenen, eine zentrale Voraussetzung

für die erfolgreiche Bewältigung der meisten experimentellen Aufgaben, stark beeinträchtigt. Die im Vergleich zu verschiedenen Kontrollgruppen konsistent aufgefundene erhöhte inter- und intraindividuelle Varianz der gewonnenen Meßwerte kann also gewiß nur z.T. mit der Heterogenität der schizophrenen Experimentalgruppen erklärt werden. Sicher ist sie auch ein Ausdruck der hochkomplexen Natur der schizophrenen Störung selbst. Shakow (1969) äußert gar die Vermutung, die Forschung mit Schizophrenen könnte sich nicht nur quantitativ, sondern auch qualitativ von der Erforschung normalen Verhaltens unterscheiden. Silverman stellt sich die Frage, ob die gängigen Paradigmen in der Experimentalpsychologie der Komplexität der schizophrenen Störung überhaupt gerecht werden (Silverman, 1968, 1975-1976).
Sicher, die Bemühungen um eine methodisch exakte Untersuchung der schizophrenen Verhaltensabweichungen stoßen aus den genannten Gründen auf kaum zu bewältigende Schwierigkeiten. Die Folgerung liegt auf der Hand, daß das Studium dieses im Vergleich zum normalen Verhalten komplexen Gegenstandes auch nach einer komplexeren und elaborierteren Methodik ruft. Aber gerade das Gegenteil ist der Fall. Ein stark reduziertes methodisches Bewußtsein ist in der experimentalpsychologischen Schizophrenieforschung vorherrschend, ein zuweilen geradezu fahrlässiger Umgang mit den Regeln exakter Methodik scheint an der Tagesordnung. Erst diese Kombination, hohe Komplexität des Forschungsgegenstandes und niedriges Methodenbewußtsein, hat den unerfreulichen Zustand in diesem Forschungsbereich herbeigeführt.

2. Das Theoriedefizit: Das früher im Bereich der experimentellen Schizophrenieforschung vorherrschende Theoriedefizit hat einer Verfeinerung der Fragestellungen, der direkteren Überprüfung spezifischer Hypothesen und somit einer Elaborierung der Forschungsmethoden lange im Wege gestanden. Der vormals grassierende Empirismus, der viele Forscher zum ziellosen Anhäufen von Ergebnissen im Sinne pauschaler Gruppenunterschiede auf irgendeinem Verhaltensmaß veranlaßte, stand und steht noch heute einem durchschlagenden Fortschritt entgegen. Diese theoretische Naivität war nur die Kehrseite der später allgemein üblichen Manier, methodisch völlig unzulässige Generalisierungen aufgrund von Ergebnissen aus Einzelhypothesen auf die gesamte Störung vorzunehmen.
3. Geringe Kommunikation zwischen den einzelnen Forschungsrichtungen: Der Kommunikationsfluß zwischen den einzelnen Richtungen der Schizophrenieforschung ist entmutigend dünn. Die interdisziplinäre Zusammenarbeit ist sowohl für die verschiedenen Forschungsrichtungen innerhalb der experimentalpsychologischen Schizophrenieforschung und erst recht für

die verschiedenen Disziplinen innerhalb der Psychologie, die sich mit der Schizophrenie befassen (Entwicklungs-, Sozial-, allgemeine und klinische Psychologie, Psychoanalyse etc.) kaum existent. Es besteht zudem weder eine Organisation noch eine Zeitschrift, worin sich alle schizophrenierelevanten Fachrichtungen (Psychologie, Soziologie, Neurophysiologie, Biochemie, Psychopharmakologie, Genetik etc.) zusammenfinden, um ihre gemeinsamen Probleme zu diskutieren. Dieser Mangel an interdisziplinärer Zusammenarbeit führt zu einem Teufelskreis, der von Cromwell (1972) so beschrieben wird: Jeder Forscher (resp. jede Forschergruppe) präferiert in monomaner Weise eine Konzeption der Schizophrenie, die seiner eigenen Disziplin, seiner ätiologischen Grundannahme und seiner persönlichen Bias entspricht. Jeder Forscher konzipiert somit die Schizophrenie als eine Störung, die mit Variablen aus der eigenen - und aus keiner andern - Disziplin erfaßbar wird. Meist kennen diese Forscher nicht einmal die Ergebnisse und Probleme der andern Disziplinen. Falls die Ergebnisse aus andern Disziplinen bekannt sind, dann werden sie gewöhnlich als sekundäre Folgeerscheinungen der Variablen aufgefaßt, die in der eigenen Disziplin als die primären veranschlagt werden. Eine der strategischen Fragen in der Schizophrenieforschung besteht in der Tat darin, ob ein spezifisches Defizit Ausdruck der primären Störung oder bloß eine abgeleitete Begleiterscheinung ist. Das Erkennen und Lokalisieren der primären Störung ist aber erst dann möglich, wenn der Teufelskreis des Forscherautismus durchbrochen und die Ergebnisse und Variablen im Gesamtkontext der verschiedenen Störungsebenen betrachtet und evaluiert werden (McGhie, 1970; Neale & Cromwell, 1970; Cromwell, 1972). Es gibt in neuerer Zeit vermehrt Forscher, die die Notwendigkeit einer radikalen Änderung der Forschungsstrategien in der Schizophrenieforschung zu akzeptieren beginnen. "Sie akzeptieren das Prinzip, daß sich das nützlichste Schizophrenie-Konstrukt auf jener Ebene befindet, die die relevanten Daten am besten erklärt und vorhersagt, und nicht notwendigerweise auf der Ebene, die sich mit ihrem eigenen Interesse deckt" (Cromwell, 1972, S. 124). Interdisziplinäre Forschungsunternehmen mit koordinierter und integrierter Theoriebildung und methodischer Planung der Untersuchung drängen sich auf. Die Aufmerksamkeit muß künftig vermehrt auf Methoden und Modelle - wahrscheinlich systemtheoretischer Provenienz - gerichtet werden, die Ergebnisse und Variablen der erwähnten Disziplinen in einem einheitlichen Rahmen zu integrieren vermögen. Vorläufig müssen wir uns zufrieden geben, wenn es gelingt, einen einheitlichen theoretischen Rahmen zur Interpretation wenigstens der wichtigsten Ergebnisse und Variablen aus der experimentalpsychologischen Schizophrenieforschung zu finden. Dies würde die Diskussion erleichtern, den Stellenwert der einzelnen Beiträge erhellen und zu neuen, verfeinerten methodischen Ansätzen führen.

4. Mangelnde Forschungskontinuität: Ein Heer von Forschern betätigt sich auf dem Feld der experimentellen Schizophrenieforschung. Viele Einzelforscher führen isolierten Untersuchungen (one-shot) mit Schizophrenen durch, um mit Hilfe eines besonderen Meßinstrumentes irgendeine Hypothese zu irgendeiner Einzelfunktion zu verifizieren. Es scheint bei einigen Forschern an der Tagesordnung, daß Experimente, die in der Normalpsychologie einen interessanten Tatbestand zutage gefördert haben, routinemäßig auch noch an einer Gruppe von Schizophrenen wiederholt werden, ohne daß die neu hinzutretenden methodischen Tücken berücksichtigt würden. So ist es zu einer Anhäufung von Einzelansätzen gekommen, die verstreut herumliegen; wahl- und planlos wurde Stein um Stein hergestellt für das Mosaik, das niemand zusammenzusetzen gewillt scheint. Nur wenige Forscher und Forscherteams sind - wie beispielsweise Shakow und seine Gruppe - die Verpflichtung eingegangen, kontinuierlich und in langwährenden Bemühungen einen ganzen Komplex zusammenhängender Fragen systematisch abzuklären. Tatsache aber ist, daß es vor allem die Ansätze mit einem langfristigen Ziel, einem konsistenten theoretischen Rahmen und einer übergreifenden Forschungsstrategie sind, die Entscheidendes zum Verständnis der schizophrenen Grundstörung beizutragen vermögen. Überhaupt scheint die Komplexität des Gegenstandes zu hoch, die methodischen Probleme zu umfangreich und der praktische Aufwand zu groß, als daß sie ein Einzelforscher noch befriedigend bewältigen könnte. (Dies bedeutet keinesfalls, daß keine raffinierten Studien und außergewöhnlichen Beiträge von Einzelforschern bekannt wären.)
5. Der Anfang einer wissenschaftlichen Psychiatrie: In der Psychiatrie können grundsätzlich zwei Forschungsrichtungen unterschieden werden, eine biologisch-naturwissenschaftliche und eine psychologisch-sozialwissenschaftliche. Da die Psychiatrie traditionell eine medizinische Domäne ist, beschäftigen sich seit je auch viele Mediziner mit den psychologisch-sozialwissenschaftlichen Fragestellungen der Psychiatrie. Sie tun dies oft, ohne sich der methodischen Sozialisation auszusetzen, der sich Sozialwissenschaftler zu unterziehen haben. Hinzukommt, daß auch im naturwissenschaftlichen Bereich der Psychiatrie paradoxerweise oft nicht mit der gleichen methodischen Stringenz, wie sie in andern Disziplinen der Medizin Brauch ist, an den Untersuchungsgegenstand herangegangen wird (siehe Möller, 1976).
6. Die leichte Verfügbarkeit der Vpn. in psychiatrischen Institutionen mag mit ein Grund dafür sein, daß Experimente mit

Schizophrenen oft nicht mit der wünschbaren methodischen Sorgfalt und Weitsicht geplant und durchgeführt werden.

7. Die Publikationspraxis: Man kann sich tatsächlich mit Cromwell (1972) die Frage stellen, was Sinn und Gewinn der herrschenden Publikationspraxis ist, jedes beliebige Erzeugnis zu akzeptieren und in den Zeitschriften abzudrucken. Der buchstäbliche Publikationszwang und die in vielen Sektoren der modernen Forschung verbreitete Praxis, möglichst viel innert möglichst kurzer Zeit zu publizieren, hat auch in der experimentalpsychologischen Schizophrenieforschung einen stetigen Qualitätszuwachs behindert. Den Aufnahmekriterien eines Publikationsorgans kommt eine wichtige regulatorische Funktion zu. Mindestkriterien für die Annahme eines Beitrages müßten eingeführt und eine restriktive Handhabung dieser Annahmepraxis durchgesetzt werden. Diese Änderung könnte eine heilsame Rückwirkung auf das Niveau der Forschung ausüben: Die Flut der Veröffentlichungen würde zurückgehen, die Qualität der Beiträge steigen, und dem Fortschritt in der Erforschung der Schizophrenie wäre weit besser gedient.

In einer methodenimmanenten Kritik ist zunächst zu fragen, ob die gängigen Gepflogenheiten beim Experimentieren mit Schizophrenen den Kriterien und Standards genügen, die dem experimentellen Ansatz eigen sind. Die Ergebnisse aus den - unter den einschlägigen Kapiteln referierten - Untersuchungen wurden oft unabhängig vom komplexen Bedingungsnetz einer experimentellen Anordnung als in einem Freiraum stehende, bewiesene Tatbestände dargestellt. Viele dieser Ergebnisse dürfen nicht als bare Münze genommen werden. Ergebnisse sind immer relativ zu den determinierenden Bedingungen, welche sie hervorbringen. Sie sind somit nur im komplexen Kontext der Fragestellung, des methodischen Ansatzes, des statistischen Designs usw. jeder individuellen Untersuchung versteh- und interpretierbar. Eine spezifische Analyse der verschiedenen Experimente oder Experimentegruppen aufgrund eines feinen Kriterienrasters, wie sie lobenswerterweise Meyer-Osterkampf & Cohen (1973) für die Größenschätz- und Größenkonstanzexperimente geliefert haben, kann hier nicht geleistet werden. Um jedoch künftig eine fundierte Evaluation der Befunde geben zu können, müßten vermehrt solche detaillierten methodenkritischen Beiträge erarbeitet werden. Im Rahmen dieses Kapitels legen wir den Schwerpunkt auf die Diskussion einiger mehr allgemeinen methodischen Probleme, die für alle Experimente im Bereich der Schizophenieforschung von Belang sind (Definition des Konstruktes Schizophrenie, Probleme der Probandenauswahl, Kontrolltechniken, Meßprobleme, Designfragen). Es wird versucht, im Laufe dieser Diskussion einen Katalog allgemeiner methodischer Kriterien zusammenzustellen, an dem der Wert einzelner Studien mit Schizophrenen gemessen werden kann. (Allgemeine wissenschaftstheoretische Aspekte der Methodenproblematik in der Schizophrenieforschung diskutiert Möller (1976), allerdings von einer einseitig positivistischen Warte aus.)

4.2. Probleme der Selektion

4.2.1. Die Selektion der Schizophrenen

Bis zum heutigen Tag werden Individuen ohne klare und einheitliche Kriterien als schizophren oder nicht-schizophren klassifiziert. In verschiedenen Ländern und selbst innerhalb einzelner Länder und Regionen werden unterschiedliche Definitionen und Klassifikationskriterien verwendet.

Das offensichtlichste konzeptuelle Problem in der Schizophrenieforschung ist das Fehlen einer sauberen Definition und reliabler Diagnosen; beides würde die Explizierung rigoroser Kriterien voraussetzen. Die Klarheit und Nützlichkeit der Definition sind wichtige Kriterien für die Angemessenheit eines wissenschaftlichen Konstruktes.

Klarheit der Definition würde auch die eindeutige Operationalisierung ihrer Bestimmungsstücke bedeuten, um das Konstrukt identifizieren und messen zu können. Die Vorhersagekraft eines wissenschaftlichen Konstruktes macht schließlich seine Nützlichkeit aus (Cromwell, 1972). Gerade in diesem Punkt aber ist es um das Konstrukt Schizophrenie schlecht bestellt. Cromwell (1972) stellt sich die Frage, warum sich ganze Forschergenerationen an überholte, nicht mehr angemessene Konstrukte klammern und bestrebt sind, die klinischen Phänomene unbeirrt mit den alten Konstrukten weiter zu erklären, selbst wenn nützlichere Konstrukte erforscht und identifiziert werden könnten. Selbst Wissenschaftler scheinen einer Regression in altbewährte Erklärungsschemata anheimzufallen, wenn die Komplexität des Phänomens zu hoch oder die Lösbarkeit eines Problems auf sich warten läßt. Es scheint tatsächlich so, daß die Verwerfung alter Konzeptionen in der Wissenschaft oft ein ebenso bedeutender Fortschritt ist wie die Entwicklung neuer.

Bannister (1968) untersucht einige logische Merkmale des Schizophreniebegriffs und kommt zum Schluß, daß es sich hierbei um ein für wissenschaftliche Zwecke zu primitives Konzept handelt:

1. Schizophrenie ist eine disjunktive Kategorie. Wenn beispielsweise fünf Merkmale den Begriff Schizophrenie definieren

(Denkstörung, Halluzination etc.), dann würde ein Patient in die Klasse der Schizophrenen eingeschlossen, weil er einige, aber nicht alle dieser Merkmale trägt. Es ist denkbar, daß zwei Patienten der gleichen Kategorie zugeteilt werden, ohne u.U. ein einziges Merkmal gemeinsam zu haben (der eine Patient als Träger der Merkmale A+B, der andere als Träger der Merkmale C+D+E).
Diese Kritik ist allerdings nur bedingt berechtigt, da wenigstens in einigen Klassifikationssystemen Regeln enthalten sind, wonach die Zuordnung zur Kategorie der Schizophrenie nur dann zulässig ist, wenn gewisse Grundmerkmale (nebst akzessorischen Merkmalen) durchgehend vorhanden sind (A+D müssen im Merkmalsmuster jedes individuellen Falles gegeben sein).
2. Die Merkmale, welche die Kategorie Schizophrenie festlegen, sind im Hinblick auf die psychiatrische Nosologie meist nicht ausschließlich für sie geltend. Patienten, die andern psychiatrischen Kategorien zugeordnet werden, besitzen häufig auch Merkmale, die für Schizophrene kennzeichnend sind. Die Zuordnung zu verschiedenen psychiatrischen Kategorien ist deshalb oft das Produkt einer Reihe von Zufällen (Spezifitätsproblematik).
3. Die verbreitete Tendenz, die Merkmale, welche die Kategorie Schizophrenie definieren, einmal in dichotomer, ein andermal in skalarer Weise zu erfassen, bringt zusätzliche Verwirrung. Dazu werden diese beiden Meßmodi sowohl innerhalb der einzelnen Merkmale als auch zwischen den Merkmalen oft gewechselt. So wird das Symptom der Affektverflachung oft als graduelles, das Symptom Wahn als distinktes Merkmal, die formalen Denkstörungen hingegen als gemischte Merkmale gehandhabt.

Die anhaltende Uneinheitlichkeit und Verworrenheit der Definitionen des Konzeptes Schizophrenie haben zu pessimistischen Beurteilungen geführt. Die einen haben das Konzept längst über Bord geworfen, die andern haben Versuche unternommen, das Konzept schärfer zu fassen und besser meßbar zu machen. Die Mehrzahl der Kliniker und Forscher klammert sich unverdrossen an die überkommenen Definitionen und operationalen Klassenmerkmale. Gewiß, beim heutigen Wissensstand über Schizophrenie scheint jeder Klassifikationsversuch verfrüht und verfehlt, wenn er zu mehr als heuristischen Zwecken unternommen wird. Andererseits lebt die Wissenschaft vom Einteilen und Klassenbilden. Sicher wird es eines der Hauptziele der experimentellen Forschung bleiben, durch ihre Ergebnisse das Konstrukt Schizophrenie zu validieren und die Klasse der Schizophrenen von andern psychiatrischen Patienten und Normalen reliabel abzutrennen (Shakow, 1969).

Die häufigsten Kritikpunkte, die neben dem - allerdings gravierenden - Mangel an definitorischer Klarheit und Einheitlichkeit für die Versuche, die Klasse der Schizophrenen festzulegen, geltend gemacht werden, sind denn auch, wie Shakow (1969) richtig betont, keineswegs spezifisch für die Klassifikationsbemühungen im Bereich der Schizophrenie. Die klassifikatorischen Schwierigkeiten wirken sich im Bereich devianter Verhaltensweisen eben entsprechend stärker aus. Shakow (1969) erwähnt in seiner ausführlichen Arbeit über methodische Probleme in der Schizophrenieforschung als häufigste Fehler bei der Bildung psychiatrischer Klassen vor allem die:

- Reifikation: Umgang mit abstrakten Begriffen statt mit dem wirklichen Verhalten der individuellen Vp.
- Auslassung: Mißachtung bedeutender idiosynkratischer Merkmale der Patienten.
- Partialisierung: Ein Teil wird für das Ganze genommen.
- Privatheit: Verwendung von persönlichen statt konventionellen Kategorien.
- Übervereinfachung: Unangemessene, stark vereinfachte Erklärungen für eine komplexe Vielfalt von Erscheinungen.

Die Forschung mit Schizophrenen, von denen wir nicht genau wissen, was sie sind und folglich, wer zur Klasse der Schizophrenen gehört, wird weiter ihren Lauf nehmen. Von zentraler Bedeutung ist jedoch, daß immer mehr relevante Variablen in die Forschung einbezogen, kontrolliert und systematisch miteinander in Beziehung gebracht werden. Die Variablen und Merkmale, die sich als relevant erweisen, können dann gruppiert werden und den Ausgangspunkt für neue Hypothesen bilden. Nur eine Strategie, die eine Wechselwirkung zwischen Gruppenbildung anhand empirisch belegter Merkmalskombinationen und der Generierung neuer Hypothesen beinhaltet, wird es zunehmend ermöglichen, daß das globale Konstrukt Schizophrenie schrittweise zugunsten eines distinkten Satzes von Verhaltensmerkmalen oder -dimensionen aufgegeben werden kann.

Die erwähnten definitorischen und klassifikatorischen Schwierigkeiten finden bekanntlich ihren Ausdruck u.a. in einer niedrigen Interrater-Reliabilität und einer gegenüber Normalen stark erhöhten Variabilität bei den erhobenen Meßwerten. Costello (1970) faßt einige der z.T. heftigen Kritiken am traditionellen Diagnostizieren zusammen:

- Die Interrater-Reliabilität von unabhängig voneinander ratenden Professionellen ist gering.
- Eine höhere Reliabilität ist meist nur das Resultat einer durch Schulung bewirkten selektiveren Aufmerksamkeit.
- Psychiatrische Diagnosen zeigen keine Konsistenz über die Zeit.

- Die Verteilungen der Diagnosen in Stichproben aus der gleichen Population sind signifikant.
- Die Validität von psychiatrischen Diagnosen, selbst der mit standardisierten Rating-Skalen erarbeiteten, ist umstritten.
- Bei Professionellen wurden individuelle Wahrnehmungspräferenzen nachgewiesen.

Es herrschen auch große Meinungsverschiedenheiten unter Diagnostikern und Experten bezüglich der Frage, welche Symptome als die wichtigsten zu betrachten seien, um ein bestimmtes Individuum der einen oder andern Psychose-Kategorie zuzuordnen. Außerdem herrscht ein äußerst geringer Konsens in bezug auf den Grad der Störung, der vorliegen muß, um ein Individuum als schizophren zu bezeichnen. Das Kraepelinsche oder Bleulersche Diagnosesystem liefert kaum quantitative Beurteilungskriterien. Bei der Differentialdiagnose ist der Kliniker dazu verurteilt, ohne jede Handhabe - meist befolgt er die herrschenden Kliniknormen - irgendeinen willkürlichen Schweregrad als Schwelle anzunehmen. So ist der Patient allzu häufig hilflos den individuellen, vor allem aber den klinikinternen Normansichten der Diagnostiker und Experten ausgeliefert.

Verschiedene Diagnosesysteme zeichnen sich durch erhebliche Unterschiede und Überschneidungen aus (Gift, Strauss, Ritzler, Kokes & Harder, 1980). Da die diagnostischen Kriterien von Zeit zu Zeit und von Ort zu Ort uneinheitlich gehandhabt werden, variieren auch die Diagnosen von Zeit zu Zeit und von Ort zu Ort beträchtlich. Selbst eine Vereinheitlichung auf internationaler Ebene (WHO-Code) vermag, solange die Definition und die Klassifikationskriterien weiterhin so grob und verschwommen sind, die unterschiedliche Handhabung der Kriterien in verschiedenen geographischen Regionen und in Kliniken mit verschiedenen Traditionen nicht zu verhindern.

Schließlich seien noch die großen zeitlichen Verschiebungen und örtlichen Unterschiede in den Diagnosegewohnheiten erwähnt. Verschiedene Revisionen der Nomenklatur für Geistesstörungen der Amerikanischen Vereinigung für Psychiatrie (1952, 1968) hatten u.a. eine Ausweitung der Kategorie Schizophrenie auf Kosten der Kategorie manisch-depressive Psychose zur Folge. Nach diesen Revisionen stieg die Zahl der als schizophren diagnostizierten Patienten entsprechend stark an, während die Zahl der als manisch-depressiv diagnostizierten Patienten stark abnahm. Diese massiven Verschiebungen in der Verteilung der Störungsbilder können nicht allein auf Veränderungen in den kulturellen Normen einzelner Länder zurückgeführt werden. Die diagnostischen Praktiken zu einer gewissen Zeitepoche üben einen eminenten Einfluß auf die relative Inzidenz einer Störung aus (Chapman & Chapman, 1973).

Einige Untersuchungen zeigen, daß die starken Unterschiede

in der Inzidenz in den USA und einigen europäischen Ländern einen Unterschied in den diagnostischen Gewohnheiten in eben diesen Ländern spiegeln (Zubin, 1969; Gurland, Fleiss, Cooper, Sharpe, Kendell & Roberts, 1970). Die Europäer handhaben die Diagnose Schizophrenie allgemein viel restriktiver als die Amerikaner und neigen deshalb eher dazu, Schizophrenie mit den schlecht-prämorbiden Patienten gleichzusetzen. Es könnte sein, daß viele Ergebnisse aus amerikanischen Studien für die Schizophrenen diesseits des Atlantiks nur bedingt Gültigkeit haben (Cromwell, 1975).

Da sich die verschiedenen Konventionen nicht einheitlich oder nicht überall gleichzeitig durchsetzten, bleiben große Unterschiede zwischen Kliniken in verschiedenen Regionen bestehen. In gewissen US-Staaten wurde z.B. zeitweise die Diagnose manisch-depressive Psychose zugunsten der Diagnose Schizophrenie vollständig eingestellt. Man kann sich etwa vorstellen, welche Auswirkung dieser Umstand auf die Ergebnisse einer Untersuchung hat, die vorgibt, das spezifische Verhalten Schizophrener zu erfassen.

Um eine Einschätzung der Auswirkungen, die die erwähnten Probleme der Definition und Diagnose auf die Stichprobenbildung und mithin auf die Ergebnisse aus diesen Stichproben haben können, soll eine Untersuchung von Cash (1973) zitiert werden.

Auf diese wichtige und aufschlußreiche Studie von Cash kommen wir im Laufe der folgenden Abschnitte wiederholt zurück, da sie in eindrücklicher Weise den methodischen Zustand der experimentellen Schizophrenieforschung illustriert. Cash versuchte in seiner Untersuchung, einige Ursachen für den Umstand, daß die Ergebnisse in der experimentellen Schizophrenieforschung selten repliziert werden können, ausfindig zu machen. Außerdem sollten etwaige, im Laufe der Jahre erzielten Fortschritte in der experimentellen Kontrolle evaluiert werden. Der Autor untersuchte ein Sample von 166 experimentalpsychologischen Schizophreniestudien aus den Jahren zwischen 1966 bis 1970, die in den zwei Zeitschriften der Amerikanischen Psychologischen Gesellschaft (Journal of Abnormal Psychology, Journal of Consulting and Clinical Psychology), welche Artikel zu diesem Thema annehmen, veröffentlicht wurden. Cash gibt zu bedenken, daß die in diesen zwei Zeitschriften veröffentlichten Artikel, da sie den rigorosen Annahmekriterien der Amerikanischen Psychologischen Gesellschaft verpflichtet sind, noch eher am oberen Ende der Qualitätsskala anzusiedeln seien. Jede der 166 Studien wurde nun auf der Grundlage eines Kriterienkatalogs daraufhin geprüft, wie sie mit folgenden methodischen Problemen umging: 1. Das Probandenauswahl-Verfahren; 2. Grad der Berücksichtigung von Variablen wie Geschlecht, prämorbide Anpassung, paranoider Status, Chronizität; 3. Grad der Kontrolle von Institutionalisierungseffekten, nicht-spezifischer Psychopathologie, Drogen-Status; 4. Art der durch die spezifischen Meßverfahren gelieferten Informationen; 5. Diskussion der therapeutischen Implikationen der empirischen Resultate.

In bezug auf die Selektion der schizophrenen Versuchspersonen faßt Cash seine Ergebnisse wie folgt zusammen: Obwohl psychiatrische Diagnosen notorisch unreliabel sind und Personen umfassen, die heterogen sind hinsichtlich verschiedener Kriterien, ergab die Studie, daß 39% aller Untersuchungen die psychiatrischen Diagnosen als die einzige Basis für die Zuteilung von Individuen zur Stichprobe der Schizophrenen verwendeten. In 58% der Studien gaben die Autoren den Ausschluß von Patienten aus der Stichprobe bekannt, die möglicherweise nicht frei von Beeinträchtigungen wie Hirnschäden, Schwachsinn oder Alkoholismus waren. In nur 3% der Studien wurden psychometrische Instrumente für die Auswahl der Schizophrenen benutzt. Eine Trendanalyse ergab, daß der Fortschritt hinsichtlich der Probandenauswahl-Verfahren in den letzten 5 Jahren als gleich null bezeichnet werden muß.

Dieser kurze Überblick über die Probleme von Definition und Diagnose der Schizophrenie legt eine Reihe von Folgerungen nahe:

1. Ein Teil der erhöhten Varianz der erhobenen Meßwerte in schizophrenen Samples könnte dadurch verursacht sein, daß in schizophrenen Samples auch Nicht-Schizophrene oder Patienten mit einem schizophrenie-ähnlichen Zustandsbild Eingang finden. So wie die Dinge jetzt liegen, sind die globalen psychiatrischen Definitionen zu vage und die Diagnosen zu unreliabel, als daß sie als Auswahlverfahren für die Bildung schizophrener Samples dienen könnten. Die Definition der Schizophrenie muß klare und einheitliche Kriterien enthalten, die Bestandteile des Konstruktes eindeutig operationalisiert werden. Dies ist eine erste Bedingung für die Bildung homogenerer Klassen. Über einen Set von präzisen Operationen könnten die Schizophrenen auch unabhängig von konventionellen psychiatrischen Diagnosen auf der Grundlage spezifischer Klassen von Verhaltensabweichungen der Kategorie der Schizophrenen zugeordnet werden.
   Nur auf diesem Weg können die von Ort zu Ort und von Zeit zu Zeit variierenden Diagnosegewohnheiten und die idiosynkratischen Kliniknormen zurückgedrängt werden. Und nur so ist es möglich, die Vergleichbarkeit von Untersuchungen mit Schizophrenen aus verschiedenen Regionen und zu verschiedener Zeit wieder herzustellen, die Replikabilität und einen akzeptablen Vorhersagegrad zu gewährleisten.

2. Die Folge aus der Kritik von Bannister (1968) ist die Forderung nach einer konjunktiven Definition des Konstruktes Schizophrenie:
   - Die Definition der Schizophrenie als konjunktive Kategorie bringt eine Vereinheitlichung des Symptommusters der Störung. Die Grundmerkmale der schizophrenen Störung sollten mit der Zeit in allen Klassifikationssystemen die gleichen sein. Diese Grundmerkmale, die dann eine conditio sine qua non für die Diagnose Schizophrenie darstellen, müssen dringend in jedem Forschungsbericht erwähnt werden.
   - Es sind klare Regeln für jene Merkmalskombinationen aufzustellen, aufgrund derer Schizophrene im Hinblick auf andere psychiatrische Patienten von diesen abgegrenzt werden können.
   - Die Merkmale, welche die Kategorie Schizophrenie definieren, sollten aus Gründen der besseren Vergleichbarkeit entweder im skalaren oder dichotomen Modus gemessen werden.
3. Die Forschung mit sogenannten Schizophrenen kann unabhängig von der historischen Belastung des Begriffs Schizophrenie mit der Untersuchung eines Merkmals oder einer Gruppe von Merkmalen beginnen, ohne sich um nosologische Kategorien zu kümmern. Ein wirklicher Fortschritt wäre dann zu erwarten, wenn eine immer größere Anzahl der in den Studien erhobenen und präzise gemessenen demographischen, symptomatischen und Labor-Variablen miteinander in Beziehung gesetzt und in den Forschungsberichten lückenlos kommuniziert würde. Nur so kann schließlich unser Verständnis des Beziehungsnetzes zwischen den für die schizophrene Störung relevanten Variablen wachsen.
4. Ein anderer gangbarer, aber leider selten begangener Weg besteht darin, daß die Foschung das überkommene Konstrukt Schizophrenie in einen vollkommen neuen theoretischen Rahmen überführt und dann die Bildung der Klasse der Schizophrenen aufgrund derjenigen Verhaltensmerkmale oder -dimensionen bewerkstelligt, die die Theorie als die relevanten postuliert (Bannister, 1968).
5. Der Präzision und Replikabilität halber sollten die Forscher bei der Auswahl der Schizophrenen für die Experimentalgruppe dazu übergehen, standardisierte diagnostische Instrumente, sogenannte Rating-Skalen, einzusetzen. Eine Gruppe voneinander unabhängiger Rater hätte gemäß diesem Verfahren die potentiellen Vpn., d.h. die von ihnen manifestierten Merkmale entlang einer Skala einzuschätzen. Die Einführung solcher Rating-Skalen empfiehlt sich aus verschiedenen Gründen: 1. Eine Vereinheitlichung und Schärfung der

Begriffe zur Beschreibung des symptomatischen Verhaltens würde erreicht und die Operationalisierung schwammiger Begriffe (Zerfahrenheit, Affektverflachung etc.) vorangetrieben. 2. Rating-Skalen liefern auch quanitative Daten. Quantitative Daten zu klinischen Merkmalen sind unabdingbar, sollen diese mit psychologischen und physiologischen Forschungsergebnissen aus dem Labor verglichen werden können.

Weitere Vorteile von standardisierten Rating-Skalen sind:

- Die Daten, die verschiedene Forscher mit den gleichen oder mit andern Schizophrenen erhoben haben, sind vergleichbar.
- Der Einfluß persönlicher Faktoren beim Diagnostizieren kann weitgehend ausgeschaltet werden. (Dies kann auch von Nachteil sein!)
- Die Zuverlässigkeit des für die Diagnose verwendeten Datenmaterials ist bei diesem Verfahren größer.
- Der Diagnostiker kann sich auf eine repräsentative Auswahl von Items stützen und hat einen Anhaltspunkt zur Gewichtung einzelner Symptome oder Syndrome zur Hand.

4.2.2. Die schizophrenen Untergruppen

In der experimentellen Schizophrenieforschung hat sich mittlerweile ein Konsens darüber gebildet, daß es *die* Schizophrenie als einheitliche Störung nicht gibt. Alle Befunde deuten auf die heterogene Natur dieser Störung hin. "Schizophrenie" faßt man heute mit Vorteil als eine Art Sammelbegriff für eine Anzahl wenig bekannter Störungsbedingungen auf. Diesem Tatbestand zum Trotz wird noch häufig Bezug auf das Konstrukt "Schizophrenie" genommen, als handelte es sich dabei um eine klar umschriebene Störungseinheit. Die Ergebnisse eines Forschers werden natürlich je nachdem, welche Patienten er für seine Studie selegiert und wie stark er Gruppenunterschiede berücksichtigt, unterschiedlich ausfallen. Aus methodischen Gründen ist deshalb die Kenntnis und einheitliche Handhabung von Kriterien zur Untergruppenbildung so ausschlaggebend. Ein reliables Subklassifikationssystem erhöht die Vergleichbarkeit der Resultate aus verschiedenen Studien und spiegelt gleichzeitig den Stand der Forschung wider. Genaue Messungen der psychischen Veränderungen bei verschiedenen Formen der Schizophrenie sind auch eine Voraussetzung für eine gezieltere Erforschung der unterschiedlichen Störungsbedingungen bzw. der ätiologischen Variablen.

Wie schon in der Einleitung zum Methodenkapitel erwähnt, war es die erhöhte Variabilität der erhobenen Meßwerte, die eine Differenzierung der Schizophrenen in verschiedene Unterkategorien erforderlich machte. (Shakow (1962, 1963) berichtet für chronisch Schizophrene eine im Vergleich zu normalen Kontrollpersonen meist um das Dreifache erhöhte interindividuelle und eine um das Zweifache erhöhte intraindividuelle Varianz.) Es zeigte sich immer deutlicher, daß verschiedene Gruppen von Schizophrenen wenig miteinander gemeinsam haben, ja auf den meisten Leistungsmaßen sogar konträre Werte produzieren. Die Varianz der Werte konnte zwar mit der Einführung von Untergruppen erheblich reduziert werden. Die Frage ist nur, wurden damit alle oder die relevantesten Verhaltensdimensionen, auf denen die gängigen Untergruppen basieren, erfaßt? Immer wieder zeigen nämlich Untersuchungen, daß die Bildung neuer Untergruppen möglich und notwendig wird. Und oft kommt es nur dann zu signifikanten Ergebnissen, wenn zur Bildung von Untergruppen mehrere Verhaltensdimensionen in Kombination berücksichtigt wurden (akut/gut-prämorbid/paranoid oder akut/schlecht-prämorbid/nicht-paranoid).

Die globale Diagnose Schizophrenie, so offenbart sich in der Tat immer mehr, ist von geringem Nutzen. Aber auch die mehr oder weniger etablierten Verhaltensmerkmale und -dimensionen, die jetzt als Kriterien zur Bildung von Untergruppen dienen, zeichnen sich noch durch ein hohes Maß an Unschärfe und Überschneidung aus. Die Suche nach weiteren relevanten Verhaltensdimensionen und -merkmalen, die noch schärfer voneinander abgehobene und exklusivere Untergruppen ermöglichen, wird fortgesetzt.

Die ursprüngliche Bleulersche Unterteilung der Schizophrenen in die hebephrene, katatone, paranoide und simple Form, die in der Psychiatrie weitgehend noch heute in Gebrauch ist, wird in der Forschung nicht mehr verwendet. Der Grad der Überschneidung bei diesen Unterkategorien war zu groß, die diagnostische Reliabilität zu gering. Einzelne Unterformen, speziell die simple und die katatone Form, gelten als besonders umstritten. Die paranoide Form ging in die Dichotomie paranoid/nicht-paranoid ein. Die Gruppe der Hebephrenen entspricht ungefähr der neuen Gruppe der Prozeß-Schizophrenen.

Wir besprechen im folgenden jene Kriterien zur Untergruppenbildung, die sich in der Forschung als besonders nützlich erwiesen haben. Die drei Unterscheidungen paranoid/nicht-paranoid, reaktiv/Prozeß (gute vs. schlechte prämorbide Anpassung) sowie akut/chronisch sind die wichtigsten und haben die größte Verbreitung erfahren.

4.2.2.1. Die Unterscheidung: paranoid/nicht-paranoid

Eine schizophrene Vp. wird gewöhnlich der paranoiden oder nicht-paranoiden Untergruppe aufgrund des Vorhandenseins/Nichtvorhandenseins paranoider Symptome zugeteilt, ganz gleich, ob die paranoide Symptomatik mehr im Zentrum oder mehr am

Rande des gesamten Symptommuster steht. Diese Unterteilungspraxis wirft einige Probleme auf:

1. Die Gruppenzuordnung aufgrund der distinkten Merkmale paranoid oder nicht-paranoid ist in hohem Maße abhängig von der psychiatrischen Beobachtung und Diagnose. Sie ist somit für die in Kap. 4.2.1. im Zusammenhang mit der allgemeinen Problematik der Definition und Diagnosestellung erwähnten Schwierigkeiten besonders empfänglich.
2. Die verbreitete Gewohnheit, sich bei der Zuordnung paranoider/nicht-paranoider Patienten zu den entsprechenden Experimentalgruppen auf die bei der Aufnahme festgestellte Symptomatik zu stützen, ist unzulässig, da sich im Laufe der Hospitalisierung, der medikamentösen Behandlung und anderer Bedingungen die Symptommuster nicht selten ändern. Hier wird allerdings ein allgemeineres Problem sichtbar, das auch alle andern Untergruppen betrifft. Die wenigsten Patienten fügen sich eindeutig in eine Untergruppe. Selbst wenn sie es tun, gibt es Fälle, in denen Patienten verschiedene Störungsbilder nacheinander durchlaufen.
3. Viele Schizophrene unterhalten also im Laufe der Psychose gelegentlich oder abwechselnd paranoide Symptome. Wichtig wäre, die Zuordnungs-Kriterien zu vereinheitlichen und zu verschärfen:

   - Nur Patienten, die über eine längere Zeit unverändert ein qualitativ und quantitativ genau umschriebenes Symptommuster an den Tag legen, sollten der Kategorie der paranoid Schizophrenen zugerechnet werden.
   - Wahnsymptome machen nicht das ganze paranoide Syndrom aus. Es muß ein feineres Raster zur Erfassung des paranoiden Verhaltens entwickelt werden. Es sei in diesem Zusammenhang an die Untersuchung von Schooler & Silverman (1969) erinnert, die einen Faktor der interpersonellen Vorsichtigkeit ergab.
   - Das ausgeprägte Mißtrauen und die Beziehungsideen vieler akuter Patienten dürften sich ziemlich stark vom ausgebauten Wahnsystem vieler chronisch paranoid Schizophrener unterscheiden. An dieser Stelle wäre auch zu fragen, was es mit der paranoid-halluzinatorischen Schizophrenie, eine der in unseren Breitengraden am häufigsten diagnostizierten Symptomkombination, auf sich hat. Wie ist die Wechselbeziehung zwischen den beiden Symptomen genau beschaffen? Es gibt Anzeichen dafür, daß sich bei einer Kontrolle dieser beiden Merkmale unterschiedliche Leistungsprofile bei den paranoid-halluzinatorischen und bei den paranoid/nicht-halluzinatorischen Gruppen ergeben. Nur weitere Untergruppen-Differenzierungen schaffen Klarheit über die

vermutete Grundstörung, die mit dem paranoiden Syndrom in Verbindung stehen könnte. Die oftmals vorgeschlagene Abtrennung einer bestimmten paranoiden Teilgruppe, der sogenannten gut-integrierten, kohärenten Paranoiden (Wahn, mittelschwere und womöglich qualitativ distinkte Formen der Denkstörung), als spezifische paranoide Psychose von den übrigen Formen der Schizophrenie wäre nur in diesem Kontext sinnvoll (Lang & Buss, 1965).

- Die Gruppe der Nicht-Paranoiden fällt durch die Natur der Symptomatik z.T. mit der Gruppe der Prozeß-Schizophrenen zusammen. Auch dürften die Nicht-Paranoiden aufgrund ihrer schlechteren Prognose in der Gruppe der chronisch Schizophrenen stark übervertreten sein.

4. 2. 2. 2. Die Unterscheidung: reaktiv/Prozeß oder gute vs. schlechte prämorbide Anpassung

Die beiden Unterscheidungsdimensionen reaktiv/Prozeß und gute vs. schlechte prämorbide Anpassung sind normalerweise austauschbar. Da in der Literatur keine wichtigen empirischen Unterschiede zwischen guter prämorbider Anpassung und dem Merkmal "reaktiv" auf der einen Seite und schlechter prämorbider Anpassung und dem Merkmal "Prozeß" berichtet werden, werden diese Bezeichnungen auch hier als Äquivalente behandelt. Die Untergruppe der schlecht-prämorbid oder Prozeß-Schizophrenen wird im allgemeinen durch folgendes Merkmalsmuster bestimmt: Anpassungsschwierigkeiten vor allem in sexueller und sozialer Hinsicht vor dem Zusammenbruch, schlecht-integrierte, "schizoide" Persönlichkeit, schlechte Prognose, hohe Therapieresistenz, langsamer, undramatischer Beginn der Störung (Prozeß), ausgeprägte Denkstörungen, Verarmung des affektiven Lebens. Der Begriff "Prozeß" wird hier auf die schleichende Entwicklung der Störung bezogen und impliziert keine ätiologischen Annahmen.

Die Untergruppe der gut-prämorbid oder reaktiv Schizophrenen ist definiert durch die Merkmale: keine Anpassungsschwierigkeiten sexueller oder sozialer Art vor der Psychose, plötzlicher, akuter Beginn der Störung, u.U. im Zusammenhang mit Streß erzeugenden Umweltereignissen, relativ gut-integrierte Persönlichkeit, gute Prognose, Therapiezugänglichkeit, normales Affektleben (vgl. Higgins, 1969).

Chapman & Chapman (1973) bemerken, daß das Bedürfnis, zwischen reaktiv und Prozeß-Schizophrenen zu unterscheiden, zeitlich mit dem Zurückgehen der manisch-depressiven Diagnose in den USA zusammenfalle. Letztere wäre also weitgehend von der neueren Unterscheidung absorbiert worden.

Die prämorbide Anpassung wird meist über Informationen zur sozialen und sexuellen Anpassung aus den Krankengeschichten zu erfassen versucht. Die am häufigsten verwendeten Skalen, in die die historischen Daten eingehen, sind Wittmans (1941) Elgin Prognostic Scale (Elgin Scale) und Phillips' (1953) Premorbid History Scale (Phillips Scale). Die beiden Skalen prämorbider Anpassung korrelierten in einem Vergleich von Solomon & Zlotowski (1964) hoch (.80).

Die gute vs. schlechte prämorbide Anpassung erfaßt auch die Check-Liste von Kantor, Wallner & Winder (1953). Ullmann & Giovannoni (1964) entwickelten Selbsteinschätzungsmaße zur Erfassung der prämorbiden Anpassung. Diese haben den Vorteil, leicht präsentierbar und weniger abhängig von den Akten zu sein. Die Skala von Ullman et al. scheint einem Vergleich mit der Phillips Scale durchaus standzuhalten (Held & Cromwell, 1968; Johnson & Ries, 1967). Die Validität beider Maße scheint in hohem Grad von wenigen Items (z.B. Waren Sie schon einmal verheiratet?) abhängig zu sein. Während der gut-prämorbid Schizophrene in der Regel verheiratet ist oder war und mehrere Freunde oder Bekannte hat, sind/waren die wenigsten schlecht-prämorbid Schizophrenen verheiratet und haben kaum Freunde oder Bekannte.

Folgende Probleme ergeben sich aus der Unterscheidung reaktiv vs. Prozeß:

1. Die Unterscheidung zwischen reaktiv und prozeßhaft oder guter und schlechter prämorbider Anpassung scheint mit dem Faktor der Chronizität vermischt. Reaktiv Schizophrene erholen sich schneller und werden früher entlassen als Prozeß-Schizophrene (Nuttal & Solomon, 1965). Danach würden in einer nicht-selegierten Stichprobe sehr wahrscheinlich die Reaktiven den Hauptharst der kurzzeitig, die Prozeß-Schizophrenen hingegen die Überzahl der langzeitig Hospitalisierten stellen. Aus diesem Grund sollten beide Gruppen hinsichtlich Hospitalisationsdauer parallelisiert werden. Nur ist zu erwähnen, daß die Hospitalisationsdauer bei den Prozeß-Schizophrenen nicht unbedingt die Dauer ihrer Störung wiedergibt.
2. Held & Cromwell (1968) wiesen nach, daß die Dimension gute vs. schlechte Anpassung auch von der Unterscheidung paranoid/nicht-paranoid nicht unabhängig ist. Während die gut Angepaßten in ihrer Studie entweder zur paranoiden oder zur nicht-paranoiden Gruppe gehörten, waren die schlecht Angepaßten überwiegend nicht-paranoid. Dieser Zusammenhang konnte von andern Autoren nicht repliziert werden. In einer Studie von Zigler & Levine (1973) ergab sich ein Zusammenhang zwischen prämorbider Anpassung und paranoider Symptomatik nur für Schizophrene öffentlicher Kliniken, nicht

aber für Schizophrene sozialer gehobener Kliniken, d.h. dieser Zusammenhang änderte sich mit dem intellektuellen Niveau und dem Kliniktyp. Einige klinische Symptome scheinen somit mehr über das intellektuelle Niveau auszusagen als über die schizophrene Störung (Cromwell, 1975).
Die vorliegende Dimension überlappt also stark mit den Unterscheidungen paranoid/nicht-paranoid und akut/chronisch (vgl. Hay & Forrest, 1972).

3. Die soziale Klasse müßte bei der Gruppenzuordnung mehr berücksichtigt werden. Nuttall & Solomon (1965) konnten aufzeigen, daß einige aus der Philips Scale extrahierten Faktoren je nach Klassenzugehörigkeit der Vpn. eine unterschiedliche prognostische Bedeutung hatten.
4. Die Dimension gute vs. schlechte Anpassung mißt im allgemeinen nur Unterschiede im Schweregrad der Störung. Interessanter wäre, vermehrt nach Unterschieden in umgekehrter Richtung oder in qualitativer Hinsicht zwischen Normalen, gut und schlecht Prämorbiden zu suchen.
5. Die Zuverlässigkeit der Elgin und der Philips Scale, die sich ja auf Informationen aus den Akten des Patienten stützen, hängt erstens davon ab, wie zuverlässig diese lebensgeschichtlichen Daten erhoben worden sind, und zweitens, wie zuverlässig die Informanten (Verwandte, Arbeitskollegen etc.) sich an Ereignisse aus der Störungsgeschichte des Patienten zu erinnern vermögen. Was die Erhebung betrifft, so ist es ratsam, die Informationen für das Forschungsvorhaben getrennt und eventuell unabhängig von der psychiatrischen Anamnese zu erheben oder letztere allenfalls sorgfältig zu überprüfen. Im Hinblick auf die Erinnerungsfähigkeit der Informanten dürfte es vor allem bei prozeßhaften Lebensläufen für die Verwandten, die womöglich selbst in die Dynamik der Schizogenese verquickt sind, schwierig sein, einigermaßen objektiv den Hergang der Dinge zu schildern. Diese Probleme scheinen nicht leicht lösbar.

4.2.2.3. Die Unterscheidung: akut/chronisch

Das von den meisten Forschern akzeptierte Kriterium, das akute von chronischen Schizophrenen trennt, ist eine Hospitalisationsdauer von 2 Jahren. Dieser Trennstrich mutet etwas willkürlich an, geht aber aus einer Auswertung epidemiologischer Untersuchungen von Brown (1960) zurück. Diese Auswertung ergab, daß die Wahrscheinlichkeit für einen Patienten, noch entlassen zu werden, sehr gering ist, wenn er innerhalb von 2 Jahren nicht entlassen wurde. Die derart bestimmte Definition der Unterscheidung akut/chronisch bringt wiederum eine Reihe von Problemen mit sich:

1. Die rein zeitliche Definition der Dimension akut/chronisch fußt auf zwei unhaltbaren Annahmen:
1. Die Zeitmessung für die spätere Etablierung der Dimension akut/chronisch beginnt mit der Erstaufnahme. Dieses Vorgehen ist äußerst willkürlich und im Falle der Prozeß-Schizophrenen offensichtlich falsch. Für letztere bedeutet die Erstaufnahme eine relativ späte Erfassung.
2. Der Übergang vom akuten in den chronischen Zustand wird einseitig durch ein zeitliches Kriterium festgelegt. Ein solches Kriterium vermag im Einzelfall nie etwas über die Vorgänge während des Chronifizierungsprozesses auszusagen. Zur Verbesserung der Unterteilungspraxis sollten folgende Postulate beachtet werden:
   - Der Beginn der Zeitmessung würde - besonders bei den Prozeß-Schizophrenen - mit Vorteil mit dem Manifestwerden der Symptome in Verbindung gebracht. Es wurde bereits erwähnt, daß die unzuverlässigen Angaben der Informanten bezüglich Symptomausbruch wieder neue Probleme schaffen könnten.
   - Neben dem rein zeitlichen Unterscheidungskriterium müßten u.E. zusätzliche, inhaltliche Kriterien identifiziert und zur Anwendung gebracht werden.
   - Der eigentlichen Übergangsspanne sollte viel mehr Beachtung geschenkt werden, denn die Phase der Chronifizierung ist in mehrerer Hinsicht eines der interessantesten Ereignisse in der Störungsgeschichte eines Schizophrenen. Im Hinblick auf optimistischere therapeutische Aussichten ist ein besseres Verständnis des Übergangs von der einen in die andere Phase unabdingbar.

2. Der Zustand der Chronizität in der Schizophrenie ist mit vielen andern Variablen und möglichen Kriterien zur Gruppenbildung heillos verquickt (Schweregrad der Störung, Institutionalisierungseinflüsse, Stigmatisierung etc.). Die chronischen Patienten leben meist in einer andern sozialen Umgebung, genießen eine andere medikamentöse Behandlung und sind einer andern - resp. meist keiner oder schädlichen - therapeutischen Einstellung ausgesetzt. Alterungsprozesse, die zu vergleichbaren Leistungsstörungen führen, machen sich bemerkbar (Saccuzzo, 1977). Die Motivation ist in der hoffnungslosen Lebenssituation tief gesunken, die Kooperation dementsprechend gering. Nur eine saubere Kontrolle all dieser Variablen würde es erlauben, den spezifisch schizophrenen Werdegang und die Aufrechterhaltung des chronischen Zustandes, die dem schizophrenen Prozeß immanenten Veränderungen zu erfassen und einer Erklärung zugänglich zu machen.

Es ist nicht zu bestreiten, daß die Hospitalisationsart und -dauer bei den meisten Schizophrenen bestehende Symptome verschlimmert und neue schafft. Andererseits entwickeln die meisten nicht-schizophrenen psychiatrischen Patienten kaum schwere schizophrene Symptome. Die Forschung ist weit davon entfernt, eine befriedigende Trennung des für die schizophrene Störung spezifischen Variablenbündels von den übrigen für chronische Zustände kennzeichnenden Variablen erreicht zu haben. Es ist anzunehmen, daß eine intensive und verzweigte Wechselwirkung zwischen den sogenannten prozeßimmanenten und den prozeßfremden Variablen das Bild kompliziert. Gerade für therapeutische Belange ist aber die Erkenntnis der Natur dieser Wechselwirkung von zentraler Bedeutung.

Nur aufwendige Langzeitstudien, die den Fragen des Übergangs vom akuten ins chronische Stadium und der Wirkung prozeßfremder Variablen (Hospitalisation, Medikation, therapeutische Haltung, Alterung, Art der Klinik etc.) Rechnung tragen, könnten Aufschluß über die komplexen Vorgänge beim Chronifizierungsprozeß geben. Dazu müßten auch Gruppen von chronisch Schizophrenen in die Untersuchungen einbezogen werden, für die wenigstens ein Teil der prozeßfremden Variablen nicht wirksam sind.

3. Die Überschneidungen der Dimension akut/chronisch mit den übrigen Dimensionen sind erneut beträchtlich:
- Da Prozeß-Schizophrene eine schlechte Prognose haben und auf therapeutische Bemühungen schwach ansprechen, wird ein chronisches Sample entsprechend viele Prozeß-Schizophrene enthalten. Würde der Symptom-Ausbruch als Kriterium für die Definition der Chronizität benützt, dann müßten wahrscheinlich viele Prozeß-Schizophrene bzw. schlecht Angepaßte schon bei der Erstaufnahme als chronisch eingestuft werden.
- Durch die Natur der Symptome fallen die Prozeß-Schizophrenen eher in die Gruppe der Nicht-Paranoiden. Letztere zeichnen sich ja bekanntlich wiederum durch eine schlechte Prognose aus. Depue & Woodburn (1975) stellten fest, daß in einer Gruppe von 50 paranoid Schizophrenen nach sechs Jahren die Hälfte der Patienten ihre paranoide Symptomatik aufgab.
- Viele Patienten, die bei der Aufnahme einen höheren Gestörtheitsgrad aufweisen, werden entsprechend später entlassen. Patienten mit einer ausgeprägteren Störung häufen sich wahrscheinlich in der Kategorie der Chronischen.

4. 2. 2. 4. Weitere Kriterien zur Bildung von Untergruppen

4.2.2.4.1. Der Schweregrad der Störung

Es ist offensichtlich, daß sich Schizophrene - dies innerhalb der gleichen und zwischen mehreren Kategorien - im Grad der Gestörtheit erheblich unterscheiden. Einige Forscher haben den Schweregrad der Störung als Kriterium zur Gruppeneinteilung herangezogen. Dies ist auf verschiedene Arten geschehen: nach allgemeinen klinischen Einschätzungen (z.B. leicht-mittel-schwer), aufgrund von bestimmten Leistungen in einem Funktionsbereich (WIST), Whitaker Index of Schizophrenic Thinking). Eine häufige Gruppenunterteilung unterscheidet zwischen remittierenden einerseits und akuten oder chronischen Schizophrenen andererseits. Da sich remittierende Schizophrene tendenziell den Leistungen Normaler annähern, wird die Notwendigkeit ersichtlich, diese Variable unter Kontrolle zu bringen. Die stärker gestörten Patienten heben sich möglicherweise nicht nur in quantitativer, sondern auch in qualitativer Hinsicht von den leicht gestörten ab.

Von zentraler Bedeutung sind an dieser Stelle Fragen der offenen und verdeckten Stratifikation (vgl. Keupp, 1974; Schulte, 1976), d.h. Fragen zu den psychiatrischen und psychosozialen Erfassungs- und Versorgungsstrukturen, zu den Auslesemechanismen auf gesamtgesellschaftlicher Ebene. Chapman & Chapman (1973) streichen mit Recht hervor, welch großen Einfluß die Zusammensetzung einer Klinikpopulation auf die Ergebnisse von Untersuchungen hat. Der öffentliche oder private Status einer Klinik schlägt sich auch bei uns meist in penetranter Weise in der Aufnahmepolitik dieser Kliniken nieder. Die höhere ökonomische Schwelle der Privatkliniken wirkt äußerst selektiv auf die Aufnahmen. Zu dieser Vorselektion treten dann die kraß unterschiedlichen Klinikrealitäten hinzu: im Ansatz eine psychotherapeutische Betreuung, bessere räumliche und atmosphärische Verhältnisse, allgemein personalintensivere Betreuung etc. in Privatkliniken; in der Regel ausschließlich medikamentöse Behandlung, anonymes Anstaltsmilieu, überlastetes Personal, kaum Freizeitangebot, fragwürdige Entlassungspraxis etc. in den öffentlichen Kliniken. Die Wirklichkeit der privaten bzw. öffentlichen Kliniken bestimmt natürlich den Schweregrad einer Störung bzw. Remissionschance und -tempo sehr direkt. So ist es kaum erstaunlich, daß viele Untersuchungen in bestimmten Kliniktypen in den USA Leistungsdefizite bei Schizophrenen feststellen konnten, in andern hingegen nicht (vgl. Zigler & Levine, 1973).

Angaben zum Kliniktypus, zur Zusammensetzung der Klinikpopulation, zu Aufnahme-, Behandlungs- und Entlassungspraktiken sind deshalb unerläßlich und sollten in jeder Studie ausführlich berichtet werden.

4.2.2.4.2. Gruppenbildungen aufgrund neuer Forschungsergebnisse

Neuerdings tauchen in der Literatur vermehrt neue Verfahren zur Gruppenbildung auf. Sie basieren meist auf konsistenten Werten auf bestimmten Verhaltensmaßen und laufen quer durch alle traditionellen Gruppenformationen. Hier zwei Beispiele:

- Pishkin und Mitarbeiter verwenden den Whitaker Index of Schizophrenic Thinking (WIST), ein Test in multiple choice Form, der verschiedene Grade von Störungen im logischen Denken mißt (Whitaker, 1973), um die Unterteilung der Schizophrenen in schwer/mittel/leicht denkgestörte Patienten zu bewerkstelligen. Diese neue, nach dem Schweregrad der schizophrenen Denkstörungen im allgemeinen abgestufte Unterteilung dient dann als Ausgangspunkt für die Suche nach Leistungsunterschieden auf spezifischen Lern- und Denkaufgaben (Hypothesenverhalten, Regellernen anhand von Konzept-Identifikations-Aufgaben).
- Unterschiede in Parametern der elektrodermalen Aktivität benützen Gruzelier & Venables für die Einteilung in Gruppen von Schizophrenen mit Orientierungsresponsen (Responder) und in Gruppen von Schizophrenen ohne Orientierungsresponsen (Nicht-Responder). Die Unterscheidung zwischen Responder und Nicht-Responder ist weitgehend unabhängig von allen traditionellen Einteilungen.

Der Vorteil dieser neuen Gruppierungsverfahren liegt darin, daß die Gruppen direkt aufgrund konkreter Messungen mit bestimmten Instrumenten konstituiert werden. Damit ist die Gewähr für eine Zuverlässigkeit der Gruppenzuordnung gegeben, die mit den herkömmlichen Verfahren nur bedingt erreichbar ist. Die Aussagekraft der Befunde aus diesen Gruppenformationen bleibt natürlich beschränkt auf den engen Bereich des verwendeten Zuteilungs-Instruments. Ein weiterer Schritt wäre dann, mehrere solcher Gruppenkriterien systematisch aufeinander zu beziehen, um schließlich zu Gruppierungen auf der Grundlage eines komplexen, konjunktiven Kriterienmusters zu gelangen.

4.2.2.4.3. Implizite Vorselektion durch die Wahl der Forschungsinstrumente

In einer großen Zahl von Schizophrenie-Studien trifft der Forscher implizit eine Auswahl, indem er nur jene Patienten in der Stichprobe beläßt, die sich in der Aufgabe seiner Wahl in der erwarteten Art und Weise verhalten, die andern aber ausscheidet. Die Vorausscheidung von Patienten, die auf die Anforderungen und Form der dargebotenen Aufgabe gar nicht einzutreten vermögen, verringert die Aussagekraft der Befunde beträchtlich. Verschiedene Schwierigkeitsgrade von Aufgaben gleichen Typus erschweren den Vergleich der Ergebnisse aus dem gleichen Funktionsbereich stark. Es versteht sich eigentlich von selbst, daß implizite Vorselektion dieser Art im Forschungsbericht erwähnt und diskutiert werden müßte.

4. 2. 2. 5. Die Ergebnisse zur Beachtung von Untergruppen aus der Cash-Studie

Obwohl mittlerweile eindeutig feststeht, daß Variablen wie gute vs. schlechte prämorbide Anpassung, paranoider Status und Chronizität Schizophrene differenzieren und im Zusammenhang stehen mit individuellen Unterschieden in ihrem Verhalten, berücksichtigten gemäß Cash-Studie nach wie vor 66% der Untersuchungen die prämorbide Anpassung und 77% den paranoiden Status nicht. Im Hinblick auf die Chronizitätsvariable bezogen nur gerade 19% der Forscher sowohl akute wie auch chronische Schizophrene in ihre Untersuchungen ein und lieferten eine Analyse des Einflusses der Chronizität auf die unabhängige Variable. 16% aller Studien schlossen sowohl akute wie chronische Schizophrene in die Untersuchung ein, enthielten aber keine Analyse des Chronizitätseffektes. In 20% der Studien wurden nur akute, in 27% nur chronische Untergruppen untersucht; hier ist also jeder Gruppenvergleich ausgeschlossen. 19% der Untersuchungen erwähnten die Chronizitätsvariable überhaupt nicht.

Die Trendanalyse ergab keine bemerkenswerten Fortschritte hinsichtlich Berücksichtigung von Untergruppenvariablen in der untersuchten 5-Jahres-Periode.

4. 2. 2. 6. Abschließende Kritik

Die methodenkritische Diskussion von Fragen zur Probandenauswahl und Untergruppenbildung hat eine reiche Palette von Problemen und methodischen Mängeln offenbart (vgl. Ralph & Mc Carthy, 1967). Zusätzlich zu den bereits unter jedem Abschnitt erwähnten Kritikpunkten drängt sich eine Reihe von Schlußfolgerungen und Postulaten auf:

1. Die vermehrte Beachtung von spezifischen Kriterien zur Bildung von Untergruppen in der experimentalpsychologischen Schizophrenieforschung hat zu einer starken Homogenisierung der untersuchten Gruppen und zu einer entsprechenden Reduktion der interindividuellen Variabilität der erhobenen Meßwerte geführt. Die Ergebnisse aus verschiedenen Studien sind einheit-

licher und vergleichbarer geworden. Wenn die Streuung der Werte in schizophrenen Untergruppen mit der Streuung in den Kontrollgruppen verglichen wird und die Standardabweichung in der schizophrenen Untergruppe kleiner ist als diejenigen in der unselegierten schizophrenen Gruppe oder der Kontrollgruppe, dann ist die fragliche Variable ohne Zweifel für die Bildung homogener Untergruppen von Bedeutung. Es ist zu hoffen, daß sich der Trend der Untergruppenbildung aufgrund immer feinerer und differenzierterer Kriterien und Merkmale fortsetzt (Chapman & Chapman, 1975). Die zum jetzigen Zeitpunkt in der Regel verwendeten globalen und sich noch vielfach überlappenden Dichotomien müssen weiter aufgefächert und auf ihre Relevanz hin untersucht werden. Neue, noch unbekannte Dimensionen oder distinkte Merkmale könnten sich später als fruchtbarer erweisen. Von Belang sind auch die Fragen: Welche Variablen beeinflussen den Störungsverlauf am nachhaltigsten? Haben bestimmte Symptomvarianten einen unterschiedlichen klassifikatorischen Wert?

2. Obwohl die etablierten Klassifikationsmerkmale eigentlich dimensional, also als Kontinua, konzipiert sind, hat sich in der herrschenden Forschungspraxis aus Gründen der einfacheren Handhabung die Dichotomisierung durchgesetzt. Diese Vorgehensweise birgt natürlich die Gefahr der Vereinfachung in sich. "Absolute Konstanz und Konsistenz sind sowohl innerhalb eines Individuums als auch innerhalb einer Gruppe von Schizophrenen eine Illusion. Wenn wir die Patienten in die eine oder andere dieser dichotomen Kategorien einordnen, müssen wir die Binsenwahrheit im Auge behalten, daß ein biologischer Prozeß fast immer entlang eines Kontinuums streut. Sogar wenn die Dichotomien wohl fundiert sind, wäre es ein Irrtum zu erwarten, daß die Reaktionen innerhalb des bezeichneten Niveaus und Bereichs bleiben. Die Schizophrenie schließt einen natürlichen Prozeß der Aktion und Reaktion, von regressiven und restitutiven Prozessen ein, die immer stattfinden, manchmal offen und leicht wahrnehmbar, häufig aber im Verborgenen" (Shakow, 1969, S. 637).

Den von Shakow geschilderten vielfältigen Schwankungen im Prozeßverlauf der schizophrenen Störung, die ja die bei Schizophrenen so ausgeprägte intraindividuelle Varianz wesentlich verursachen, beizukommen und damit mehr über die Natur des Störungsverlaufs zu erfahren, ist u.E. nur durch Untersuchungen mit vielen Meßpunkten zu erreichen (vgl. auch Punkt 3).

3. Inskünftig sollte in jeder Hinsicht viel mehr Gewicht auf Langzeit- und Prozeß-Studien gelegt werden. Schizophrenie ist kein statischer Zustand, sondern ein Prozeß, der sich entlang einer Zeit-Achse abspielt. Die üblichen Laborexperimente liefern höchstens Momentaufnahmen und vermögen wenig zu den Übergängen zwischen einzelnen Zuständen, zum Ablauf, zum Prozeß

auszusagen. Das Studium von Prozessen ist aber auch in der Schizophrenieforschung das eigentlich Interessante. Nur durch Langzeitstudien, d.h. über eine Vielzahl von Meßpunkten innerhalb eines längeren Zeitintervalls, können die Übergänge auf den verschiedenen Ebenen erfaßt werden: Übergänge von einem Symptom zum andern (z.B. von einer paranoiden zu einer nicht-paranoiden Symptomatik), Übergänge von einem Störungsbild zu einem andern (z.B. vom paranoiden zum hebephrenen Störungsbild), Übergänge innerhalb eines Störungsbildes in der zeitlichen Entwicklung (z.B. ein Prozeß-Schizophrener im Übergang zwischen den verschiedenen Stadien seiner Störungsentwicklung) und schließlich Übergänge vom akuten zum chronischen Zustand der Schizophrenie.

4. Die Beziehungen zwischen den verschiedenen dimensionalen Konstrukten müssen sorgfältiger untersucht werden. Es ist unentbehrlich, daß in der gleichen Studie alle Dimensionen betrachtet werden, denn es hat sich oft genug gezeigt, daß signifikante Ergebnisse nur dann sichtbar werden, wenn verschiedene Dimensionen gebündelt untersucht werden (z.B. akut/gut-prämorbid/paranoid oder akut/schlecht-prämorbid/nicht-paranoid).

Die Überlappung zwischen den einzelnen dimensionalen Konstrukten und Dichotomien ist nach wie vor erheblich. Die Kriterien für die Gruppenzuteilung müssen noch rigoroser definiert und gehandhabt werden, neue Kriterien müssen gefunden werden.

5. Die von vielen Forschern benützten Skalen zur Bildung von Untergruppen werden von diesen meist kritiklos übernommen. Gewiß, die metrischen Eigenschaften der Skalen zur prämorbiden Anpassung scheinen zufriedenstellend. Aber wenn man bedenkt, daß ein so komplexes Problem wie das der prämorbiden Anpassung eine eigene Forschungsrichtung beschäftigen könnte und daß ein Großteil eines so gewichtigen Forschungszweiges wie die experimentelle Schizophrenieforschung auf dem zarten Bein eines Instrumentes (Philips Scale oder Elgin Scale) ruht, dann scheinen uns diese Skalen doch einer eingehenderen Prüfung wert. Neue standardisierte Verfahren zur Erfassung einzelner Dimensionen sollten überdies entwickelt werden. In Interkorrelationsstudien wäre dann anschließend herauszufinden, ob diese Verfahren wirklich das gleiche, z.B. die prämorbide Anpassung, erfassen.

6. Mehr Beachtung verdienen Studien, in denen verschiedene schizophrene Untergruppen oder die Schizophrenen im allgemeinen Leistungswerte zeigen, die sonst bei allgemeinen Gruppenvergleichen zwischen Normalen und Schizophrenen nicht hervor-

treten (z.B. bessere Leistungen bestimmter Schizophrenen gegenüber Normalen) oder Studien, in denen sich schizophrene Untergruppen in entgegengesetzter Richtung von den Vergleichsgruppen abheben (akut > normal > chronisch). Erst solche Befunde vermögen mehr als nur Unterschiede im Schweregrad der Störung der verschiedenen Gruppen festzuhalten.

7. Noch systematischer sollte mit verschiedenen experimentell oder durch Drogen induzierten Zuständen, die in gewisser Hinsicht Ähnlichkeiten mit den verschiedenen Formen der Schizophrenie aufweisen, experimentiert werden. Über einen systematischen Vergleich der unterschiedlichen Wirkung verschiedener Drogen oder extremer Umweltbedingungen (sensory deprivation, sensory overload etc.) mit den diversen Störungsbildern der Schizophrenie könnten Aufschlüsse über die verschiedenen Grundstörungen oder über die unterschiedliche Verarbeitung der gleichen Grundstörung gewonnen werden. Mit diesem Ansatz sind außerdem Vorteile wie bessere Kontrollierbarkeit der experimentellen Bedingungen und eine Verminderung ethischer Hindernisse verbunden.

8. Die Erforschung der komplexen Wechselwirkung zwischen störungsimmanenten (der schizophrene Prozeß) und störungsfremden (Medikamente, Hospitalisationseffekte, Isolation, Etikettierungsvorgänge etc.) Einflüssen muß konsequenter und zielstrebiger vorangetrieben werden. Nur so kann der Varianzanteil, der sich auf die störungsfremden Faktoren bezieht, je angemessen abgeschätzt werden.

9. In den Forschungsberichten sollten vielmehr Daten mitgeteilt werden: Daten zur Erfassung (Stratifikation), zum Kliniktyp, zur Zusammensetzung der Klinikpopulation etc.

10. Ein besonders fruchtbarer Weg der Hypothesenverifizierung oder der Replikation von Ergebnissen bestünde darin, ein Defizit durch entsprechende therapeutische Interventionen, Umweltarrangements oder andere Bestrebungen zur Aufhebung oder Linderung der Störung (siehe z.B. Hamlin, Folsom & Haywood, 1965; Hamlin & Folsom, 1977) ganz oder teilweise rückgängig zu machen. Dieses Vorgehen wird leider viel zu selten praktiziert. Dabei lassen sich auf diesem Wege die Hypothesen zu einer bestimmten Störung vortrefflich verifizieren, und es ist dadurch erst noch unendlich mehr gewonnen als durch die endlosen Bestandsaufnahmen defizitärer Prozesse. Die Relevanz des ganzen Forschungsfeldes wird sich schließlich am Prüfstein der therapeutischen Implikationen der Befunde ermessen lassen. Dabei wird sich auch schnell zeigen, daß bestimmte Behandlungsweisen mit bestimmten Untergruppenvariablen hoch korrelieren, und daß

bestimmte Interventionsarten, welche für bestimmte Gruppen einen hohen Wirkungsgrad haben, für andere Gruppen geradezu kontraindiziert sind.

4.2.3. Fragen der Parallelisierung (matching)

Fragen der Parallelisierung sind sowohl im Zusammenhang mit der Auswahl der Vpn. als auch im Hinblick auf Probleme des experimentellen Designs bedeutend. An dieser Stelle seien einige Probleme der Parallelisierung hinsichtlich der Probandenauswahl erörtert. Parallelisierungsfragen betreffen die Auswahl sowohl der Schizophrenen wie auch der Vpn. für die verschiedenen Kontrollgruppen.

Eine Reihe weiterer unabhängiger Variablen beeinflussen die Leistungswerte in den diversen experimentellen Aufgaben. Bei der Parallelisierung versucht man bekanntlich, den Einfluß dieser Variablen auf die abhängige Variable im Experiment auszuschalten, indem man hinsichtlich bestimmter Variablen gleiche Versuchseinheiten schafft. Es geht im folgenden Abschnitt um die Kontrolle möglicher Einflußgrößen durch die Parallelisierung der schizophrenen, psychiatrischen und normalen Gruppen. Die Aussagekraft und der Verallgemeinerungsgrad der Ergebnisse hängt auch entscheidend von der Kontrolle dieser Variablen ab. Wir lehnen uns im folgenden stark an die Ausführungen von Chapman & Chapman (1973) an.

4.2.3.1. Intelligenz

Ein Defizit in einer so allgemeinen Eigenschaft wie der Intelligenz wird sich in einer Reihe spezifischerer Funktionen niederschlagen. Eine Parallelisierung der schizophrenen Experimentalgruppe und der psychiatrischen und normalen Vergleichsgruppen hinsichtlich Intelligenz scheint unerläßlich, da Unterschiede im allgemeinen Intelligenzniveau zwischen den schizophrenen, normalen und andern Stichproben zu artifiziellen Unterschieden in den spezifischen Funktionen, die im Experiment erfaßt werden sollen, führen. Der Versuch einer Parallelisierung der Experimental- und Kontrollgruppen hinsichtlich Intelligenz wirft einige Probleme auf.

Einige Forscher verwenden den gegenwärtigen IQ als Parallelisierungsgrundlage. Die Annahme, daß ein IQ-Test die Intelligenz in der Schizophrenie mißt, ist aber in keiner Weise haltbar. Die niedrige IQ-Leistung vieler Schizophrener hat allenfalls etwas mit dem Schweregrad der Störung zu tun. Die psychotischen Antworten tragen den schwergestörten Schizophrenen zwar einen IQ vom Niveau Schwachsinniger ein, aber die bizarren, vagen und höchst idiosynkratischen Antworten Schizophrener unterscheiden sich von den konkreten und mangelhaften Antworten Schwachsinniger in hohem Maße.

Die Parallelisierung der Gruppen geschieht wohl besser über eine Schätzung des prämorbiden IQ seitens der Schizophrenen. (Wünschbar wären Langzeitstudien, in denen die Intelligenz der gleichen Patienten vor und während der Störung gemessen werden könnten.) Nur das Heranziehen von Kontrollgruppen, die bezüglich der übrigen unabhängigen Variablen genau der schizophrenen Experimentalgruppe gleichkommen, lassen Annahmen über die Auswirkungen der Schizophrenie auf verschiedene Leistungsbereiche zu. Die Vergleichbarkeit der schizophrenen und normalen Gruppen hinsichtlich Intelligenz wird nur dadurch hergestellt, daß der gegenwärtige IQ der normalen Vpn. mit einem Maß zur Schätzung des prämorbiden IQ der schizophrenen Vpn. parallelisiert wird. Bei Prozeß-Schizophrenen mit einer schlechten prämorbiden Anpassung wird die Schätzung des prämorbiden IQ, da die Störung das Intelligenzniveau schon früh beeinflußt, erheblich kompliziert.

Beliebte Verfahren zur Schätzung des prämorbiden IQ, wenn keine IQ-Messungen aus der Zeit vor der Störung vorhanden, sind:

1. Die Schulbildung als Schätzmaß des prämorbiden IQ

Die Schulbildung als Schätzmaß für den prämorbiden IQ leitet sich aus der Annahme ab, eine längere Schulbildung entspreche einer höheren Intelligenz. Es können auch Schulnoten als Schätzmittel herangezogen werden. Eine mittlere Korrelation (.60 bis .70) zwischen Schulbildung und prämorbider Intelligenz (Wechsler, 1958) gestattet die Verwendung der Schulbildung als Schätzmaß für den prämorbiden IQ in Gruppenstudien.

Da sich besonders bei Prozeß-Schizophrenen der frühe Beginn der Störung kaum merklich auf die Bildungslaufbahn auswirkt, besteht die Gefahr, daß die Schulbildung als Schätzmaß die prämorbide Intelligenz Schizophrener leicht unterschätzt. Die Schulbildung ist also womöglich für die Schätzung der prämorbiden Intelligenz Schizophrener weniger geeignet als für die Normalen.

2. Der Wortschatz als Schätzmaß des IQ's Schizophrener

Der Wortschatz ist neben der Schulbildung das häufigste Schätzmaß des IQ's Schizophrener. In Forschungsberichten wird meist nicht angegeben, ob das verwendete Wortschatz-Maß als eine Schätzung des prämorbiden oder des gegenwärtigen Intelligenzniveaus betrachtet wird.

- Der Wortschatz als Schätzmaß für die gegenwärtigen Intelligenz. Der Wortschatz ist kein angemessenes Maß für die Schätzung des gegenwärtigen IQ's Schizophrener, dies deshalb, weil er vielfach bei Schizophrenen im Vergleich zu andern Subtests des IQ-Tests weniger beeinträchtigt ist (Rapaport, Gill & Schafer, 1945; Shakow, 1946). Der Begründungen zu diesem Befund sind viele, wir gehen hier nicht darauf ein.

- Der Wortschatz als Schätzmaß des prämorbiden IQ: Der Wortschatz ist auch kein angemessenes Schätzmaß für die prämorbide Intelligenz. Trotz der relativ guten Erhaltung des Wortschatzes in der Schizophrenie wurde diesbezüglich doch wiederholt ein klares Defizit dokumentiert. Idiosynkratische Wortverwendung, ja Wortschöpfungen (Neologismen) und verminderte Gruppenwortschatzwerte bei gewissen Tests (Hamlin & Jones, 1963; Lubin, Gieseking & Williams, 1962; Kinglsey & Struening, 1966) mögen dafür verantwortlich sein. Der aktuelle Wortschatztest unterschätzt wahrscheinlich den prämorbiden IQ - besonders der gut-prämorbid Schizophrenen - noch mehr als die Schulbildung.

Alles in allem ist also der Wortschatz nur eine grobe Schätzung sowohl des aktuellen wie des prämorbiden Intelligenzniveaus.

4. 2. 3. 2. Schulbildung

Die Schulbildung kann neben ihrer Funktion als Schätzmittel der prämorbiden Intelligenz auch als eigenständige Parallelisierungsvariable fungieren.

Die schizophrenen, nicht-schizophren psychiatrischen und normalen Gruppen müssen unbedingt bei Leistungsmaßen, die stark von der Schulbildung abhängig sind (besonders Denkstörungs- und Wortschatzmaße) hinsichtlich Schulbildung parallelisiert werden.

4. 2. 3. 3. Soziale Schicht (Klassenzugehörigkeit)

Die Ober- und Mittelschicht erzielt in der Regel als Gruppe bei intellektuellen Aufgaben höhere Testwerte. Die Variablen Schichtzugehörigkeit, Schulbildung und Intelligenz korrelieren ihrerseits miteinander. Da Schichtunterschiede auf viele intellektuellen Leistungen einen Einfluß ausüben, und da, wie aus den Ergebnissen epidemiologischer Studien hervorgeht, Personen aus den unteren sozialen Schichten größeren psychischen Belastungen ausgesetzt sind und ein höheres Erkrankungsrisiko haben (Keupp, 1974), sollten sie bei Vergleichen zwischen schizophrenen, psychiatrischen und normalen Gruppen immer kontrolliert werden (vgl. Haimo & Holzman, 1979). Wir wollen an dieser Stelle von einer Diskussion der vielfältigen Probleme, die mit der Definition von Schicht bzw. der Konstruktion eines Schichtindexes (die Gewichtung von Merkmalen wie Beruf, Bildung, Einkommen etc.) zusammenhängen, abgesehen (Keupp, 1974;

Glass & König, 1974). Zusätzliche Schwierigkeiten bietet die Bestimmung der sozialen Schicht von Schizophrenen, da diese möglicherweise im Laufe der Störung bereits nach unten hin modifiziert wurde (bei Prozeß-Schizophrenen). Die Gefahr einer Unterschätzung der sozialen Schicht von chronisch und Prozeß-Schizophrenen ist groß, wenn man nicht zusätzlich die Schichtzugehörigkeit ihrer Familien mitberücksichtigt.

Sehr viele der früheren, aber auch der neueren Studien zeichnen sich durch eine krasse Nichtkontrolle der Variable soziale Schicht aus. Das geläufigste und allen Regeln des sozialwissenschaftlichen Experiments spottende Vorgehen besteht darin, daß eine Gruppe von Schizophrenen aus einer öffentlichen psychiatrischen Klinik, für die die Übervertretung der unteren Schichten erwiesen ist, mit einer Gruppe von College-Studenten verglichen wird. Signifikante Unterschiede aus solchen Untersuchungen dürfen getrost als Artefakte der Schichtunterschiede gewertet werden. Neuerdings wird der Parallelisierung (oder zumindest Randomisierung) schizophrener und normaler Gruppen hinsichtlich sozialer Schicht mehr Beachtung geschenkt. Als Kontrolle für Schizophrene aus öffentlichen psychiatrischen Kliniken dienen vermehrt psychiatrisches Hilfspersonal oder ebenfalls Patienten aus öffentlichen somatischen Spitälern.

Es ist erstaunlich, wie wenig die Größe soziale Schicht beim Experimentieren mit Schizophrenen berücksichtigt wurde, wo doch über diese Variable eine umfangreiche Literatur und viele Ergebnisse vorliegen, gerade über die Zusammenhänge von Schicht und Schizophrenie. Ein Zeichen für die hoffnungslose Kommunikationsarmut selbst innerhalb verwandter psychologischer Disziplinen? Oder ein Zeichen für die sinnlose Produktion von Labordaten, isoliert von jedem realen sozialen Kontext, das den sogenannten "wertfreien" Ansatz der experimentellen Wissenschaften einfach zu kennzeichnen scheint?

4. 2. 3. 4. Geschlecht

Rund zwei Drittel aller Studien mit Schizophrenen verwenden im allgemeinen Vpn. männlichen Geschlechts. Dieser Umstand hindert aber die meisten Forscher nicht, ihre Ergebnisse auf alle Schizophrenen zu generalisieren. Dabei sind experimentelle Aufgaben bekannt (z.B. Embedded Figures Test zur Erfassung der Feldabhängigkeit/-unabhängigkeit), bei denen der Geschlechtsunterschied womöglich für den größeren Teil des Unterschieds verantwortlich ist als die schizophrene Störung selbst (Witkin et al., 1954; Cheek, 1954; Holzberg, 1963; McClelland & Watt, 1968). Die Überzahl aller Ergebnisse aus der experimentalpsychologischen Schizophrenieforschung darf lediglich Gültigkeit bei Schizophrenen männlichen Geschlechts beanspruchen. Es ist zu hoffen, daß künftig mehr Untersuchungen mit Vpn. beiden Geschlechts durchgeführt werden, damit endlich eine systematische Kontrolle des Geschlechtseinflusses auf die schizophrene Störung verwirklicht wird.

Die Studie von Cash (1973) ergab folgende Aufschlüsse im Hinblick auf die Berücksichtigung des Geschlechts bei der Gruppenbildung: 57% aller Studien untersuchten nur Männer, 5% nur Frauen, 11% sowohl Männer wie Frauen, ohne allerdings die Geschlechtsunterschiede zu analysieren. In nur 13% aller Untersuchungen wurden beide Geschlechter einbezogen und die Geschlechtsunterschiede analysiert. 15% der Studien machten überhaupt keine Angaben über das Geschlecht. Cash glaubt, für die untersuchte Zeitspanne in der Schizophrenieforschung eher einen Rückschritt bezüglich Kontrolle der Geschlechtsvariable konstatieren zu können.

4. 2. 3. 5. Alter

Die schizophrenen und die Kontrollgruppen werden im Hinblick auf das Alter meist routinemäßig parallelisiert, obwohl gerade das Alter zwischen 20 und 60 bei den wenigsten Testaufgaben eine sehr starke Beziehung zum Leistungsvermögen hat. Hamlin (1969) fand sogar bei chronisch Schizophrenen in einer Langzeitstudie keine Schmälerung der Intelligenz. Im Falle einer fehlenden Korrelation zwischen Alter und aufgabenspezifischen Leistungen bei Normalen unterschiedlichen Alters erübrigt sich eine weitere Kontrolle dieser Variable. Eine Parallelisierung drängt sich bei der Untersuchung chronischer Samples, in denen ja die alten und ältesten Patienten übervertreten sind, auf, dies, weil bei den chronisch Schizophrenen die Auswirkungen von Alterung, Chronizität und Schweregrad in speziellen Funktionsbereichen (motorische Verlangsamung, kognitive Leistungen, emotionale Nivellierung) stark vermischt sind. Saccuzzo (1977) hat die Ähnlichkeiten der Leistungsdefizite in den verschiedensten Testaufgaben herausgearbeitet und nachgewiesen, daß viele der klassisch schizophrenen Leistungsdefizits keineswegs spezifisch für die schizophrene Störung sind, sondern genauso das Verhalten alter Leute kennzeichnen.

Die Parallelisierung ist auch dann unumgänglich, wenn altersangepaßte Tests verwendet werden und wenn die Schulbildung als Schätzwert des prämorbiden IQ gewählt wird (junge Vpn. haben aufgrund der expansiven Entwicklung des Schulwesens natürlich mehr Schulbildung genossen als alte).

4.2.3.6. Drogen

Die Tatsache, daß die meisten Schizophrenen mit dämpfenden resp. antipsychotischen Drogen (Neuroleptika) behandelt werden, führt zu verfälschenden Effekten. Diese Drogen reduzieren ganz allgemein die schizophrene Symptomatik. Mehrere Untersuchungen zum Einfluß der Drogen haben Veränderungen in einer Reihe spezifisch schizophrener Verhaltensweisen nachgewiesen, die der Wirkung der Drogen zugeschrieben werden müssen (May, 1968; Klein & Davis, 1969). Gewisse Drogen verfälschen das allgemeine Störungsbild, produzieren neue, leistungsverschlechternde Symptome, ja kehren bestimmte Symptome genau ins Gegenteil (aus einer Übererregung wird beispielsweise Apathie). Einen Überblick über die Wirkungen einzelner Medikamente auf verschiedene Verhaltensbereiche und Testleistungen geben u.a. Chapman & Chapman (1973, S. 40-42).

Resultate aus Studien, in denen die Drogen-Variable nicht kontrolliert wurde, werden also eher etwas über die Wirkung der Drogen als über die Natur der schizophrenen Störung aussagen. Die Verhaltensunterschiede zwischen Schizophrenen und Normalen könnten ein Artefakt der Drogeneinflüsse sein. Selbst dann, wenn in nicht-kontrollierten Studien keine Unterschiede zwischen Normalen und Schizophrenen gefunden werden, könnte dies einem Nivellierungs- oder Zudeckungseffekt der Drogen zugeschrieben werden.

Sinnvolle Forschung mit Schizophrenen kann nur mit Patienten angestellt werden, die nicht unter dem Einfluß von Drogen stehen. Die oft vertretenen Gegenargumente und Rationalisierungen bezüglich der Probleme, die dieses Postulat mit sich bringt, laufen, nüchtern betrachtet, auf eine Selbsttäuschung hinaus. Noch einmal: In der experimentalpsychologischen Schizophrenieforschung interessiert nicht die Wirkung der Drogen, sondern die dem schizophrenen Verhalten zugrundeliegende Störung. Wir können uns durchwegs der harten Devise von Chapman & Chapman (1973) anschließen: Lieber keine Forschung mit Schizophrenen als Forschung mit Patienten unter Drogeneinfluß, d.h. lieber keine Information als falsche und irreführende Informationen über die schizophrene Grundstörung.

Häufige Verfahren, Kontrolle über die Drogenvariable zu gewinnen, sind:

1. Die ideale Lösung, die darin bestünde, die Patienten während mehrerer Monate von den Drogen abzusetzen, ist außer bei Chronikern, bei denen die Wirkung bestimmter Drogen ohnehin manchmal fragwürdig ist, ethisch nicht verantwortbar (subjektives Leiden, Chronifizierungsgefahr etc.). Diese ideale Lösung ist sicher in Kliniken, in denen die medikamentöse Therapie nicht das A und O bedeutet, oder in denen die

neu aufgenommenen Patienten bis zum Abschluß der diagnostischen Abklärung drogenfrei gehalten werden, oder in denen Medikamente aus therapeutischen Gründen abgelehnt werden (Silverman, 1970, 1975-76), am ehesten realisierbar.

2. Die Methode, nur leichter gestörte Patienten, die bereits wieder drogenfrei sind, ins Sample aufzunehmen, ist ungeeignet, da bei diesen Patienten psychotische Symptome eher im Hintergrund stehen.
3. Auch das Verfahren, die Experimental- und Kontrollgruppe so zu parallelisieren, daß alle Gruppen mit dem gleichen Medikament behandelt werden, ist unzulässig, da sich bestimmte Medikamente auf das Verhalten Schizophrener und Normaler ganz anders auswirken.
4. Eine realistische Lösung, drogenfreie Samples von Schizophrenen zu erhalten, scheint die Einschaltung eines drogenfreien Zeitabschnittes vor (dry-out period) und während der Untersuchung zu sein. Mögliche Verfahren zur Bestimmung der optimalen Dauer der Ausnüchterungsphase vor Untersuchungsbeginn sind entweder das Ende der Exkretion der Drogensubstanzen in den Urin (bei Chlorpromazinen ca. 6 Tage) oder die Wiederkehr psychotischer Symptome (meist nach 1 bis 2 Wochen), oder eine Kombination beider Verfahren. Aber auch diese Methode ist laut Chapman & Chapman (1973) nicht bar jeder Gefahr. Das Abteilungspersonal könnte versucht sein, die drogenfreien Patienten im Moment der Exacerbation aus ethischen und disziplinarischen Gründen wieder unter das Drogenregime zu nehmen. So wäre die Möglichkeit gegeben, daß zu guter Letzt nur noch nicht-exacerbierende Patienten im Sample verblieben. Gerade der Unterschied zwischen der exacerbierenden und der nicht-exacerbierenden Gruppe könnte aber die entsprechende Zäsur sein, deren Nichtbeachtung die Repräsentativität des schizophrenen Sample schwer beeinträchtigt.

Wie steht es nun mit der tatsächlichen Einhaltung der methodischen Erfordernisse hinsichtlich der Kontrolle der Drogenvariable? Die Cash-Studie kam zu folgenden Ergebnissen: 60% aller Forscher machten zur Frage, ob ihre Patienten während der Untersuchung unter Drogeneinfluß gestanden hatten, überhaupt keine Angaben. Dabei wäre dieser Nachweis in höchstens 8% der Studien nicht notwendig gewesen. 22% der Forscher berichteten, daß alle oder einige Patienten während der Untersuchung medikamentös behandelt worden waren. Diese Forscher machten wiederum keine Angaben zum Typ und zur Dosis des Medikaments und enthielten sich jeder Analyse der Drogeneffekte auf das untersuchte Verhalten. Nur 8% aller Forscher arbeiteten mit drogenfreien Patienten. Lediglich in 10% der Studien, die sowohl Patienten mit als auch Patienten ohne Medikamente verwendeten, wurden die Drogeneffekte analysiert. Die Trendanalyse offenbart keinen Fortschritt in der Berücksichtigung der Drogenvariable im untersuchten Zeitraum von 5 Jahren. Diese Zahlen sprechen für sich selbst und bedürfen keines Kommentars.

Abschließend sei festgestellt, daß von den wichtigsten zusätzlichen Variablen, die wahrscheinlich oder erwiesenermaßen einen Einfluß auf die Werte der Leistungsmaße in Experimenten mit Schizophrenen haben, die meisten in keiner wünschbaren Weise kontrolliert werden. Die konsequente Kontrolle des ganzen Variablenmusters, das üblicherweise in der Normalpsychologie über die Technik des Parallelisierens kontrolliert wird, scheint nun in der experimentellen Schizophrenieforschung vollends ein Wunschtraum. Die Cash-Studie liefert hinsichtlich einiger Variablen niederschmetternde Ergebnisse. (Dies zeigt auch die heilsame Wirkung von solchen großangelegten methodischen Gesamteinschätzungen, wie sie Cash vorgelegt hat.) Es besteht kein Zweifel: Im Hinblick auf die Kontrolle der Variablen Intelligenz, Schulbildung, soziale Schicht, Geschlecht, Alter und Drogen bedarf es inskünftig gewichtiger Anstrengungen, um endlich zu Ergebnissen zu kommen, die unzweideutigere Aussagen erlauben. Nur so nähern wir uns dem Ziel, die vielen Alternativerklärungen der experimentellen Daten, die heute in der Schizophrenieforschung meist noch möglich sind, zu reduzieren.

4.3. Meßprobleme

Um sich ein richtiges Bild von den Untersuchungsergebnissen zu machen, muß die Beschaffenheit der verwendeten Meßinstrumente in Betracht gezogen werden. Dabei unterscheiden sich die allgemeinen Probleme bei der Messung abweichenden Verhaltens nicht wesentlich von denen bei der Messung normgerechten Verhaltens. Immerhin stellen sich hinsichtlich der Merkmale und traditionellen Gütekriterien eines Meßinstrumentes im Bereich des abweichenden Verhaltens einige spezifische Probleme. Chapman & Chapman (1973, 1975) haben wohl die ausführlichste Diskussion über methodische Probleme in der experimentellen Psychopathologie geführt. Die folgenden Erörterungen sowie die Besprechung der Design-Probleme in Kap. 4.4. lehnen sich deshalb wiederum stark an das Buch von Chapman & Chapman (1973) an.

4.3.1. Das Grundproblem

Die gesamte Defizitforschung geht von der Annahme aus, daß es unter gewissen Bedingungen zulässig ist, von einem Leistungsdefizit auf ein Defizit in einer bestimmten Fähigkeit oder Funktion zu schließen. Ein Leistungsdefizit wird dabei durch einen subnormalen Leistungswert in einer Aufgabe definiert. Ein Defizit in einer Fähigkeit bedeutet den Verlust einer spezifischen Kapazität des Organismus. Die Fähigkeit ist ein Konstrukt, dem gewisse Leistungen zugeordnet sind und deshalb nur über diese Leistungen erschlossen werden kann. Während eine Fähigkeit ein relativ überdauerndes Merkmal des Individuums ist, kann die Leistung von Situation zu Situation und von Moment zu Moment stark variieren. Sie kann durch vorübergehende Zustände des Organismus (Müdigkeit, Aufregung, Medikamente, Krankheit etc.) oder der Testsituation (Ablenkung, Desinteresse etc.) stark vermindert werden. Ein direkter Schluß von einem Leistungsdefizit auf ein Defizit in einer Fähigkeit oder Funktion wäre deshalb irrig, ohne den Zustand der untersuchten Individuen und der Ereignisse während der Untersuchung genauestens abzuschätzen. Eine bestimmte Fähigkeit müßte also durch Schätzungen des Leistungspotentials (Retesten, Abschätzung potentiell leistungsvermindernder Einflüsse) eines Individuums, und nicht allein durch zufällige Leistungen erschlossen werden. Viele Forscher sind da allerdings unzimperlich und schließen recht unverfroren von jeder momentanen Leistungsstörung auf ein Defizit in einer Grundfähigkeit des Organismus.

4.3.2. Verschiedene Meßmethoden

Die Mehrzahl der in der Schizophrenieforschung gemessenen Fähigkeiten sind nicht direkt beobachtbare Ereignisse, also Konstrukte, die über die dargebotenen Stimuli, beobachteten Reaktionen und den Gesamtkontext des Experimentes erschlossen werden müssen. Eine Einschätzung der zur Erfassung der verschiedenen Leistungsbereiche eingesetzten Meßverfahren ist unerläßlich, um die Art der erhaltenen Informationen richtig beurteilen zu können. Die unterschiedlichen Meßmethoden unterscheiden sich u.a.: 1. Im Ausmaß, in dem die Stimulussituation eines Experimentes spezifiziert ist, 2. im Umfang, in dem das Spektrum der richtigen Antworten eingeengt ist, 3. im Grad, in dem die Kategorien zur Klassifikation der Antworten beschränkt sind. Es ergeben sich aufgrund dieser Kriterien folgende Formen von Meßmethoden (siehe Tabelle II, nach Chapman & Chapman, 1973):

Tabelle II

Art der Meßmethode	Stimuli spezifiziert	Antworten spezifiziert	Kategorien spezifiziert
1. Anekdotische und klinische Beschreibungen			
2. Klinische Interpretation von Antworten auf standardisierte Stimuli	+		
3. Klassifikation freier Antworten in vorbestimmte Kategorien (z.B. Rating Scales)			+
4. Standardisierte Tests mit standardisiertem Scoring von freien Antworten	+		+
5. Multiple choice	+	+	
6. Standardisierte Stimuli, beschränkte Antwortmöglichkeiten, vorbestimmte Kategorien	+	+	+

Jeder dieser sechs Meßtypen liefert unterschiedliche Informationen mit verschiedenen Freiheitsgraden der Interpretation. Die Extremformen 1 und 6 weisen gegensätzliche Merkmale auf, mit denen je eine spezifische Anzahl Vor- und Nachteile verbunden sind. So garantiert die Methode der anekdotischen Beschreibung höchste Situations- und Reaktionsfreiheit für die Vpn. und eine uneingeschränkte Interpretationsfreiheit für den Forscher. Diese Methode wird vor allem der unermeßlichen Vielfalt im schizophrenen Erscheinungsbild gerecht, gewährleistet am ehesten die Entdeckung neuer relevanter Verhaltensweisen und erleichtert die Generierung neuer Hypothesen. Hingegen sind die anhand dieser Methode gewonnenen Beobachtungen kaum vergleichbar oder durch andere Forscher wiederholbar. Das gleiche Phänomen kann nach Gutdünken interpretiert werden, es gibt kaum eine Grundlage, zwischen verschiedenen Erklärungsvarianten zu entscheiden. Die Methoden auf der andern Seite des Extrems sind im Gegensatz dazu durch starke situative, reaktive und interpretative Beschränkungen gekennzeichnet. Sie eignen sich gut zur Überprüfung spezifischer Hypothesen in beschränkten Reaktionsbereichen. Die Stimuli, die gewisse Reaktionen auslösen, sind bekannt, die Reaktionen von verschiedenen Vpn. können miteinander verglichen werden, die Kriterien für die Klassifikation von Reaktionen sind explizit. Das Verfahren ist wiederholbar, die Ergebnisse vergleichbar. Es gibt Anhaltspunkte, zwischen verschiedenen Erklärungsvarianten zu entscheiden. Mit diesen standardisierten und restriktiven Methoden sind aber auch Nachteile verbunden: Die Daten sind beschränkt. Die Repräsentativität und Relevanz der gewählten Stimuli und der gemessenen Verhaltensweisen ist oft schwer auszumachen. Die vielfältige Interaktion einzelner Verhaltensweisen ist so schwer aufzudecken. Viele Antworten Schizophrener sind außerdem nicht oder nur willkürlich vorgegebenen Kategorien zuzuteilen.

Für jeden der in Tabelle II erwähnten Meßtypus ergeben sich in der Forschung mit Schizophrenen zusätzliche Komplikationen. Die Gruppe der klassischen Leistungsexperimente, die für gewöhnlich auf einem mittleren bis oberen Standardisierungsniveau anzusiedeln sind, macht laut Cash (1973) nach wie vor zwei Drittel aller Untersuchungen mit Schizophrenen aus.

Lehmann (1975) stellt verschiedene Verfahren unterschiedlicher Objektivität zur Erhebung psychopathologischer Indikatoren und Kriterien in ein Kontinuum, das - in aufsteigender Tendenz - von rein subjektiven bis zu hoch-objektiven Prozeduren reicht: Traditionelle psychiatrische Interviews, projektive Tests, strukturierte Interviews, Rating Scales, kognitive, Leistungs- und Verhaltenstests, psychophysische Tests, Konditionierungsverfahren, psychophysiologische und neurophysiologische Maße. Lehmann schlägt eine Kombination der objektivsten Meßverfahren zur Erfassung der psychopathologischen Indikatoren vor (vor allem psycho- und neurophysiologische Maße sowie Konditionierungstechniken).

4.3.3. Allgemeines und spezifische Defizits

Die folgenden Erörterungen beschränken sich auf die schizophrenen Defizits (negative Symptome). Die Probleme bei der Erfassung positiver Symptome hängen vor allem von der Frage ab, inwieweit die Wahl relevanter Kategorien zur Klassifikation des devianten Verhaltens gelingt. Die positiven Symptome können ferner nur mit Designs erfaßt werden, die den Einfluß eines allgemeinen Leistungsabfalles unter Kontrolle bringen. Sonst unterscheidet sich die Messung positiver Symptome nicht wesentlich von der Messung von Defizits.

4.3.3.1. Die Messung des allgemeinen Defizits

Ein allgemeines Defizit bedeutet die unterschiedslose Reduktion oder den Verlust von Fähigkeiten jeder Art. Schwer gestörte Schizophrene schneiden in beinah jeder Aufgabe schlechter ab als Vergleichsgruppen, was sich in einer positiven Korrelation zwischen allen Aufgaben, die Leistungsminderungen erfassen, ausdrückt. Allgemeine Defizits werden in der Regel mit allgemeinen Leistungs- und Intelligenztests zu erfassen versucht. Es ist allerdings bis heute nicht gelungen, den Einfluß der schizophrenen Störung auf die allgemeine Intelligenz schlüssig nachzuweisen (siehe Chapman & Chapman, 1973; Payne, 1970; Hamlin, 1969).

4.3.3.2. Die Messung spezifischer Defizits

Die lange Zeit in der Defizitforschung überstrapazierte Methode, die Leistungen schizophrener und normaler Gruppen in einer spezifischen Aufgabe zu vergleichen und das schlechtere Abschneiden der Schizophrenen zu konstatieren, hat nicht sehr weit geführt. Da die Schizophrenen in fast allen Leistungsbereichen schlechter abschneiden als die Normalen, sagen Feststellungen über allgemeine Defizits, die die Schizophrenen u.U. mit andern Gruppen mit einem subnormalen Leistungsniveau teilen, so gut wie gar nichts aus.

Auch der Nachweis eines spezifischen Defizits im Sinne eines Defizits in einer einzelnen Fähigkeit ist noch unzureichend, da Schizophrene in vielen Fähigkeiten defizitär sind. Erst die Identifikation eines differentiellen Defizits erlaubt bedeutsame Aussagen in bezug auf die Natur der schizophrenen Störung. Ein differentielles Defizit bedeutet, daß eine Fähigkeit verglichen mit andern Fähigkeiten oder der Gesamtstörung stärker beeinträchtigt ist. Ein differentielles Defizit kann nur dann identifiziert werden, wenn neben der Testaufgabe noch eine oder mehrere Kontrollaufgaben verwendet werden, die andere, nicht beeinträchtigte Fähigkeiten messen. Welche Bewandtnis hat es nun mit den Merkmalen beider Verhaltensmaße?

4.3.3.2.1. Zur Parallelisierung der Aufgaben

Die zur Erfassung eines differentiellen Defizits verwendeten Aufgaben müssen in jedem Fall hinsichtlich verschiedener relevanter Variablen parallelisiert (matched) werden. Erst wenn zwei oder mehrere hinsichtlich verschiedener Merkmale parallelisierte Tests signifikant unterschiedliche Meßresultate ergeben, darf auf ein differentielles Defizit geschlossen werden. Die ideale Lösung wäre, Paare von Aufgaben zu konstruieren, die außer den verschiedenen Inhalten die Merkmale von klassischen Paralleltests haben.

Die Reliabilität: Unterschiedliche Reliabilitäten zweier Tests mit gleichen Mittelwerten beeinflussen verschiedene Testgrößen und wirken sich sehr direkt auf die Verhaltensmessungen aus. Das Ausmaß des schizophrenen Leistungsdefizits in einer Fähigkeit wird über den Grad, in dem der Test die schizophrene von der normalen Leistung unterscheidet, erschlossen. Wenn Schizophrene auf zwei Tests, die verschiedene Fähigkeiten messen, gleichermaßen schlechter als Normale abschneiden, der eine der beiden Tests aber reliabler ist, dann fördert der reliablere Test das größere Defizit zutage. Unterschiede in den Reliabilitäten verschiedener Tests führen also leicht auf künstliche Weise zu scheinbaren differentiellen Leistungsdefizits. Die Reliabilität verschiedener Tests, die zur Erfassung differentieller Leistungsschwächen herangezogen werden, muß deshalb unbedingt vergleichbar sein.

Itemschwierigkeit und Trennschärfe: Auch die Parallelisierung der Item-Kennwerte ist unerläßlich. Unter den verschiedenen Variablen, die die Reliabilität eines Tests beeinflussen, gehören die Kennwerte Itemschwierigkeit und Trennschärfe zu jenen, die in der Schizophrenieforschung für gewöhnlich am wenigsten kontrolliert werden und deshalb für viele artifizielle Ergebnisse sorgen.

Die Schwierigkeit einer Aufgabe wird allgemein definiert als der prozentuale Anteil N_R derjenigen Personen der Analysestichprobe mit dem Umfang N, die die Aufgabe richtig beantworten (Lienert, 1969).

Der Trennschärfenkoeffizient einer Aufgabe ist gleich dem Korrelationskoeffizienten zwischen der Aufgabenantwort und dem Rohwert.

"Ein hoher Trennschärfenkoeffizient besagt also, daß die entsprechenden Aufgaben 'gute' von 'schlechten' Pbn. deutlich unterscheiden, indem gute Pbn. die Aufgaben meist richtig und schlechte Pbn. die Aufgaben meist falsch beantworten oder auslassen" (Lienert, 1969, S. 93).

Es gibt bekanntlich die Regel, daß bei einem mittleren Schwierigkeitsniveau die Höhe des Trennschärfenindexes ein Maximum erreicht, d.h. sowohl zwischen den getesteten Pbn. wie auch zwischen Gruppen am besten differenziert, wohingegen Aufgaben mit geringer oder hoher Schwierigkeit eine entsprechend geringe Trennschärfe besitzen. Soll aber ein Test zwischen verschiedenen Leistungsniveaus differenzieren, dann muß ein entsprechender Bereich von Aufgabenschwierigkeiten gewährleistet sein (Chapman & Chapman, 1973).

- Die Standardisierungs-Stichprobe sollte ausschließlich aus normalen Vpn. zusammengesetzt sein, d.h. die Aufgaben sollten auf der Basis von normalen Vpn., die ein breites Spektrum der zu messenden Fähigkeit vertreten, parallelisiert werden. Da sich Tests in dem Maße in der Trennschärfe unterscheiden, wie sie die leistungsschwachen von den leistungsstarken Vpn. differenzieren, sollten sie nicht auf der Basis beider Gruppen, der normalen und der schizophrenen, parallelisiert werden, dies weil jedes wirkliche differentielle schizophrene Defizit den Varianzbetrag und deshalb auch die Reliabilitäten beider Aufgaben beeinflussen würde.
- Aufgaben, die - auf der Basis einer normalen Standardisierungs-Stichprobe - nur hinsichtlich Reliabilität, nicht aber bezüglich der Itemschwierigkeit parallelisiert sind, können sich bei einer leistungsschwachen Gruppe (z.B. Schizophrene) in der Reliabilität unterscheiden, weil sich die Schwierigkeitsgrade ändern. Ein Test, der bei Normalen nicht den Schwierigkeitsgrad erreicht, der die stärkste Differenzierung herbeiführt, kann diesen Schwierigkeitsgrad sehr wohl für eine subnormale Gruppe erreichen.
- Bei der Trennschärfen-Parallelisierung genügt es nicht, die Reliabilitäten beider Aufgaben anzupassen und eine angemessene Standardisierungs-Stichprobe zu verwenden. Die im Experiment untersuchten Gruppen weisen nämlich kaum das gleiche Leistungsspektrum auf wie die Standardisierungs-Stichprobe. Die mittlere Itemschwierigkeit der Tests wird also in der Standardisierungs-Stichprobe eine andere sein als bei den Experimentalgruppen. Dies bedeutet, daß Tests, die nur hinsichtlich Reliabilität und nicht hinsichtlich Itemschwierigkeit parallelisiert wurden, höchstwahrscheinlich bei den Experimentalgruppen in der Reliabilität nicht mehr vergleichbar sind.

Die Parallelisierung beider Tests hinsichtlich der relevanten Variablen (Reliabilität, Itemschwierigkeit etc.) für die Standardisierungs-Stichprobe wird für gewöhnlich bewirken, daß die Tests bezüglich Reliabilität auch für eine normale Gruppe mit einem andern mittlern Leistungsniveau vergleichbar bleiben. Diese Vergleichbarkeit muß jedoch für jede schizophrene Untergruppe überprüft werden, und zwar durch die Neuberechnung der Testmerkmale für eine normale Stichprobe, die ebenso niedrige Werte erzielt wie die schizophrene Gruppe. Erst wenn sich die Tests als in jeder Hinsicht angemessen parallelisiert erweisen, darf ein Unterschied zwischen zwei Testmaßen bei Schizophrenen bedenkenlos als echtes differentielles Defizit interpretiert werden (Näheres siehe bei Chapman & Chapman, 1973, 1975).

4.4. Design-Probleme

Soll ein differentielles Defizit identifiziert oder eine Variable als Quelle künstlicher Ergebnisse ausgeschaltet werden, werden die normalen und schizophrenen Gruppen in der Regel hinsichtlich einer Kontrollaufgabe (IQ, Wortschatz-Test etc.) parallelisiert und dann aufgrund der Experimentalaufgabe verglichen. Schneiden die Schizophrenen in der Experimentalaufgabe schlechter ab, liegt der Schluß nahe, daß die Schizophrenen entweder die durch die Experimentalaufgabe gemessene Fähigkeit ganz oder im Vergleich zu der in der Kontrollaufgabe erfaßten Fähigkeit stärker verloren haben. Solche Folgerungen sind aber nur dann zulässig, wenn 1. das verwendete Design angemessen ist und wenn 2. verschiedenen methodischen Problemen Rechnung getragen wird.

4.4.1. Probleme bei der Parallelisierung von Gruppen

1. Die statistische Regression als Zufallsfaktor bei der Parallelisierung von Gruppen

Die Leistungswerte schizophrener und normaler Gruppen überschneiden sich trotz der schlechteren Leistungen der Schizophrenen in der Regel bis zu einem gewissen Grade. In diesem Fall können Untergruppen in bezug auf das Leistungsniveau in der Kontrollaufgabe parallelisiert werden. Dies geschieht konkret über die Bildung atypischer Samples (Untergruppen mit den schlechtesten Schizophrenen und den besten Normalen). Hier ergibt sich nun das Problem der statistischen Regression: Vpn., die auf einer Aufgabe die schlechtesten Werte erzielen, tun dies nicht unbedingt auch auf der zweiten Aufgabe. Zwei Aufgaben korrelieren selten vollständig. Schizophrene und normale Untergruppen nähern sich in der zweiten Aufgabe dem Mittelwert der eigenen Gesamtgruppe. Die statistische Regression ist also eine Quelle von Pseudoergebnissen.

2. Die Wahl atypischer Vpn. als ein Zufallsfaktor bei der Parallelisierung von Gruppen

Die Parallelisierung von normalen und schizophrenen Gruppen hinsichtlich aktueller Testwerte kann zum Ausschluß der besonders gestörten Schizophrenen führen. Die Auswahl atypischer Vpn. (nicht oder nur leicht Gestörte) verleitet zur irrigen Annahme, daß die schizophrene Gruppe das postulierte Defizit nicht aufweist.

Die Parallelisierung normaler und schizophrener Gruppen hinsichtlich einer Variable führt oft dazu, daß diese Gruppen in andern Variablen nicht mehr vergleichbar sind. Dieser Vorgang ist in Vergleichsstudien besonders dann schwerwiegend, wenn die schizophrene Störung die parallelisierte Variable selbst in Mitleidenschaft zieht. Wenn z.B. beide Gruppen hinsichtlich des aktuellen IQ parallelisiert werden, dann ist der prämorbide IQ der Schizophrenen höher als der aktuelle IQ der Normalen.

Man kann nicht Normale und Schizophrene hinsichtlich des aktuellen IQ und gleichzeitig den aktuellen IQ der Normalen mit dem prämorbiden IQ der Schizophrenen parallelisieren. Beide Maße müssen jedoch unter Kontrolle gebracht werden. Am besten wird ihr Einfluß getrennt geprüft.

Eine gute Methode, beide Gruppen hinsichtlich des aktuellen IQ zu parallelisieren, besteht darin, normale Vpn. aus der Population von Intelligenzschwachen (keine Organiker o.ä.) heranzuziehen. Der Rückgriff auf atypische Vpn. würde so weitgehend überflüssig. Dagegen kann die statistische Regression nicht ganz ausgeschaltet werden, da intelligenzschwächere Vpn. in Fähigkeitsbereichen, die mit dem IQ schwach korrelieren, bessere Leistungen erzielen. Gerade diese Fähigkeitsbereiche sind aber von besonderem Interesse.

4.4.2. Design-Probleme

Eine Untersuchung mit Schizophrenen, die keine normale Kontrollgruppe verwendet, besitzt keine Aussagekraft. Denn es ist irrig, a priori anzunehmen, daß Normale bestimmte Fehler, die man bei Schizophrenen beobachtet, nicht begehen. Nur wenige der in der Schizophrenieforschung verwendeten Designs gestatten, von einem Defizit auf eine spezifische Störung zu schließen. Chapman & Chapman (1973, 1975) erörtern die in der Schizophrenieforschung gebräuchlichsten Designs und prüfen sie auf ihre Leistungsfähigkeit hin. Hier eine Zusammenstellung der Designs mit ihren wichtigsten Eigenschaften (Hypothese, die überprüft werden soll; Parallelisierung, Kontrollaufgabe, zulässige Aussagen):

1. Das Design der Einzelaufgabe
- Hypothese: Defizit einer spezifischen Fähigkeit in der schizophrenen Gruppe.
- Parallelisierung: Der geschätzte aktuelle IQ der Normalen wird mit dem geschätzten prämorbiden IQ der Schizophrenen parallelisiert.
- Kontrollaufgabe: Keine.
- Zulässige Aussage: Defizit identifiziert. Das Defizit ist womöglich Ausdruck eines allgemeinen Defizits. (Sehr häufiges Design.)

2. Das Design der nicht parallelisierten Kontrollaufgabe
- Hypothese: Spezifisches Defizit in der schizophrenen Gruppe.

- Kontrollaufgabe: Kontrollaufgabe ist mit der Experimentalaufgabe nicht parallelisiert.
- Zulässige Aussage: Defizit identifiziert, in der Regel ist der Schluß auf ein differentielles Defizit nicht zulässig (vgl. Kap. 4.3.3.2.1.).

3. Die Variation einer einzelnen Variablen
- Hypothese: Spezifisches Defizit in der schizophrenen Gruppe.
- Manipulation einer unabhängigen Variablen, die scheinbar das Defizit abdeckt. Darbietung zweier oder mehrerer Aufgaben, die sich in nichts als der unabhängigen Variablen unterscheiden. Meist ist es die Variable Schwierigkeit, die variiert wird.
- Zulässige Aussage: Defizit identifiziert, der Schluß auf ein differentielles Defizit ist unzulässig. Das Design ist anfällig auf Artefakte, die von der willkürlichen Wahl des Schwierigkeitsspektrums einer Aufgabe herrührt (vgl. Kap. 4.3.3.2.1.).

4. Parallelisierung der Gruppen hinsichtlich einer Kontrollaufgabe
- Hypothese: Spezifisches Defizit in der schizophrenen Gruppe.
- Parallelisierung: Aus den Gesamtgruppen werden eine schizophrene und eine normale Untergruppe gebildet. Parallelisierung der Untergruppen auf einer nicht parallelisierten Kontrollaufgabe. Gefahr atypischer Samples, ausgeprägter Regressionseffekt.
- Kontrollaufgabe: Nicht parallelisiert. Vergleich der Subgruppe auf der Experimentalaufgabe.
- Zulässige Aussage: Defizit identifizierbar, der Schluß auf ein differentielles Defizit ist unzulässig (vgl. Kap. 4.3.3.2.1.).

5. Das Design der parallelisierten Kontrollaufgabe
- Hypothese: Differentielles Defizit in der schizophrenen Gruppe.
- Kontrollaufgabe/Parallelisierung: Kontrollaufgabe und Experimentalaufgabe werden für ein normales Sample hinsichtlich Trennschärfe (Reliabilität, Mittelwert, Streuung, Verteilung der Item-Schwierigkeit) parallelisiert.
- Zulässige Aussage: Differentielles Defizit identifiziert (vgl. Kap. 4.3.3.2.1.).

6. Variation zweier parallelisierter Variablen
- Hypothese: Differentielles Defizit.
- Kontrollaufgabe/Parallelisierung: Kontrollaufgabe und Experimentalaufgabe werden für ein normales Sample hinsichtlich Trennschärfe parallelisiert, zusätzlich werden die Items paarweise an verschiedenen Punkten der zwei Schwierigkeitsdimensionen parallelisiert.
- Zulässige Aussage: Differentielles Defizit identifiziert. Ein Anstieg der Schwierigkeitsdimension in der Experimentalaufgabe

läßt die Fehlerrate der Schizophrenen schneller anwachsen als der vergleichbare Anstieg der Schwierigkeitsdimension in der Kontrollaufgabe.

7. Design-Varianten
Die Designs 1 bis 6 haben je eine Variante.
- Hypothesen: Spezifisches Defizit (1-4), Differentielles Defizit (5-6), das nicht dem Unterschied im aktuellen IQ zwischen Normalen und Schizophrenen zugerechnet werden kann.
- Parallelisierung: Beide Gruppen werden hinsichtlich des aktuellen IQ parallelisiert.
- Mängel: Wahl atypischer Vpn. (Ausschluß schwer gestörter Vpn.). Meist starker Regressionseffekt.
- Zulässige Aussagen: Das spezifische Defizit (1-4) ist größer als die allgemeine Leistungsminderung. Differentielles Defizit (5-6), dieses kann nicht dem Unterschied im aktuellen IQ zwischen Normalen und Schizophrenen angelastet werden.

4.4.3. Die Spezifitätsfrage: Nicht-psychotische und psychiatrische Kontrollgruppen

Ein differentielles Defizit bedeutet, daß eine Fähigkeit im Vergleich zu andern Fähigkeiten in der Schizophrenie stärker beeinträchtigt ist. Nun kann diese Fähigkeit im gleichen Sinne auch in einer andern psychiatrischen Gruppe differentiell gestört sein. Das differentielle Defizit wäre dann für die Schizophrenen im Vergleich zur andern psychiatrischen Gruppe unspezifisch. Von dieser Art Spezifität sei in diesem Kapitel die Rede.

Das Design, um das es sich hier handelt, involviert neben der normalen Vergleichsgruppe zwei oder mehrere gestörte Kontrollgruppen (schizophrene Untergruppen, nicht-psychotische, psychiatrische Gruppen). Werden in einer Untersuchung zwei oder mehrere gestörte Gruppen herangezogen, gewinnen die Designs 5 bis 6 noch an Aussagekraft hinzu, aber auch die als mangelhaft bezeichneten Designs 1 bis 4 können sich unter dieser Bedingung als wertvoll erweisen. Wenn sich nämlich die gestörten Gruppen in ihren Leistungen unterscheiden, und zwar in umgekehrter Richtung, dann ist man zur Annahme berechtigt, daß mindestens eine der Gruppen ein Defizit manifestiert, das nicht auf das allgemeine Defizit zurückführbar ist.

Probleme ergeben sich schon bei der Parallelisierung Normaler und hospitalisierter, besonders chronisch Schizophrener. In der Regel ist es praktisch nicht realisierbar, die Vpn. der normalen Gruppe für längere Zeit oder wenigstens für die Dauer der Untersuchung zu institutionalisieren. Hier drängt sich der Rückgriff auf normale Hospitalisierte in somatischen Spitälern oder - im Falle chronisch hospitalisierter Populationen - auf Heim- und Gefängnisinsassen auf (vgl. Silverman, Berg & Kantor, 1966).

Die Wahl der zusätzlichen psychiatrischen Kontrollgruppen ist in erster Linie abhängig von der Fragestellung. Ein rein empirisches Vorgehen gemäß dem Ausschlußprinzip, d.h. ein sukzessiver Vergleich der schizophrenen Gruppe mit allen möglichen devianten Gruppen, ist wenig sinnvoll und zu aufwendig. Daß sich bei einigen psychiatrischen Gruppen ähnliche definitorische und klassifikatorische Probleme ergeben wie in der Schizophrenie, macht das Bild nicht einfacher.

Schizophrene teilen viele Leistungsstörungen mit andern psychiatrischen Gruppen: "Die psychomotorische Verlangsamung, Aufmerksamkeitsstörungen, erhöhte Response-Variabilität, erhöhtes autonomes Arousalniveau, in einem gewissen Grad sogar die Assoziationsstörungen sind möglicherweise auch bei vielen Alten, Gelähmten, schweren Epileptikern oder Arteriosklerotikern nachweisbar" (Buss & Lang, 1965, S. 100).

Eine ganze Anzahl von Leistungsminderungen in verschiedenen Fähigkeitsbereichen und in einer Reihe von Aufgaben haben sich, unter Einbezug angemessener psychiatrischer Kontrollgruppen, als für die Schizophrenen unspezifisch erwiesen. So erzielte in einer Studie von Tutko & Spence (1962) eine Gruppe hirngeschädigter Patienten ähnliche Konkretheitswerte wie eine Gruppe akut Prozeß-Schizophrener. Die Leistungen Schizophrener und Aphatiker unterscheiden sich in bestimmten sprachlichen Aufgaben nicht (Cohen, Engel, Kelter, List & Strohner, 1976). Desgleichen manifestieren gewisse Epileptiker ein ähnliches Set-Verhalten wie Schizophrene (Bzhalava, 1965) und Maniker scheinen die gleiche Struktur persönlicher Konstrukte aufzuweisen wie Schizophrene (Breaky & Goodell, 1972). Erinnert sei überdies an die Studie von Silverman, Berg & Kantor (1966), in der langjährige Gefängnisinsassen im Wahrnehmungs- (Scanning) und Begriffsbildungsbereich (Overexclusion) das gleiche Verhalten an den Tag legten wie chronisch Schizophrene. Ferner zeigten Gruppen von Depressiven (Hemsley & Zawada, 1976) und Manikern (Oltmanns, 1978; Lishman et al., 1978) in Ablenkbarkeits-Maßen und bestimmte Gruppen von Angstneurotikern, Alkoholikern, Schwachsinnigen etc. in vereinzelten Untersuchungen mit unterschiedlichen Aufgaben ähnliche Leistungswerte wie Gruppen von Schizophrenen (siehe auch Meldman, 1970).

Besonders interessant ist eine Studie von Saccuzzo (1977). Dieser Autor kommt nach einer Durchsicht der Literatur zum Schluß, daß der Leistungsabfall alter Leute in einer ganzen Reihe von experimentellen Aufgaben (Dichotisches Hören, RZ, Wahrnehmungs-, Gedächtnis- und Denkaufgaben, Arousal) im Vergleich zu jüngeren Vpn. ebenso gut dokumentiert sei wie der Leistungsabfall der Schizophrenen im Vergleich zu den Normalen. Saccuzzo hebt sodann hervor, daß sich in beiden Forschungsgebieten die gleichen methodischen Probleme stellen: Geringe Motivation, sinkende Kooperation, Selektionsprobleme, zwei- bis dreifach erhöhte Varianz der erhobenen Leistungswerte. Saccuzzo macht den Vorschlag, nach dem Ausschlußverfahren vorzugehen und systematisch jene Aufgaben auszusondern, die mit einer spezifischen schizophrenen Leistungsstörung in Verbindung stehen.

Prompt unterschieden sich in einer ersten Studie Gruppen von Schizophrenen und hospitalisierten Alten nicht in den Leistungswerten eines Ablenkbarkeits-Maßes (Saccuzzo & Braff, 1980).

Viele Leistungsdefizits sind in der Tat für die Schizophrenie in keiner Weise spezifisch. Unterschiedliche Grundstörungen können ja durchaus gleiche Defizits in verschiedenen psychiatrischen Gruppen verursachen. Es kann aber auch sein, daß sich die gleichen defizitären Phänomene in verschiedenen Gruppen in feinen, wenig augenfälligen Merkmalen voneinander unterscheiden. Es gibt Hinweise dafür, daß z.B. die Konkretheit des Schwachsinnigen oder Organikers eine andere ist als diejenige der Schizophrenen. Aufgabe der Forschung wäre es dann, das entsprechende Konstrukt zu differenzieren und die verwendeten Maße zu verfeinern.

Wahrscheinlich ist auch, daß nicht so sehr einzelne Defizits in bestimmten Fähigkeitsbereichen, sondern der Ausprägungsgrad einzelner Defizits und das Muster, das Profil der identifizierten Leistungsdefizits für die Schizophrenen im Vergleich zu andern devianten Gruppen spezifisch ist.

Keineswegs ermutigend ist das Ergebnis der Cash-Studie in bezug auf die Frage der Kontrollgruppen: In einem Drittel der untersuchten Studien wurden weder normale noch nicht-schizophrene Kontrollgruppen beigezogen. Meist dienten nicht-institutionalisierte Normale als Kontrollpersonen. In 32% der Fälle wurde der Institutionalisierungseffekt nicht kontrolliert. Institutionalisierte Normale fungierten nur in 6% der Studien als Kontrollpersonen. In 15% der Untersuchungen kam eine nicht-schizophrene, dagegen keine normale Kontrollgruppe zum Zug. Nur gerade in 11% der Studien wurden Schizophrene mit normalen und psychiatrischen Kontrollgruppen verglichen.

5. Eine ganzheitlich-integrative Konzeption der Schizophrenie

5.1. Einleitung

In den Kap. 2 und 3 wurde eine Reihe von experimentalpsychologischen Theorien vorgestellt, denen eines gemeinsam ist: Sie versuchen, die für die Schizophrenie postulierte Grundstörung in einem bestimmten Subsystem oder einer Komponente des Persönlichkeitssystems bzw. auf einer spezifischen Stufe im IV-Prozeß zu lokalisieren. In diesem Kapitel soll im Gegensatz zu den herrschenden Gewohnheiten der Theoriebildung in der experimentellen Schizophrenieforschung der Blick vom Teil abgezogen und wieder vermehrt dem Ganzen zugewendet wrden. D.h. es soll damit die alte und trivial anmutende Weisheit, nämlich daß das Ganze mehr ist als die Summe aller Teile, in den Vordergrund gerückt werden. Schizophrenie, so wird angenommen, ist weniger das Produkt einer spezifischen Störung in irgendeinem Einzelprozeß als vielmehr das Ergebnis einer Störung in der Integration multipler Prozesse. Es wird versucht, diese keineswegs neue Hypothese im Rahmen verschiedener Modelle und auf unterschiedlichen Abstraktionsniveaus etwas zu verdeutlichen. Wert wird u.a. darauf gelegt, die schizophrene Störung auf der Basis einer hierarchischen Konzeption der menschlichen Verhaltensorganisation zu verstehen, in die zugleich molekulare wie morale Beobachtungsweisen eingehen können.

5.2. Schizophrenie: Eine Integrationsstörung

Ein Blick auf die Theoriebildung in der experimentalpsychologischen Schizophrenieforschung ergibt ein desolates Bild: Eine wirre Ansammlung von Theorien und Theoriefragmenten. Das Spektrum reicht von sehr datennahen, monohypothetischen Erklärungen funktionsspezifischer Defizits bis zu komplexen Theoriegebilden mit Aussagen auf unterschiedlichen Abstraktionsniveaus. Es existieren Theorien zu devianten Prozessen in Empfindung, Wahrnehmung, Begriffsbildung, Gedächtnis, Denken, Motivation, Motorik etc. Sie alle versuchen - mit unterschiedlichem Verallgemeinerungsgrad -, eine für Schizophrene spezifische

Störung dingfest zu machen. Jeder Theoretiker weiß auch entsprechend bestätigende Ergebnisse für seine Annahmen zu berichten. Meist aber werden die gleichen Ergebnisse post hoc von Theoretikern unterschiedlicher Provenienz als Beweis für ihre Hypothesen vereinnahmt.

Das vertraute Vorgehen: Ein Forscher entwickelt eine spezifische experimentelle Operation (die Flut der verwendeten Aufgaben zeugt davon), die zwischen der Leistung von Schizophrenen und Vergleichsgruppen diskriminiert, gleichzeitig definiert er ein theoretisches Konstrukt zu einem psychologischen Sachverhalt, um das evtl. gefundene schizophrene Defizit zu erklären (Magaro, 1974).

Daß dieses Forschungsparadigma bei einem so komplexen und verwobenen Sachverhalt, wie es die Schizophrenie darstellt, laufend Theorien produziert, die sich widersprechen, aufheben, konkurrieren, aber selten ergänzen, zeigt sich immer deutlicher, es führt langfristig in eine Sackgasse. Eine nähere Analyse der verwendeten Experimentalaufgaben würde ergeben, daß es zu ihrer Bewältigung mehrerer psychischer Prozesse bedarf (vgl. Price, 1970). Eine eindeutige Identifikation der hypothetisch angenommenen Störungsebene ist mit den wenigsten Experimentalaufgaben zu bewerkstelligen. Yates: "... es ist offensichtlich unmöglich zu bestimmen, ob die Störung sensorischer (peripherer), perzeptiver (Datenverarbeitungsebene), zentraler oder motorischer Natur ist - oder sich aus mehreren Prozessen zusammensetzt" (1966, S. 125). Wir haben die Lokalisationsfrage, ein Kernproblem der Schizophrenieforschung, schon wiederholt angetroffen (Marshall, 1973; Hemsley, 1975; Sternberg, 1975).

Daß sich für alle vorgelegten Theorien bestätigende Ergebnisse finden lassen, könnte ein Hinweis darauf sein, daß die Untersuchung eines einzelnen Prozesses (Empfindung, Wahrnehmung, Denken etc.) zu beschränkt ist. Klargeworden ist mittlerweile, daß die traditionelle Labormethode stets Leistungsunterschiede zwischen schizophrenen und andern Gruppen hervorbringt. Dabei kann selten ausgeschlossen werden, daß diese Leistungsunterschiede nur Ausdruck eines allgemeinen und unspezifischen Defizits (Chapman & Chapman, 1973) bzw. eines Epiphänomens (Magaro, 1974) sind. Die Schlußfolgerung, daß in den meisten Studien mehr als ein Prozeß gleichzeitig untersucht wurde, liegt auf der Hand. Von daher ist der Schritt, ein Defizit als das Ergebnis einer devianten Integration der beteiligten Einzelprozesse aufzufassen, nur noch klein.

Ein theoretischer Ansatz bietet sich an, der die Integration multipler Prozesse selbst ins Zentrum der Betrachtung rückt. Ein schizophrenes Defizit manifestiert sich in experimentellen Aufgaben, die das integrierte Zusammenwirken zweier oder mehrerer psychischer Prozesse impliziert. Gestört ist der integrative Pro-

zeß (ein Metaprozeß), der die simultane und wechselseitige Zusammenarbeit der spezifischen Einzelprozesse (Wahrnehmung, Begriffsbildung usw.) gewährleistet und steuert, selbst.

Zwei Hauptanliegen beschäftigen uns in diesem Schlußkapitel:
1. Die Konzeption der Schizophrenie als Integrationsstörung sowie die Frage nach den Determinanten desintegrativer Tendenzen.
2. Die Postulierung eines einheitlichen theoretischen Bezugsrahmens, in dem das Gesamt der an der schizophrenen Störung beteiligten Einzelprozesse in ihrem gegenseitigen Zusammenhang darstellbar ist.

Wir werden dem bestehenden Theorien-Konglomerat keine neue geschlossene Theorie anfügen, sondern lediglich die Konturen einer möglichen Richtungsänderung in der Theoriebildung skizzieren.

5.3. Gründe, die für eine Störung der Integration in der Schizophrenie sprechen

5.3.1. Experimentelle Befunde

5.3.1.1. Intraindividuelle Variabilität

Eine extrem erhöhte intraindividuelle Variabilität der erhobenen Testwerte auf beinahe sämtlichen Verhaltensmaßen, auch psychophysiologischen, wurde schon von Shakow (1962, 1963) berichtet. Die meisten Autoren erwähnen dieses vielleicht konsistenteste Merkmal in der Schizophrenie so nebenher. Allein, die Arbeiten, die diesen Faktor als eigentliche Untersuchungsvariable behandeln, können an einer Hand abgezählt werden (vgl. Schooler & Feldman, 1967). Erst Goldstone (1975) rückte diese Variable ins Zentrum seiner Forschungsbemühungen. Dieser Autor begreift die intraindividuelle Reaktionsvariabilität (IRV) nicht, wie die Mehrzahl der Forscher, als ein Produkt von Zufallsfehlern, sondern als zentrales Merkmal der schizophrenen Störung. Goldstone (1975) ist der Überzeugung, daß die IRV als konstantes Merkmal jedes Individuums hervortritt und Ausdruck einer kreativen und adaptiven Flexibilität der menschlichen Spezies ist.

Der Autor untersucht die IRV systematisch am Beispiel der Zeitschätzung (vgl. Broadhurst, 1969; Johnson & Petzel, 1971; Petzel & Johnson, 1972; Rutschmann, 1973; Densen, 1977). Für Goldstone ist die gestörte Zeitwahrnehmung in der Schizophrenie nicht eine Störung der zeitlichen Diskriminierung auf der

Input-Stufe, sondern der kognitiven Unterscheidung und Zuordnung der Stimuli zu internen Kategorien oder Skalen. In einer Reihe von Experimenten werden die Vpn. aufgefordert, nach verschiedenen psychophysischen Skalierungsmethoden die Darbietungsdauer von Reizen einzuschätzen. Die Schätzung der Reizdauer (7 Stimulusdarbietungen von unterschiedlicher Dauer) wurde durch die Vpn. mit der absoluten Verhältnisschätzmethode anhand einer 9-kategoriellen Antwortskala vorgenommen. Als grobes Maß der IRV diente die Standardabweichung der zehn Einschätzungen pro Person und experimenteller Bedingung. - Die Schizophrenen manifestierten im Vergleich zu Depressiven, nichtpsychotisch psychiatrischen Patienten, somatisch Kranken und Normalen konsistent eine erhöhte IRV unter allen experimentellen Bedingungen (z.B. verschiedene Sinnesmodalitäten). Ein einziger Kontexteinfluß (Anker-Effekt) half Schizophrenen, die IRV zu reduzieren. Die Ergebnisse legen eindeutig eine Störung auf der Stufe der Wahrnehmungsurteile nahe. Eine erhöhte IRV und die Unfähigkeit, diskriminierte Input-Folgen mit der internen Skalenordnung abzustimmen, scheinen die zentralen Störungen zu sein.

Während ein Drittel der Schizophrenen nur hoch-variable Zeitschätzungen abgab, waren bei den übrigen zwei Dritteln kompensatorisch-adaptive Bemühungen zur Wiederherstellung der Stabilität zu erkennen. Diese Schizophrenen neigten zu stereotyperen Response-Strategien, indem sie die Anzahl der Kategorien und somit die Komplexität der Diskrimination einschränkten (scale compression). Die Ergebnisse von Goldstone sind ermutigend. Die IRV erweist sich zumindest in Zeitschätzungsexperimenten als zuverlässiges diagnostisches Kriterium und als ein für die schizophrene Desorganisiertheit primäres und spezifisches Verhaltensmerkmal.

Ebenso interessant wie die Ergebnisse ist für unsere Ausgangshypothese die theoretische Interpretation von Goldstone: Die menschliche Species ist mit zwei hochentwickelten, aufeinander bezogenen Mechanismen ausgestattet: 1. der IRV als speciestypische Kapazität zur funktionellen Flexibilität der Anpassung an eine sich permanent verändernde Umwelt, 2. der Input-Output-Abstimmung. Zur Bewältigung der ankommenden Information muß ein Individuum die relevanten internen Skalen aus dem Speicher, der das Repertoire der inneren Normen enthält, abrufen. Diese Skalen kommen innerhalb gewisser Ordnungs- und Exaktheitsgrenzen zum Einsatz. Eine effiziente Diskriminierung erfordert die kontrollierte Auswahl und den Einsatz dieser internen Skalen, um den Stimuli Qualität, Ordnung und Größe zu geben. Beide Prozesse sind in der Schizophrenie erheblich gestört. Sowohl eine extreme Erweiterung (exzessive IRV) wie eine extreme Einengung (Stereotypie) der adaptiven Flexibilität sind Ausdruck einer zentralen Regulationsstörung. Aber auch das komplexe System, das mit der Abstimmung der Input-Output-Prozesse, d.h. der Integration von Input-Reihen mit den relevanten inneren Begriffsskalen, betraut ist, erweist sich in der Schizophrenie als sehr störungsanfällig. Das für die Informationsaufnahme verantwortliche Kontrollsystem scheint beeinträchtigt, nicht-relevante interne Skalen interferieren, es kommt zu quasi-zufälligen Input-Output-Zuordnungen. Diese Auffassung scheint uns besonders interessant, weil sie den modernen Auffassungen des Aufmerksamkeitsvorganges von Norman (1973) und Broadbent (1971) recht nahe kommt. Nicht die Diskrimination sensorischer Merkmale, sondern der Abruf von Skalen, Vergleichs-, Entscheidungs- und Zuordnungsprozesse, die von einem übergeordneten Integrations- und Steuermechanismus gesteuert werden, stehen im Zentrum dieser Konzeption der Selektionsprozesse.

Im Zusammenhang mit unserer Ausgangshypothese drängt sich hinsichtlich der IRV folgende Forschungsstrategie auf: 1. Die IRV muß systematisch in andern Verhaltensbereichen untersucht werden. Gibt es in verschiedenen Bereichen systematische Unterschiede im Ausmaß der IRV? Ist die IRV in allen oder nur in bestimmten Responseklassen auffindbar? Ließe sich allenfalls ein IRV-Profil über die verschiedenen Responseklassen erstellen? Können IRV-Fluktuationen über die Zeit bei verschiedenen Responseklassen festgestellt werden? 2. Nimmt die IRV mit der Komplexität der Aufgaben zu? 3. Wie hoch ist die IRV in welchen Responseklassen bei welchen schizophrenen Untergruppen? (In den Studien von Goldstone wiesen die Schizophrenen mit der stärksten Desorganisiertheit die höchste IRV, die Integrierteren eine geringere IRV und mehr kompensatorische Skalenveränderungen auf. Einige wenige Schizophrene (Paranoide?) zeigten gar eine im Vergleich zu Normalen geringere IRV.) Extreme IRV's sind zu erwarten bei den nicht-paranoid, Prozeß- und einigen chronisch Schizophrenen, geringere IRV's bei reaktiv und paranoid Schizophrenen. 4. Welches sind die klinischen Verhaltenskorrelate zur IRV-Ausprägung? 5. Ist die hohe interindividuelle Variabilität teilweise auf IRV-Fluktuationen, d.h. auf das akzidentelle Überwiegen einer Extremreaktion (besonders hohe oder geringe IRV), zum Zeitpunkt der Untersuchung zurückführbar?

5. 3. 1. 2. Komplexität

Daß die Leistung Schizophrener im Vergleich zu Normalen mit steigender Aufgabenkomplexität, Stimulus- und Responsekomplexität sinkt, ist ein ebenfalls häufig berichtetes und gut dokumentiertes Ergebnis in der Schizophrenieforschung. (Aufgaben- und Stimuluskomplexität sind natürlich nicht identisch. Insofern aber eine hohe Stimuluskomplexität immer bestimmte Strukturierungs- und Speicherprozesse impliziert, wird dieser Begriff dem der Aufgabenkomplexität hier untergeordnet.) Die Mehrzahl der verwendeten experimentellen Aufgaben dürfen als Allerweltsmaße qualifiziert werden, die die Inbetriebnahme multipler psychischer Prozesse erfordern. Selbst geringfügige Unterschiede in der experimentellen Anordnung mögen manchmal über die Anzahl implizierter Prozesse entscheiden. Daß Schizophrene sich generell in ihren Leistungen von Normalen unterscheiden, ist nicht sehr aufschlußreich. In ganz elementaren Aufgaben nähern sich die Schizophrenen den Leistungen Normaler. Je komplexer die Aufgabe und die gestellten Anforderungen, desto größer das Leistungsdefizit. Es ist also wahrscheinlich, daß das aus einer komplexen Aufgabe resultierende Ergebnis wesentlich bestimmt wird durch übergeordnete Prozesse, die die verschiedenen beteiligten Einzelprozesse integrieren bzw. desintegrieren. Besagtes beschränkt sich nicht nur auf die Desintegration verschiedener Subsysteme oder Teilfunktionen (Perzeption, Konzeption etc.), sondern auch auf die Komponenten innerhalb des gleichen Subsystems, wie dies z.B. die Unfähigkeit Schizophrener, Informationen aus zwei verschiedenen Sinnesmodalitäten zu integrieren, illustriert (McGhie, Chapman & Lawson, 1964).

Schon Hunt & Cofer (1944) stellten in ihrer Literaturübersicht fest, daß das Leistungsdefizit proportional zur Aufgabenkomplexität anwachse. Eine im Vergleich zu Normalen unverhältnismäßige Leistungsminderung bei wachsender Aufgabenkomplexität (Stimulus- und Responsekomplexität) berichten u.a. Mednick (1958), Ludwig, Wood & Downs (1962), Shakow (1962), Chapman & McGhie (1962), Stilson & Kopell (1964), McGhie, Chapman & Lawson (1965a, b), Broen & Storms (1967), Broen (1968), Pishkin & Bourne (1969), Williams (1969), Slade (1971), Yates & Korboot (1972), Marshall (1973), Hemsley (1976), Pishkin & Williams (1976), Hirt, Cuttler & Genshaft (1977), Lewine (1978), u.a.m. Es sei auch an all jene Aufgaben erinnert, die die Vpn. mit sozialen Situationen konfrontieren. Diese Aufgaben dürfen in dem Sinne allgemein als komplexer eingestuft werden, als sie gewöhnlich auch emotio-motivationale Prozesse implizieren. Schließlich wiederholen Schmolling & Lapidus (1972) erneut das Postulat einer umgekehrt U-förmigen Beziehung zwischen Arousal- und Leistungsniveau. Bei wachsender Aufgabenkomplexität wird das Leistungsoptimum gemäß diesem Postulat bereits auf einem niedrigeren Arousalniveau erreicht. Das Leistungsvermögen von Schizophrenen mit einem höheren Arousalniveau ist also mitunter schon bei relativ einfachen Aufgaben verringert. Es sei angefügt, daß ein Leistungsabfall bei komplexeren Aufgaben für einzelne schizophrene Untergruppen (nicht-paranoid, Prozeß- und einige chronisch Schizophrene) größer ist als für andere (paranoid und reaktiv Schizophrene). Es sind gar Untersuchungen bekannt, in denen die Paranoiden die bessere Leistung bei komplexen Aufgaben erzielten als die Normalen (Hirt, Cuttler & Genshaft, 1977).

Redundanz
Hohe Stimulusredundanz in der begrifflichen Verwendung von Pribram & Melges (1969) und Cromwell (1968, 1972) wird hergestellt durch einfaches, monotones oder länger dargebotenes und/oder mehrfach wiederholtes Stimulusmaterial, niedrige Stimulusredundanz durch komplexes oder kurz dargebotenes Stimulusmaterial. Akut paranoid, gut-prämorbid Schizophrene sind gemäß dieser Formulierung eher durch einen hohen Stimulus-Input, d.h. eine niedrige Stimulusredundanz, akut nicht-paranoid, schlecht-prämorbid und einige chronisch Schizophrene eher durch einen niedrigen Stimulus-Input, d.h. eine hohe Stimulusredundanz, charakterisierbar. Die ersteren werden im Umgang mit komplexem Stimulusmaterial nicht sonderlich Mühe haben, die letzteren werden in Aufgaben mit wachsender Stimuluskomplexität zusehends schlechtere Leistungen erbringen. Es wurde auch wiederholt gezeigt, daß durch die Einführung von Redundanz (stimulus enrichment) in mehrdeutiges Stimulusmaterial das Leistungsdefizit Schizophrener drastisch reduziert werden kann (Hamlin, Haywood & Folsom, 1965; Williams, 1969; Hamlin & Folsom, 1971, 1977). Diese Befunde, deren Beziehung zur Verlangsamungs- und Filtertheorie von Interesse ist, entsprechen unserer Auffassung über den Zusammenhang zwischen Aufgabenkomplexität und Integrationsdefizit. Die Beziehung zwischen Redundanz und Integrationskapazität muß noch spezifiziert werden.

5. 3. 1. 3. Psycho- und neurophysiologische Befunde

Im neuro- und psychophysiologischen Bereich liegen genügend Befunde vor, die die Konzeption der Schizophrenie als eine spezifische Integrations- und Regulationsstörung als angemessen erscheinen lassen. Die hierzu relevanten Punkte wurden in Kap. 2.4.2.3.1. zusammengefaßt. Die Modelle von Claridge (1967), Epstein & Coleman (1970) und neuerdings auch von Hernandez-Peon (1975) sind theoretische Ansätze, die in diese Richtung zielen. Diese Modelle sagen allerdings wenig oder nichts über Art und Richtung der Beziehung zwischen den Integrationsstörungen im neuro/psychophysiologischen Bereich und denen im psychischen Bereich aus.

5. 3. 1. 4. Verschiedene Befunde

Vorwegnehmend sei behauptet, daß die Großzahl der in der experimentellen Schizophrenieforschung hervorgebrachten Ergebnisse im Einklang, zumindest nicht im Widerspruch zur Desintegrationshypothese steht, so u.a.:

- Stimulus und/oder Responseinterferenzen (Distractibility, Unfähigkeit, einen übergeordneten Set aufrechtzuerhalten, etc.).
- Erhöhte Individualität der Responsen, Idiosynkrasien etc.
- Verlust der Anpassungsfähigkeit an sich verändernde Umweltbedingungen.
- Verlangsamung (als Folge von Interferenzen oder als Produkt kompensatorischer Maßnahmen im chronischen Stadium).
- Unfähigkeit, Instruktionen zu nutzen und umzusetzen.
- Usw.

5. 3. 1. 5. Die Tendenz zu normaler Responsepräferenz

Verhaltensintegration bedeutet nicht vollkommener Zusammenbruch oder Randomisierung des Verhaltens. Die desintegrative Tendenz manifestiert sich in einem unterschiedlichen Gefälle: Die schizophrene Störung präsentiert sich erstens in verschiedenen Leistungsbereichen ungleich situationsspezifisch und macht sich zweitens in verschiedenen Responseklassen unterschiedlich stark bemerkbar. Es sind Stufen der Desintegration zu unterscheiden und gewisse Gesetzmäßigkeiten, denen sie gehorcht, zu beobachten (Broen & Storms, 1966; Chapman & Chapman, 1973). So könnte man die extreme Tendenz zur normalen Responsepräferenz als eine mildere Form der Desintegration auffassen, die unter bestimmten Bedingungen (Streß, ausweglose oder schwierige Aufgaben, Müdigkeit etc.) in gleicher Form vermehrt bei Normalen auftritt. Die Abschwächung der Kontexrestriktionen könnte auf das Überhandnehmen tieferer Integrationsstufen im hierarchischen Verhaltensaufbau verweisen, sie bedeutet eine Art Regression auf das assoziationistische Niveau der Verhaltensorganisation. Die Tendenz zu idiosynkratischen Reaktionen mag im Gegensatz dazu entweder Ausdruck einer stärkeren Form der Verhaltensdesintegration mit einer weitergehenden Randomisierung des Verhaltens sein, oder sie mag das Ergebnis von kompensatorisch-neoformativen Bemühungen gegen den primären Verhaltenszerfall darstellen.

5.3.2. Schizophrene Symptome, klinische Erscheinungsbilder

Das klinische Erscheinungsbild, das der Begriff Schizophrenie umschreibt, wird in der Psychiatrie auf den Nenner einer mangelnden Einheitlichkeit, Zielstrebigkeit und Ordnung aller psychischer Vorgänge, insbesondere einer Zersplitterung und Aufspaltung des Denkens, Fühlens/Wollens und der Persönlichkeit, gebracht. Die im folgenden aufgereihten Einzelsymptome hängen untereinander mannigfach zusammen, sind als Ausdruck einer einheitlichen Persönlichkeitsstörung zu verstehen. Auch tritt das gestörte Geschehen nicht einfach an die Stelle des intakten psychischen Funktionierens, sondern daneben und ist grundsätzlich reversibel.

Bleuler (1911, 1969), der den Begriff Schizophrenie (Spaltungsirresein) prägte, unterscheidet zwischen Grundsymptomen und akzessorischen Symptomen. Zu den Grundsymptomen gehören Störungen im Denken, Affekt und subjektiven Erleben der eigenen Persönlichkeit (die berühmte Tria). Besonders wichtige Aspekte der Schizophrenie sind Ambivalenz und Autismus. Unmittelbar im Zusammenhang mit den Grundsymptomen stehen Störungen des Willens und Handelns. (Für eine übersichtliche Psychopathologie siehe auch Scharfetter, 1976.)

Grundsymptome und die eng damit verbundenen Störungserscheinungen:

- Denkstörungen: Eine allgemeine Lockerung gewohnter Sinnzusammenhänge und des assoziativen Denkvollzuges, mangelnde Zielvorstellung und Beziehungslosigkeit des Denkens zur Situation erzeugen Symptome wie Inkohärenz (Zerfahrenheit), Gedankensprünge, Sperrungen, Verlangsamung, paralogisches Denken, umständliches Denken, Paragrammatismus, Parasyntax (gestörter Satzbau), Schizophasie (Sprachzerfall). Symptome im Zusammenhang mit Ich-Erlebens-Störungen: Gedankenausbreitung, Gedankenentzug, Gedankeneingebung. Auf der begrifflichen Ebene kommt es zur Kontamination, Verdichtung, Verschiebung, Substitution, Symbolismus. Die neoformativen Erscheinungen sind: Neologismen (Wortneubildungen), eigentliche Privatsprachen (Kryptolalie) usw.
- Affektstörungen: Auch hier ist es die mangelnde Einheitlichkeit, die Zerrissenheit und Dysharmonie, die das Geschehen beherrscht. Häufige Symptome sind: Schwankungen zwischen affektiver Stumpfheit und Reizbarkeit, mangelnde Modulation der Gefühle, Affektstarre und Affektlabilität, Affektarmut (vor allem im chronischen Stadium), Parathymie (situationsinadäquater Affekt), Paramimie (Widerspruch zwischen Affekt und Ausdruck), Störungen des affektiven Kontaktes ("gemütlicher Rapport"), Ambivalenz.

- Störungen der Person: Im Vordergrund steht wiederum die Zerrissenheit der Person, die verschiedenen Strebungen und Prozesse laufen parallel nebeneinander her. Auflösung der Grenzen zwischen Ich und Umwelt. Hauptsymptom ist die Depersonalisation (Selbstentfremdung) und im Zusammenhang damit die Derealisation (Entfremdung von der Welt). Weitere Symptome: Gestörte Körperwahrnehmungen, Identitätsverlust, Gefühle der Zersplitterung und der Auflösung, Verlust der Realitätskontrolle, Appersonierung, Transitivismus, Personenverkennung, Verdoppelung, mangelnde Orientierung gegenüber der eigenen Person, Beeinflussungsgefühle usw.
- Autismus: Verlust des Kontaktes mit der Wirklichkeit, Aufbau einer Gegenwelt, gestörte Realitätsprüfung. Sowohl die Real- wie die Scheinwelt sind für den Schizophrenen Wirklichkeit, bald steht die eine, bald die andere im Vordergrund (doppelte Buchführung).
- Ambivalenz: Gleichzeitiges Nebeneinander gegensätzlicher Tendenzen und Gefühle, die sich gegenseitig ausschließen. Affektive Ambivalenz, Ambivalenz des Willens und Handelns (Ambitendenz).
- Willen und Handeln: Willensschwäche oder starres Fixieren eines Zieles (Hypo-, Hyperbulismus), Blockierung des Wollens und Handelns. Willensspaltung, unfreier Wille unter dem Einfluß fremder Menschen und Mächte (Befehlsautomatie, Impulse etc.). - Mangel an Handlungsinitiative, Fehlen bestimmter Ziele, Handlungen aufgrund plötzlicher Einfälle, Sperrungen etc. Ablenkbarkeit, unmotivierte, situationsinadäquate Handlungen usw.

Akzessorische Symptome: Darunter versteht Bleuler sekundäre Störungen von Funktionen, die primär in der Schizophrenie intakt bleiben.

- Sinnes- und Wahrnehmungsstörungen: Halluzinationen (vor allem akustische, sogenannte Stimmen, aber auch visuelle und Körper-Halluzinationen), Illusionen, Pareidolien, Gedankenlautwerden, Wahnwahrnehmungen, Synästhesien, intensitative Abnormitäten.
- Aufmerksamkeit: Erhöhte Ablenkbarkeit, Aufmerksamkeitssteigerung bei Wahnthemen.
- Wahn: Es treten Wahnideen aller Art auf, die häufigsten Wahnformen sind: Beziehungswahn (von ihm lassen sich viele Wahnformen ableiten), Größen- und Verfolgungswahn (oft in Verbindung).
- Gedächtnis: Sekundäre Amnesien und Paramnesien, Gedächtnishalluzinationen.
- Motorik (katatone Symptome): Katalepsie, Stupor, Hyperkinese, Stereotypien, Impulse, Manieren, Negativismus, Befehlsautomatie. Echoerscheinungen.

- Sprache und Schrift: Sprache und Schrift spiegeln das schizophrene Denken: Mutismus oder Logorrhoe, Verbigeration (verbale Stereotypie). (Siehe bei Denkstörungen, die ja alle über die Sprache erschlossen werden; eine saubere Trennung zwischen Denk- und Sprachstörungen scheint nicht möglich.)

Die diagnostischen Untergruppen:

Je nach dem Vorwiegen bestimmter Symptomgruppen unterscheidet man vier Untergruppen. Diese Gruppen bilden keine starren Kategorien, vielfältige Übergänge sind möglich.

- Paranoid-halluzinatorische Schizophrenie: Wahnideen und Halluzinationen sind hier die Hauptsymptome. Die paranoid-halluzinatorische Psychose, im deutschen Sprachraum die häufigste Diagnose, ist nicht mit der Diagnose "paranoide Schizophrenie", wie sie im angelsächsischen Raum und vor allem in der experimentellen Schizophrenieforschung gehandhabt wird, identisch.
- Katatonie: Im Vordergrund stehen die katatonen Symptome.
- Hebephrenie: Schizophrene mit hauptsächlich akzessorischen Symptomen unterschiedlicher Art und Ausprägung. Die Diagnose Hebephrenie bildet den großen Topf für alle Formen, die nicht eindeutig einer andern Kategorie zuzuordnen sind. Eher schleichende Entwicklung.
- Schizophrenia simplex: Zunehmendes soziales Versagen. Keine dramatischen, akuten psychotischen Zeichen. Autismus, unklare, "verschrobene" Sprache (Zerfahrenheit) etc. Schleichende Entwicklung.

Die Gruppierung der schizophrenen Symptome in Hauptsymptome und akzessorische Phänomene von Bleuler wird hier nicht übernommen. Es ist selbst unter verschiedenen Psychiatrie-Schulen umstritten, was auf was zurückführbar ist. Besonders die Bedeutung der Wahrnehmung und der Aufmerksamkeit scheint uns in den meisten psychiatrischen Beschreibungssystemen massiv unterschätzt. Vieles deutet darauf hin, daß selbst die Grundsymptome, wenigstens die kognitiven, auf die elementareren Störungen der Wahrnehmung und Aufmerksamkeit (Interferenzen) zurückgeführt werden können. So legt es jedenfalls die experimentalpsychologische Schizophrenieforschung nahe. Ein wichtiges Postulat in diesem Zusammenhang wäre, vermehrt eine Beziehung zwischen der postulierten Grundstörung und der Vielfalt der schizophrenen Verhaltenserscheinungen herzustellen. Dies wurde bis jetzt mit wenigen Ausnahmen grob vernachlässigt (Broen & Storms, 1966; Hemsley, 1977).

Es dürfte keine allzu große Mühe bereiten, die verschiedenen schizophrenen Symptome als Erscheinungsweisen einer mehr oder weniger verallgemeinerten Integrations- und Regulationsstörung verständlich zu machen. Die Denkstörungen, die Ambivalenz, der Autismus, die Depersonalisation, die Parathymie sind nur besonders direkte und aufdringliche Äußerungen dieser Störung. Die Störungen in den Einzelprozessen sind das Ergebnis einer Persönlichkeitsstörung und nicht umgekehrt. "Bei der Schizophrenie scheint also die Gesamtpersönlichkeit aufgelockert, gespalten und der natürlichen Harmonie verlustig, was sich gleichermaßen in der Zerfahrenheit, der Parathymie und der Depersonalisation äußert" (Bleuler, 1972, S. 418). Was in der Psychiatrie schon immer als wesentlicher Gesichtspunkt der Beschreibung galt, wird in diesem Kapitel zum deskriptiven Erklärungsprinzip erhoben.

5.3.3. Klinische und experimentalpsychologische Theorieansätze

Viele aus der klinischen Beobachtung gewonnene Theorien fassen die Schizophrenie als Ganzes oder Aspekte der schizophrenen Störung als Integrationsstörung auf. Bleuler (1911) selbst meinte mit dem Begriff Schizophrenie (Bewußtseins-, Persönlichkeitsspaltung) wesentlich auch die Desintegration der Persönlichkeit und im besonderen eine Desintegration zwischen emotionalen und kognitiven Prozessen. Konzepte wie intrapsychische Ataxie des Bewußtseins (Stransky, 1905), Verkürzung des intentionalen Bogens (Beringer, 1924), Mangel an Denkinitiative (Gruhle, 1929) oder Ausdrücke wie intrapsychische Dissoziation oder Inkoordination usw. weisen ebenfalls auf eine Konzeption der Schizophrenie hin, die durch den Verlust zentraler Steuerung und Integration zu charakterisieren wäre (vgl. auch Arieti, 1974; Piro, 1967).

Auch in der experimentalpsychologischen Schizophrenieforschung wird die Schizophrenie aufgrund von Labordaten als zentrale Regulations- und Integrationsstörung konzipiert. Dies ist gerade für die komplexeren Theorien kennzeichnend. Shakows Set-Theorie operiert sehr direkt und explizit mit den Begriffen der Steuerung und Integration. Die schizophrenen Verhaltensmanifestationen sind Ausdruck des Niedergangs eines zentralen, für die Integration des Verhaltens verantwortlichen Steuermechanismus; lokale, hierarchisch tieferliegende Steuerinstanzen sorgen dann für eine dezentrale, weniger integrierte Verhaltensorganisation. - In Silvermans kognitiver Steuertheorie geht es letztlich um die Verzerrungen bei der Informationsaufnahme, die aus einer auf spezifische Weise abweichenden Integration von motivationalen, perzeptiven und kognitiven Strukturen zum Zwecke des Persönlichkeitsschutzes hervorgehen. - Aus neobehavioristischer Sicht hat Magaro (1974) die Desintegrationshypothese energisch verfochten. Schließlich begreifen auch die meisten psycho- und neurophysiologischen Modelle die Schizophrenie als eine Folge desintegrativer Vorgänge, als Ergebnis eines

Ungleichgewichts zwischen hemmenden und erregenden Prozessen (Claridge, 1967; Epstein & Coleman, 1970; Hernandez-Peon, 1975).

5.4. Der theoretische Bezugsrahmen

5.4.1. Der neobehavioristische Integrationsversuch von Magaro

Magaro (1974) hat einen umfassenden Integrationsversuch aus lerntheoretischer Sicht unternommen. Er bemüht sich insbesondere um eine neue Schau der Beziehung zwischen den existierenden Konstrukten zur Erklärung der Schizophrenie. Indem er die theoretischen Konstrukte untersucht, ihre Beziehung zueinander klärt und in einen einheitlichen und systematischen Begriffsrahmen integriert, gelingt es ihm, eine molare Theorie zu konstruieren. Damit hofft der Autor die Probleme der Vergleichbarkeit der theoretischen Konstrukte in bezug auf Datennähe und Art der begrifflichen Definition in den Griff zu bekommen. Jede Schizophrenietheorie wird dabei aufgrund eines teilweise neu definierten und erweiterten neo-Hull'schen Begriffsrahmens auf ihre Struktur hin mit Begriffen aus folgenden Betrachtungs- und Theorieebenen analysiert und klassifiziert: 1. Das empirische Ereignis (dieser Begriff meint die im Experiment spezifizierten Beobachtungsgrößen), 2. das empirische Konstrukt (der Begriff, der sich auf die operationale Definition einer besonderen Experimentalaufgabe bezieht), 3. das theoretische Konstrukt I (der Begriff, der das empirische Gesetz, die spezifische Beziehung zwischen empirischen Konstrukten erklärt), 4. das theoretische Konstrukt II (ein Begriff höherer Ordnung, der zu erklären versucht, warum der postulierte Prozeß in der Schizophrenie so und nicht anders abläuft). Untersucht mit diesem Analyse- und Begriffsschema werden die Theorien von Salzinger, Shakow, Payne, McGhie et al., Mednick, Silverman, Rodnick & Garmezy, Cameron, Chapman, Buss, Venables und Broen & Storms. Schließlich präsentiert Magaro (1974) eine eigene Integrationstheorie: Das schizophrene Defizit wird nicht mehr den elementaren Einzelprozessen, sondern einer mangelnde Integration eben dieser Einzelprozesse zugeschrieben.

5.4.2. Welcher theoretische Bezugsrahmen?

Die Frage, zu welchem allgemeinen theoretischen Erklärungsparadigma wir greifen wollen, ist an dieser Stelle von großer Tragweite. In den vorangegangenen Theorie-Kapiteln war viel von kognitiven Störungen im begrifflichen Gewande von IV-Vorgängen die Rede. In der psychologischen Schizophrenieforschung wurden aber seit je auch behavioristische Theorien vorgestellt. Magaros Integrationshypothese ist nur das letzte Beispiel dieser Tradition. Diese Theorien sind, wie wir in Kap. 2.5.1. gesehen haben, bei weitem die unhaltbarsten nicht. Wenn hier im Unterschied zu Magaro kein neobehavioristischer Bezugsrahmen gewählt wird, dann aus der einfachen Überzeugung heraus, daß eine neobehavioristische Theorie erstens komplexe kognitive Vorgänge nicht angemessen abzubilden und zu erklären vermag, und zweitens gerade für eine Integrationstheorie besonders ungeeignet ist. Wir verzichten auf eine ausgedehnte Rechtfertigungsarbeit und halten fest: Es ist im großen und ganzen a) die wachsende Kritik an den neobehavioristischen und insbesondere mediationstheoretischen Modellen zur Erklärung interner Prozesse, und b) die kognitive Bias, die uns einen kognitiven Bezugsrahmen zur Erklärung schizophrenen Verhaltens als angemessener erscheinen lassen.

5.4.3. Die Notwendigkeit eines ganzheitlich-integrativen Theorieansatzes

Die Notwendigkeit zu vermehrten integrativen Bemühungen in der Schizophrenieforschung ergibt sich aus der starken Zersplitterung der theoretischen Ansätze. Dabei drängt sich für die Zukunft ein systemtheoretischer Ansatz aus zwei Gründen geradezu auf. (Der Begriff Systemtheorie wird im folgenden nicht im engeren mathematischen Sinne, sondern in einem sehr weiten Sinne verwendet; siehe dazu etwa Bertalanffy, 1974.)

1. Die Systemtheorie ist historisch nicht zuletzt als Reaktion auf den empirischen Atomismus und aus dem Bedürfnis nach einer Synthese der angehäuften Einzelfakten und Hypothesen entstanden. Sie ist also wesentlich Integrationswissenschaft und würde sich vorzüglich zur Integration der disparaten Ergebnisse und versprengten Theorieansätze in der Schizophrenieforschung eignen.
2. Die Systemtheorie beschäftigt sich u.a. mit der Analyse der Beziehungen, in denen die Elemente eines Systems untereinander stehen, mit der Steuerung und Integration des Systems und der Subsysteme.

Die Schizophrenie zeigt deutlich die Merkmale einer Persönlichkeits- oder Systemstörung. Die Desorganisation der schizophrenen Persönlichkeit ist das Ergebnis mangelnder Integration und Steuerung. Nicht defizitäre Einzelfunktionen, sondern die mangelnde oder fehlerhafte Integration einzelner Funktionen und

Prozesse verursachen das Verhaltensgesamt, das wir Schizophrenie nennen.

Bertalanffy (1974) nennt fünf Prinzipien, denen eine organismisch-humanistische Systemtheorie genügen muß. Diese fünf Prinzipien seien den weiteren Erwägungen deshalb vorangestellt, weil mit Ausnahme von Silverman und Shakow die meisten experimentellen Schizophrenietheorien von einem Menschenbild zeugen, das Bertalanffy polemisch, aber treffend als das Menschenbild der Automaten- oder Roboterwissenschaft geißelt. Viele wissenschaftlichen Begriffe und sprachlichen Gewohnheiten in der Psychiatrie allgemein zeugen, vor allem wenn es sich um Schizophrene handelt, von einem ähnlichen Menschenbild. Der organismisch-humanistische Systemansatz:

1. betont die Ganzheit des Organismus, er ist nicht reduktionistisch oder elementaristisch,
2. befürwortet das Prinzip der Selbstaktivität des Organismus und lehnt rein reaktive Modelle (S-R-, Roboterpsychologie) ab,
3. betont die spezifisch menschlichen Verhaltens- und Strukturmerkmale; darunter fallen vor allem symbolische Aktivitäten,
4. bekräftigt die Tendenz zur Entwicklung immer höherer Organisationsstrukturen bei offenen und lebenden Systemen; diese Tendenz äußert sich in der Vielfalt kreativer Erscheinungen (Evolution in ihren nicht-utilitaristischen Aspekten, Spiel- und Neugierverhalten, die sublimen Äußerungen der kulturellen und künstlerischen Kreativität),
5. legt als Konsequenz aus Punkt 4) die Notwendigkeit nahe, spezifisch menschliche und suprabiologische Werte ins wissenschaftliche Weltbild einzuführen.

Bertalanffy zieht mit schonungsloser Kritik gegen alle psychologischen Modelle ins Feld, die die eben erwähnten fünf Prinzipien nicht berücksichtigen. Er glaubt, auch innerhalb der Systemtheorie zwei verschiedene Tendenzen zu erkennen, eine mechanistische und eine organismisch-humanistische. Humanistisch ganzheitliche Theorien wurden in der Psychiatrie etwa von Arieti (1967) und Menninger, Ellenberger, Pruyser & Mayman (1958) vorgelegt (siehe auch Grinker, 1969, 1976). Explizit systemtheoretische Ansätze wurden aber bis jetzt nur wenige entwickelt. Ein Beispiel für die mechanistische Tendenz ist wohl das Reglermodell von Feer (1970).

Menninger, Mayman & Pruyser (1963) haben eine systemische Konzeption psychiatrischer Störungseinheiten entwickelt. Sie arbeiten mit vier allgemeinen Prinzipien: 1. Organismus-Umwelt-Interaktionen, die angepaßtes Verhalten hervorbringen, 2. Organisation vermittels homöostatischer Mechanismen zur Aufrechterhaltung von Gleichgewichtszuständen, 3. Regulation und

Steuerung im Sinne der Ich-Theorie, 4. Motivationstheorie. Die Autoren umreißen sodann unabhängig von den traditionellen nosologischen Einheiten und Klassifikationen eine einheitliche Theorie psychiatrischer Störungen, die sie in Verbindung mit Streßbewältigungsstrategien konzipieren. Sie unterscheiden dabei fünf Stufen der Dysfunktion oder Fehlsteuerung von Aggression: 1. Leichte nervöse Spannung, 2. Neurosen, 3. nackte Aggression, 4. Psychosen, 5. Zusammenbruch und vollkommene Dekompensation.

Feer (1970) konzipiert die psychotische Störung, speziell die paranoide Psychose, als Störung der afferenten Input-Regelung. Ein Regler wirkt der von außen auftreffenden Störung entgegen und neutralisiert sie. Man spricht von einem antizipierenden Regler, wenn er die Störung abfängt, bevor sie sich am System auswirkt (Steuerung), und von einem Feedback-Regler, wenn er die Störung erst im Zeitpunkt neutralisiert, da sie sich am System auszuwirken beginnt. Die Umwelt ist die in Frage kommende Störquelle. Diese Störquelle wird als stochastischer Prozeß aufgefaßt, d.h. die Störung kann nicht mit Sicherheit, sondern nur mit einer gewissen Wahrscheinlichkeit vorausgesehen werden. Ein erster Regler bestimmt, wie wahrscheinlich ein Ereignis, sei es störend oder nicht, sein muß, daß es praktisch mit Sicherheit erlebt werden kann. Je sorgloser Wahrscheinlichkeit mit Sicherheit gleichgesetzt wird, desto besser gelingt die Einstellung auf ein Ereignis, desto häufiger wird man sich aber auch in der Erwartung täuschen. Der zweite Regler hat also den ersten Regler auf gefährliche und nicht gefährliche Situationen einzustellen. Versagt der zweite Regler, so werden zu viele Ereignisse als sicher bevorstehend erwartet oder zu wenige. Werden zu wenige Ereignisse als sicher erwartet, also auch ansonsten mit Sicherheit erwartete Ereignisse mit geringer Wahrscheinlichkeit erlebt, geht damit als subjektives Erlebnis Überraschung einher. Für das psychotische Wahnerleben sind viele Überraschungen kennzeichnend. Alles ist Signal und Anzeichen. Ein Bedeutungs- und Beziehungswahn entwickelt sich. Auch interne Informationen, welche in das Regelsystem eingehen, unterliegen Regulationsstörungen. Feer bringt eine Reihe von Symptomen der paranoiden Schizophrenie auf den gemeinsamen Nenner einer Störung der afferenten Informationsverarbeitung.

Feer formuliert das mentale System und dessen Regelung nicht aus. Der psychische Apparat wird ohne Umschweife mit einem Regler gleichgesetzt. Außerdem ist es selbst bei psychotischen Erscheinungen unwahrscheinlich, daß die Regelstörung generell ist. Sie dürfte vielmehr nur unter spezifischen Umwelt- und Zustandsbedingungen wirksam werden (Moser, 1974). Das Modell ist in sich konsistent und exakt formuliert, aber zu elementar, um der Komplexität der schizophrenen Erscheinungsvielfalt gerecht zu werden. Es bietet keine Erklärung für die z.T. grundverschiedenen Leistungs- und Verhaltensmuster verschiedener schizophrener Gruppen an. Überhaupt ist über die empirische Fundierung dieser Theorie nichts bekannt. Das Modell postuliert für die Schizophrenie eine Störung der afferenten IV. Gerade in neuerer Zeit führen aber immer mehr Untersuchungen zu Ergebnissen, die eine nicht mindere Störung in den efferenten Prozessen nahelegen.

5.5. Eine ganzheitlich-systemtheoretische Konzeption der Schizophrenie

5.5.1. Der normalpsychologische Bezug

Was im folgenden dargelegt und erörtert wird, ist keine neue ausgearbeitete, spezifische Schizophrenietheorie, sondern vielmehr ein allgemeiner theoretischer Rahmen, innerhalb dessen uns ein weiterer Forschungsimpetus lohnend und fruchtbar scheint. Wesentlich am Unterfangen ist die Betonung einer Gewichtsverlagerung in der Theoriebildung vom Einzelnen zum Ganzen. Wir lehnen uns dabei stark an die speziellen systemtheoretischen Modellvorstellungen von Klix (1970) und Juchler (1974). Für umfassende Darstellungen siehe u.a. bei Bertalanffy (1973), Miller (1978) und Flechtner (1970).

Im regelungstheoretischen Systemansatz stellt sich zunächst die zentrale Frage, welche Struktur ein System besitzen muß, damit es bestimmte ausgezeichnete Zustände (Sollwerte, Ziele) erhalten resp. anstreben kann. Systeme, die die dafür geeigneten Strukturen aufweisen, werden allgemein als Regelungssysteme, die entsprechenden Prozesse als Regelvorgänge bezeichnet. Diese helfen Abweichungen von einem bestimmten Sollwert dadurch zu vermeiden, indem deren Ursachen ausgeschaltet oder deren Wirkung kompensiert werden. Die Struktur eines Regelungssystems (Regelkreisschaltung) ist im Blockschaltbild dargestellt:

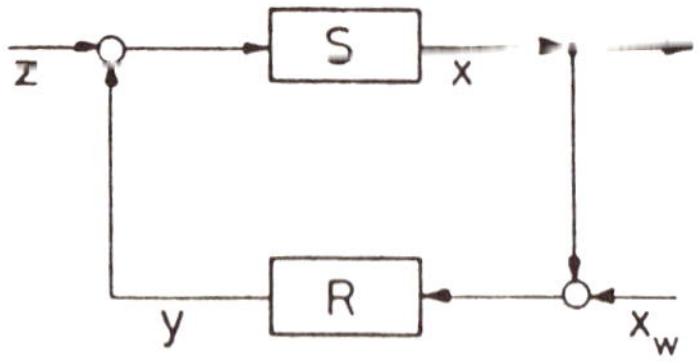

Figur VIII

z : Stör- oder Eingangsgrößen

x : Regelgröße, die Variable eines Systems, die durch die Regelung dem Sollwert angepaßt werden soll

y : Stellgröße; Ausgang des Reglers, der aus der Verarbeitung der beiden Nachrichten "Sollwert-Einstellung" und "Ist-Wert-Messung" resultiert.

x_w : Sollwert, Ziel (w : Sollwert-Einsteller

: Systemelement

S : Regelstrecke; das zu regelnde Systemglied

R : Regeleinrichtung (Regler); Systemvorrichtung, in den Soll- und Ist-Werte eingegeben, verglichen und zu einer neuen Nachricht verarbeitet werden (Stellgröße).

: Signalfluß

: Summationsstelle

: Verzweigungspunkt

Ein Regelsystem wird durch die negative Rückkoppelung gesteuert. Einwirkende Störungen wirken sich voll auf die zu regelnde Größe aus. Diese wird vom Regler ständig mit ihrem Sollwert verglichen. Je nach den auftretenden Abweichungen werden Maßnahmen ergriffen, die sich auf den zu regelnden Prozeß auswirken und so die Abweichungen aufzuheben trachten. Das ist die für den Regelkreis typische Rückkoppelung. Die Regelung orientiert sich im Gegensatz zur aktiven Steuerung nur an Abweichungen, nicht aber an den Störungen direkt. Als Folge davon kann der Sollwert nicht ständig eingehalten werden. Dafür kann aber auch Störungen begegnet werden, deren Ursachen nicht bekannt sind.

In regelungstheoretischen Modellen wird der Organismus als ein komplexes informationsverarbeitendes Regelungssystem konzipiert, dessen zentraler Sollwert etwa als Erhaltung des inneren Milieus oder Einhaltung der essentiellen Variablen in bestimmten Grenzen bei wechselnden Umweltbedingungen umschrieben wird (Homöostase-Modell). Hauptzweck der Regelung ist die Erreichung eines stabilen Systemzustandes. Anpassung ist also eine Sonderform der Regelung. (Eine Kritik an der Überdehnung des Homöostase-Modells beim Menschen, z.B. auf Prozesse, die nicht der primären Anpassung dienen, gibt Bertalanffy, 1974.)

Um die wesentlichen Merkmale hochentwickelter Organismen zu erfassen, bedarf es Strukturprinzipien, die über den einfachen Regelkreis hinausgehen. Die Struktur des organismischen

Systems ist aus horizontalen, vertikalen und hierarchischen Strukturprinzipien zusammengesetzt. So beeinflußt etwa im hierarchischen Strukturprinzip ein übergeordneter Regler resp. Regelkreis mehrere Regler, deren Regelstrecke auch untereinander verbunden sein können (siehe 5.5.4.). Regelung und aktive Steuerung kommen in solchen Systemen immer in komplexen Kombinationen vor.

Interne Struktur eines Humansystems

Juchler (1974) bietet in enger Anlehnung an Klix (1970) ein stark vereinfachtes Modell relativ hoher Abstraktionsstufe, das anstelle eines hochkomplexen Regelungssystems mit hierarchischen Strukturen steht. Immerhin sind darin zentrale Merkmale eines Humansystems berücksichtigt. Das Humansystem wird als hochlernfähiges Reglersystem, das über eine komplexe Modellstruktur verfügt, konzipiert. Es folgt die graphische Darstellung des Modells:

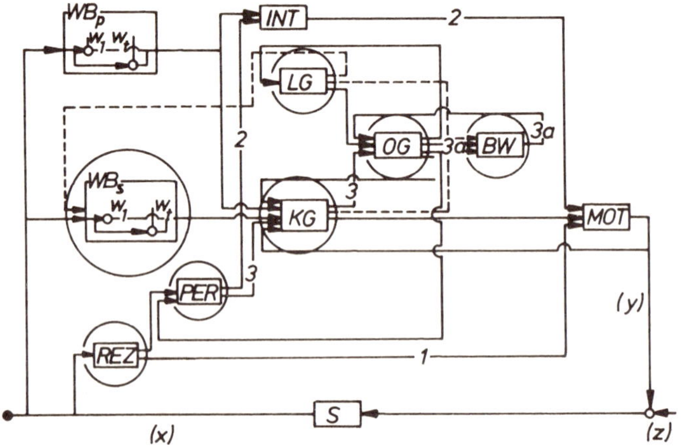

1: reflektorische Ebene
2: instinktive Ebene
3: lernprozessual-kognitive Ebene: a) bewußte
b) unbewußte

Figur IX:	REZ:	Rezeptorsystem	WB_p:	Primäre Werte bzw. Bedürfniszustände
	PER:	Perzeptor		
	KG:	Kurzzeitgedächtnis	WB_s:	Sekundäre Werte bzw. Bedürfniszustände
	LG:	Langzeitgedächtnis		
	OG:	Operatives Gedächtnis	(z):	Outputs anderer Syste
	S:	Regelstrecke (Struktur)	(x):	Regelgröße
	INT:	Integrator	(w):	Sollwerte
	BW:	Bewußtsein	(y):	Outputs

Zur Funktionsweise des Systems:

Aus der Umgebung eintreffende Signale werden vom Rezeptorsystem als spezifische Reize empfangen. Diese werden entweder direkt verarbeitet (Reflexebene) oder an das perzeptorische System weitergegeben. Dort werden sie zu phänomenalen Merkmalen - als stabile und nicht zufällige Eigenschaften von Umgebungszuständen - verarbeitet. Als bereits selegierte Merkmalssequenzen treten diese ins Kurzzeitgedächtnis ein. Diesen schon recht komplexen Prozeß des selektiven Hervorhebens von Merkmalen (sensorische Abstraktion) steuert das operative Gedächtnis. Der elementaren Wahrnehmung liegt bekanntlich wegen der im Vergleich zum Rezeptorsystem sehr viel geringeren Informationskapazität des Kurzzeitgedächtnisses eine äußerst starke Informationsverdichtung zugrunde. Im KG können die eingetroffenen Informationen für kurze Zeit (ca. 10 sec) abgespeichert werden. Von zentraler Bedeutung ist der Informationsaustausch zwischen KG und LG, wobei das operative Gedächtnis als eine vermittelnde Systemkomponente, eine Art hypothetisches Steuerungselement, aufgefaßt werden kann (Klix, 1970). Der Aufbau des langfristigen Gedächtnisbesitzes wird nicht einfach durch Abspeicherung einzelner Merkmale oder Merkmalsadditionen geleistet, sondern mittels des OG werden in Lernprozessen hierarchisch geordnete Klassenbildungen (Begriffe) über den Merkmalen aufgebaut und fixiert. So können die im KG eintreffenden Informationen optimal verarbeitet werden, indem sie, vermittelt durch das OG, komplexen kognitiven Strukturen des LG zugeordnet werden können, die einen hohen Grad an Informationsverdichtung aufweisen. Damit werden komplexe Erkennungsprozesse ermöglicht, die auch als bewußte Wahrnehmung bezeichnet werden können (sieh 5.5.2.1.). Die Bewußtseinsstruktur (BW), die komplexeste, oberste hierarchische Struktur, welche sich wahrscheinlich aus den Wechselwirkungsprozessen des KG, LG und OG herausgebildet hat, kontrolliert als oberste Steuerungsinstanz die Verarbeitung des Informationsangebotes und der Bedürfniszustände (siehe unten). Die dabei zu treffenden Verhaltensentscheidungen werden über dem in Lernprozessen ausgebildeten und auch sprachlich vermittelten Gedächtnisbesitz gebildet. Simulative Prozesse spielen dabei eine wichtige Rolle. An der unbewußten Verarbeitung sind die Bewußtseinsstrukturen dann entsprechend nicht beteiligt.

Besonders wichtig für die weitere interne IV sind des weiteren innere kognitive Prozesse, die kurz als interne Operationen und Kombinationen über den Elementen des Gedächtnisbesitzes charakterisiert werden können (eigentliche Denkprozesse). D.h. es können Simulationen von Transformationsprozessen vorgenommen werden. Diese können sich entweder auf Umwelttransformationen ohne eigene aktive Verhaltensweisen oder auf Transformationsprozesse mit eigenen aktiven Verhaltensweisen und ihren

Auswirkungen beziehen. So können umgebungsbezogene Verhaltensalternativen durchgespielt werden. Die konkreten Verhaltensentscheidungen erfolgen aber auch durch eine Bewertung der Zustände auf dem Hintergrund der eigenen Bedürfniszustände.

Zwischen der Wert- bzw. Bedürfniskomponente und den andern Komponenten, besonders zur perzeptiv-kognitiven, besteht eine sehr enge Verknüpfung. Im regelungstheoretischen Modell werden Bedürfniszustände allgemein als Abweichungen von einem Sollwert betrachtet. Dem Bedürfniszustand wird eine aktivierende Wirkung zugesprochen, die eine Tendenz zu deren Abbau einschließt. Es können primäre und abgeleitete Werte bzw. Bedürfniszustände unterschieden werden. Die ersteren sind biologisch fixiert, die letzteren erlernt. Die inhaltliche Abgrenzung der primären Bedürfniszustände ist umstritten, ihre Anzahl ist jedenfalls sehr beschränkt. Sowohl ihr Wirkungszusammenhang wie ihre Verknüpfung zu den andern Komponenten sind stark lernabhängig. Die sekundären Werte bzw. Bedürfniszustände erklären sich so, daß bestimmte Zustände (Objekte, Ereignisse), die mit der Erfüllung eines Bedürfnisses verknüpft sind, selber zu Werten und entsprechenden Bedürfniszuständen werden. Sekundäre untergeordnete Werte stellen instrumentelle Differenzierungen eines übergeordneten Wertes dar, verselbständigt-autonome Werte besitzen eine eigene motivierende Kraft. Mit zunehmender Differenzierung des Lebensbereiches entstehen so komplexe Wertstrukturen mit hierarchischen Mustern. Der Wirkungszusammenhang dieser abgeleiteten Werte, ihre Verbindung zur perzeptiv-kognitiven und motorisch-verhaltensmäßigen Komponente ist vollkommen lernabhängig, ein Teil der Werte selbst im LG abgespeichert. Werterzeugend sind besonders auch höhere kognitive Prozesse.

Dieses Modell wird dem Zweck, den eingangs skizzierten Grundgedanken etwas zu verdeutlichen, trotz seiner großen Allgemeinheit gerecht. Es sind eine Reihe anderer Modelle bekannt (einige wurden stichwortartig in Kap. 2.1. erwähnt), die dieses Ziel sicher ebenso gut erfüllen würden. Miller (1978) z.B. schlägt in seinem monumental-enzyklopädischen Werk "Lebende Systeme" die folgende Aufgliederung der IV-Prozesse vor: Input-Transducer, internal Transducer, Kanal/Netz, Decoder, Associator, Memory, Decidor, Encoder, Output Transducer. Dieses Modell wird hier erwähnt, weil Miller eine Menge Hypothesen für Aufbau und Funktionsweise jedes Subsystems präsentiert und zu einer Reihe weiterer Prozesse Überlegungen anstellt. Auf einige dieser Hypothesen wird in Kap. 5.5.2.2. Bezug genommen.

5.5.2. Schizophrenie: Eine Integrationsstörung

Es existiert, wie wir gesehen haben, kaum ein Subsystem oder eine Komponente im menschlichen IV-System, das nicht als primärer Locus der schizophrenen Störung vermutet und entsprechend theoretisch gewürdigt wurde. Wir sehen davon ab, jede experimentelle Schizophrenietheorie daraufhin zu prüfen, auf welche Prozeßstufe sie in unserem Modell fixiert werden kann. So notwendig uns eine Integration der verfügbaren Theorien in einen einheitlichen begrifflichen Bezugsrahmen erscheint, so wenig sind wir davon überzeugt, daß sich der Aufwand, gerade wegen der großen lokalisatorischen Vagheit vieler Theorien, lohnen würde. Wir begnügen uns, die Subsysteme oder Prozeßstufen, die von den Forschern am häufigsten - einzeln oder in Kombination - als primärer Sitz der schizophrenen Störung bestimmt wurden, mit einem Kreis zu markieren (REZ, PER, KG, OG, LG, BW und WB_S; von den Arousalprozessen sei hier einmal abgesehen). Bei der Zuordnung einzelner Theorien zu den Subsystemen oder Prozeßstufen in unserem Modell ergeben sich Schwierigkeiten. Auch die lokalisatorisch eindeutigsten Theorien lassen sich kaum je auf ein spezifisches Subsystem oder eine Komponente beschränken. So ist im Filtermodell von McGhie et al. eigentlich der REZ, PER, das KG sowie das OG und LG (Speicherung bedingter Wahrscheinlichkeiten) wirksam, wobei der Filter im engeren Sinn wahrscheinlich auf Prozessen im REZ und PER basiert. Letzteres dürfte etwa auch für die Disattention-Theorie von Cromwell & Dokecki (1968) zutreffen. In das Verlangsamungsmodell von Yates (1966) gehen, so glauben wir, mindestens PER-, KG- und somit OG-Prozesse ein. Bei den meisten post-Input-Theorien dürften Prozesse der KG-, OG- und LG-Systeme (Konzeptbildung oder Skalenzuordnung, vgl. Goldstone, 1975) im Spiel sein. Die komplexeren Theorien (Silverman, Shakow) implizieren, obwohl sich die Störung vielleicht zur Hauptsache im Bereich der primären Wahrnehmung ausdrückt, die Beteiligung einer großen Anzahl von Prozessen aus dem Gesamtsystem (PER, KG, OG, LG, BW, WB_S, MOT). Die Hauptvorgänge der Responsetheorien, die ja weniger die Response-Ausführung als vielmehr die Response-Auswahl zum Thema haben, dürften je nach Komplexität des Problems mehr oder weniger zentrale Entscheidungs- und Auswahlprozesse betreffen (KG, LG, OG, je nachdem auch BW und WB_S). Die Aufmerksamkeit, wie sie z.B. in der Theorie von Norman (1973) konzipiert ist, ist ebenfalls eine komplexe Funktion, deren Ergebnis sich aus Prozessen verschiedener Subsysteme zusammensetzt. Diese komplexe Funktion ist als solche nicht im vorliegenden Modell abgebildet. Jedoch ließe es sich ohne weiteres im Sinne von Norman erweitern. Der automatische Zugang der Informationsitems zum Gedächtnis wäre leicht über eine direkte Verbindung vom PER zum LG herzustellen. Eine Gewichtung der Items aufgrund der Bedürfnislage ist im Modell vorgesehen. Ebenso können kognitive Strukturen wie Erwartungen, Regeln etc. über das LG auf die Auswahl der Information wirken.

Die eben vorgenommenen groben Zuordnungen haben selbstverständlich keinen Anspruch auf absolute Richtigkeit, dies umso mehr, als innerhalb der einzelnen Subsysteme eine Menge weiterer Komponenten und Teilprozesse anzunehmen sind. Was jedoch klargeworden ist: Schon relativ einfache IV-Prozesse implizieren immer die Beteiligung von Prozessen mehrerer Subsysteme. Daß bis jetzt keine oder allenfalls ansatzweise (Sternberg, 1975) experimentelle Methoden zur Isolierung von Störungen auf spezifischen Prozeßstufen oder in Subsystemen verfügbar sind, wurde bereits eingangs betont. Die Frage der Lokalisation, wie sie z.B. Yates (1966) und Marshall (1973) stellen, ist nach wie vor unbeantwortet. Ist die schizophrene Störung auf einer oder mehreren IV-Stufen anzusiedeln oder umfaßt sie gar alle Stufen (siehe dazu auch Barker, 1977; Knight & Russell, 1978)? Wie schon in Kap. 5.2. dargelegt, ziehen wir es hier vor, Schizophrenie als eine Störung der Integration multipler Prozesse aufzufassen. Damit sei nicht die Legitimität bestritten, weiter nach spezifischen Störungen in einzelnen Funktionen, Subsystemen oder Komponenten des IV-Systems zu forschen. Die partikularistischen Erklärungsvarianten waren bis jetzt alleiniges Thema der experimentellen Forschung und dieses Buches. Hier soll endlich der ganzheitliche Standpunkt zum Zuge kommen. Uns scheint der Weg, die Auswirkungen spezifischer Störungen auf das Gesamtsystem zu beschreiben sowie die Interaktionen der einzelnen Subsysteme unter Störungsbedingungen zu studieren, der wichtigere und interessantere zu sein, dies selbst dann, wenn spezifischere Störungen je eindeutig identifiziert werden sollten.

Bezogen auf unser Modell ist es nun also nicht eine spezifische Störung eines einzelnen Subsystems oder einer Komponente, sondern die als lernprozessual-kognitiv bezeichnete 3. Funktionsebene als Ganzes ist die in unserem Zusammenhang relevante Störungsebene (siehe Fig. IX). Eine abgestimmte Funktionsweise dieser Verarbeitungsebene setzt insbesondere eine integrierte Interaktion folgender Subsysteme voraus: 1. Eine integrierte Wechselwirkung von primärer Perzeption (PER) und Kognition, damit die Umgebungs- und inneren Zustände durch kognitive, klassifikatorische Gedächtnisstrukturen erkannt werden können (d.h. ein erfolgreiches Zusammenarbeiten von PER, KG, OG, LG); 2. das koordinierte Zusammenwirken von LG, KG und OG und des übergeordneten BW, damit mehr oder weniger komplexe intervenierende kognitive Prozesse, die über dem lernprozessual entstandenen Gedächtnisbesitz ablaufen (Begriffsneubildungen, Abstraktikonen, Denkoperationen), vollzogen werden können; 3. die integrierten und simultanen Wechselprozesse zwischen Wert- bzw. Bedürfnis- und perzeptiv-kognitiver Komponente, die Verarbeitung der Bedürfniszustände und des Informationsangebotes wird entweder unbewußt gesteuert (OG) oder von der hochkomplexen Bewußtseinsstruktur als oberster Steuerungsinstanz kontrolliert (WB_p, WB_S, KG, LG, OG, mit oder ohne BW); 4. die integrierte Interaktion der bei der Umsetzung getroffener Entscheidungen in zielgerichtetes Handeln beteiligten Subsysteme und Komponenten (hier sind je nach Art und Komplexität des Verhaltens ungleich viele Subsysteme in unterschiedlichem Ausmaß aktiv).

Störungen können nun in jedem der genannten Wechselprozesse oder in der Integration des Gesamtprozesses auftreten.

5. 5. 2. 1. Grundformen von Integrationsstörungen

Diesen Grundgedanken seien nun noch einige weitere Überlegungen beigefügt, die hier notwendigerweise von sehr allgemeiner Natur sind. Wie hochkomplex die Frage der Regulierung und Integration allein auf kognitiver Ebene in den verschiedenen Bereichen und Abstraktionsstufen ist, bezeugt z.B. die Theorie der Äquilibration von Piaget (1976). Witkin et al. (1962) unterscheiden grundsätzlich drei Typen von Integrationsstörungen (vgl. auch Sofair, 1972; Miller, 1978):

- Extreme Abgrenzung zwischen einzelnen Subsystemen: Feffer (1967) stellt bei Schizophrenen entweder eine Überbetonung oder eine übertriebene Mißachtung spezifischer perzeptiver Details fest. Der Autor, der sich auf Piaget stützt, glaubt, daß in der Schizophrenie die kognitive Kategorisierungstätigkeit teilweise aufgehoben ist. Mit Integration meint Feffer das simultane Zusammenwirken aufeinander abgestimmter perzeptiver und kognitiver Prozesse. Die Desintegration besteht im Mangel der gegenseitigen korrektiven Einflüsse, in der Verselbständigung beider Prozesse (PER und LG, OG, KG). Auf der Begriffsbildungsebene kann dies je nachdem, welcher Prozeß ungebührlich über den andern dominant wird, Konkretheit, Überinklusivität, Idiosynkrasie oder Pseudoabstraktion bedeuten. (Diese Störungen können natürlich auch durch eine fehlerhafte Interaktion beider Prozesse hervorgerufen werden.)
- Auflösung der Grenzen zwischen den Subsystemen: Wenn z.B. sowohl äußere wie innere Wahrnehmungen unterschiedslos Assoziationen aktivieren, sei es, daß durch eine Senkung der Empfindungs- oder Wahrnehmungsschwelle zuviele Eindrücke

auf den Organismus einströmen, sei es durch ein Versagen eines Response-Screening-Mechanismus, dann wird das KG und das BW einer chaotischen Informationsflut ausgesetzt.

- Fehlerhafte Interaktionen zwischen Subsystemen oder Komponenten: Bei dieser Störungsvariante bieten sich natürlich zahlreiche Möglichkeiten an. Denkbar ist, daß in vielen Fällen die Isolierung einzelner Subsysteme als adaptive Bemühung eine Folge fehlerhafter Systeminteraktionen sind. McGhie et al. (1965) haben nachgewiesen, daß gewisse Schizophrene unfähig sind, Informationen aus verschiedenen Sinnesmodalitäten zu integrieren. D.h. die desintegrativen Tendenzen beschränken sich in der Schizophrenie nicht auf die Interaktion zwischen Subsystemen, sondern erstrecken sich auch auf die verschiedenen Komponenten innerhalb eines Subsystems. Fehlerhaft kann die Interaktion zwischen PER, KG, OG und LG sein (Zuordnung der Items zu Klassen); als Beispiel diene das Unvermögen des OG, Zuordnungsregeln zu nutzen. Die mangelnde Koordination der Auswahl-, Gewichtungs- und Entscheidungsprozesse beim Denken ist ein weiteres Beispiel für eine fehlerhafte Interaktion zwischen verschiedenen Subsystemen und Komponenten (KG, OG, LG, BW).
- Isolierung des Gesamtsystems von der Außenwelt und/oder Verwischung der Grenzen zwischen System und Umwelt: Der hohe Differenzierungsgrad offener Systeme impliziert geradezu eine starke Abgrenzung des Systems von der Außenwelt. Sie ist unabdingbare Voraussetzung für ein autonomes und effizientes Funktionieren (Witkin et al., 1962) und zur Bildung so komplexer Strukturen wie des Körper- und Selbstbildes, der Ich-Identität etc. Autismus, d.h. eine extreme Abgrenzung von der Außenwelt, ist eines der kardinalen Merkmale der Schizophrenie. Diese Abgrenzung scheint aber gerade deshalb einer so rigiden Form zu bedürfen, weil die Grenze zwischen System und Umwelt eben schwach ausgebildet ist. Denn die Schizophrenen manifestieren ja Verhaltensweisen (Synästhesien, Halluzinationen, animistisches Denken, Depersonalisation etc.), die eher für Entwicklungsstufen kennzeichnend sind, in denen die Ich-Umwelt-Abgrenzung noch fließender war. Der Autismus mag bei verschiedenen Untergruppen andere Motive haben. Erinnert sei an Shakow, der die rigide Abgrenzung der Paranoiden als heroischen Kampf, als Überreaktion gegen den unterschwellig drohenden Desintegrationsprozeß interpretiert. Der Prozeß-Schizophrene scheint dagegen in noch höherem Maße den Einflüssen der Umwelt preisgegeben zu sein; die tiefergehende Desintegration seiner Person erlaubt weniger effiziente Kompensationsmaßnahmen. Sein Rückzug scheint der direktere Ausdruck eines defensiven Schutzes vor der bedrohlichen Umwelt zu sein. Damit ist selbstverständlich die interessante Frage, welchen Anteil der

Autismus an der Verursachung der übrigen Störungen hat oder welchen Anteil die übrigen Störungen am Autismus haben, nicht beantwortet.

- Fehlerhafte Interaktionen zwischen Systemen und Umwelt: Ausgehend von einem psychogenetischen Standpunkt ist anzunehmen, daß fehlerhafte Interaktionen zwischen System und familiärem Suprasystem die beiden ersten Störungsvarianten (Verwischung oder extreme Abgrenzung) erst zustande bringen. Diese fehlerhaften Interaktionen nehmen dann in der Periode des Zusammenbruchs besonders dramatische Formen an, was zu einer Perpetuierung der beiden ersten Formen der Desintegration und damit erneut zum Zusammenbruch führen kann.

Die erwähnten Formen der Integrationsstörungen können nun vereinzelt, in Verbindung oder wechselweise auftreten. Die interessante Frage ist dann: Welche Formen der Desintegration treten in welcher Verbindung und Sukzession bei welchen Untergruppen auf?

5. 5. 2. 2. Weitere Merkmale einer allgemeinen Integrationsstörung

Abschließend seien die fünf von Bertalanffy (1974) hervorgehobenen typischen Merkmale von Geistesstörungen, besonders der Schizophrenie, kurz erörtert. Diese können u.E. allesamt als Ausdruck einer Integrationsstörung gewertet werden. Sagt dieser Autor doch selbst: "Ob ein Individuum geistig gesund ist oder nicht, bestimmt letztlich der Umstand, ob es in einem integrierten Universum lebt, das im Einklang mit dem gegebenen kulturellen Rahmen steht" (1974, S. 1108). Die fünf Merkmale sind:

- Die *spontane Aktivität* des menschlichen Organismus ist beim Schizophrenen zwar beeinträchtigt, aber sicher nicht aufgehoben. Ein Katatoner, der keine äußere Aktivität zeigt, mag ein umso lebhafteres Innenleben haben. Auch sinkt der Schizophrene (außer in ganz extremen Fällen), dessen höhere Integrationszentren teilweise außer Kraft gesetzt sind, nicht einfach auf das Niveau eines Automaten herab, der sich passiv von seinen Bedürfnissen treiben läßt. Vielmehr schafft er sich im Kampf gegen die desintegrativen Tendenzen mitunter in echt kreativer Manier einen neuen, wenn auch idiosynkratischen Lebensbereich.
- Das *Homöostase-Modell* ist gemäß Bertalanffy auf eine Reihe spezifisch menschlicher Phänomene nicht anwendbar, wird es aber in der Schizophrenie in dem Maße wieder, als die höheren, "nicht-homöostatischen" Funktionen zerfallen. Die Ent-

wicklung einer schweren Schizophrenie kann als fortschreitende Beeinträchtigung oder gar Verlust von immer mehr Regulations- und Integrationsebenen charakterisiert werden. Dieser Prozeß hält mitunter erst auf sehr niedrigen Stufen des homöostatischen Gleichgewichts an. (Einige Schizophrene würden wohl ohne Beihilfe gar verhungern oder sich sonstwie umbringen).

- *Differenzierung* bedeutet die Entwicklung von einem allgemeinen und homogenen Zustand zu einer spezialisierten, heterogenen und hierarchischen Organisation des Systems (vgl. Werner, 1957). Mentale Funktionen entwickeln sich gewöhnlich aus einem synkretisch-amorphen Zustand (relative Einheit von Wahrnehmung, Motivation-Emotion, Begriffen, Symbolen, Außen-Innen etc.) hin zu relativ abgegrenzten Spezialfunktionen und den Kategorien des höheren mentalen Geschehens (Raum, Zeit, Kausalität, Innen-Außen etc.). Die Komplexität der Integrationsformen eines Systems ist z.T. eine Funktion der Differenziertheit und somit der Komplexität und Spezialisierung des Systems. Einzelne Merkmale früherer Entwicklungsstufen tauchen nun nicht als Folge einer Dedifferenzierung, sondern als Folge einer Störung der spät erworbenen, fein abgestimmten Integrationsmechanismen wieder auf (siehe Zentralisierung und Regression).
- *Zentralisierung:* Die zunehmende Znetralisierung und Hierarchisierung ist, wie gesagt, stark vom Differenzierungsgrad des Systems abhängig. Dabei sind zwei gegenläufige Tendenzen zu beachten. Eine gewisse Autonomie, also lockere Integration der spezialisierten Funktionen, bedeutet eine Entlastung der zentralen Verarbeitungsinstanz, somit mehr Spielraum und Flexibilität für das Gesamtsystem. Letztere benötigt der Mensch dringend, um sich den stets neuen Umweltanforderungen anzupassen (siehe Goldstone, 1975). Auf der andern Seite ist eine starke Zentralisierung und hierarchische Integration, obwohl sie die Subsysteme in ihren Möglichkeiten stark einschränkt, zur Bewältigung komplexer und spezifisch menschlicher Aufgaben unabdingbar. Nicht nur die zweite, auch die erste Tendenz kann u.U. in der Schizophrenie Störungen unterliegen (Rigidität, aber z.T. auch bessere als normale Leistung der Paranoiden). Es kommt auch zu Konflikten zwischen beiden Tendenzen: "Der zentrale Verarbeitungsmechanismus (Decider) eines Systems muß Konflikte zwischen Subsystemen, die ihre Autonomieansprüche anmelden, und dem Suprasystem, das Gehorsam befiehlt, lösen" (Miller, 1978, S. 109).

Miller (1978) präsentiert eine Reihe weiterer Hypothesen, die die Vor- und Nachteile zentralisierter (hohe Integration) und dezentralisierter (lockere Integration) Systeme betreffen. Die für das normale psychische Funktionieren notwendige Dezentralisierung ist solange vorteilhaft, als sie authentisch, d.h. im Rahmen des normalen Wechselspiels von Autonomie und Zentralisierung, ist. Eine effiziente Verhaltensanpassung verhindert sie erst, wenn sie durch desintegrative Tendenzen bewerkstelligt oder verstärkt wird.

- Das gleiche Output-Niveau eines Systems muß mehr Informationen übermitteln, um lose integrierte Systeme zu koordinieren als stärker integrierte Systeme (Miller, 1978). Da ein dezentrales Subsystem einen konstanten Informationsfluß empfangen muß, um über den Zustand des ganzen Systems informiert zu sein, dieser Informationsfluß aber womöglich gestört ist, dürften besonders auch dezentralisierte Systeme für Störungen anfällig sein.
- "Mit zunehmender Dezentralisierung treffen Komponenten oder Prozeßstufen der zentralen Verarbeitungsinstanz vermehrt Entscheidungen, ohne die relevanten Informationen aus dem übrigen System angemessen zu berücksichtigen" (Miller, 1978, S. 109). Eine zu große Verselbständigung von Komponenten und Teilprozessen erschwert die für komplexe Handlungen notwendige Koordination. Mit zunehmender Dezentralisierung der Entscheidungsprozesse eines Systems nehmen auch die widersprüchlichen Informationen auf den verschiedenen Prozeßstufen und in den Komponenten des zentralen Verarbeitungssystems zu (Miller, 1978), dies, so darf angenommen werden, in besonderem Maße, wenn es sich dabei um höhere Prozeßstufen (echelons) handelt und die Dezentralisierung teilweise durch desintegrative Tendenzen bewerkstelligt oder verstärkt wird. Eine so bewirkte Dezentralisierung würde die Fehlerrate und Störungen im System und damit erneut die desintegrativen Tendenzen verstärken.
- "Bis zu einem gewissen Streßniveau erhöht das System die Zentralisierung der Entscheidungen unter Streß mehr als ohne Streß. Ist dieses Niveau überschritten, werden die Entscheidungen zunehmend dezentralisiert bis zu einem Punkt, wo das System entweder zusammenbricht oder der Streß aufhört" (Miller, 1978, S. 109). Diese Hypothese ist vor allem im Zusammenhang mit streßerzeugenden emotionalen Stimuli und erhöhtem Arousal von Interesse. Das chronisch erhöhte Arousalniveau könnte als Ausdruck eines Systems unter Dauerstreß und schon fortgeschrittener Desintegration angesehen werden. Komplexe Aufgaben können von gewissen Schizophrenen (Prozeß-, nicht-paranoid) nicht mehr gelöst werden, weil komplexe zentralisierte Entscheidungen aufgrund des erhöhten Arousalniveaus und eines Dauerstresses, der den für schwierige Leistungen zulässigen Betrag permanent überschreitet, nicht mehr möglich sind.

In späteren Stadien der Störung mag dies nur noch bedingt gelten, da es auf einem gewissen Niveau meist gelingt, das System zu stabilisieren und kompensatorische Abwehrmaßnahmen zu mobilisieren.

- *Regression:* Dieser Begriff ist eigentlich nur ein anderer Nenner, allerdings mit einer historischen Dimension, für die schon beschriebenen Merkmale und Prozesse. Regression bedeutet hier System- oder Persönlichkeitsdesintegration, Dezentralisierung, Verlust der hierarchischen Organisation (Persönlichkeitsspaltung, Ich-Schwäche etc.). Auf eine grundsätzliche Diskussion des umstrittenen Regressions-Konzeptes muß hier verzichtet werden. Ältere Theorien, die unter Regression eine simple Rückkehr zu entwicklungsgeschichtlich früheren Zuständen verstehen, sind sicher unhaltbar. Unbestreitbar ist, daß im Laufe der Entwicklung sich das System immer stärker differenziert, spezialisiert und komplexere Integrationsmechanismen entwickelt. In diesem Sinne ist die Annahme nur logisch, daß bei einer Störung spezialisierter Funktionen und übergeordneter Integrationsebenen Merkmale früherer Entwicklungs- und Integrationsstufen wieder auftreten (Synkretismus, Synästhesie, Verlust abstrakter Kategorien, Auflösung der Systemgrenzen etc.). Regression so aufgefaßt, wird u.E. keine komplexere Schizophrenietheorie ohne dieses Konzept auskommen. Dabei muß beachtet werden, daß sich Merkmale aus früheren Entwicklungsstufen in der Schizophrenie nur partiell und immer in Begleitung der erhaltenen oder fragmentierten komplexeren Strukturen sowie neuen defensiv-adaptiven Restitutionsphänomenen manifestieren.
- *Symbolische Aktivitäten:* "Der Mensch lebt, abgesehen von der Befriedigung elementarer Bedürfnisse, vor allem in einem Universum von Symbolen" (Bertalanffy, 1974, S. 1106), er ist ganz und gar ein symbolerzeugendes und symbolbeherrschtes Wesen (Werner, 1963). Alle spezifisch menschlichen Merkmale (Objektivität, Abstraktionsfähigkeit, Bewußtsein, Selbstreflexivität, Zukunftsantizipation, Zielorientierung, bewußte Planung, Selbstbewußtsein, Moral, Kreativität, Kultur etc.) sind undenkbar ohne die Fähigkeit, Symbole zu schaffen und zu verwenden. Die symbolischen Funktionen als die spezifisch menschlichen sind den organismischen übergeordnet, dominieren und überformen sie teilweise. Gerade diese besonders hierarchisch und fein integrierten Verhaltensweisen sind in der Schizophrenie speziell beeinträchtigt (Denk- und Sprachstörungen, geringes Abstraktionsvermögen, gestörte Zeitwahrnehmung usw., ganz abgesehen von den komplexeren Strukturen des Menschen wie Ich-Identität, Selbstwert etc.). Bertalanffy (1974) geht deshalb soweit anzunehmen, daß die Schizophrenie eine spezifisch humane Erscheinung sei. Daß Schizo-

phrene in ihren Readaptationsversuchen durchaus in der Lage sind, sich ein neues Universum aus idiosynkratisch-privaten Symbolen kreativ zu erschließen, darf nicht unerwähnt bleiben.

5.5.3. Ansätze zu einer Forschungsstrategie

Nach diesen allgemeinen Erörterungen zur Grundannahme stellen sich eine Menge ungeklärter Fragen, Fragen zum Wie, Wann, Wo, bei Wem und zum Ausprägungsgrad der Integrationsstörung in der Schizophrenie. Die wichtigsten Fragen sind:

1. Auf welcher Ebene sind die primären desintegrativen Tendenzen anzusiedeln, auf der Ebene einzelner oder mehrerer Subsysteme (interfunktionelle Ebene), auf der Ebene von Komponenten innerhalb eines Subsystems (intrafunktionelle Ebene) oder auf der Ebene des Gesamtsystems? Welches sind allenfalls die Auswirkungen spezifischerer Integrationsstörungen auf das Gesamtsystem? Usw.
2. Sukzession und Verhaltensbereiche: Gibt es eine bestimmte Reihenfolge, in der die Desintegration fortschreitet, so etwa, wie sie Shakow vorgeschlagen hat (Segmentierung des Verhaltens und kompensatorische Überreaktion, Orientierung nach innen, Verhaltensreorganisation durch lokale Steuersegmente)? Ist es möglich, den einzelnen Stadien der Desintegration klare Verhaltenskorrelate zuzuordnen? Von welchen Bedingungen ist die Sukzession bzw. das Einhalten oder der Rückgang der Desintegration abhängig? Ist die Reihenfolge zielgerichtet oder von Zufallsbedingungen abhängig? Sicher ist, daß es Funktionen und Verhaltensbereiche gibt, die entweder während einer Phase der Störung oder unter bestimmten Bedingungen vollkommen intakt bleiben. Der Streuungsbereich der Formen und Stufen der Desintegration ist enorm breit, sowohl bei den einzelnen Schizophrenen wie bei verschiedenen Untergruppen. Alle Varianten sind möglich: Vollkommene Desorganisation in der Mehrzahl der Verhaltensbereiche (einige nicht-paranoid und Prozeß-Schizophrene), partielle Desintegration in mehreren Bereichen auf dem Hintergrund gut-integrierter Teilleistungen (viele paranoid und reaktiv Schizophrene). Es handelt sich auch nicht um einen geradlinigen Auflösungsprozeß. Es können extreme Fluktuationen beobachtet werden, über längere Zeitperioden, aber auch in zeitlichen Abständen, die von verschiedenen Situationsbedingungen abhängig sind. Sind die desintegrativen Tendenzen in verschiedenen Subsystemen und Verhaltensbereichen bei Schizophrenen unterschiedlicher Untergruppen ungleich stark ausgeprägt? Daraus ergibt sich die Frage nach

einem Desintegrationsprofil oder einer Typologie der beeinträchtigten Verhaltensbereiche und betroffenen Integrationsformen für die verschiedenen Untergruppen.

3. Situationsspezifität: Die im Labor festgestellten Leistungsdefizits Schizophrener sind von vielen spezifischen Umweltbedingungen (Experimentalaufbau, Instruktionsart, VL etc.) abhängig. Welches sind die spezifischen Mikrobedingungen, die auf ein bestimmtes Verhalten einen besonders desintegrierenden Einfluß ausüben? Daß experimentelle Bedingungen, die mehrere Prozesse beanspruchen, ein größeres Defizit verursachen, weil dabei mehr integrative Prozesse aktiv sind (Magaro, 1974), ist zwar wahrscheinlich, aber nicht für jeden Fall zwingend. Aufgaben mit gleicher Komplexität, in unterschiedliche Kontexte eingebettet, dürften ohne Zweifel zu verschiedenen Ergebnissen führen. Eine weitere interessante Frage: Existieren Situationsbedingungen, die sich bei den verschiedenen Untergruppen auf unterschiedlichen Interaktionsebenen besonders desintegrierend auswirken?
   Aber auch der Umstand, daß Schizophrene unter bestimmten Umständen (bei gewissen Personen oder in Notsituationen wie z.B. Feuersbrünsten) gar keine Symptome zeigen und ein weitgehend integriertes Verhalten an den Tag legen (luzide Intervalle), wirft eine Reihe von Fragen auf. Welches sind die Makrobedingungen für diese Form von Situationsspezifität? Oder sind diese Bedingungen weitgehend interner Natur, also durch interne Konfliktaktivierung determiniert? Die hier gemeinte Situationsspezifität, in der experimentellen Schizophrenieforschung kaum beachtet, ist jedenfalls eine weitere bedeutende Quelle inter- wie intraindividueller Leistungsvariabilität.

5. 5. 3. 1. Zur empirischen Überprüfung der Desintegrationshypothese

Zunächst wäre hier auf eine grundsätzliche Kritik des experimentellen Ansatzes zurückzukommen (siehe Kap. 4). Es scheint so, daß der traditionelle experimentelle Ansatz wohl Elemente zum Verständnis der schizophrenen Störung beizutragen vermag, daß er aber zur Erhellung der komplexen Interaktion der an der Gesamtstörung beteiligten Prozesse wenig taugt. Das experimentelle Paradigma ist ja schon in seinem Anspruch, Einzelprozesse durch die Isolierung und Kontrolle weniger Variablen zu analysieren, mit einem ganzheitlichen Ansatz teilweise inkompatibel. Eine Gefahr dieses Paradigmas liegt in der Zersplitterung und horizontlosen Ausuferung der Forschungsbemühungen und Ergebnisse in alle Richtungen. Die experimentelle Schizophrenieforschung spricht dazu Bände. Wer sich um ein Bild über diesen

Forschungszweig bemüht, verliert bald vor lauter Bäumen den Wald aus den Augen. Außerdem ist eben das Ganze mehr als die Summe aller Teile. Alle experimentellen Ergebnisse und Einsichten gebündelt und geordnet werden nie die schizophrene Störung erklären. Wir pflichten Magaro bei (1974), der festhält, daß die herrschenden Wissenschaftsnormen einen erheblichen Druck auf die Forscher ausüben und einen hohen Grad an Konformität erzeugen: Der untersuchte Gegenstand mag vollkommen randständig und irrelevant sein, wenn die Studie nur den strengen experimentellen Kriterien genügt! "Das Studium von kleinen Ausschnitten des schizophrenen Verhaltens erscheint eben in einem besseren wissenschaftlichen Licht, aber es könnte sich weisen, daß sich der gesuchte Gegenstand irgendwo im diffusen Ganzen verbirgt" (Magaro, 1974, S. 204).

Zur Überprüfung der Grundannahme, daß die schizophrenen Leistungsstörungen das Ergebnis einer Integrationsstörung sind, haben wir keine Rezepte anzubieten. Will sich diese Annahme bestätigen, müßte sie zunächst die verfügbaren Ergebnisse und empirischen Gesetzmäßigkeiten zu erklären imstande sein. Dieses Unterfangen ist aber erst dann sinnvoll, wenn alle verwendeten Aufgaben minutiös daraufhin analysiert worden sind, welche Prozesse zu ihrer Bewältigung involviert sind (Magaro, 1974). Das würde allerdings wiederum sehr spezielle Kenntnisse und Modellvorstellungen zu den IV-Prozessen voraussetzen. Es gibt grobe Hinweise dafür, daß es um die Desintegrationshypothese nicht allzu schlecht bestellt ist (siehe Kap. 5.3.). Das genügt natürlich nicht. Die Frage, wie die spezischen (Mikro- und Makro-)Bedingungen, die sich bei verschiedenen Untergruppen auf unterschiedlichen Integrationsebenen besonders desintegrierend auswirken, zu identifizieren seien, kann auf verschiedenen methodischen Wegen angegangen werden. Damit ist über die konkrete Realisierung der Methoden noch nichts gesagt.

1. Es müßten spezielle Aufgaben konstruiert werden, die die spezifischen Prozesse und Verarbeitungsstufen auseinanderhalten. Dies wurde verschiedentlich versucht, mit mehr oder weniger Erfolg. Von Interesse scheint die Methode von Sternberg (1969, 1975), die u.a. von Marshall (1973) und Hemsley (1976) in die Schizophrenieforschung übertragen wurde (unabhängige Variation der Stimuluskomplexität und der Responseungewißheit).
2. Konstruktion von Aufgaben gestaffelter Komplexität, die je nachdem, welche Ebenen untersucht werden, beschaffen sein müßten. Dieses Verfahren wird häufig angewendet, jedoch ohne Bezug auf integrative Prozesse.
3. Konstruktion von Aufgaben, die Elemente enthalten, von denen man annimmt, daß sie bestimmte Subsysteme und Integrationsebenen besonders ansprechen. Dies könnte durch

eine abgestufte Anreicherung des Stimulusmaterials mit z.B. motivationalen und kognitiven Elementen erreicht werden.
4. Das gleiche Verfahren wie unter Punkt 3), aber unter verschiedenartigen und abgestuften Streßbedingungen, dies, weil sich das Integrationsverhalten unter Streß sehr verändert.
5. Für die Untersuchung der Makrobedingungen und des Verhaltens der Gesamtpersönlichkeit eignet sich die experimentelle Methode u.E. nicht. Angemessener scheinen uns hier Methoden wie die systematische Beobachtung im natürlichen Umfeld oder in mehr oder weniger arrangierten Kontexten (Cranach & Frenz, 1969).

Keiner der Vorschläge (Punkte 1 bis 4) mag vollauf zu befriedigen. Allfällige Konkretisierungen dieser Vorgehensweisen sind meist problematisch. Ob es in absehbarer Zeit gelingen wird, die einzelnen Prozesse und Stufen der IV-Vorgänge sauber zu trennen, bleibe dahingestellt. Die meisten erwähnten Verfahren geben ohnehin keine Antwort auf die Frage, ob das identifizierte Defizit das Ergebnis einer Integrationsstörung oder einer irgendwie gearteten Störung ist (z.B. Ausfall einer Komponente). Es sieht ganz so aus, als ob in methodischer Hinsicht zuerst weitergeforscht werden müßte, wie man am besten weiterforscht.

5.5.4. Ein Modell der hierarchischen Verhaltenssteuerung

Kehren wir nach diesen allgemeinen Erörterungen in theoretischer und methodischer Hinsicht zu spezifischeren Modellvorstellungen zurück. In 5.5.1. wurde auf verschiedene Strukturpinzipien hingewiesen, die zur Darstellung der komplexen Strukturen eines Humansystems notwendig sind. Komplexere Strukturen sind durch eine Vielzahl von Regelkreisen, die nach einem hierarchischen Organisationsplan aufeinander abgestimmt sind, abbildbar. Das bedeutet, daß Teile eines Regelkreises zugleich Teilstücke eines andern sein können, z.B. daß der Sollwert eines untergeordneten Regelkreises von höheren Regelkreisen bestimmt wird. Der menschliche Organismus, der ja hochlernfähig ist, setzt zudem Strukturen voraus, die komplexe Lernprozesse ermöglichen. Das kompliziert die ganze Modellbildung ins Unermeßliche.

Ziemlich präzise Vorstellungen zur hierarchischen Verhaltensorganisation aus regelungstheoretischer Sicht enthält ein Modell von Powers (1973). Das Modell macht differenzierte Aussagen zur Interaktion der verschiedenen Systemebenen.

Powers präsentiert ein hierarchisches Regelsystem-Modell der Verhaltensorganisation. Verhalten wird in diesem Modell als durchweg von der Wahrnehmung gesteuert gedacht. Verhalten ist die Steuerung der Wahrnehmung. Denn, so Powers, wir kennen von unserem Verhalten nichts anderes als die Feedback-Effekte unserer eigenen Outputs. Verhalten in seiner Ganzheit ist das Ergebnis des simultanen Zusammenwirkens vieler Regelsysteme. Ein Regelsystem oder besser eine Ebene von Regelsystemen ist Teil eines andern oder anderer Ebenen von Regelsystemen. In der hierarchischen Struktur der Regelsysteme (mit einer Hierarchie von Regelgrößen und Sollwerten) perzipieren und steuern Systeme höherer Ordnung eine Umgebung, die sich aus Systemen niederer Ordnung zusammensetzt. Ein System empfängt die Wahrnehmungssignale vom System niederer Ordnung und die Sollwert-Signale vom System höherer Ordnung. Die Steuerung und Integration der ganzen Hierarchie wird also mittels Anpassung der Sollwerte für die Systeme niederer Ordnung verwirklicht. Powers unterscheidet neun Systemebenen:

1. Regelsysteme 1. Ordnung: Die Regelung der Intensität. Systeme 1. Ordnung sind zwischen die physische Umwelt und die übrigen Systeme höherer Ordnung eingelagert. Sie sind die einzigen Systeme mit direktem Außenkontakt und bilden ihrerseits die Umgebung für die Systeme höherer Ordnung. Alle Verhaltensakte werden durch Akte der Regelsysteme 1. Ordnung bewerkstelligt, die wiederum ihre Sollwerte von den Systemen höherer Ordnung beziehen.

Ein Wahrnehmungssignal 1. Ordnung variiert nur entlang einer Dimension: der Intensität. Art und Quelle der Stimulation bleiben undefiniert.

2. Regelsysteme 2. Ordnung: Die Regelung der Empfindung. Diese Regelsysteme steuern die Systeme 1. Ordnung, sie bewirken nicht direkt offenes Verhalten, sondern indem sie die Sollwerte der Systeme 1. Ordnung anpassen. Ein Wahrnehmungssignal 2. Ordnung ist das Ergebnis einer gewichteten Summe von Nervenströmen resp. Signalen 1. Ordnung. Es ist ein Vektor mit der Wirkung einer Empfindung, die sich meist aus Intensitätssignalen aus verschiedenen Modalitäten zusammensetzt.

3. Regelsysteme 3. Ordnung: Die Regelung von Konfigurationen. Regelsysteme 3. Ordnung steuern Konfigurationen und beliefern die Systeme 2. Ordnung mit Sollwert-Signalen. Eine Konfiguration, definiert als invariante Funktion einer Menge verschiedener Empfindungsvektoren, wird als Ergebnis der Bildung invarianter Beziehungen aufgefaßt. Invarianten aus verschiedenen Empfindungen ergeben feste Formen (Objekte, Distanzen, relative Orientierung, Größe, Phoneme, Muskelstellungen etc.). Eine Wahrnehmung 3. Ordnung kann nur eine unmittelbare Ansammlung von Empfindungsobjekten abbilden.

4. Regelsysteme 4. Ordnung: Die Regelung von Übergängen. Regelsysteme 4. Ordnung perzipieren und steuern Veränderungen, Übergänge von einem Zustand 3. Ordnung in einen andern. Eine Abfolge von Konfigurationen vermittelt die Erfahrung der Bewegung, der Entfernung und Annäherung, der Geschwindigkeit, der Zeit usw. Die Wahrnehmung von Übergängen mag explizit auch Veränderungen der Intensitäts-, Empfindungs- und Konfigurationswahrnehmung involvieren. Aber erst bei der Veränderungswahrnehmung auf der 4. Ebene werden erstmals Zeitvariablen explizit erlebt.

5. Regelsysteme 5. Ordnung: Die Regelung von Sequenzen. Regelsysteme 5. Ordnung liefern Sollwert-Signale an das System 4. Ordnung (Bewegungen etc.) und beziehen solche von Systemen höherer Ordnung zur Erzeugung spezifischer Sequenzen (Ereignisse, zu Worten zusammengesetzte Phoneme). Die Systeme 5. Ordnung perzipieren und steuern also die Sequenz, in denen Wahrnehmungen niederer Ordnung auftreten. Das Wahrnehmungssignal aus einer Input-Funktion 5. Ordnung ist selbst keine Sequenz, sondern steht für eine Sequenz.

6. Regelsysteme 6. Ordnung: Die Regelung von Beziehungen zwischen Ereignissen.
Die 6. Ordnung der Wahrnehmung und Steuerung betrifft jene Invarianten (Ursache-Wirkung-, Wenn-Aber-, Raum-Zeit-Beziehungen etc.), die in Ansammlungen von Ereignissen und Wahrnehmungen niederer Ordnung auftreten.

7. Regelsysteme 7. Ordnung: Die Steuerung von Programmen. Programme sind hierarchische Anordnungen von Operations- und Testphasen (Strategien, grammatische Regeln, Algorithmen, Erwartungen, aber auch nicht-logische Gebilde wie Aberglauben und Wahn).

"Die Rationalität eines Individuums ist der Wahnsinn eines andern Individuums, dies ist nur eine Frage der Programmwahl" (Powers, 1973, S. 164). Darüber mehr in Kap. 5.6.

8. Regelsysteme 8. Ordnung: Die Regelung von Prinzipien. Systeme 8. Ordnung perzipieren und steuern Prinzipien und Heuristiken, deren Ziel die Wahl und Steuerung spezifischer Programme und Strategien zur Lösung komplexer Probleme ist. Siehe Kap. 5.6.

9. Regelsysteme 9. Ordnung: Die Regelung von Systemen. Der Mensch neigt zur Systematisierung von moralischen, faktischen oder abstrakten Prinzipien. Die 9. Ebene betrifft die Wahrnehmung und Steuerung von Systemen, bestehend aus einer Vielzahl von Prinzipien. Zu dieser Ebene dürfte auch das Welt- und Selbstbild eines Individuums zu zählen sein.

So wie das Modell steht, ist es unvollständig und bedarf wichtiger Ergänzungen. In der untenstehenden Figur, die einen Ausschnitt aus dem hierarchischen Regelsystem-Modell zeigt, sind diese Erweiterungen abgebildet (Powers, 1973, S. 221):

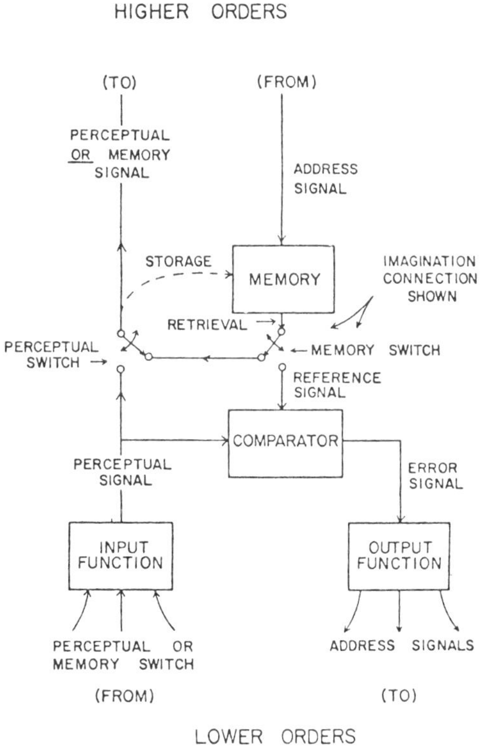

Figur X: Endform einer Einheit der Verhaltensorganisation (aus Powers, 1973, S. 221).

Jeder Systemebene im Modell ist ein perzeptives Gedächtnis angegliedert. Es können somit acht Gedächtnisebenen unterschieden werden. Jedesmal, wenn eine neue Wahrnehmungsfunktion gebildet wird, wird davon ein Duplikat hergestellt und im Gedächtnis der entsprechenden Regelungsebene abgespeichert. Es existieren somit Duplikate von Wahrnehmungssignalen 1. bis 8. Ordnung. Erinnerte Wahrnehmungssignale erfahren die gleiche

Interpretation wie die ursprünglichen oder aktuellen Signale und werden von den Systemen höherer Ordnung auch wie diese behandelt. Die Abrufung von Gedächtnisinhalten wird durch einen Adressier-Mechanismus über assoziative Adressen (als Adresse dient ein Fragment der gespeicherten Information) bewerkstelligt. Damit nun frühere Wahrnehmungen reproduziert werden können, müssen die Outputs der Systeme höherer Ordnung - vordem Sollwert-Signale - die Funktion von Adressen-Signalen übernehmen. Die Adressen-Signale wählen aus dem Gedächtnis niederer Ordnung jene früheren Wahrnehmungssignale, die aktuell wiederholt werden sollen. Die Output-Funktion höherer Ordnung übernimmt die Auswahl der Sollwert-Signale für Systeme niederer Ordnung immer noch, nur bewerkstelligt sie es jetzt über die Adressierung der Gedächtnisse dieser Systeme niederer Ordnung. Die abgerufene Gedächtnis-Information wird entweder in Form einer Wahrnehmungserinnerung dem Kanal für Wahrnehmungssignale zugeführt oder sie tritt in Form eines Sollwert-Signals in den Komparator ein.

Wir können entweder Wahrnehmungssignale oder Gedächtnissignale wahrnehmen und uns aufgrund von Gedächtnissignalen erinnern oder handeln. Man kann hier eine Art Schalterfunktion annehmen. Das Modell sieht einen Wahrnehmungs- und einen Gedächtnisschalter sowie vier Schalterkombinationen vor. Diese Kombinationen entsprechen dem, was Powers die Regelungs-Modi nennt. Hier die vier Modi (siehe Figur X):

1. Der Regelungs-Modus: Beide Schalter sind vertikal eingestellt.
2. Der Modus der passiven Betrachtung: Nur der Wahrnehmungsschalter ist vertikal gestellt. Der Gedächtnis-Output wird nicht weitergegeben, das Sollwert-Signal ist Null. Dieser Modus ist angemessen, wenn das System ein neues Referenz-Niveau erwerben muß für eine bereits geregelte Größe, ohne zu handeln.
3. Der automatische Modus: Nur der Gedächtnis-Schalter ist vertikal gestellt. Wahrnehmungsschalter und Signalquelle sind nicht mehr miteinander verbunden, keine Kopie des geregelten Wahrnehmungssignals geht weiter an Systeme höherer Ordnung, eine Speicherung findet nicht statt.
4. Der imaginative Modus: Keiner der beiden Schalter ist vertikal gestellt. Dieser Modus sei etwas näher erläutert, weil er für das Verständnis schizophrenen Verhaltens von Interesse ist.

Die Erinnerung eines früheren Erlebnisses entsteht, wenn ein Adressen-Signal ins Gedächtnis übermittelt wird, worauf ein gespeichertes Wahrnehmungssignal abgerufen wird, das wiederum in Richtung der Quelle des Adressen-Signals wandert. Die Art, wie dieses Erlebnis erfahren wird, hängt von der involvierten Systemebene, von der Anzahl der Systeme, die sich im imaginativen Modus befinden, und vom Muster der Adressen ab. Je nachdem, ob das kurz-geschlossene System von höherer oder niederer Ordnung ist, ist die Erinnerung blaß-abstrakt oder konkret-lebendig. Sind die zeitlichen Beziehungen zwischen den Adressen-Signalen, die dem System im imaginativen Modus übermittelt werden, in keiner Weise eingeschränkt, kann die erinnerte Wahrnehmung in jeder beliebigen Kombination regeneriert werden, bis auf höheren Ebenen die Ähnlichkeit mit der vergangenen Erfahrung verlorengeht. Das ist ein Vorgang, wie er für das Denken oder Imaginieren charakteristisch ist. Denken erfordert vor allem die Fähigkeit, Referenz-Niveaus so auszuwählen, daß, würden sie sofort erfüllt, der Fehler höherer Ordnung klein bliebe. Verhalten dagegen erfordert, daß alle Systeme niederer Ordnung aktiv sind, um die Wahrnehmungen über die Umgebung zu regeln.

Im allgemeinen operiert man nicht mit allen Systemen auf einer bestimmten Ebene im imaginativen Modus. Die Schalter werden abwechslungsweise vertikal gestellt und die vollzogenen Gedanken und Phantasien wenigstens teilweise im Kontakt mit der äußern Realität erprobt. Schizophrene, besonders die nicht-paranoid/schlecht-prämorbid/Prozeß-Gruppe, neigen dagegen in extremer Weise dazu, möglichst viele Systeme einer gegebenen Ordnung auf den imaginativen Modus einzustellen. Der Gedächtnisschalter wird nur noch sporadisch auf die Sollwert-Position und der Wahrnehmungsschalter auf aktuelle Wahrnehmungen eingestellt. Dies schließt offenes Verhalten und aktuelle Wahrnehmungen mehr und mehr aus (minimales Scanning, eingeengtes Aufmerksamkeitsspektrum, Reizreduktion etc.), die in der realen Erfahrung verankerte Welt wird durch eine rein intern generierte Phantasiewelt ersetzt. In diesem Zustand werden die konventionellen Bande gelockert, alle Verbindungen zwischen Wahrnehmungen werden möglich, alte Wahrnehmungen werden neu interpretiert, entrückte Hypothesengebilde entstehen, Widersprüche sind aufhebbar, Wünsche und Ziele unmittelbar erfüllbar. Dabei wird die imaginierte Welt kaum mehr mit der äußern Wirklichkeit in Beziehung gesetzt und wenn, dann nur, um nach Wahrnehmungen zu suchen, die die illusionären Erlebnisse und Annahmen rückwärts bestätigen (selffulfilling prophecy). Die idiosynkratischen Inhalte gewinnen Oberhand, Wahn, Autismus, zunehmende Desintegration sind die Folgen. Diese Erfahrungen nehmen, wie schon erwähnt, je nachdem, welche Systemebene involviert ist, eine ganz andere Form und Qualität an. Befindet sich eine Systemebene relativ niedriger Ordnung im imaginativen Modus, werden je nachdem Sensationen, Konfigurationen, Übergänge, Sequenzen, also konkrete Operationen, vorgenommen. Eine Folge dieses Zustandes können u.a. Halluzinationen sein.

Soviel zum Modell! Es lassen sich daran auch die Probleme, die mit der Lokalisation einer Störung zusammenhängen, gut aufzeigen. Die Lokalisationsproblematik stellt sich in doppelter Hinsicht: 1. Auf welcher Systemebene läßt sich eine Störung ansiedeln? 2. Ein Defizit ist das Ergebnis welcher Prozesse? Als Beispiel diene das Phänomen "concreteness". Der Modellausschnitt oben betreffe also eine Systemebene niederer, konkreter Ordnung.

Auf welcher Systemebene läßt sich eine Störung ansiedeln? Es ist wahrscheinlich, daß es verschiedene Formen und Abstufungen von Konkretheit im Denken Schizophrener gibt. In einigen Aufgaben von Payne geben Schizophrene Antworten, die Systemebenen niedrigster Ordnung betreffen (Sensationen, Konfigurationen). Pishkin et al. (1977) haben dagegen nachgewiesen, daß Schizophrene Aufgaben, die Operationen von Systemen 6. Ordnung involvieren, durchaus noch lösen können. In diesem Fall wäre also die Störung erst auf der übergeordneten Ebene anzusetzen.

Ein Defizit ist das Ergebnis welcher Prozesse? Das Modell illustriert auch, wie schwer es ist, die an einer Störung beteiligten Prozesse (Input, Output etc.) zu bestimmen. Das gleiche Phänomen, z.B. "concreteness", kann das Ergebnis verschiedener Prozesse sein: 1. Versagen der Input-Funktion (z.B. Defekt in bestimmten Schaltungen). 2. Der Wahrnehmungsschalter ist horizontal eingestellt, die Wahrnehmungssignale werden nicht nach oben weitergegeben, die Output-Seite funktioniert entsprechend. Ein dunkler Punkt im Modell: Die Instanz, die die Schalter bedient, ist nicht präzisiert. Die Umschaltung könnte sowohl ein automatischer wie ein gezielter und/oder defensiver Akt sein (vgl. Silverman, 1967). 3. Versagen der Output-Funktion. Mobilisierung falscher Sollwert-Signale im Gedächtnis und Ausgabe falscher Adressen-Signale durch die Output-Funktion. 4. Die betroffene Systemebene befindet sich aktuell oder habituell im imaginativen Modus. Die konkreten Erfahrungen sind nicht mehr in der Außenwelt abgestützt. Es kommt zu Halluzinationen. Wird der Gedächtnisschalter einmal auf Sollwert-Position gestellt, treten neben die konkreten häufig idiosynkratische Antworten.

Das Modell von Powers bietet, bei geeigneten Überprüfungsmethoden (siehe dazu Powers, 1973), einen soliden Anhaltspunkt für eine Strategie zur systematischen Erforschung der Störungsebenen in der Schizophrenie.

Die weitreichenden Implikationen des Regelmodells von Powers können nicht weiter diskutiert werden. Besonders folgenschwer für die Erklärung abweichenden Verhaltens und für therapeutische Bemühungen scheint uns aber die vom Modell abgeleitete Konflikttheorie. Für Powers sind Konflikte Regelsystem-Phänomene. Er betrachtet den Konflikt ganz allgemein als die bedeutendste Quelle für psychische Probleme.

Ein Konflikt entsteht, wenn ein Individuum zwei inkompatible Ziele zu realisieren versucht. Der Konflikt ist als eine spezifische Begegnung zwischen zwei Regelsystemen der gleichen Ordnung beschreibbar. Zwei Regelsysteme versuchen, die gleiche Regelgröße zu regeln, beziehen sich aber auf verschiedene Referenz-Niveaus. Die Outputs der in Konflikt stehenden Systeme wirken auf die geregelte Größe in konträrer Richtung. Wenn sich die Outputs gegenseitig aufheben, bleibt ein Bereich, in dem die geregelte Größe nicht mehr gegen Störungen geschützt ist. Miteinander in Konflikt stehende Referenz-Niveaus haben zwei Folgen. 1. Sie legen einen fixen und beschränkten Bereich fest, in dem das Verhalten die geregelte Größe festhält. 2. Sie zerstören die Regelung innerhalb dieses Bereichs. Es entsteht also eine tote Zone. Die in diesem Zusammenhang auftretenden Verhaltensweisen sind in ihren Auswirkungen immer negativ, sie verursachen eine starke Vermeidung beider Referenz-Niveaus. Der Konflikt frustriert die Ziele, auf die die Systeme eingestellt sind.

Konflikte entstehen nur zwischen zwei Regelsystemen der gleichen Ordnung, haben aber Auswirkungen auf die höheren und niedrigeren Organisationsniveaus. Systeme unterhalb der Konfliktebene verhalten sich vorwiegend normal. Als Folge der Pattsituation der Referenz-Niveaus in den konfliktiven Systemen resultiert allenfalls ein rigides, stereotypes Verhalten. Systeme höherer Ordnung werden dagegen durch Konflikte in Systemen niederer Ordnung auf zwei Arten in Mitleidenschaft gezogen:
1. Die den in Konflikt stehenden Systemen übermittelten Sollwert-Signale führen nicht zu den entsprechenden aktuellen Wahrnehmungen, etwas Unbeabsichtigtes wird wahrgenommen.
2. Aus der Fixierung der Sollwert-Signale niedriger Ordnung resultiert entweder eine unerwünschte Vermeidung bestimmter Wahrnehmungszustände auf niedriger Ebene oder ein Verhalten niederer Ordnung, das mit der Verwirklichung übergeordneter Ziele interferiert.

Sind für die Realisierung übergeordneter Ziele noch andere als die in Konflikt stehenden Systeme verfügbar, wird entweder ein Wechsel zu einer Regelungsalternative vollzogen oder andere Sollwert-Signale auf der Konfliktebene werden neu geordnet. Systeme höherer Ordnung kompensieren die parasitäre Existenz konfliktiver Systeme. Chronische Konflikte führen zu Umstrukturierungen, die aber oft nur kurzfristig positive Auswirkungen zeitigen. Diese Bestrebungen sind als defensive Strategien bekannt.

Als besonders verhängnisvolle Konfliktquellen bezeichnet Powers die Bemühungen, Verhalten - sei es eigenes oder das anderer Personen - willkürlich zu regeln. Unter willkürlicher Regelung versteht der Autor den Versuch, Verhalten an eine Gruppe von Zielen anzupassen ohne Rücksicht auf andere Ziele oder Regelsysteme, die auch an der Regelung des gleichen Verhaltens beteiligt sind.

5.5.5. Ein kognitives Modell der hierarchischen Verhaltensorganisation

5.5.5.1. Einführung

In Kap. 5.5.2. wurde versucht, die Desintegrationshypothese an einem regelungstheoretischen Modell hinsichtlich der Interaktion zwischen mehreren Funktionen, Subsystemen oder Komponenten, wie immer man eine mehr oder weniger abgegrenzte Verarbeitungseinheit konzipieren will, in einem sehr pauschalen Sinne zu verdeutlichen. In Kap. 5.5.4. wurde ein hierarchisches Regelsystem-Modell vorgestellt, das präzise Aussagen zur Interaktion und Koordination der verschiedenen Systemebenen macht und das sich zugleich als theoretische Leitlinie für eine systematische Forschungsstrategie anbietet. Im folgenden Kapitel soll die Desintegrationshypothese noch weiter verallgemeinert werden auf einzelne Prozesse, die sich entweder innerhalb einer Verarbeitungsstufe oder Systemebene oder zwischen verschiedenen Ebenen abspielen. Hierzu wechseln wir erneut den normalpsychologischen Bezug.

Die Theorien, die das schizophrene Verhalten in Begriffen von IV-Prozessen konzipieren (McGhie et al., Yates, Marshall, Hemsley etc.) sind in ihren theoretischen Voraussetzungen uneinheitlich, legen unterschiedliches Gewicht auf verschiedene Komponenten der IV und sind im allgemeinen sehr vage formuliert. So pustliert z.B. Yates (1966) einen Defekt im primären Verarbeitungskanal im Sinne von Broadbent (1958), ohne ein Wort darüber zu verlieren, wie man sich diesen Defekt konkret vorzustellen hat. Der noch verbleibende Raum gestattet auch keine Auseinandersetzung mit der Vielfalt mittlerweile verfügbarer Modelle zur menschlichen IV. Wir umgehen das ganze Problem, indem wir zunächst ein älteres Verhaltensmodell aufgreifen, das den dramatischen Paradigmenwechsel in der Psychologie, d.h. die Abkehr von behavioristischen und die erneute Hinwendung zu kognitiven Denkmodellen wohl am eindrücklichsten markiert. Es handelt sich um das TOTE-Modell von Miller, Galanter & Pribram ("Pläne und Strukturen des Handelns", 1960). Dieses Modell ist weniger eine spezifische Theorie zur akkuraten Vorhersage bestimmter Verhaltensweisen als vielmehr ein neuer paradigmatischer Rahmen für das Verständnis vom Aufbau und der Steuerung des Verhaltens. Das Modell impliziert auch eine Methode, wie menschliches Verhalten auf modernen Computeranlagen simuliert und somit theoretisch abgebildet werden kann. Auf der Basis des TOTE-Modells lassen sich also durchaus Theorien für spezifische Verhaltensbereiche konstruieren. Die Herstellung einer Verbindung zwischen der Theoriebildung in der Schizophrenieforschung und den Methoden der Computersimulation drängt sich von daher auf. Das Postulat, verschiedene Simulationsmodelle einzelner kognitiver Prozesse für die Schizophrenie fruchtbar zu machen, kann hier nicht eingelöst werden, dies schon aus mangelnder Kenntnis dieses Forschungsgebietes. Natürlich bleibt die simulative Darstellung einer so komplexen Störung wie der Schizophrenie vorläufig illusorisch. Die rasche Entwicklung auf diesem Forschungsgebiet läßt aber den Versuch, einzelne Störungsprozesse im mentalen Geschehen simulativ abzubilden, als lohnend erscheinen (siehe z.B. Colby, 1971; Colby & Hilf, 1974; Moser, 1974; Kahn & Arbib, 1973). Da Simulationsmodelle bis ins Detail ausgeführte Verhaltenstheorien sind, bestünde ein Haupteffekt der Simulationsmethode sicher darin, einigen Schizophrenieforschern bei der Erklärung ihrer Befunde die Flucht in Allerweltskonstrukte zu verunmöglichen. Einen Überblick über Tendenzen der Computersimulation gibt Pfeifer (1979). Wir wollen uns hier selbst dieser strengeren Variante der Theoriebildung noch einmal entziehen und eine lose Reihe von Gedanken und Hypothesen zu ausgewählten Phänomenen in der Schizophrenie im Rahmen des TOTE-Modells zum Ausdruck bringen.

Schon Callaway (1970) hat das TOTE-Modell benutzt, um gewisse Leistungsstörungen Schizophrener auf Interferenzen bei Programmabläufen zurückzuführen. Doch hat Callaway u.E. das Potential des Modells zur Erklärung schizophrener Verhaltensabweichungen nur gestreift.

5. 5. 5. 2. Das TOTE-Modell

1. Hierchische Verhaltensorganisation: Verhaltensprozesse sind auf verschiedenen Komplexitätsebenen organisiert. Die Erfassung der strukturellen Eigenschaften des Verhaltens erfordert die Beschreibung aller Verhaltensebenen. Die Einheiten einer niedrigeren Ebene können nur im Kontext der Einheiten auf der nächsthöheren Stufe sinnvoll gedeutet werden. Die hierarchische Verhaltensorganisation kann man sich als Baumdiagramm vorstellen, in dem die Verästelungen zunehmend spezifischere Verhaltenseinheiten abbilden (z.B. Sprache: Phoneme, Morpheme, Phrasen, Satz, Aussage etc.).

2. Die TOTE-Einheit: Die TOTE-Einheit (Test-Operation-Test-Exit) ist die neue Analyseeinheit. Der Rückkoppelungskreis tritt an die Stelle des Reflex-Modells und bildet den grundlegenden Baustein des Verhaltens. Die TOTE-Einheit besteht, wie die Abbildung zeigt, aus einer Prüfphase (Test), einer Handlungsphase (Operation) und einer Rückkoppelungsschleife.

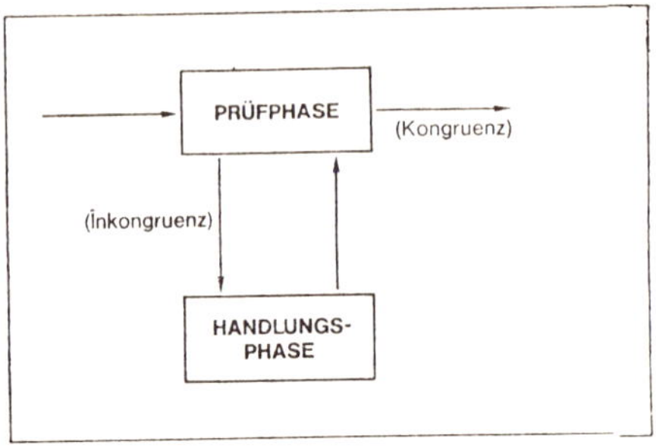

Figur XI: Die Test-Operation-Test-Exit-Einheit (TOTE-Einheit).

Die Handlung kommt in Gang, wenn eine Inkongruenz zwischen dem geprüften Zustand und dem Zustand des Organismus besteht, und sie währt fort, bis die Inkongruenz beseitigt ist. Im Test sind bestimmte Kriterien zur Beurteilung der laufenden Handlungssequenz enthalten. Über die Pfeile wickelt sich der Informations- und Steuertransfer ab. Reiz und Reaktion sind in diesem Modell korrelativ und gleichzeitig, Teile derselben Rückkoppelungskreise.

3. Das Bild (Image): Das Bild ist das Gesamt des angehäuften, gelernten und gespeicherten Wissens eines menschlichen Organismus über sich und die Welt. Dieses Wissen ist hierarchisch aufgebaut (z.B. elementare Repräsentationen, Begriffe, Begriffsstrukturen etc.). Die Formen der Repräsentation des Wissens werden von den Autoren nicht spezifiziert. Das Weltbild wäre z.B. das spezifische System des Wissens eines Individuums über seine Umwelt, das Selbstbild das Wissen eines Individuums über sich und seine Stellung in dieser Umwelt. Natürlich durchdringen sich beide Bilder auf mannigfaltigste Weise. Aus dem im Bild oder den Bildern angesammelten Wissen werden die Ziele und die Kriterien für die Prüfphase spezifiziert.

4. Der Plan: Ein Plan, das menschliche Gegenstück zu einem Computerprogramm, ist eine Hierarchie von Instruktionen zur Steuerung geordneter Handlungs- und Denkabläufe (Operationen). Da Verhalten zweckmäßig und zielgerichtet ist, enthält jeder Plan ein Ziel oder eine Hierarchie von Zielen und Unterzielen. Bestimmte Handlungen werden solange ausgeführt, bis das Hauptziel erreicht ist. Das Grundmuster eines Plans ist die TOTE-Einheit. Oder: Die TOTE-Einheit ist der einfachste Plan. Komplexe Pläne sind TOTE-Hierarchien, ihre Unterpläne bestehen ihrerseits selbst aus TOTE-Einheiten. Dabei besteht die Handlungsphase einer TOTE-Einheit höherer Ordnung wieder aus einer Kette von TOTE-Einheiten niederer Ordnung. Die TOTE-Einheiten niederer Ordnung mit ihren eigenen Rückkopplungskreisen fügen sich in die Handlungsphase der übergeordneten TOTE-Einheit mit ihrem eigenen Rückkopplungskreis. Eine komplexe TOTE-Einheit stellt eine integrierte Folge von Prüfungen und Handlungen dar, obwohl die zugrundeliegende Struktur hierarchisch und nicht sequentiell organisiert ist.

Taktische Pläne: Einfachere Einheiten werden zu taktischen Plänen kombiniert.

Strategische Pläne: Das sind Pläne höheren Grades, die ihrerseits verschiedene taktische Pläne im Einsatz nehmen können. Taktische Pläne steuern also molekulare, strategische Pläne molare Verhaltenseinheiten.

Metapläne: Das sind hochkomplexe Grundlagenpläne, die selbst Pläne generieren können. Metapläne können sich selbst im Verlauf des Prozesses verändern, können Unterpläne organisieren und abrufen, neue Pläne nach Bedarf ableiten. Die Gegenstände, womit ein Metaplan operiert, sind daher selbst wieder Pläne.

Heuristische Pläne: Dies sind vorläufig die höchsten Pläne. Heuristische Prinzipien oder Strategien sind im Gegensatz zu Algorithmen nicht-systematische, von bestimmten Prinzipien geleitete, ökonomische, aber risikoreiche Pläne. Es sind Meta-Meta-Pläne (z.B. der Mathematiker, der verschiedene Beweise prüft), die Metapläne hervorbringen (der Beweis für einen mathematischen Ausdruck), welche ihrerseits immer wieder neue Pläne hervorbringen (die konkreten Rechenoperationen).

Lebensplan: Der Lebensplan ist parallel zum Welt- und Selbstbild eine grobe Skizze des Lebensziels und der Lebensgestaltung eines Individuums. Die darin enthaltenen Ziele und Handlungsentwürfe sind weder etwas Starres noch Abgeschlossenes, sondern werden im Laufe der Lebenserfahrung ständig modifiziert.

Es gibt Pläne jeder Komplexität, Pläne zur Steuerung von motorischen Fertigkeiten und Gewohnheiten, Pläne zum Speichern und Erinnern (Abrufen) von Daten, Sprachpläne, Such- und Problemlösepläne etc. Pläne können im Bild gespeichert sein.

5. Zum Wechselspiel zwischen Bild und Plan: Bild und Pläne interagieren in mannigfacher Weise miteinander: Die meisten Pläne sind gelernt. Gelernte Pläne sind Bestandteil des Bildes und Bilder können Bestandteile von Plänen (Wissen für Prüfkriterien) sein. Die Bilder werden über die Ausführung von Plänen, Pläne über Informationen aus den Bildern modifiziert.

Noch ein Wort zur Prüfphase: Je klarer die Zielvorstellung eines Plans, desto exakter können die Bedingungen für die einzelnen Prüfkriterien aus dem Wissen des Bildes spezifiziert werden. Die Tests sind natürlich wie die TOTE-Einheiten selbst hierarchisch angeordnet. Die Voraussetzung für die Erfüllung des Haupttests ist erst gegeben, wenn zuvor sämtliche Untertests erfüllt sind.

6. *Werte und Vorsätze:* Das Modell ist geeignet, Werte und Motive in die Konzeption des kognitiven Prozesses direkt zu integrieren.

Ein Motiv setzt sich aus zwei unabhängigen Komponenten zusammen: Wert und Vorsatz. Der Wert ist Bestandteil des Bildes, der Vorsatz betrifft die nicht ausgeführten Teile eines Planes. Die Prüfphase wird weitgehend vom Bild beeinflußt. Jede Prüfphase in jeder TOTE-Einheit kann mit einer Bewertungsfunktion verbunden sein. Die gelernten Bewertungsfunktionen stehen für die Prüfphase zur Verfügung.

Pläne haben in diesem Modell keine dynamische Eigenschaften. Interne Mangel- und Spannungszustände sind im Bild repräsentiert.

Verbessert die Handlungsphase der TOTE-Einheit die Situation des Handelnden, wird der Wert dieser Situation, so wie ihn die Testphase festgestellt hat, erhöht ("Verstärkung"). Die Prüfphase der strategischen Teile eines Planes sind mit übergeordneten Bewertungsfunktionen verbunden, d.h. eine Hierarchie von TOTE-Einheiten kann auch eine solche von Werten darstellen. Der Haupttest impliziert, wenn erfüllt, eine größere positive Bewertung als die Menge der negativen Bewertungen aus den Untertests ("Frustrationstoleranz").

5. 5. 5. 3. Schizophrenie: Desintegration von Planstrukturen

5.5.5.3.1. Interferenzen bei ablaufenden Plänen

Interferenz, d.h. ein übermäßiges Einfließen irrelevanter Reize oder Assoziationen (Distractibility, intrusion, Set-Zerfall etc.) ins laufende mentale Geschehen ist vielleicht die auffälligste kognitive Erscheinung in der Schizophrenie (vor allem bei Prozeß-, nicht-paranoid und einigen chronisch Schizophrenen). Der Streit dreht sich lediglich darum, ob es sich dabei primär um Reiz- oder Reaktionsinterferenzen (Assoziationen) handelt (vgl. Oltmanns & Neale, 1978). Callaway (1970) postuliert, daß die kognitiven Beeinträchtigungen in der Schizophrenie das Ergebnis störender Interferenzen bei ablaufenden Plänen (Programmen) sei. Diese Annahme widerspricht, wie wir sehen werden, weder der Reiz- noch der Reaktionsinterferenz-Hypothese, sie übergreift sie beide. Eine Interferenz bedeutet nicht nur eine Unterbrechung des ablaufenden Planes, sie kann mannigfaltige Formen annehmen. Mit der Interferenz-Hypothese, so verstanden, kann wohl der größte Teil der klinischen Vielfalt der Denkstörungen erklärt werden. So kann der Gesamtplan in irgendeinem Planteil stecken bleiben und dort im Kreis drehen (Perseveration, Haften), die Planabläufe sind verzögert, Tempo und Rhythmus der Planabfolge reduziert (Hemmung, Verlangsamung des Denkens), es kommt zu Interferenzen im Sinne von Planabbrüchen (Gedankensperrungen, Gedankenabreißen), die Planabläufe nehmen ein rasantes Tempo an, die Zielorientierung wechselt überstürzt, die hierarchische Struktur der Pläne geht verloren (beschleunigt-ideenflüchtiges Denken), immer neue Nebenpläne werden im Übermaß mobilisiert, ganze Planteile werden übersprungen (umständliches Denken, paralogisches Denken, Gedankensprünge), schließlich kann die Inkoordination oder Desintegration zielgerichteter Planabläufe besonders extreme Formen annehmen: Vollkommener Verlust der Plan- und Zielhierarchie, Zerfall der Planstruktur, zufällige Abfolge von Planfragmenten (inkohärentes, zerfahrenes Denken und Sprechen, Paragrammatismus, Schizophasie etc.) usw. Die Auflösung kann in extremsten Fällen elementarste Planstrukturen ergreifen, z.B. jene Pläne zur Hervorbringung einzelner Worte oder gar einer geordneten Folge von Phonemen.

Mit der Übersetzung klinischer Phänomene in eine theoretische Terminologie ist natürlich noch wenig gewonnen. Doch scheint es uns unumgänglich, vermehrt Verbindungen von der Grundstörung (hier: Interferenz bei Plänen) zur klinischen Erscheinungsvielfalt herzustellen.

5.5.5.3.2. Interferenz bei Plänen: Eine Störung der Integration

Callaway (1970) lokalisiert die primäre Störung in der Prüfphase eines Plans. Was aber heißt das? Die Prüfphase überprüft den reibungslosen und situationsangemessenen Ablauf des Plans. Man kann sich die Integration der verschiedenen Pläne und Planebenen vereinfacht so vorstellen: Eine übergeordnete TOTE-Einheit stellt eine integrierte Folge von Prüfungen und Handlungen dar. In einer TOTE-Hierarchie werden die Unterpläne vom übergeordneten Plan gesteuert. Die TOTE-Einheiten niederer Ordnung fügen sich in die Handlungsphase der übergeordneten TOTE-Einheit usw. Die Prüfphasen übergeordneter Planteile sind auch mit übergeordneten Bewertungsfunktionen verbunden. Eine Vielfalt von Rückkopplungskreisen ist verantwortlich für die Verbindung komplexer TOTE-Verschachtelungen. In der Hierarchie eines sehr komplexen Plans (Meta- oder heuristischer Plan) genießen niedere Pläne (taktische Pläne) dank weitgehender Automatisierung eine hohe Selbständigkeit.

Das Problem der Steuerung und Integration einzelner Planteile stellt sich in Wirklichkeit nicht so einfach wie hier suggeriert wird, es stellt eines der zentralen Probleme in der Simulationsforschung dar, um das sich eigentliche Kontroversen abspielen.

Die Kontroversen drehen sich um drei Hauptfragen (wir beziehen uns im folgenden, wenn auf Konzepte der Simulationsforschung Bezug genommen wird, immer auf die Übersicht von Pfeifer, 1979):

1. Soll die Ablaufsteuerung, d.h. die Organisation des zeitlichen Ablaufs in einem Modell, *zentral oder dezentral* gestaltet werden? Von zentraler Ablaufsteuerung spricht man, wenn die einzelnen Spezialisten für die Bearbeitung von Teilproblemen nicht von einer übergeordneten Instanz aktiviert werden müssen und die Kontrolle nicht direkt an den Anrufer zurückgegeben werden muß. Bei der zentralen Ablaufsteuerung empfängt der Spezialist die Befehle direkt vom Aufrufer und gibt sie direkt diesem wieder zurück. Beide Organisationsformen haben Vor- und Nachteile: Bei einer Kontrollabgabe an den Spezialisten hat dieser nur eine ungenügende Übersicht über die Gesamtsituation. Bleibt alles unter zentraler Kontrolle, kann die zentrale Instanz nicht ausreichend über Details Bescheid wissen.
2. Soll die Ablaufsteuerung *hierarchisch* oder *heterarchisch* sein? Bei der hierarchischen Ablaufsteuerung wird die Kontrolle nach Ablauf einer Subroutine an den Aufrufer zurückgegeben. Bei der heterarchischen Ablaufsteuerung können Informationen zwischen beliebigen Prozessen ausgetauscht werden.
3. Ist das menschliche Denken *serieller* oder *paralleler* Natur? Man nimmt an, daß die zielgerichtete Komponente des Denkens und Handelns eher einer seriellen Verarbeitung, die assoziative und perzeptive eher parallelen Vorgängen entspricht (siehe 5.5.5.3.6.). Parallele Prozesse zeichnen sich durch eine geringere Koordination aus.

Wie die kognitiven Prozesse beim Menschen auch immer in Wirklichkeit organisiert sein mögen, selbst die relativ selbständigen Planteile und Prozesse bedürfen, damit in einem zeitlich beliebig eng oder weit begrenzten Rahmen ein sinnvolles Ergebnis entstehen kann, eines bestimmten Maßes an Koordination und Integration.

Miller et al. selbst betonen, daß Raum und Zeit die menschlichen Pläne vollkommen durchdringen. Kriterien von Raum und Zeit müssen deshalb neben andern Kriterien im Test enthalten sein. Eine geordnete Abfolge von Plänen erfordert ebenso gewisse Prioritätsregeln oder Relevanzverteilungen. Miller et al. unterstreichen auch die Notwendigkeit der Beschreibung allgemeiner Formen, Regeln und Gesetzmäßigkeiten der Integration von Plänen, insbesondere von Aspekten wie Flexibilität von Plänen, Auswechslung von Subplänen, bedingte und vorbereitende Subpläne usw. Für gewisse Leistungs- und Problemlöseverhaltensweisen ist die Simulationsforschung daran, Kriterien zu erarbeiten, die entscheiden helfen, welche Plankombinatioen und Plansequenzen den besten Nutzeffekt haben. Auf einen zentralen Aspekt der Integration, nämlich die Unvereinbarkeit von Plänen, den Konflikt, kommen wir später zurück.

Wir können nun auf deskriptiver Ebene unsere Desintegrationshypothese erneut wiederholen: Die Interferenz bei Plänen ist die Folge eines Versagens der Integration, dies, weil die räumlichen, zeitlichen und/oder anderen Kriterien in der Prüfphase ausfallen, gestört sind oder nicht verwendet werden können oder der Prozeß des Prüfens selbst defizitär ist. Die Frage nach dem Warum der Desintegration, die wir uns bis jetzt noch nie gestellt haben, ist auch damit nicht beantwortet.

5.5.5.3.3. Die betroffenen Komplexitätsebenen

Welche Pläne welcher Komplexitätsstufe sind von den Interferenzen bzw. der Desintegration am meisten betroffen? Callaway (1970) betont mit Recht, daß sich auch bei Normalen häufig Fehler ereignen, ohne daß diese Fehler katastrophale Folgen zeitigen. Übergeordnete Pläne und mannigfache Rückkopplungskreise sorgen im allgemeinen für eine Korrektur der Fehler.

Je höher die Ebene der Planhierarchie (Metapläne, heuristische Pläne), auf der ein Test falsch ausfällt, eine umso destruktivere Wirkung wird er auf das Verhalten ausüben. Lose integrierte Pläne mit einem geringen Organisationsgrad sind am störungsanfälligsten (Callaway, 1970).

Es sind qualitativ sehr unterschiedliche Ebenen der Integration denkbar. Auf einer unteren Ebene kann die Integration unterschiedlich vieler Teilschritte (taktische und strategische Pläne) unterschieden werden. Die Metapläne, die eigene Pläne generieren und diese steuern, sind eigentliche Integrationspläne. Sie dürften in besonderem Maße störungsanfällig sein, da sie ja - bei einem falschen Test - laufend falsche Pläne generieren, Plansequenzen in falscher Ordnung steuern usw. Geraten erst heuristische Pläne oder gar der Lebensplan plötzlich ins Schwanken, dann scheint die Katastrophe unausweichlich (siehe 5.5.5.3.1.1.).

Im Hinblick auf die zeitliche und örtliche Ausdehnung einer Plansequenz sind ebenfalls enorme Unterschiede möglich (z.B. Nagel einschlagen, Buch schreiben). Die meisten experimentellen Aufgaben im Labor befinden sich diesbezüglich auf einer eher molekularen Ebene.

Ein besonders wunder Punkt dürfte bei Schizophrenen im Prozeß der Abstimmung der individuellen und sozialen Pläne berührt sein (Symbiose, Autismus).

Der Zustand, der durch einen fehlerhaften Test auf niederer Planebene (z.B. taktische Ebene) herbeigeführt wird, ist kaum je vollkommen unvereinbar mit den übergeordneten Plänen. Solche Fehler stören oder unterbrechen also das Verhalten weit weniger als Fehler weit oben in der Testhierarchie (Mandler, 1964). Wir haben allerdings gesehen, daß in extremen Fällen selbst einfache taktische Pläne versagen können. Die Desintegration auf tiefen Planebenen ist aber kaum genuin. Vielmehr ist zu erwarten, daß die Desintegration von oben nach unten weitergegeben wird. Dabei sei noch einmal unterstrichen, daß der Auflösungsprozeß kein linearer ist und sich auch kaum auf eine Integrationsebene und Sukzession fixieren läßt (siehe 5.5.3.). Es macht eben ganz den Anschein, daß die Verhältnisse, wie sie in Kap. 5.5.3.2. für die Simulationsforschung geschildert wurden, sich auch für die psychische Wirklichkeit mindestens so vielgestaltig und formenreich darstellen.

5.5.5.3.4. Lokalisation

Die Lokalisation der Interferenzen bei Plänen ist beim heutigen Stand des Wissens kaum einwandfrei zu entscheiden (siehe Powers, Kap. 5.5.4.). Es gibt Pläne, die ankommenden Informationen ordnen und speichern, es gibt Pläne (Metapläne) zum Abrufen von Informationen, Pläne zur Ausführung komplexer interner Operationen (Problemlösen, Denken), Pläne zur Durchführung offenen Verhaltens, motorische Pläne etc. Wir vermuten mehr oder weniger ausgeprägte Interferenzen auf der Input-, Output- und zentralen Ebene: Es darf gemäß den Ausführungen in 5.5.5.3.3. vermutet werden, daß mit steigender Komplexität der involvierten Plan- und Testhierarchie die desintegrativen Tendenzen zunehmen und sich entsprechend auf Planebenen niederer Ordnung übertragen.

Callaway (1970), der seine Hypothesen im wesentlichen auf eine erhöhte Variabilität und Instabilität der akustisch und visuell evozierten Potentiale gründet, vertritt die Meinung, daß die akustische Modalität die störanfälligste sei. Der Autor schreibt dies z.T. dem Umstand zu, daß die akustische Wahrnehmung das Medium der gesprochenen Sprache und der sozialen Kommunikation sei und letztere wiederum aus den komplexesten und anfälligsten menschlichen Plänen bestünden. Die Ergebnisse von McGhie et al. (1965) sprechen eher für eine stärkere Beeinträchtigung der visuellen Wahrnehmung.

Als sicher kann gelten, daß innere, assoziative Interferenzen aus dem Gedächtnis (siehe 5.5.5.3.6.) einen wichtigen Anteil am Gesamt der Interferenzen stellen (siehe auch Kap. 5.5.5.3.7.).

5.5.5.3.5. Zur Beziehung zwischen Bild und Plan

Sicher ist es die Prüfphase, die primär für die formalen Denkstörungen verantwortlich ist. Die Handlungsphase wird aber direkt von einem falschen Test beeinflußt (Denkinhaltsstörungen etc.). Es scheint uns deshalb ebenso wichtig, die TOTE-Einheit und deren mögliche Störungen als wirkliche und kreisförmige Einheit zu betrachten.

Zur Interaktion zwischen Bild und Plan: Miller et al. führen das, was mit Bild gemeint ist, die Repräsentation des Wissens, nur am Rande aus. Ihr primäres Interesse gilt eindeutig den Plänen. Inzwischen wurden in der kognitiven Psychologie, besonders in der Simulationsforschung, konkretere Vorstellungen zu Organisationsformen des Wissens, sogenannte Repräsentationsparadigmen, entwickelt. Die grundlegende Erkenntnis, die sich aus den Simulationsbemühungen ergibt, betrifft den Umstand, daß die Daten nicht isoliert von den Programmen dargestellt werden können. "Ein System für die Repräsentation von Wissen hat nur im Zusammenhang mit sämtlichen Aspekten oder Dimensionen einen Sinn. So ist es z.B. sinnlos, lediglich zu definieren, wie ein bestimmtes Datum in einem semantischen Netzwerk mit andern Daten verknüpft ist, ohne daß ebenfalls bestimmt wird, wie ein bestimmtes Datum von den Programmen zu verarbeiten ist" (Pfeifer, 1979, S. 64). Wir können uns hier nicht näher mit diesen Repräsentationsparadigmen und deren Konsequenzen befassen, möchten aber die intensive Interaktion zwischen Bild und Plan noch einmal hervorheben: Viele gelernten Pläne sind im Bild repräsentiert, Bilder liefern die Testkriterien für die Pläne. Beide, Bild und Pläne, modifizieren sich gegenseitig unablässig. Jede Prüfphase kann in jeder TOTE-Einheit außerdem mit einer Bewertungsfunktion verbunden sein. Die Bewertungsfunktionen stehen für die Prüfphase zur Verfügung. Zum Bild, das ein Individuum von sich selbst hat (Selbstbild), gehört auch das Wissen um seine Fähigkeiten, d.h. das Wissen um die Pläne, über die es verfügt. Und dieses Wissen ist zentral für die Bewertungsfunktion höchster Ordnung, den Selbstwert. Versagt ein Test und führt dies zur Interferenz bei Plänen, wird dieser Vorgang ins Gedächtnis rückgemeldet und wird Bestandteil des Wissens. Chronische Interferenzen dürften sich verheerend auf das Bild, aus dem ja wiederum die Ziele und Testkriterien entnommen werden, auswirken. Eine generell gesenkte Zielmotivation, Rückzug, Entscheidungsnotstand oder die Generierung neuer unrealistischer Ziele, dies sind einige mögliche Folgen des Prozesses. Dieses eine Beispiel genüge zur Illustration der intensiven Wechselprozesse zwischen Bild und Plan.

5.5.5.3.6. Interferenz und Inkohärenz

Als zentrales kognitives Symptom der Schizophrenie wird in den meisten psychiatrischen Lehrbüchern das inkohärente Denken (Zerfahrenheit) hervorgehoben. Viele der in Kap. 5.5.5.3.1. erwähnten klinischen Erscheinungen können diesem Hauptsymptom subsumiert werden. Aus diesem Grunde werden hier ein paar weitere Überlegungen zum Phänomen Inkohärenz angestellt.

In der psychologischen Defizitforschung wird angenommen, daß inkohärentes Denken das Ergebnis entweder von Input- oder von Output-Interferenzen ist (siehe dazu auch Kap. 5.5.5.3.2., 5.5.5.3.3., 5.5.5.3.4.). Hier wird einerseits die prominente Rolle der assoziativen Interferenzen herausgestrichen, andererseits dafür argumentiert, daß die Trennung von Input- und Output-Interferenzen nicht sauber gelingen kann.

Inkohärentes Denken ist das Produkt einer Desintegration des Systems oder der Hierarchie der Pläne, die hinter jedem zielgerichteten Denken und Handeln stehen, die progressive Abkoppelung oder Verselbständigung von immer mehr Planteilen. Diese Desintegration kann viele Formen annehmen (siehe 5.5.5.3.1.). Dabei mag durchaus über dem Ganzen ein diffuses Ziel schweben, denn das Gesamt der wirren Aussagen eines Schizophrenen ergibt bei vertieftem Hinhören eine Aura von Sinn und Inhalt (Cameron, 1938; Arieti, 1974). Jedoch gelingt es dem inkohärenten Schizophrenen (Prozeß-, nicht-paranoid und einige chronisch Schizophrene) nicht, sein oberstes Ziel in eine geordnete Sequenz von Unterzielen und Unterplänen auszurollen. Wahrscheinlich ist der Schizophrene nicht schlechthin unfähig, Ziele zu generieren. Aber jedes Ziel bedarf der Explizierung, der Systematisierung einer Vielzahl von Unterzielen, der Konstruktion einer Planhierarchie. Der Ablauf oder vielmehr schon der Aufbau dieser Ziel- und Planhierarchie wird durch die Interferenzen sabotiert.

Wann wird nun ein Plan aufgegeben oder zerfällt in seine Teile? Die Aufrechterhaltung eines strategischen Planes mit starker positiver Endbewertung und vielen negativ ausfallenden Untertests (der intentionale Bogen Beringers?) erfordert einen erheblichen Aufwand, eine konsistente Planhierarchie und ein solides Wissen um die Planungs- und Durchführungsfähigkeiten des Planers. Dazu müssen viele kurzfristige Pläne, die ebenfalls mit hohen Bewertungsfunktionen versehen sind, aufgeschoben, "gehemmt" werden. Die Beibehaltung einer gewissen Übersicht über den unter einer Unzahl möglicher Alternativplänen ausgewählten Hauptplan impliziert ebenfalls ein enormes "Hemmpotential" (der Nachteil einer seriellen Verarbeitungsweise). In jedem größeren Plan spielt die Zukunftsperspektive, eine gewisse Zuversicht, daß das Fernziel erreichbar ist, eine zentrale Rolle. Dabei muß das Ziel nicht immer um jeden Preis als erreichbar gelten. In diesem Falle schafft ein übergeordnetes Ziel den Kontext, in dem sich das Risiko eines Fehlschlages als erträglich erweist. Ein komplexer Plan wird nun wesentlich durch die Klammer der positiven Endbewertung und der Annahme, daß das Ziel grundsätzlich erreichbar ist, zusammengehalten. Ein Plan zerfällt in seine Unterteile (segmental sets), wenn die untergeordneten Bewertungen über die positive Endbewertung überhand nehmen oder sich das Ziel, gemessen an den individuellen Ressourcen, endgültig als illusorisch herausstellt. Damit steigt die Wahrscheinlichkeit, daß die Zwischenziele wieder mit positiven Werten versehen werden.

Jeder Plan, der die strikte Befolgung einer Sequenz von Operationen verlangt, enthält auch genaue Bedingungen, unter denen er beginnen oder abbrechen soll (Go- und Stop-Regeln), d.h. z.B. Kriterien, wieviel Mißerfolg oder negative Tests er tolerieren will. Diese in der Testphase enthaltenen Kriterien können auf kritische Werte oder auf bestimmte Schwellenwerte eingestellt sein. In unserem Fall darf angenommen werden, daß Schizophrene ihre Stop-Regeln bei Leistungsverhalten allgemein habituell tief ansetzen, d.h. daß schon wenige negative Werte in Untertests den Schizophrenen veranlassen, den Plan aufzugeben. Bei den Paranoiden ist das Gegenteil der Fall: Ein Plan wird auch dann weiterverfolgt, wenn er den gegebenen Umständen längst nicht mehr gerecht wird. Die Stop-Regeln müssen natürlich nicht einheitlich sein: Sie können für bestimmte Bereiche hoch (Wahnthemen), für andere tief sein, sie können habituell tief sein, aber für einzelne, planirrelevante Teilbereiche extrem hoch sein (Schmerz bei selbstmutilativen Handlungen).

Wir nehmen an, daß sich auf der Mikroebene des Labors die gleichen Prozesse widerspiegeln.

Dies ist erst eine teilweise Erklärung des Phänomens der Inkohärenz. Beim unkontrollierten Einströmen von Assoziationen aus dem Gedächtnis ins Bewußtsein dürften je nach Schweregrad unterschiedliche Verknüpfungsebenen im Spiel sein: Von den logischen und grammatischen Kontextrestriktionen befreite Assoziationen, Assoziationen aufgrund phonetischer Gemeinsamkeiten, Identifikation der Objekte aufgrund von Ähnlichkeiten etc. (siehe Arieti, 1974). Es ist in der Defizitliteratur vor allem von präferierten (Chapman et al., 1964), nicht-dominanten (Broen & Storms, 1967) und idiosynkratischen Assoziationen die Rede. Präferierte Assoziationen sind sicher die häufigsten und deshalb die im Labor am einwandfreisten identifizierten Reaktionen (siehe Kap. 3.5.). Für das unkontrollierte Einströmen psychischer Inhalte ins Bewußtsein sind unzählige Erklärungsmöglichkeiten denkbar: Eine generelle Senkung der Schwelle für die Aktivierung von assoziativen Inhalten, Zusammenbruch eines Bewußtseinsmechanismus, der die unbewußten Inhalte vom Bewußtsein fernhält (Frith, 1979), ungerichtete oder fehlgesteuerte Suchprozesse in semantischen Netzwerken, das Versagen eines Response-Screening-Mechanismus, der die Assoziationen mit bestimmten Kriterien auf ihre Kontextadäquatheit hin prüft und auswählt, eine vergleichsweise stärkere Aktivierung nicht-dominanter Assoziationen etc. Die Theorien von Chapman et al. (1964) und von Broen & Storms (1967) spezifizieren die Assoziationen, die mit den laufenden Plänen interferieren, wohl am präzisesten. Erst die wissenschaftlich eindeutige Identifikation der interferierenden Responseklassen und -typen wird über die Adäquatheit dieser Konstrukte entscheiden.

Von Bedeutung dürfte für unseren Zusammenhang ein Konzept aus der Stimulationsforschung sein. Dämonen (kontextspezifische Spezialisten) sind Wachen, die einen vorgegebenen Bereich daraufhin überwachen müssen, ob eine bestimmte Information (Pattern) auftaucht. Wenn sie auftaucht, sollen sie eine bestimmte Handlung durchführen. Eine Organisation mit Dämonen sichert, daß unabhängig davon, durch wen Modifikationen vorgenommen werden (durch Eingabe aus der Umgebung oder durch innere Operationen), immer die notwendigen Operationen, die zur Erhaltung der Konsistenz der Datenbank erforderlich sind, durchgeführt werden (Pfeifer, 1979). Assoziationsstörungen könnten in diesem Begriffsrahmen als Ausfall oder Streik bestimmter Dämonen im Sinne einer nur noch teilweisen oder fehlerhaften Erfüllung ihrer kontextspezifischen Aufgaben aufgefaßt werden. Voraussetzung für eine erfolgreiche Simulation der schizophrenen Assoziationsstörungen wäre dann die Explizierung der Kriterien der Fehlprogrammierung dieser Dämonen.

Die Phänomene: Interferenz und Inkohärenz aus einer positiveren Perspektive betrachtet, sind noch einer alternativen Erklärung zugänglich. Dies erfordert erneut einen Rückgriff auf die Konzepte der Simulationsforschung. Dort wird zwischen datengesteuerten (data-directed) Prozessen und zielgerichteten (goal-directed) Prozessen unterschieden. Die ersten sind eher parallele, die zweiten eher serielle Verarbeitungsvorgänge. Die Unterscheidung entspricht etwa der psychoanalytischen Konzeption der Primär- und Sekundärprozesse. Beide Prozesse sind im Normalbereich für eine flexible und optimale Anpassung notwendig. Zwischen beiden Verarbeitungsweisen kann es zu Konflikten kommen.

Ein Beispiel zur Verdeutlichung: Sie geben einem akut Schizophrenen den Auftrag (Ziel), eine Kommission zu erledigen. Dieses Ziel enthält eine bestimmte, mehr oder weniger flexible Sequenz von Prüfungen und Handlungen (Bus besteigen, Geschäft aufsuchen etc.). Aber der Schizophrene kommt nicht weit. Er stößt auf interessante und für ihn wichtige Daten, die den zielgerichteten Plan verdrängen und aufgabenirrelevante Pläne aktivieren. Seine Handlungen kommen vom Hundertsten ins Tausendste.

Der Schizophrene in diesem Beispiel ist übermäßig datengesteuert. Auch normale Individuen sind teilweise datengesteuert. Würde jemand seine Ziele vollkommen zielgerichtet, seriell verwirklichen, er wäre nicht überlebensfähig. (Im Beispiel: Er würde ein rasendes Auto oder einen Freund in Not unterwegs ignorieren.) Im normalen Falle sind die Konflikte zwischen den verschiedenen Steuerprinzipien lösbar, weil die Relevanzverteilung (welcher Schritt ist im Moment für mich wichtiger?) durch Plan, Kontext und aktuelle und antizipierte Bedürfnislagen gelingt. In der Schizophrenie nimmt der Konflikt dramatischere Formen an und die größere Relevanz scheint oft dem unmittelbaren, aufgabenirrelevanten Datum zugesprochen zu werden. Die parallele Verarbeitungsweise dominiert in einer Weise, in der auch die zaghaftesten Koordinationsversuche zwischen den seriellen und parallelen Prozessen unterbunden sind. Die zielgerichtete Linie wird immer wieder aufgespalten. Der beschriebene Prozeß kann nun in Verbindung mit einer allgemeinen Schwellenerniedrigung oder in Verbindung mit regelwidrig arbeitenden Dämonen gedacht werden, so daß die oft vor- oder unbewußt arbeitenden parallelen Prozesse leichter und ungehindert immer wieder die zielgerichtete Oberfläche durchdringen. Damit sind aber motivationale Konflikte angesprochen, die über den deskriptiven Teil unserer Konzeption hinausgehen.

5.5.5.3.7. Aufmerksamkeit

Die Mehrzahl experimentalpsychologischer Schizophrenietheorien sind in einem engeren oder weiteren Sinne Aufmerksamkeitstheorien. Aufmerksamkeit aber ist eines der schillerndsten und kontroversesten Konstrukte in der Psychologie. Einige Aspekte dieses Konzeptes und wichtige Modelle der Aufmerksamkeit, die in der Schizophrenieforschung Eingang gefunden haben, sind in diesem Buch behandelt worden. Bedeutende Ansätze wurden nur am Rande vermerkt (siehe Zubin, 1975). Erinnert sei auch an die Relevanz der vor allem von russischen Psychologen (Sokolov, 1963) untersuchten Phänomene der Orientierungsreaktion und Habituation für das Verständnis des Aufmerksamkeitsverhaltens in der Schizophrenie (Stretslova, 1955; Gamburg, 1958; vgl. Horn, 1975). Den Konzepten der Orientierungsreaktion und Habituation kommt in ihrer integrierten Dialektik eine kaum zu überschätzende Erklärungsbreite zu. Meldman (1970) gibt einen umfassenden Überblick über die verschiedenen Auffassungen, Definitionen und Aspekte des Konzeptes Aufmerksamkeit in der Psychologie und präsentiert eine Auswahl von Aufmerksamkeitsmodellen. Wichtige Neuentwicklungen sind in seinem Buch allerdings nicht berücksichtigt.

An dieser Stelle seien noch einmal ausgewählte Aspekte des Konzeptes Aufmerksamkeit aufgegriffen. Die Gründe für die Popularität dieses Konzeptes und die breite empirische Erforschung des Aufmerksamkeitsverhaltens in der Schizophrenie mögen mannigfach sein. Möglicherweise stellen die Besonderheiten in der Aufmerksamkeit nichts für Schizophrene Spezifisches dar, sind lediglich Ausdruck einer allgemeinen psychopathologischen Dimension. Vielleicht gilt die Aufmerksamkeit in der Schizophrenie nur deshalb bei den meisten Forschern so einmütig als gestört, weil dieses Konzept so breit und uneinheitlich definiert ist, daß gänzlich heterogene Sachverhalte darunter subsumierbar sind. Wahrscheinlicher ist, daß die Aufmerksamkeit selbst eine komplexe Funktion ist, die zentrale integrative Leistungen erbringt, und daß in der Schizophrenie Funktionen besonders störanfällig sind, die mit der Steuerung und Integration komplexer Prozesse betraut sind.

Die meisten Theorien fassen Aufmerksamkeit einseitig als Aktivierungs- oder kognitiven Prozeß. Es ist offensichtlich, daß an einem Aufmerksamkeitsakt eine Vielzahl physiologischer und psychologischer Prozesse beteiligt sind, ja daß die Aufmerksamkeit an der Koordination und Integration dieser Prozesse eben wesentlich teilhat.

Eine breite und integrative Konzeption der Aufmerksamkeit vertritt Meldman (1970). Dieser Autor betrachtet die Gesamtheit des Verhaltens unter dem Aspekt der Aufmerksamkeitsprozesse. Aufmerksamkeit ist als Suprasystem mit seinen aktivatorischen, motivationalen, emotionalen, kognitiven und motorischen Subsystemen konzipiert. Die verschiedenen Subsysteme sind untereinander durch die wechselseitigen Aktivitäten der Aufmerksamkeitsprozesse in ihren intensiven (Arousal) und selektiven Aspekten verbunden. Aufmerksamkeit, so breit verstanden, ist eine Funktion des ZNS, die als die zentrale integrative Instanz bei der Steuerung adaptiven Verhaltens fungiert. Leider wird das Modell nicht ausformuliert: Die Beziehungen der Subsysteme der Aufmerksamkeit untereinander sowie die Beziehungen der Subsysteme zum Suprasystem werden nicht spezifiziert.

Entsprechend dieser ganzheitlich-integrativen Konzeption der Aufmerksamkeit faßt Meldman sämtliche psychiatrischen Störungsbilder als Störungen der Aufmerksamkeit auf. Aufmerksamkeitsstörungen sind gekennzeichnet durch eine exzessive oder mangelhafte Aufmerksamkeitsverteilung in den betreffenden Subsystemen. Als vorrangig gilt dann, Aufmerksamkeitsprofile zu erstellen, d.h. die spezifischen Muster der Erregung, der verschiedenen Aspekte der Aufmerksamkeit sowie der Aufmerksamkeitsverteilung in den Subsystemen für verschiedene psychiatrische Patientengruppen zu identifizieren. Nicht Aufmerksamkeitsstörungen schlechthin sind also für Schizophrene spezifisch, sondern das spezifische, teils bekannte, teils noch unbekannte Muster der Störungen in der hierarchischen Organisation der Aufmerksamkeit. Das konkrete Aufmerksamkeitsprofil für Schizophrene, das Meldman aus Ergebnissen aus der Literatur zusammenstellt, bringt keine neuen Erkenntnisse. Das Profil ist aber Ausdruck der integrativen Konzeption von Aufmerksamkeitsstörungen und stellt eine Methode dar zur systematischen Darstellung und zum kontrastiven Vergleich von Störungsmustern verschiedener psychiatrischer Gruppen.

Unter den psychologischen Aufmerksamkeitsmodellen erscheint uns immer noch dasjenige von Norman (1973) als das angemessenste. Dieses Modell bildet einen komplexen Selektionsmechanismus mit einem hohen Integrationsvermögen ab. Neben der physikalischen Form des Inputs sind an der Auswahl der Information kontextuelle, motivationale, semantische und grammatische, erwartungsgeschichtliche, ja wahrscheinlich selbst Persönlichkeitsvariablen beteiligt.

Wir ziehen das Modell von Norman demjenigen von Broadbent (1971) vor, weil es die Informationsauswahl als integrierten Prozeß mit verschiedenen Verarbeitungsstufen auffaßt und nicht, wie das Modell von Broadbent, zwei verschiedene Selektionsmechanismen vorsieht, die für die eine oder andere Selektionsform zuständig sind. Das Modell von Broadbent birgt insofern Vorteile, als es auch die Response-Seite der Aufmerksamkeit in die Theorie einbezieht. Trotz der beträchtlichen Unterschiede ist doch eine gewisse Affinität zwischen beiden Modellen nicht zu übersehen. Das betrifft besonders die zentrale Rolle von Bias-Faktoren, die in beiden Modellen in irgendeiner Phase der Informationsauswahl zum Tragen kommen können. Auf einen differenziert abwägenden Vergleich dieser Modelle wird verzichtet. Welches das überlegenere ist, und vor allem, welches den Besonderheiten der Informationsauswahl in der Schizophrenie besser Rechnung trägt, wird die weitere Forschung zeigen.

Es gibt Reizmuster, die im Vergleich zur gelernten Erwartung keine sinnvollen Elemente mehr ergeben und deshalb nicht zur Weiterverarbeitung extrahiert werden können. Dies geschieht, wenn der Selektionsmechanismus mit zu vielen und zu mannigfaltigen, d.h. mit der Erwartungshaltung nicht zu vereinbarenden und womöglich noch emotional belastenden Reizen konfrontiert wird. Dann empfängt das System immer weniger Input, der mit irgendeiner Erwartung zusammentreffen und so als relevant kodiert werden könnte. Damit ist aber nur erklärt, warum gewisse Individuen ein schillerndes Überangebot an Informationen nicht mehr zu bewältigen vermögen, nicht aber, warum es in der Schizophrenie zu diesem Überangebot überhaupt kommt (Senkung der sensorischen Schwelle, Hyperscanning etc.).

Eine verwandte, aber plausiblere Erklärung bietet sich an, wenn man die Störung im Modell von Norman beim Prozeß der Relevanzzumessung ansiedelt. Dieser Prozeß repräsentiert ja die eigentlich integrative Leistung der Aufmerksamkeit. (Natürlich wäre auch ein Versagen bei der Wahl des Ereignisses mit der größten kombinierten Aktivierung im Gedächtnis denkbar.)

Während die sensorischen Inputs ihre gespeicherten Repräsentationen aktivieren, bestimmt die Analyse früheren Materials, zusammen mit der Erwartungsgeschichte und den Wahrnehmungs- und linguistischen Regeln, die Klasse der Ereignisse, die zum aktuellen Zeitpunkt für den Organismus am relevantesten sind. Für jedes dieser Ereignisse wird ein Relevanzmaß berechnet, nur das Ereignis mit der größten kombinierten Aktivierung wird zur Weiterverarbeitung ausgewählt.

Der Schizophrene hat, so nehmen wir an, eine Lerngeschichte hinter sich, die reich ist an Widersprüchen, Paradoxien, Inkonsistenzen, Konflikten. Diese Erfahrungen haben unmittelbar ihren präzisen Niederschlag in der Erwartungsstruktur und mittelbar in den Wahrnehmungsstilen und Aufmerksamkeitsstrategien gefunden. Bei der aktuellen Einschätzung und Gewichtung eines Ereignisses mag es zur Reaktivierung dieser widersprüchlichen Erwartungen kommen. Ein Ereignis mit gleich starken positiven und negativen Werten z.B. dürfte die Beurteilung seiner Relevanz erheblich erschweren. Außerdem muß die Instanz für die Relevanzbemessung schon im Normalfall eine Vielzahl von Ereignissen gleichzeitig bewältigen. In Situationen mit einer komplexen, schillernden und emotional gefärbten Ereignisabfolge verschärft sich die Lage, die Instanz für die Relevanzbemessung vermag die widersprüchlichen Anforderungen nicht mehr zu integrieren. Es kommt zu einer Überlastung, Schwächung oder gar zum Kollaps des Mechanismus der Relevanzzumessung. Der Zustand des Relevanzkollapses kennt unterschiedliche Abstufungen und ist geprägt von primären und sekundären Strategien: Nicht-Beachtung gewisser Regeln im Falle der normal präferierten Responsen (siehe Kap. 5.6.3.9.), eine durch den Entscheidungsnotstand bedingte Blockade, ein wahlloses Hin- und Heroszillieren zwischen verschiedenen Relevanzurteilen, partieller Ausstand der Instanz für die Relevanzzumessung. Diese Formen der Störung können durch unterschiedliche Strategien überformt werden: Relevanz-Umverteilung im Sinne einer Relevanz-Nivellierung (Angleichung der Bedeutung relevanter und irrelevanter Ereignisse) oder Relevanz-Verschiebung (bedeutende Ereignisse verlieren ihre Bedeutung, unbedeutende Ereignisse werden bedeutend), Relevanz-Akzidentalisierung (Abschaltung der Kontrolle, die Auswahl der Ereignisse ist mehr oder weniger dem Zufall überlassen).

Norman (1973) führt die spezifischen kognitiven Prozesse, die dem Selektionsprozeß zugrundeliegen, im einzelnen nicht aus. Die IV bei der Relevanzzumessung und den andern Selektionsprozessen kann man sich ebenfalls als durch gewisse Planstrukturen bewerkstelligt vorstellen. Wir nehmen an, daß überdauernde, habituelle und voll automatisierte Strategien im Sinne etwa des Scanning und der Feldartikulation in das Modell von Norman ebenso eingehen wie gewisse spezialisierte, sofort abrufbare

Defensivstrategien für Streßsituationen sowie aktive, zielgerichtete Suchprozesse. Der letzte, von den meisten Theorien vernachlässigte Aspekt der Aufmerksamkeit sei noch etwas näher betrachtet. Miller & Johnson-Laird (1976) definieren Aufmerksamkeit in einem doppelten Sinne als Suchprozeß: 1. Aktives, planmäßiges Suchen des im Ziel spezifizierten Gegenstandes oder Ereignisses. 2. Ist der gesuchte Gegenstand gefunden und in den Bereich der fokalen Aufmerksamkeit gerückt, beginnt der zweite Suchvorgang: Das Erkennen des Gegenstandes. Dies geschieht über die Identifikation und Klassifikation der Merkmale des Gegenstandes. Im folgenden ist die Rede vom ersterwähnten Prozeß.

Im theoretischen Begriffsrahmen von Miller et al. (1960) kann die aktive Aufmerksamkeit als eine hierarchisch geordnete Abfolge von Suchschritten aufgefaßt werden. Eine Hierarchie von Plänen und Zielen - meist handelt es sich um heuristische Pläne - steuert die Einholung der im übergeordneten Ziel spezifizierten Information. Ein wichtiges Merkmal von aktiven Aufmersamkeitsprozessen besteht in der Einengung der Pläne auf das Hauptziel, die Hemmung einer Vielzahl von zielirrelevanten Plänen und Unterplänen.

Der Zusammenbruch dieses gerichteten Suchprozesses in der Schizophrenie geht nicht anders vor sich als die Desintegration anderer Verhaltensorganisationen (siehe Kap. 5.6.3.6.): Die Planhierarchie bricht zusammen, das umspannende Ziel kann nicht aufrechterhalten werden, es kommt zu einer Inflation von Zielen, irrelevante Pläne interferieren, Nebenpläne verselbständigen sich, werden zu Hauptplänen etc. Später oder gleichzeitig treten sekundäre defensive Pläne zur Restabilisierung des aktiven Prozesses auf den Plan.

Wiederum ist eine positive Formulierung der aktiven Aufmerksamkeitsvorgänge in der Schizophrenie möglich: Wäre die aktive Aufmerksamkeit nur zielgerichtet, würde sie einer ihrer Hauptfunktionen, nämlich mögliche Störquellen frühzeitig zu erkennen, nicht mehr gerecht. Die Aufmerksamkeit ist also in jedem Fall ein zielgerichteter *und* datengesteuerter Prozeß. Wahrscheinlich besteht das hervorstechendste Merkmal und die besondere adaptive Leistung der Aufmerksamkeit gerade im hochflexiblen Fluktuieren zwischen zielgerichtetem und datengesteuertem Verhalten, zwischen serieller und paralleler Verarbeitungsweise. Ein Individuum, das in einer gefährlichen Umgebung eine Aufgabe zu erfüllen hat, muß den gesuchten Gegenstand gezielt angehen, aber jederzeit bereit sein, gefährliche Daten zu registrieren, darauf zu reagieren und den Plan zu unterbrechen. Die unvorhergesehenen Daten und Planunterbrüche müssen laufend dem Suchplan rückgemeldet werden. Dieser integriert sie, modifiziert den Plan oder ordnet den Abbruch an.

In der Schizophrenie scheint nun die flexible Integration beider Steuerprinzipien und der verschiedenen Verarbeitungsweisen teilweise aufgehoben. Die datengesteuerten Prozesse nehmen überhand und verhindern jeden zielgerichteten Suchprozeß (siehe Kap. 5.6.3.6.).

5.5.5.3.8. Interferenz und Arousal

Eine Arousal-Theorie, die etwas auf sich hält, setzt als Ursache für Interferenzen gewöhnlich einseitig das erhöhte Arousal-Niveau. Einige Autoren, und ihrer Meinung schließen wir uns an, sind da anderer Meinung (Mandler, 1964; Callaway, 1970). Callaway (1970) erwähnt Befunde, die die Arousal-Interferenz-Hypothese ins Wanken bringen, und die eher für die Interferenz-Arousal-Hypothese sprechen.

Komplexe und lose gefügte Pläne sind am störanfälligsten. Eine Interferenz bei solchen Plänen wird von einem hohen Maß an Arousal begleitet (Callaway, 1970). Chronische Interferenzen dürften ein Individuum grenzenlos verunsichern und in Verzweiflung stürzen. Elementare, konsistent organisierte und stark automatisierte Pläne sind sehr störungsresistent. Fehler in einem Test auf dieser Ebene können von Plänen höherer Ordnung leicht abgefangen werden (siehe Kap. 5.5.5.3.3.). Werden nun solche Pläne trotzdem unterbrochen oder in ihrem Ablauf gestört, dann erzeugt dieser Vorgang einen ausgeprägten autonomen Arousal (Mandler, 1964). Im Normalfall kann diese periphere Erregung eine durchaus adaptive Funktion erfüllen, etwa im Sinne eines Alarmzeichens. Wenn aber ein akut Schizophrener (Prozeß-, nicht-paranoid) feststellen muß, daß sich die elementarsten Verhaltens- und Denkabläufe nicht mehr selbstverständlich und reibungslos abwickeln, dann mag ihn geradezu die Panik erfassen (siehe Kap. 5.5.5.3.9.). Daß ein erhöhtes Arousal-Niveau zu Interferenzen führt, wird hier nicht bestritten. In Zweifel gezogen wird die erschreckende Sorglosigkeit, mit der Ursache und Wirkung bestimmt werden. Individuelle und gruppenspezifische Unterschiede in der autonomen und zentralen Erregbarkeit anzunehmen, ist sicher berechtigt, doch kommt dies einer Verschiebung des Problems gleich. Die Interaktion beider Prozesse wird wohl am angemessensten durch einen positiven Rückkoppelungsprozeß charakterisiert: Interferenzen verursachen ein erhöhtes Arousal-Niveau, das erhöhte Arousal-Niveau wiederum führt zu mehr Interferenzen (Callaway, 1970).

Von Pribram (1967) stammt eine kybernetische Emotionstheorie, die auf dem TOTE-Modell, das er ja selbst mitentwickelt hat, basiert. In seiner Theorie sind die TOTE-Einheiten damit beauftragt, die stetig wechselnden Umweltbedingungen zu erfassen und in die bereits aufgebauten Pläne zu integrieren. Eine Emotion entsteht dann, wenn gewisse adaptive Pläne in ihrem Ablauf gestört werden. Zwei übergeordnete TOTE-Mechanismen determinieren die Natur der Emotionen: 1. Der *präparatorische Prozeß* unterdrückt die störenden Inputs aus der Umwelt, schafft einen Zustand hoher Redundanz und versucht Stabilität im Organismus wiederherzustellen durch Rückgriff auf ältere Pläne. So gewinnt der Organismus eine zeitweilige Unabhängigkeit vom Input (innere Kontrolle). Die präparatorischen Prozesse repräsentieren Abwehrmaßnahmen gegen schädliche Reize, welche die Emotion verursachten. 2. Der *partizipatorische Prozeß* ist dafür verantwortlich, daß die verfügbaren Pläne dem neuen relevanten Input akkommodiert werden, sie erweitern also die alten Pläne oder schaffen neue Pläne, die eine Anpassung des Organismus an die veränderte Umwelt ermöglichen.

Eine extrem präparatorische Haltung, wie sie von gewissen Schizophrenen eingenommen wird (Prozeß-, nicht-paranoid, einige chronisch Schizophrene), könnte als defensive Maßnahme gegen Interferenzen interpretiert werden. Der Organismus verharrt dann chronisch in einem präparatorischen Zustand, selbst dann, wenn die wechselnden Umweltbedingungen eine partizipatorische Einstellung dringend erfordern. Der Schizophrene im präparatorischen Zustand versucht, komplexe und störende Reize von sich fernzuhalten, sie vollkommen zu eliminieren gelingt aber nie. Ein chronisch präparatorischer Zustand führt zur Abkapselung als Schutz vor der bedrohlichen Umwelt, zu einer rigiden Stabilität und innerer Überkontrolle. Immer mehr Inputs werden als für die alten Pläne unpassend und irrelevant wahrgenommen. Wird ein so rigider und defensiver Zustand dann doch von einem störenden Input heimgesucht, ist entsprechend das ganze System bedroht. Dies kurbelt den ganzen Prozeß von neuem an. Die Theorie von Pribram erklärt wohl eine Reihe von Emotionen, wird aber sicher nicht dem ganzen emotionalen Geschehen gerecht.

Eine weitere Theorie, die den Primat der Störung im kognitiven Bereich ansiedelt und die Angst als eine Folge der kognitiven Störung auffaßt, ist die Theorie der nicht-assimilierten Perzepte von McReynolds (1960).

In diesem Ansatz erfährt zugleich ein Aspekt des Bildes eine eingehendere Behandlung. Schizophrenie entsteht aufgrund eines abnorm hohen Angstpegels, der durch ein hohes Maß nicht-assimilierter Perzepte erzeugt wird. Sowohl die Tendenz, neue Perzepte (= alles bewußt Wahrgenommene) zu erwerben (eine Art Reizhunger), als auch die Tendenz, diese in perzeptive Systeme, sogenannte konzeptuelle Schemata, zu assimilieren, ist angeboren. Der Begriff Schema wird leider nicht ausgearbeitet. Erwerb und Assimilation nennt McReynolds den Vorgang der Perzeptualisierung. Eine niedrige Perzeptualisierungsrate ruft Langeweile, eine hohe Erregung hervor. Der für die Schizophrenie typische hohe Angstpegel entsteht dann, wenn die Assimilation mit dem Erwerb nicht mehr mithält und sich ein Stau nicht-assimilierter Perzepte ergibt.

Folgende Faktoren erschweren die Assimilation: 1. Zu hohe Erwerbsrate, 2. extreme Neuheit des Inputs, 3. Zukunftsabhängigkeit, 4. Inkongruenz zwischen dem Inhalt der Perzepte und den kognitiven Schemata. Letzteres ist die Hauptursache für die Entwicklung der Angst. Je höher die Angst eines Individuums, umso mehr trachtet es danach, neue Perzepte zu vermeiden, inkongruente Perzepte zu assimilieren und Schemata aufrechtzuerhalten, die einmal Perzepte zu assimilieren in der Lage waren. Die schizophrenen Symptome sind das Ergebnis der Angst und der gegen diese Angst aufgebotenen Abwehrmaßnahmen. Darunter fallen insbesondere die Vermeidung neuer Perzepte (Rückzug, Apathie, Halluzinationen etc.) und die unangemessene Assimilation alter Perzepte (Wahn, Denkstörungen). Die erste Abwehrform hindert das Ansteigen der Angst, die zweite reduziert den aktuellen Angstpegel. Schizophrenie und Neurose unterscheiden sich nur in quantitativer Hinsicht. Eine große Schwäche der Theorie ist darin zu sehen, daß nur der Quantität, aber nicht der Bedeutung der nicht-assimilierten Perzepte eine Rolle bei der Angstentwicklung zugeschrieben wird.

Eine detailliertere Darstellung und Kritik, als wir sie hier geben können, findet sich bei Epstein & Coleman (1970).

5.5.5.3.9. Refokussierung automatisierter Pläne

Die im Laufe der Lerngeschichte nach und nach angeeigneten einfachen Verhaltenspläne werden zu immer komplexeren Strategien kombiniert. Diese komplexen Strategien (z.B. Gehen, Sprache etc.) werden während der intensiven Einübungsperiode mehr und mehr automatisiert. Die automatisierten Fertigkeiten und Routinehandlungen können nun als Folge einer Schwächung übergeordneter Pläne erneut ins Zentrum fokaler Aufmerksamkeit rücken (Despontaneisierungsprozeß). Sie sind nicht mehr selbstverständliche Bausteine der übergeordneten Verhaltensorganisation und verlieren ihre Spontaneität (vgl. Frith, 1979). Das will nicht heißen, daß Schizophrene (Prozeß-, nicht-paranoid, einige chronisch Schizophrene) diese Pläne nicht mehr ausführen können, aber sie gewinnen eine neue Bedeutung, einen andern Wert. Die automatisierten Strategien fügen sich nicht mehr als Element in komplexere Pläne ein, sie werden zum Selbstzweck und nehmen das zentrale Planungszentrum in Beschlag. Die Verarbeitungskapazitkät für höhere Operationen wird dadurch erheblich vermindert (vgl. Pishkin et al., 1977).

5.5.5.3.10. Die normale Responsepräferenz

Oberflächlich betrachtet könnte der Eindruck entstehen, das Phänomen der normalen Responsepräferenz (Kap. 2.5.2.1.) stehe im Widerspruch zur Desintegrationshypothese. Genauer besehen erweist sie sich als eine besondere Form des Zerfalls einer Planstruktur.

Es hat sich in der Psycholinguistik eindeutig gezeigt, daß weder assoziationistische noch probabilistische (Markov-Modell) Theorien das Sprachgeschehen adäquat zu erklären vermögen. Es besteht kein Zweifel, daß das grammatische System über dem assoziativen und probabilistischen (Übergangswahrscheinlichkeiten) Prozessen steht und diese beeinflußt. "Erworbene Restriktionen, die die Verknüpfung von Bedeutungselementen zu Bedeutungsstrukturen steuern und außersprachlicher Natur sind, sowie Restriktionen, die die Bildung sprachlicher Strukturen lenken, wirken zusammen, damit das Richtige oder doch das Wahrscheinlichste ..." (Herrmann, 1972, S. 68) ausgewählt wird. Mit andern Worten: Pläne höherer Ordnung sorgen für die angemessene Selektion und Kombination assoziativer Einheiten. Dieser Sachverhalt beschränkt sich keineswegs auf sprachliche Prozesse, denn im kognitiven Bereich sind ähnliche Regelstrukturen wirksam. In der Schizophrenie mißlingt es nun auf der einen Seite, die Sprache pro Phraseneinheiten wahrzunehmen (siehe Kap. 2.1.1.2.1.), auf der andern Seite, die normalen Responsepräferenzen durch die situationsspezifischen und grammatischen Kontextregeln zu restringieren. Beide Phänomene, so nehmen wir an, sind eine Folge des Ausfalls oder der Desintegration übergeordneter Pläne, die entweder für die angemessene Gruppierung ankommender Einzelworte zu Phrasen oder die kontextgerechte Auswahl der Assoziationen zu sorgen hätten. Die normalen Responsepräferenzen stellen eine Art Regression auf das assoziationistische Organisationsprinzip des Verhaltens dar, auf das Normale unter bestimmten Bedingungen ebenfalls zurückfallen (Streß, Müdigkeit etc.).

5.5.5.3.11. Molekulare und molare Schizophrenietheorien

Man wird den Eindruck, verschiedene psychologische - und erst recht nicht-psychologische - Schizophrenietheorien unterschiedlicher Aspektebenen hätten untereinander nichts gemein, oft nicht los. Würden sich die molekularen (experimentellen) und die mehr molaren (Familientheorien, psychoanalytische, soziologische Theorien) Theorien nicht auf den gleichen Gegenstand berufen, könnte man wenig Verbindendes an diesen Ansätzen entdecken. Experimentelle Theorien beschränken sich am liebsten auf einen genau angebbaren Defekt in einem spezifischen Mechanismus oder Prozeß und kümmern sich wenig um höhere Ebenen der Verhaltensorganisation. Die molaren Theorien hingegen entwerfen ein mehr oder weniger differenziertes Bild der komplexen Verhaltens- und Erlebensstrukturen, haben aber kein Sensorium für die Mikroprozesse. Hinter jedem Ansatz steht natürlich ein spezifisches Welt- und Menschenbild und die Konzeption der Schizophrenie, die ein Forscher vertritt, bleibt davon sicher nicht unberührt. Eine systemische Konzeption der Schizophrenie legt umgekehrt die Einheitlichkeit und Unteilbarkeit einer Störung nahe. Gewiß kann man die Schizophrenie aus jedem beliebigen Blickwinkel und auf den verschiedensten Komplexitäts- und Abstraktionsebenen betrachten, aber letztlich müssen, insofern wirklich derselbe Gegenstand untersucht wird, die verschiedenen Ergebnisse irgendwie aufeinander bezogen werden können. Der Vorteil eines ganzheitlichen und hierarchischen Modells der Verhaltensorganisation liegt darin, daß die verschiedenen Beobachtungsebenen im gleichen Modell theoretisch greifbar werden. Diesen Gedanken für den Forschungsbereich Schizophrenie im Detail auszuführen, stellt ein ambitiöses Unterfangen dar, das wir uns nicht zutrauen. Es soll im folgenden mehr exemplarisch eine vage Vorstellung skizziert werden, wie die molekulare und die molare Ebene im TOTE-Modell miteinander in Beziehung gesetzt werden könnte und welche Interdependenzen zwischen diesen Ebenen denkbar sind.

Miller et al. stellen selbst einige spekulativen Überlegungen zum Thema Schizophrenie an. Diese seien zunächst referiert: Die Autoren betonen mit Recht, daß Schizophrenie nicht der Zustand der vollkommenen Planlosigkeit bedeutet. Der Stupor eines Katatonikers mag selbst Teil eines Plans sein, abgesehen davon, daß sich in seinem innern Geschehen die Ereignisse überstürzen. Die Situation eines akut Schizophrenen ist durch folgendes Dilemma geprägt: 1. Er kann zwischen zwei Plänen, die unvereinbare Handlungen erfordern, nicht wählen (Konflikt). Handelt es sich dabei um relativ übergeordnete Pläne und durchdringen sich die sich widersprechenden Pläne zusätzlich (wenn z.B. eine Person sowohl die inkompatiblen Lebenspläne von Vater und Mutter zu akzeptieren gezwungen ist), dann kann die Persönlichkeit im Extremfall buchstäblich in zwei Planhälften gespalten sein. Die Folge kann von einer extremen Unentschiedenheit bis zu vollkommener Handlungsunfähigkeit reichen. 2. Pläne, die seine Handlungen bis vor kurzem gelenkt haben, sind irrelevant oder undurchführbar geworden (dies gilt in gleichem Maße natürlich auch für Depressive). Dafür gibt es wiederum zwei Gründe: a) Seine Lebenssituation ist zu komplex und vieldeutig geworden, sein Planungszentrum schaltet sich teilweise aus; b) er lebte weitgehend mit geborgten Plänen.

Einige Schizophrene klammern sich erbittert an ihre strategischen Pläne und revidieren nur die Taktiken. Sie versuchen, die frühere Person weiterzuleben, indem sie gegenwärtige Personen frühere symbolisieren lassen, d.h. sie ändern die Taktik und zwingen ihren Bezugspersonen die frühere Strategie auf. Der Paranoide klammert sich an den bedrohten strategischen Plan, obschon er irrelevant und undurchführbar geworden ist. Wird er dessen gewahr, beginnt er mit der paranoiden Umformung. Diese verändert jene Teile des Bildes, die die Ausführung des Plan stören könnten. Die soziale Ablehnung wird ihn zu weiteren Bildtransformationen und somit zur Generierung neuer unrealistischer Pläne veranlassen. Sowohl die hebephrenen wie die simplen Formen der Schizophrenie sind durch ein Beibehalten der Strategien und ein plötzliches Fallenlassen taktischer Pläne gekennzeichnet. Bei der Simplex-Form ist dieser Prozeß ausgeprägter. Die Katatonen geben in der Sicht von Miller et al. den strategischen Plan auf und behalten die taktischen Pläne bei (autonome Inseln, Stereotypien etc.).

In jedem Fall ist der drohende oder faktische Verlust eines umfassenden Planes mit starken Emotionen verbunden. Die Ausführungen von Miller et al. zu den verschiedenen Formen der Schizophrenie sind etwas vage und unsystematisch, sie haben in ihrem Buch ja auch mehr die Funktion von Beispielen inne. Sie enthalten aber wichtige Überlegungen, auf die wir zurückgreifen wollen.

Die Frage des Warum des schizophrenen Zusammenbruchs kann u.E. nicht im molekularen Bereich, mit dem sich der experimentelle Ansatz befaßt, beantwortet werden, sondern nur in einem stark erweiterten Betrachtungskontext, auf Organisationsstufen höherer Ordnung. Das ist die eine Annahme. Die zweite hält fest, daß die Ursache der Störung stark von unvereinbaren Zielen, Plänen, Werten oder Motiven, von Konflikten also, determiniert ist. Es sind eine Reihe von Grundkonflikten (Annäherung-Annäherung, Vermeidung-Vermeidung, Annäherung-Vermeidung, doppelte Annäherung-Vermeidung etc.) und Konfliktformen (Triebkonflikte, Es-Über-Ich-Konflikte, ethische, logische Konflikte etc.) bekannt. Die meisten sozialhistorischen Schizophrenietheorien sind in irgendeiner Form Konflikttheorien. Die Konfliktgeschichte der Schizophrenie ist nicht Thema dieses Buches. Der wohl dramatischste Konflikt überhaupt hingegen geht in unser Beispiel ein.

Konflikte im Rahmen konkurrierender Pläne lassen sich bis zu einem gewissen Grad durch übergeordnete Pläne, sogenannte integrative Metapläne, lösen. Metapläne garantieren u.a. eine relativ harmonische und zweckmäßige Abfolge verschiedener hochbewerteter Pläne. Für eine Harmonisierung zweier gegensätzlicher Lebenspläne jedoch reicht das Integrationsvermögen eines Metaplanes nicht mehr aus. Aber der Präschizophrene hat die Wahl, zwischen zwei inkompatiblen Plänen zu wählen, meist gar nicht. Die von Miller et al. erwähnten Strategie- oder Taktikänderungen sind u.E. selbst nur eine Folge des Umstandes, daß der Präschizophrene nie die Möglichkeit hatte, einen eigenen Lebensplan und ein solides Selbstbild aufzubauen. Daraus entsteht in einer spezifischen Lebenssituation der wohl fundamentalste Konflikt, der nur die Alternativen Untergang, Ablösung oder lebenslängliche Abhängigkeit zuläßt.

Der Grundstock von Lebensplan und Selbstbild wird in jedem Fall über das enge Beziehungsgeflecht zwischen Kind und primärer Bezugsperson gelegt. Das Ringen um einen eigenen Lebensplan beginnt sehr früh. Dieses Ringen entspricht im günstigsten Fall einem ausgewogenen Wechselspiel zwischen Autonomie-Symbiose, Abhängigkeit-Selbstverwirklichung, Selbstbestimmung-Fremdbestimmung usw., das bis zur einschneidenden Zäsur in der Pubertät gewissen Gesetzmäßigkeiten und Phasenverläufen folgt. Eine Störung im Sinne eines unverhältnismäßigen Überhandnehmens der symbiotischen, fremdbestimmten Tendenz wird für die Genese der Schizophenie oder Schizophrenie-ähnlicher Störungsbilder sehr früh angesetzt (von psychoanalytischen Narzißmustheorien z.B. im primär-narzißtischen, autistischen Stadium, wo Selbst- und Objektrepräsentanzen noch nicht getrennt sind). Diese Bruchstellen eindeutiger nachzuweisen, ist die Aufgabe der sozialhistorischen Ansätze. Durch Störungen irgendwelcher Art der Kind-Primärperson-Interaktion gelingt es dem Kind nicht, einen eigenen Lebensplan und ein Bild von sich selbst, das diese Eigenaktivität repräsentiert, zu entwickeln. Die Motive dazu sind vielfältig und weitgehend noch nicht identifiziert (siehe Bateson u.a., 1972). Die Bezugsperson läßt dem Kind keinen Raum durch überfürsorgliche Pflege (Overprotection) oder hält es in Widersprüchen und Mehrdeutigkeiten gefangen usw. Alle diese interaktiven Strategien, meist kombiniert, bewirken beim Kind das gleiche: Abhängigkeit, Unsicherheit, Angst, Aggression. Überplanung z.B. kann zwar Rebellion provozieren. Bei dem extremen Machtgefälle, das die Interaktion Kind-Bezugsperson kennzeichnet, ist Auflehnung aber nur dazu angetan, Ohnmacht und Abhängigkeit noch schmerzlicher hervortreten zu lassen. Kurz und gut: Es müssen Sozialisationsbedingungen angenommen werden, die die Entwicklung eigener Ziele, Pläne, Werte, Bedürfnisse systematisch verhindern, sabotieren und bestrafen und die Anpassung an die Fremdbestimmung belohnen. Das Kind lebt übermäßig von geborgten oder besser aufgezwungenen Plänen (es kann sich auch schon sehr früh zurückziehen und eine Gegenwelt aufbauen). Eine geringe Selbstaktivität, eine hauchdünne Abgrenzung gegenüber Bezugsperson und Umwelt, eine brüchige Identität und ein wenig integrierter und konsistenter Persönlichkeitsaufbau, der durch die permanente Konfliktlage zwischen eigenen und fremden Zielen und Bedürfnissen gekennzeichnet ist, sind das Ergebnis dieser Sozialisationsbedingungen.

Wissen wird wesentlich auch über exploratives, eigenaktives Handeln eingeholt. Da dieses Handeln wenig autonom und selbstgesteuert ist, ist auch dieses Wissen von der Umgebung - das Weltbild - fremdbestimmt (Ich sehe es so, wie sie es sehen). Das gleiche gilt in noch höherem Maße vom Selbstbild, das mangels Selbst-Erfahrung wesentlich Fremdbild bleibt (Ich sehe mich so, wie sie mich sehen). Der Selbstwert entsteht aus der mit dem gesamten Wissen über die eigene Person assoziierten Bewertungsfunktion. Das Wissen über sich schließt das Wissen um seine Fähigkeiten, Pläne zu generieren und auszuführen, mit ein (die Verfügung über eigene soziale Pläne beeinflußt den Selbstwert mehr als die Beherrschung von Leistungsplänen). Der Plan selbst ist im Bild gegenwärtig und mit einem Wert verbunden. Oberstes Ziel eines Individuums, so darf angenommen werden, ist die Erhaltung eines erträglichen Selbstwert-Niveaus (Selbstwert-Regulierung). Selbstwert wird ganz wesentlich aus eigenaktivem, autonomem, selbstgesteuertem Handeln geschöpft. Da aber sowohl die Pläne geborgt wie das Selbstbild fremdbestimmt sind, kann sich ein Eigenwert nur schwer entwickeln. Die Fremdbestimmung impliziert einen hohen Grad an Abhängigkeit von der Fremdbewertung (Ich bin soviel wert, wie mich die andern bewerten). Das Kind wird unter diesen Umstände eigene Pläne, die von außen nicht hoch bewertet werden, bald fallen lassen. Wenn erst ein Plan, der für eine positive Selbstbewertung notwendig wäre, nicht mehr durchführbar ist, dann schwindet selbst der Fremdwert. Die Situation spitzt sich in dem Moment akut zu, wo das Individuum durch bestimmte Lebensumstände (Pubertät, Ablösung) gezwungen ist, einen eigenen Lebensplan aufzubauen und/oder den geborgten Plan aus den Verflechtungen des kollektiven Planes des Bezugssystems herauszulösen. Da wahrscheinlich beides mißlingt, ist der Zusammenbruch vorprogrammiert. Es stehen dem Präschizophrenen verschiedene Möglichkeiten zur Auswahl: 1. Aufrechterhaltung der Symbiose (real oder fiktiv). 2. Zusammenbruch. Auf den Trümmern können sich unter günstigen Bedingungen Ansätze zu einem Lebensplan und zu einer besseren Integration ergeben (vgl. Silverman, 1975-76). 3. Wiederholte Zusammenbrüche, die zur Chronifizierung und/oder zum Ausbau kompensatorischer Abwehrmaßnahmen und der Gegenwelt führen.

Die Einsicht, daß der Lebensplan - und das Welt- und Selbstbild -, der das bisherige Leben gelenkt hat, nichts mehr taugt, ruft Panik und Untergangsstimmung hervor. Sie wird begleitet von den bekannten klinischen Erscheinungen wie Selbstentfremdung (Depersonalisation, Derealisation), Identitätsstörungen, Verlust der Ich-Grenzen und der Spontaneität, Zusammenbruch der integralen Persönlichkeitsorganisation. Die Desintegration des Persönlichkeitssystems impliziert in unterschiedlichen Graden die Desintegration zwischen Motivation-Emotion-Kognition, die Desintegration zwischen verschiedenen Subsystemen, Komponenten und Prozessen; sie führt zum Ausbau früherer elementarer Abwehrstrukturen und zu zusätzlichen Readaptationsversuchen. Soweit der Versuch, die molaren und molekularen Betrachtungsebenen in einem hierarchischen Modell der Verhaltensorganisation zusammenzubringen.

Die verschiedenen Reaktionsweisen auf den drohenden oder effektiven Verlust des alten Lebensplanes bzw. des Selbstbildes, die Miller et al. erwähnen (Beibehaltung oder Änderung der Strategien oder Taktiken je nach Untergruppe), gehören u.E. einer mittleren Betrachtungsebene an, die noch praktisch unerforscht ist.

Noch ein wichtiger Aspekt des Selbstwertes sei hier gestreift: die Dynamik der Selbstwert-Regulierung. Schizophrene zeichnen sich bekanntlich durch extreme Selbstwertschwankungen aus. Eine Methode, ein Selbstwert-Niveau aufrechtzuerhalten, besteht in der Verfolgung hoher Ziele. Ein hohes Ziel schließt in der Regel Pläne mit vielen negativen Untertests sein. Je höher ein Ziel, desto wahrscheinlicher wird der Mißerfolg. Eine realistische Person paßt gewöhnlich, wenn sich Mißerfolge häufen, das Ziel den eigenen Ressourcen an oder schaltet Zwischenziele ein. Denn: Pläne werden in der Regel dann aufgegeben, wenn ihre Ausführung beginnt, Änderungen im Selbstbild hervorzurufen, die dem Selbstwert gefährlich werden. Schizophrene revidieren ihre überhöhten Ziele nicht, sie halten sie illusionär aufrecht oder kompensieren gar Mißerfolge durch eine nochmalige Zielerhöhung.

Der Vorgang sei anhand des Anspruchsniveaus bei der Leistungsmotivation verdeutlicht. Weniger echte Leistungsmotivation (need achievement) als vielmehr die Motivation durch Wertschätzung (value achievement) scheint das Verhalten des Schizophrenen zu steuern. D.h. das hohe Anspruchsniveau wird in erster Linie deshalb an den Tag gelegt, um Anerkennung zu erreichen, und von der Fremdbewertung ist der Schizophrene ja so abhängig. Diese Anerkennung wird allerdings im fortgeschrittenen Stadium des Rückzugs eine rein fingierte sein. Auch die phantastischen Projekte zur Befriedigung des hohen Zielniveaus sind zunehmend Bestandteil einer rein idiosynkratischen Gegenwelt. Normalerweise halten sich die zwei Tendenzen, Erfolgsstreben und Mißererfolgsvermeidung, die Waage. Beim Schizophrenen klaffen sie zusehends auseinander.

Das Erleben von Erfolg und Mißerfolg ist nicht an objektive Merkmale der Aufgabe gebunden, sondern an einen persönlichen Schwierigkeitsmaßstab. Letzterem entspricht ein persönlicher Gütemaßstab für eigene Leistungen. "Nur innerhalb eines mittleren (subjektiven) Schwierigkeitsbereiches werden Erfolge oder

Mißerfolge erlebt. Je mehr eine bewältigte Aufgabe am obern Rand des mittleren Schwierigkeitsbereiches liegt, umso mehr wird Erfolg, und je mehr eine nichtbewältigte Aufgabe am untern Rand des Schwierigkeitsbereiches liegt, umso mehr wird Mißerfolg erlebt" (Heckhausen, 1965, S. 649). Der Paranoide wird wahrscheinlich Mißerfolge im untern Bereich und überhaupt die meisten Mißerfolge in gloriose Erfolge uminterpretieren. (Eine eindrückliche Illustration dieser Dynamik ist der Selbstbericht eines Paranoiden; von Bannsberc-Freiheit, 1978.) "In extremen Fällen liegt das bevorzugte Anspruchsniveau außerhalb des mittleren Schwierigkeitsbereiches, es ist entweder zu leicht oder zu schwer. Die Zielsetzung in diesen extremen Bereichen ist starrer und nicht so beweglich wie im mittleren Bereich ... Das konkrete Anspruchsniveau ist nicht allein durch die Wertungsdisposition der Soll-Lage (einschließlich der durch Starrheit der Zielsetzung gegebenen Fluktuationen) determiniert. Es gibt noch eine intraindividuelle Varianz durch situationsabhängige Faktoren" (Heckhausen, 1965, S. 669). Mißerfolgsorientierte Individuen fixieren ihre Ansprüche oft auf ein zu hohes oder zu niedriges Niveau, und weder eine positive oder eine negative Rückkoppelung mag daran viel zu ändern. Sowohl zu weit gespannte und unflexible Ziele wie die Antizipation von Mißerfolg und die Einsicht, daß ein hochbewerteter Plan undurchführbar ist, können überdies Spannung und Angst verursachen und ein Individuum zur Zielanpassung drängen. Jedoch all dies ficht den Schizophrenen nicht an. Viele Schizophrene sind ganz im Gegensatz zu ihrem erhöhten Zielniveau äußerst risikofeindlich und Verhalten meidend. Die Aussicht, daß eine Änderung sie aus ihrem Dilemma befreien könnte, wiegt viel leichter als die Antizipation, daß sie so oder so Mißerfolg und Strafe erwartet.

Die Selbstwert-Regulierung in der Schizophrenie kann man sich als eine Sollwert-Steuerung kombiniert mit einer Regelung durch diesen Sollwert vorstellen. Die Steuerung müßte den Sollwert für die Regelung so anpassen, daß auf ein konstantes Versagen eine Herabsetzung des Sollwertes folgt. Stattdessen scheint an die Stelle der Sollwert-Anpassung eine positive Rückkoppelung getreten zu sein. Je mehr Mißerfolge zurückgemeldet werden, desto entschiedener wird das Zielniveau erhöht. Hat der Sollwert ein schwindelerregendes Niveau erreicht, saust er erbarmungslos in die Tiefe. Nach einer Weile pendelt er sich erneut auf einem hohen Niveau ein, weil die Kränkung, die aus dem Tiefstand des Zielniveaus und des davon abgeleiteten Selbstwertes resultiert, bald unerträglich und zu angsterregend ist (extreme Oszillation des Selbstwertes). Oder: Wird das Selbstbild in einen Realisten (oder vielmehr Pessimisten) und einen Idealisten unterteilt, dann registriert der Realist minutiös alle Mißerfolge und plädiert für eine Herabsetzung des Zielniveaus, während der Idealist jede Hiobsbotschaft des Realisten in eine Siegesmeldung ummünzt. In diesem Seilziehen um die Selbst-Einschätzung gewinnen abwechselnd Realist und Idealist die Oberhand, und zwar nach dem Alles-oder-Nichts-Prinzip. Besonders verhängnisvoll ist dabei die permanente Extremisierung der beiden Bewertungspole. Als Antwort auf eine negative Selbstbewertung folgt eine positive, die die Marge der letzten Selbstüberschätzung noch übersteigt und umgekehrt. Der Realist und der Idealist sind mitunter ganz gut aufeinander eingespielt, d.h. teilweise verselbständigt (doppelte Buchführung: der Realist ist Herr Meier, der Idealist der Herr Bundespräsident). In andern Fällen scheint der Realist ganz ausgeschaltet (Verlust jeder Realitätsprüfung) und der Idealist, immer mehr von der Außenwelt abgekoppelt, generiert immer unrealistischere Ziele und transformiert nach und nach die Welt nach seinem Ebenbilde. Das Erreichen eines Zieles ist nicht mehr von Bedeutung. Das hohe Zielniveau ist eine Trophäe, eine künstliche Prothese für den Selbstwert.

Der geschilderte Vorgang ist kein für Schizophrene spezifischer Prozeß. Jedoch erreicht er in der extremen Realisierung, die in der Dialektik Größenwahn-Verfolgungswahn (Minderwertigkeitsgefühle) einen Ausdruck findet, seinen Höhepunkt. (Ein kybernetisches Modell des Verfolgungswahns haben Melges & Freeman (1975) vorgelegt.)

5.5.5.3.12. Primäre Störung vs. Abwehrverhalten

In unserer Konzeption besteht die primäre Störung in der Schizophrenie formal in einem mehr oder weniger umfangreichen Verlust der zentralen Integrationskapazität. Dieser Verlust zieht aversive Konsequenzen mit sich, die ihrerseits defensive Strategien auf den Plan rufen. Es stellt sich in diesem Zusammenhang die Frage: Sind alle Schizophrenen mit der nämlichen primären Störung behaftet und unterscheiden sich die verschiedenen Untergruppen nur durch je andere Abwehrstrategien zur Reduktion der aversiven Folgen der primären Störung? Oder: Zeichnen sich die verschiedenen Untergruppen durch distinkte, qualitativ unterscheidbare Grundstörungen und diesen Grundstörungen entsprechende Defensivstrategien aus? Shakow (1962, 1963) plädiert für die erste Position. Danach können die Störungsbilder der paranoid und Prozeß-Schizophrenen als unterschiedliche Reaktionen auf die gleiche Grundstörung (Set-Segmentierung) aufgefaßt werden. Andere Autoren postulieren für verschiedene Untergruppen distinkte, klar voneinander abgrenzbare Grundstörungen. Von einem lerngeschichtlichen Standpunkt aus scheinen beide Positionen vertretbar. Wohl können im Sozialisationsmilieu ähnliche, aber in quantitativer Hinsicht variierende Interaktionsmuster zu ähnlichen, aber nur quantitativ unterscheidbaren Desintegrationstendenzen führen. Trotzdem mögen sich in diesem Fall die defensiven Strategien auf die unterschiedlichen Ausprägungen der desintegrativen Tendenzen qualitativ unterscheiden. Wahrscheinlicher ist, daß diskreten Interaktionsmustern ebenso distinkte und qualitativ unterscheidbare Muster der kognitiven Organisation entsprechen, und daß auf spezifische Umwelt- und Streßkonstellationen, die Angst, Ärger und Spannung erzeugen, qualitativ differenzierbare Bewältigungsstrategien gelernt werden (Wynne & Singer, 1963).

Wie unergiebig das Unterfangen, die primäre Störung von protektivem Verhalten abzutrennen, sein kann, wird daran erkennbar, daß die einen das als primäre Störung bezeichnen, was die anderen als Abwehrverhalten qualifizieren und umgekehrt. Dazu nur ein Beispiel. Während die einen übermäßige Konkretheit im Denken als Konsequenz einer Reizüberflutung infolge eines Filterzusammenbruchs auffassen, erklären die andern das gleiche Phänomen mit einem defensiven Mechanismus, der abstrakt-konnotative Inhalte gezielt nicht weiter verarbeitet, weil sie potentiell Träger aversiver Botschaften sein könnten.

Im folgenden sei kurz auf die Schwierigkeiten eingetreten, die sich beim Versuch ergeben, die primäre Störung von den kompensatorischen Folgeerscheinungen abzulösen. Die während der Lerngeschichte entstehenden normal angepaßten und defensiven Verhaltensweisen bilden eine integrale Einheit. Angst, Ärger, Spannung auslösende Lernsituationen behindern das Individuum am Aufbau einer stabilen, konsistenten und integrierten Verhaltensorganisation. Das protektive Verhalten besteht ja darin, traumatische Erlebnisquellen - auch gespeicherte - unwirksam zu machen und defizitäre strukturelle Niederschläge des als feindlich erlebten Sozialmilieus kompensatorisch umzustrukturieren. Verhalten ist ein unentwirrbares Geflecht von "normalen" und defensiven Verhaltensanteilen, d.h. jedes Verhalten ist immer auch wesentlich Abwehrverhalten. Abwehrverhalten ist nicht anders aufgebaut als "normales" Verhalten, nämlich hierarchisch. Auch die Abwehrorganisation ist zusammengesetzt aus miteinander integrierten Taktiken und Strategien unterschiedlicher Komplexität. Wahrscheinlich sorgt ein Metaplan für die flexible Koordination der verschiedenen Defensivstrategien und generiert, wenn nötig, neue Pläne. Das Ziel von Abwehrplänen ist - akut oder präventiv - immer die Verhinderung oder Ausschaffung aversiver Erlebnisquellen. Die Defensivpläne werden im Laufe der Entwicklung gelernt, zunächst elementare Strategien, dann zunehmend komplexere Planhierarchien.

Es ist nun anzunehmen, daß die spezifischen Lebensumstände des Schizophrenen eine solide Grundlegung dieser komplexeren Defensivstrategien nicht gestatteten. Unter der Bedingung langandauernden oder akuten Stresses fällt dann die defensive Planhierarchie ebenfalls den desintegrativen Tendenzen anheim, die höheren Ziele und komplexeren Strategien werden nach und nach aufgegeben, bis nur noch die elementarsten Strategien intakt bleiben. Gerade diese primitiven Schutzmechanismen an der Basis der Informationsaufnahme, etwa in der Form habitueller Wahrnehmungsstile, sind ja entwicklungsgeschichtlich sehr früh identifizierbar. Sie überdauern und erleben vor und während des schizophrenen Zusammenbruchs eine Extremisierung. Diese elementaren Abwehrstrategien sind - besonders in ihrer extremisierten Form - in der Regel rigid und durchlässig (Regen-in-die-Traufe-Effekt) und machen die Abrufung oder Schaffung neuer Pläne erforderlich.

Nichts hindert uns daran, selbst das als primäre Störung deklarierte Integrationsdefizit als eine extreme Form defensiven Verhaltens zu betrachten. Die durch das aversive Sozialisationsmilieu vermittelte Wirklichkeit ist für den Schizophrenen voll unlösbarer Widersprüche und angsterregender Botschaften. Es gelingt ihm unter diesen Bedingungen nicht, ein stabiles und kohärentes Welt- und Selbstbild, eine Identität, ein Gefühl der Kontrolle über sich und die Welt herzustellen. Die Welt, in der der Schizophrene lebt, wird ihm zusehends unerträglich. Es lassen sich als Reaktion auf das Überhandnehmen aversiver Erlebnisse und den sukzessiven Selbst- und Kontrollverlust zwei defensive Grundmuster unterscheiden:

1. Eine kompensatorische Überreaktion mit dem Ziel, dem drohenden Desintegrationsprozeß beizukommen und den beängstigenden Kontrollverlust wettzumachen. Schizophrene mit diesem Reaktionsmuster begegnen der Welt noch restriktiver, mißtrauischer, aufmerksamer, sie sind in ihren Reaktionen rigid, bleiben aber intellektuell integer (Shakow, 1962, 1963). Dies ist die paranoide Reaktion.

Frese (1977) beschreibt in Anlehnung an das Konzept der Nicht-Kontrolle von Seligman (1978) die paranoide Reaktion mit dem Begriffspaar Kontrolle und Stressor. Das Abwehrverhalten paranoid Schizophrener wird mit dem Begriff der kognitiven Pseudokontrolle charakterisiert. Frese unterscheidet drei Arten von kognitiver Pseudokontrolle: Leugnen, Pseudoflucht, Pseudoangriff. Kognitive Pseudokontrolle ist kognitiv hergestellte Kontrolle, die entgegen nicht kontrollierbaren Stressoren illusionär aufrechterhalten wird und so die betreffende Person zunehmend von der Realität abzutrennen hilft. Es ist der Versuch, Kontrolle über die Umwelt durch illusionäre Überzeugungen (Wahn) zu erlangen. Pseudokontrolle ist natürlich der Realität nicht angemessen, wirkt aber kurzfristig streßreduzierend und wird somit verstärkt. Der Wahn bleibt auch dann, wenn er nicht mehr adaptiv ist, sondern selbst Angst erregt, denn der Schizophrene wird ja auch weiterhin mit Stressoren konfrontiert. Die kognitive

Pseudokontrolle wird überdies durch die Frustrationen, die sie selbst unter der Einwirkung von Stressoren immer neu erzeugt, fixiert (vgl. Melges & Freeman, 1975).

2. Flucht in die Desintegration als Protektion und Nicht-Kontrolle als Methode. Ist die Störung zu schwer oder von anderer, diffuserer Natur, sind die psychischen Ressourcen für kompensatorische Überreaktionen und illusionäre Kontrollen unzureichend, stehen die Aussichten, die Wirklichkeit paranoid umzudeuten und zu rekonstruieren, zu aussichtslos, dann bleibt immer noch die Möglichkeit, die bestehende Ordnung aufzuheben, die kränkende und angsterregende Wirklichkeit in sich zusammenstürzen zu lassen, sich von der feindlich gesinnten Welt abzumelden, sich als unzulänglich zu erklären, die Kontrolle aufzugeben. Hinter dieser Planlosigkeit steckt ein Plan, die Ziellosigkeit ist gezielt, das scheinbare Chaos ist kommunikativ. Der Schizophrene macht aus der Not eine Methode und sucht Schutz in den Ruinen. Wer weiß, was er dort treibt?

Hinter den Fluktuationen zwischen verschiedenen Graden der Desintegration kann sich eine erstaunliche Kontinuität in bestimmten elementaren psychischen Prozessen verbergen. Es handelt sich dabei um primitive, besonders unflexible, nach dem Alles-oder-Nichts-Prinzip operierende Strategien zur radikalen Realitäts- und Informationsvermeidung, die im akuten Geschehen in extremisierter Form reaktiviert werden (z.B. Hyposcanning). Diesen Strategien ist das Versagen zunächst ebenfalls geradezu einprogrammiert (Regen-in-die-Traufe-Effekt). Wiederum bedarf es im fortgeschrittenen Stadium der Störung zur Behebung der Mängel dieser Notpläne zusätzlicher, zuverlässigerer Defensivstrategien. Dies ist eher die Reaktion der nicht-paranoid, schlecht-prämorbid/Prozeß-Schizophrenen. Sie sind den Umwelteinflüssen noch stärker ausgeliefert, sind intellektuell und sprachlich desorganisiert und verfügen über eine geringe Zielmotivation (Shakow, 1962, 1963), ihre Bewältigungsversuche sind weniger effizient. Doch gelingt auch diesen Schizophrenen im Verlauf der Chronifizierung, die im übrigen in dieser Gruppe sehr früh einsetzen kann, die Wiederherstellung eines neuen Gleichgewichts auf der Basis einer elementareren Verhaltensintegration (segmental sets). Bei der Rekonstruktion einer autistischen Gegenwelt aus dem Trümmerfeld der "prämorbiden" Existenz werden neue kreative Kräfte frei.

In diesem Zusammenhang stellt sich überhaupt die Frage nach den Gemeinsamkeiten kreativer und schizophrener Prozesse. Das spektakuläre Thema "Kreativität und Wahnsinn" war lange Zeit Gegenstand entweder kritikloser Faszination oder polemischer

Geringschätzung. Experimentell wurde die Kreativität in der Schizophrenie nur wenig untersucht. Kreative Manifestationen in einem weiteren Sinne werden jedoch augenfällig in den positiven und neoformativen Symptomen der Schizophrenie sowie in den mannigfaltigen und erfinderischen Formen sekundärer oder tertiärer Abwehrstrategien. Es gibt auch Anhaltspunkte dafür, daß die kognitiven Prozesse einiger Schizophrener unter bestimmten Bedingungen und wenigstens hinsichtlich einiger Merkmale denen kreativer Individuen ähnlich sind. So erzielen gewisse Schizophrene in einigen traditionellen Maßen zur Erfassung der Kreativität höhere Werte als Normale oder ähnliche Werte wie kreative Normale (Keefe & Magaro, 1980). Wahrscheinlich manifestieren verschiedene Untergruppen von Schizophrenen unterschiedliche Typen von Kreativität (Hasenfus & Magaro, 1976). (Siehe zu diesem Thema auch Billig (1971) und Forrest (1976).)

Der Hauptgrund, der das schizophrene Verhalten als Ganzes vorwiegend als Schutzverhalten zu interpretieren berechtigt, liegt darin, daß die "normale" neben der gestörten, desintegrierten Persönlichkeit bestehen bleibt und unter bestimmten Bedingungen (Notsituationen wie Feuersbrunst; bestimmte Art therapeutischer Beziehung) wieder in den Vordergrund tritt ("on-off"-Phänomene). Dies könnte bedeuten, daß das zentrale Integrationszentrum weiterhin intakt ist, und daß die "normale" Person über den Plan der Planlosigkeit im Sinne einer letzten Defensivstrategie verfügt.

Stellt man noch einmal die wichtigsten Verhaltensbesonderheiten, die den beiden Grundmustern schizophrenen Verhaltens zugeordnet werden können, zusammen, dann ergibt das Mosaik eine erstaunlich deutliche Struktur:

- Die Gruppe der nicht-paranoid, schlecht-prämorbid/Prozeß-Schizophrenen zeichnet sich u.a. durch Merkmale aus wie: Hohe Verhaltensvariabilität, hohe Ablenkbarkeit, starke assoziative Interferenzen, ein eingeengtes Aufmerksamkeitsspektrum, minimales Scanning, diffuse Feldartikulation, erhöhte Sensitivität, Reizreduktion, Konkretheit, langsame Reaktionszeiten, allgemeine Input-Reduktion (hoch-redundante Gruppe), tendenziell höheres kortikales Arousalniveau.
- Die Gruppe der paranoid, gut-prämorbid/reaktiv-Schizophrenen ist durch Merkmale charakterisierbar wie: Weniger ausgeprägte Verhaltensvariabilität, niedrigere Ablenkbarkeit, schwächere assoziative Interferenzen, normales bis erweitertes Aufmerksamkeitsspektrum, extensives Scanning, analytische Feldartikulation, keine Reizreduktion, Overinclusion, weniger auffällige Reaktionszeiten, allgemeine Input-Steigerung (niedrig-redundante Gruppe), teilweise höheres autonomes Arousalniveau.

Die meisten Merkmale der ersten Gruppe weisen 1. auf eine ausgeprägtere Verhaltensdesintegration und 2. auf die ausgesprochene Tendenz zur Informationsvermeidung. Diese radikale Informationsvermeidung scheint ein Ausdruck des früher erfahrenen Unvermögens zu sein, die anfallenden und potentiell bedrohlichen Informationen auch integrieren und das Verhalten effizient steuern zu können.

Die Merkmale der zweiten Gruppe deuten 1. auf einen geringeren Grad an Verhaltensdesintegration oder gar auf eine rigide Integration (Paranoide) und 2. auf ein expansives Informations-Suchverhalten. Letzteres dürfte einer Strategie mit dem Ziel entsprechen, schädlichen Informationen mit erhöhter Wachsamkeit zu begegnen, und die drohende Desintegration sowie den Kontrollverlust mit einem noch größeren Kontrollaufwand zu kompensieren.

Es sei betont, daß es sich bei den Gruppenunterscheidungs-Kriterien um Dimensionen handelt, die auf einem Kontinuum streuen. Die Übergänge von der einen zur anderen Gruppe sind also fließend, Mischzustände keine Seltenheit. Im chronischen Stadium der Störung kompliziert sich der Sachverhalt nochmals erheblich. Die erwähnten Merkmalskonstellationen erfahren Änderungen, zusätzliche readaptiv-defensive Strategien - teils für jede Untergruppe spezifisch, teils für die Schizophrenie unspezifisch - etablieren sich, kreativ-rekonstruktive Kräfte nehmen Gestalt an (siehe etwa Kap. 2.2.).

Abschließend können wir festhalten, daß verschiedene schizophrene Untergruppen über je diskrete Muster von Verhaltensstrategien verfügen. Die Frage, ob diese Strategien primärer oder sekundär-defensiver Natur seien, ist oft genug müßig und selten entscheidbar. An die Forschung ist damit die dringende Forderung gerichtet, die Verhaltensstrategien der diversen Untergruppen in verschiedenen Verhaltensbereichen und auf den unterschiedlichen Komplexitätsebenen: taktische Pläne, Strategien, Metapläne, Heuristiken zu identifizieren, damit so sukzessiv die Grundstrukturen der Verhaltensorganisation in der Schizophrenie deutlicher aus dem verworrenen Geflecht widersprüchlicher Befunde hervortreten.

Literaturverzeichnis

Abramyan, L.A.: The influence of structural characteristics of activity on reaction time in schizophrenic patients. Zhurnal Nevropatologii i Psikhiatrii, 1971, 72, 781

Adams-Webber, J.R.: Personal Construct Theory: Concepts and Implications. Rochester: Wiley, 1979

Adams, H.E., Berg, I.A.: Schizophrenia and deviant response sets produced by auditory and visual test content. Journal of Psychology, 1961, 51, 393

Adinolfi, A.A., Barocas, R.: Conceptual performance in schizophrenia. Journal of Clinical Psychology, 1970, 26, 167

Adler, D., Harrow, M.: Idiosyncratic thinking and personally overinvolved thinking in schizophrenic patients during partial recovery. Comprehensive Psychiatry, 1974, 15, 57

Al Issa, I.: Stimulus generalization and overinclusion in normal and schizophrenic subjects. Journal of Consulting and Clinical Psychology, 1972, 39, 182

Al Issa, I., Bakal, D., Larkin, N.: Stimulus generalization and anxiety in schizophrenic and normal subjects. British Journal of Social and Clinical Psychology, 1975, 14, 371

Al Issa, I., Robertson, J.P.: Divergent thinking abilities in chronic schizophrenia. Journal of Clinical Psychology, 1964, 20, 433

Allen, P.: The effect of interpersonal censure on the cognitive performance of acute and reactive schizophrenic patients. Journal of Psychology, 1974, 87, 103

Alumbaugh, R.V.: The effects of varying noise and information loads on visual information processing of schizophrenics. Journal of Clinical Psychology, 1976, 32, 512

Alumbaugh, R.V., Sweney, A.B. Application of an information model to schizophrenia: Relationship of relevancy to irrelevancy. Psychological Reports, 1973, 32, 519

Andersson, A.L., Franzén, G., Ruuth, E.: Discontinuity of spiral aftereffect duration trends in acute schizophrenia. Psychological Research Bulletin, Lund University, 1971, 11, 20

Andreasen, N.J., Powers, P.S.: Overinclusive thinking in mania and schizophrenia. British Journal of Psychiatry, 1974, 124, 452

Arieti, S.: Schizophrenia: the manifest symptomatology, the psychodynamic and formal mechanisms. In: Arieti, S. (Ed.), Ame-

rican Handbook of Psychiatry, Vol. I. New York: Basic Books, 1959, 455
Arieti, S.: Interpretation of Schizophrenia. London: Crosby, Lockwood, Staples, 1974 (1955)
Arieti, S.: The Intrapsychic Self. New York: Basic Books, 1967
Ashman, G.R.: Binary choice learning strategies in schizophrenics. Paper read at the Am.Psych.Ass. meeting, Cincinnati/ Ohio, 1959
Atkinson, R.L., Robinson, N.M.: Paired-associate learning by schizophrenic and normal subjects under conditions of personal and impersonal reward an punishment. Journal of Abnormal and Social Psychology, 1961, 62, 322
Attkisson, C.C., Anker, J.M.: Evaluative feedback and aspiration statements of schizophrenics and normals. Journal of Abnormal Psychology, 1970, 75, 303
Ayllon, T., Haughton, E.: Control of the behavior of schizophrenic patients by food. Journal of Experimental Analysis of Behavior, 1962, 5, 343
Ax, A.F.: Emotional learning deficits common to schizophrenics and other motivational disorders. Biological Psychiatry, 1970, 2, 251
Ax, A.F.: Emotional learning deficiency in schizophrenia. In: Kietzman, M.L., Sutton, S., Zubin, J. (Eds.): Experimental approaches to psychopathology. New York: Academic Press, 1975
Babcock, H.: Dementia praecox, a psychological study. New York: Science Press, 1933
Babcock, H., Levy, L.: Manual of directions for the revised examination of the measurement of efficiency of mental functioning. Chicago: Stoelting, 1940
Bannister, D.: Conceptual structure in thought-disordered schizophrenics. Journal of Mental Science, 1960, 106, 1230
Bannister, D.: The nature and measurement of schizophrenic thought disorder. Journal of Mental Science, 1962, 108, 825
Bannister, D.: The genesis of schizophrenic thought disorder: A serial invalidation hypothesis. British Journal of Psychiatry, 1963, 109, 680
Bannister, D.: The genesis of schizophrenic thought disorder: Retest of the serial invalidation hypothesis. British Journal of Psychiatry, 1965, 111, 377
Bannister, D.: The logical requirements of research into schizophrenia. British Journal of Psychiatry, 1968, 114, 181
Bannister, D., Adams-Webber, J.R., Penn, W.I., Radley, A.B.: Reversing the process of thought disorder: A serial invalidation experiment. British Journal of Social and Clinical Psychology, 1975, 14, 169
Bannister, D., Fransella, F.: A grid test of schizophrenic thought disorder. British Journal of Social and Clinical Psychology, 1966, 5, 95

Bannister, D., Salmon, P.: Schizophrenic thought disorder: Specific or diffuse? British Journal of Medical Psychology, 1966, 39, 215
von Bannsberc-Freiheit, J.: Wahrhaftige Anatomie eines normalen Wahnsinnigen. Weinheim: Beltz, 1978
Barker, W.J.: The role of retrieval in schizophrenic memory deficit. Canadian Journal of Behavioral Science, 1977, 9, 176
Barison, F.: Dissociazione e incomprehensibilità schizophreniche. Rivista di Neurologia, 1949, 19, 430
Barrett, E.T., Logue, P.E.: The use of the spiral after-effect test to differentiate chronic schizophrenics from chronic organics. Journal of Clinical Psychology, 1974
Bateson, G., Jackson, D.D., Haley, J., Weakland, J.W.: Towards a Theory of schizophrenia. Behavioral Science, 1956, 1, 251
Bateson, G. u.a.: Schizophrenie und Familie. Frankfurt: Suhrkamp, 1972
Bauman, E.: Schizophrenic short-term memory: The role of organization at input. Journal of Consulting and Clinical Psychology, 1971, 36, 14
Bauman, E., Kolisnyk, E.: Interference effects in schizophrenic short-term memory. Journal of Abnormal Psychology, 1976, 85, 303
Bauman, E., Murray, D.J.: Recognition vs. recall in schizophrenia. Canadian Journal of Psychology, 1968, 22, 18
Beck, A.T. Depression. Philadelphia: University of Pennsylvania Press, 1972
Begelman, D.D.: Size perception and schizophrenia. Unpublished doctoral dissertation. Yoshiva University, 1966
Bellak, L.: Schizophrenia: A review of the syndrome. New York: Logos Press, 1958
Bellissimo, A., Steffy, R.A.: Redundancy associated deficit in schizophrenic reaction time performance. Journal of Abnormal Psychology, 1972, 80, 229
Bellissimo, A., Steffy, R.A.: Contextual influences on crossover in the reaction time performance of schizophrenics. Journal of Abnormal Psychology, 1975, 84, 210
Bemporad, J.R.: Perceptual disorders in schizophrenia. American Journal of Psychiatry, 1967, 123, 971
Benjamin, J.D.: A method for distinguishing and evaluating formal thinking disorders in schizophrenia. In: Kasanin, J.S. (Ed.): Language and tought in schizophrenia. Berkeley: University of California Press, 1946
Benjamin, T.B., Watt, N.F.: Psychopathology and semantic interpretation of ambiguous words. Journal of Abnormal Psychology, 1969, 74, 706
Bercik, A.M., Mueller, J.H.: Method of generated responses and schizophrenic deficit. Psychological Reports, 1971, 29, 975

Bergius, R.: Produktives Denken (Problemlösen). In: Bergius, R. (Hrsg.): Handbuch der Psychologie. Allgemeine Psychologie (2. Halbband): Lernen und Denken. Göttingen, Hogrefe, 1964
Beringer, K.: Denkstörungen und Sprache bei Schizophrenen. Zeitschrift für Neurologie und Psychiatrie, 1926, 103, 185
Berlyne, D.: Conflict, arousal and curiosity. New York: McGraw-Hill, 1960
Bernstein, L.: The interaction of process and content on thought disorders of schizophrenic and brain-damaged patients. Journal of Genetic Psychology, 1960, 62, 53
Bernstein, A.S.: Phasic electrodermal orienting response in chronic schizophrenics: II. Response to auditory signals of varying intensity. Journal of Abnormal Psychology, 1970, 75, 146
Bernstein, A.S., Schneider, S.J., Juni, S., Pope, A.T., Starkey, P.W.: The effect of stimulus significance on the electrodermal response in chronic schizophrenia. Journal of Abnormal Psychology, 1980, 89, 93
Bertalanffy, L.: General System Theory: Foundations, Developments, Applications, rev. ed. New York: George Braziller, 1973
Bertalanffy, L.: General System Theory and Psychiatry. In: Arieti, S. (Ed.): American Handbook of Psychiatry. New York: Basic Books, 1974, 1046
Berze, J., Gruhle, H.W.: Psychologie der Schizophrenie. Berlin: Springer, 1929
Bible, G.H., Magaro, S.A.: Response hierarchy disorganization for chronic and acute schizophrenics. Journal of Genetic Psychology, 1971, 119, 119
Billig, O.: Is schizophrenic expression art? A comparative study of creativeness and schizophrenic thinking. Journal of Nervous and Mental Disease, 1971, 153, 149
Birbaumer, N. (Hrsg.): Neuropsychologie der Angst. München: Urban & Schwarzenberg, 1973
Blaney, P.H.: Two studies on the language behavior of schizophrenics. Journal of Abnormal Psychology, 1974, 83, 23
Blaufarb, H.: A demonstration of verbal abstracting ability in chronic schizophrenics under enriched stimulus and instructional conditions. Journal of Consulting Psychology, 1962, 26, 471
Bleuler, E.: Dementia Praecox oder Gruppe der Schizophrenien. Leipzig: Deuticke, 1911
Bleuler, E.: Lehrbuch der Psychiatrie. Berlin: Springer, 1969
Blumberg, S., Giller, D.W.: Some verbal aspects of primary-process thought: A partial replication. Journal of Personality and Social Psychology, 1965, 1, 517
Blumenthal, R., Meltzoff, J., Rosenberg, S.: Some determinants of persistence in chronic schizophrenic subjects. Journal of Abnormal Psychology, 1965, 70, 246

Boardman, W.K., Goldstone, S., Reiner, M.L., Fathauer, W.F.: Anchor effects spatial judgement and schizophrenia. Journal of Abnormal and Social Psychology, 1962, 65, 273

Boland, T.B., Chapman, L.J.: Conflicting predictions from Broen's and Chapman's theories of schizophrenic thought disorder. Journal of Abnormal Psychology, 1971, 78, 52

Bonbon, J.: Introductions historiques à l'étude des néologismes et des glossolalies en psychopathologique. Liège: Vaillant-Carmanne, 1952

Borinsky, M., Neale, J.M., Cromwell, R.L., Fox, R.: Two-flash threshold in schizophrenics using signal-detection methodology. Unpublished manuscript, Vanderbilt University, 1967

Borinsky, M., Neale, J.M., Fox, R., Cromwell, R.L.: Two-flash threshold in normal and subclassified schizophrenic groups. Perceptual and Motor Skills, 1973, 36, 911

Boudreau, F.: A valuation of the sedation threshold test. A.M.A. Archives of Neurology and Psychiatry, 1958, 80, 771

Bourne, E.B., Justesen, D.R., Abraham, T., Beeker, C., Brauchi, J.T., Whitaker, L.C., Yaroush, R.A. Limits of conceptual rule-learning by schizophrenic patients. Journal of Clinical Psychology, 1977, 33, 324

Bourne, L.E., Restle, F.: Mathematical theory of concept identification. Psychological Review, 1959, 66, 278

Bradley, I.: Reaction time as a function of heart rate in process schizophrenic and normal subjects. PhD thesis. University of Waterloo, Ontario/Canada

Braginsky, B.M., Braginsky, D.D., Ring, K.: Methods of Madness: The Mental Hospital as a last resort. New York: Holt, Rinehart & Winston, 1969

Brattemo, C.E.: Interpretations of proverbs in schizophrenic patients. Acta Psychologica, 1962, 20, 254

Breaky, W.R., Goodell, H.: Thought disorder in Mania and Schizophrenia evaluated by Bannisters Grid Test for schizophrenic thought disorder. British Journal of Psychiatry, 1972, 120, 391

Brelje, T.B.: The steepness of hierarchies of strength for meaning responses and word associations in schizophrenia. Unpublished doctoral dissertation, Southern Illinois University, 1967

Brengelmann, J.C.: Spaltungsfähigkeit als Persönlichkeitsmerkmal. Zeitschrift für die experimentelle und angewandte Psychologie, 1954, 2, 455

Broadbent, D.E.: Perception and communication. London: Pergamon Press, 1958

Broadbent, D.E.: Decision and stress. New York: Academic Press, 1971

Broadhurst, A.: Time estimation related to personality, cognitive speed and schizophrenia. Life Sciences, 1969, 8, 69

Broen, W.E.: Response disorganisation and breadth of observation in schizophrenia. Psychological Review, 1966, 73, 579
Broen, W.E.: Schizophrenia: Research and theory. New York: Academic Press, 1968
Broen, W.E.: Limiting the flood of stimulation: A protective deficit in chronic schizophrenia. In: Solso, R.L. (Ed.): Contemporary issues in cognitive psychology. Washington: Winston, 1973
Broen, W.E., Nakamura, C.Y.: Reduced range of sensory sensitivity in chronic non-paranoid schizophrenics. Journal of Abnormal Psychology, 1972, 79, 106
Broen, W.E., Storms, L.H.: A reaction potential ceiling and response decrements in complex situations. Psychological Review, 1961, 68, 405
Broen, W.E., Storms, L.H.: The differential effect of induced muscular tension (drive) on discrimination in schizophrenics and normals. Journal of Abnormal and Social Psychology, 1964
Broen, W.E., Storms, L.H.: Lawful disorganisation: the process underlying a schizophrenic syndrome. Psychological Review, 1966, 73, 265
Broen, W.E., Storms, L.H.: A theory of response interference in schizophrenia. In: Maher, B.A. (Ed.): Progress in experimental personality research. Vol. IV. New York: Academic Press, 1967, 269
Broen, W.E., Storms, L.H., Goldberg, D.H.: Decreased discrimination as a function of increased drive. Journal of Abnormal and Social Psychology, 1963, 67, 266
Bromet, E., Harrow, M.: Behavioral overinclusion as a prognostic index in schizophrenic disorders. Journal of Abnormal Psychology, 1973, 82, 345
Brosgole, L., Cristal, R.M.: The role of phenomenal displacement on the perception of the visual upright. Perception and Psychophysics, 1967, 2, 179
Brown, G.W.: Length of hospital stay and schizophrenia: A review of statistical studies. Act.Psychiat. et Neurol.Scand., 1960, 35, 414
Bruner, J.S.: On perceptual readiness. Psychological Review, 1957, 64, 123
Bryant, A.R.: An investigation of process-reactive schizophrenia with relation to perception of visual space. Unpublished doctoral dissertation, University of Utah, 1961
Buchsbaum, M.S.: Wenn die Sicherung durchbrennt. Psychologie heute, August 1978
Buchsbaum, M., Silverman, J.: Stimulus intensity control and the cortical evoked response. Psychosomatic Medicine, 1968, 30, 12
Bullock, G.M., Johnson, B.S.: A study of differences in causal thinking between schizophrenic and nonschizophrenic patients. Nursing Research, 1970, 19, 129

Burdick, J.A.: Arousal measurement in schizophrenics and normals. Activitas Nervosa Superior, 1968, 10, 369
Burdick, J.A.: Psychological variability: Repeated measurement design on a schizophrenic population. Activitas Nervosa Superior, 1971, 13, 36
Burstein, A.G.: Some verbal aspects of primary-process thought in schizophrenia. Journal of Abnormal and Social Psychology, 1961, 62, 155
Buss, A.H.: Psychopathology. New York: Wiley, 1966
Buss, A.H., Daniell, E.F.: Stimulus generalization and schizophrenia. Journal of Abnormal Psychology, 1967, 72, 50
Buss, A.H., Lang, P.J.: Psychological deficit in schizophrenia: I. Affect, reinforcement and concept attainment. Journal of Abnormal Psychology, 1965, 70, 2
Bzhalava, I.I.: On the psychopathology of fixated set in epilepsy and schizophrenia. Cortex, 1965, 1, 493
Calhoun, J.: Changing schizophrenic conceptualization by enrichment. British Journal of Social and Clinical Psychology, 1970, 9, 185
Calhoun, J.F.: Effect of performance payoff and cues on recall by hospitalized schizophrenics. Journal of Abnormal Psychology, 1970, 76, 485
Callaway, E.: The influence of amobarbital (amylobarbitone) and metamphetamine on the focus of attention. Journal of Mental Science, 1959, 195, 382
Callaway, E.: Schizophrenia and interference. Archives of General Psychiatry, 1970, 22, 193
Callaway, E., Dembo, D.: Narrowed attention: A psychological phenomenon that accompanies a certain physiological change. Archives of Neurology and Psychiatry, 1958, 79, 74
Callaway, E., Jones, R.T.: Evoked responses for the study of complex cognitive functions. In: Kietzman, M.L., Sutton, S., Zubin, J. (Eds.): Experimental approaches to psychopathology. New York: Academic Press, 1975
Callaway, E., Jones, R.T., Donchin, E.: Auditory evoked potential variability in schizophrenia. Electroencephalography and Clinical Neurophysiology, 1970, 29, 421
Callaway, E., Stone, E.: Re-evaluating the focus of attention. In: Uhr, L., Miller, J.G. (Eds.): Drugs and behavior. New York: Wiley, 1960
Callaway, E., Thompson, S.V.: Sympathetic activity and perception. Psychosomatic Medicine, 1953, 15, 443
Cameron, N.: Reasoning, regression and communication in schizophrenics. Psychological Monographs, 1938, 50, 1
Cameron, N.: Deterioration and regression in schizophrenic thinking. J.of Abnormal and Social Psych., 1939, 34, 265
Cameron, N.: Experimental analysis of schizophrenic thinking. In: Kasanin, J.S. (Ed.): Language and Thought in Schizophrenia. Berkeley: University of California Press, 1944

Cameron, N.: The psychology of Behavior Disorders. Boston: Houghton Mifflin, 1947
Cameron, N.: Perceptual organization and behavior pathology. In: Blacke, R.R., Ramsey, G.V. (Eds.): Perception: An approach to personality. New York: Ronald Press, 1951
Campbell, D.T.: Systematic error on the part of human links in communication systems. Information and control, 1950, 1, 334
Cancro, R., Sutton, S., Kerr, J., Sugarman, A.: Reaction time and prognosis in acute schizophrenia. Journal of Nervous and Mental Disease, 1971, 153, 351
Cannon, W.B.: The wisdom of the body. New York: Norton & Company, 1939
Cash, T.F., Neale, J.M., Cromwell, R.L.: Span of apprehension in acute schizophrenics: Full report technique. Journal of Abnormal Psychology, 1972, 69, 322
Cash, T.F.: Methodological problems and progress in schizophrenia research: A survey. Journal of Consulting and Clinical Psychology, 1973, 40, 278
Cavanaugh, D.K., Cohen, W., Lang, P.J.: The effect of "social censure" and "social approval" on the psychomotor performance of schizophrenics. Journal of Abnormal and Social Psychology, 1960, 60, 213
Cegalis, J.A., Leen, D., Solomon, E.J.: Attention in schizophrenia: An analysis of selectivity in the functional visual field. Journal of Abnormal Psychology, 1977, 86, 470
Cegalis, J.A., Tegtmeyer, P.F.: Visual selectivity in schizophrenia. Journal of Nervous and Mental Disease, 1980, 168, 229
Chapman, J., McGhie, A.A.: Comparative study of disordered attention in schizophrenia. Journal of Mental Science, 1962, 108, 487
Chapman, L.J.: Distractibility in the conceptual performance of schizophrenics. Journal of Abnormal Psychology, 1956a, 53, 286
Chapman, L.J.: The role of type of distractor in the "concrete" conceptual performance of schizophrenics. Journal of Personality, 1956b, 25, 130
Chapman, L.J.: Intrusion of associative response into schizophrenic conceptual performance. Journal of Abnormal and Social Psychology, 1958, 56, 374
Chapman, L.J.: Confusion of figurative and literal usages of words by schizophrenics and brain damaged patients. Journal of Abnormal and Social Psychology, 1960, 60, 412
Chapman, L.J.: A reinterpretation of some pathological disturbances in conceptual breadth. Journal of Abnormal and Social Psychology, 1961, 62, 514
Chapman, L.J., Burstein, A.G., Day, D., Verdone, P.: Regression and disorders of thought. Journal of Abnormal and Social Psychology, 1961, 63, 540

Chapman, L.J., Chapman, J.P.: Atmosphere effect re-examined. Journal of Experimental Psychology, 1959, 58, 220
Chapman, L.J., Chapman, J.P.: Interpretation of words in schizophrenia. Journal of Personality and Social Psychology, 1965, 1, 135
Chapman, L.J., Chapman, J.P.: Disordered thought in schizophrenia. New York: Appleton-Century-Crofts, 1973
Chapman, L.J., Chapman, J.P.: How to test hypotheses about schizophrenic thought disorder. Schizophrenia Bulletin, 1975, 12, 42
Chapman, L.J., Chapman, J.P., Daut, R.L.: Schizophrenic response to affectivity in word definition. Journal of Abnormal Psychology, 1974, 83, 616
Chapman, L.J., Chapman, J.P., Daut, R.L.: Schizophrenic inability to disattend from strong aspects of meaning. Journal of Abnormal Psychology, 1976, 85, 35
Chapman, L.J., Chapman, J.P., Miller, G.A.: A theory of verbal behavior in schizophrenia. In: Maher, B.A. (Ed.): Progress in experimental personality research. Vol. I. New York: Academic Press, 1964, 49
Chapman, L.J., Chapman, J.P., Raulin, M.L.: Scales for physical and social anhedonia. Journal of Abnormal Psychology, 1976, 85, 374
Chapman, L.J., Knowles, R.R.: The effects of phenothiazine on disordered thought in schizophrenia. Journal of Consulting Psychology, 1964, 28, 165
Chapman, L.J., Taylor, J.A. Breadth of deviate concepts used by schizophrenics. Journal of Abnormal and Social Psychology, 1957, 54, 110
Cheadle, J., Morgan, R.: Does the chronic psychiatric patient understand plain english? British Journal of Psychiatry, 1972, 120, 554
Cheek, F.E.: A serendipitous finding: Sex-roles and schizophrenia. Journal of Abnormal and Social Psychology, 1964, 69, 392
Chomsky, N.: Aspekte der Syntax-Theorie. Frankfurt am Main: Suhrkamp, 1973
Ciottone, R.A., McCarthy, J.F.: Sequential effects of praise and censure upon learning in schizophrenics. Proceedings of the 77th. Annual Convention of the Am.Psychol.Ass. 1969, 4, 495
Claridge, G.S.: The excitation-inhibition balance in neurotics. In: Eysenck, H.J. (Ed.): Experiments in Personality. London: Routledge & Keegan Paul, 1960
Claridge, G.S.: Personality and arousal: A psychophysiological study of psychiatric disorder. New York: Macmillan, 1967
Claridge, G.: The schizophrenias as nervous types. British Journal of Psychiatry, 1972, 121

Claridge, G.S., Herrington, R.N.: An EEG correlate of the Archimedes spiral after-effect and its relationship with personality. Behavior Research and Therapy, 1963, 1, 217
Coghill, G.E.: The neuro-embryologic study of behavior: Principles, perspective and aim. Science, 1933, 78, 131
Cohen, B.D.: Referent communication disturbances in schizophrenia. In: Schwartz, S. (Ed.): Language and cognition in schizophrenia. Hillsdale: Erlbaum, 1978
Cohen, B.D., Camhi, J.: Schizophrenic performance in a word-communication task. Journal of Abnormal Psychology, 1967, 72, 240
Cohen, B.D., Nachmani, G., Rosenberg, S.: Referent communication disturbances in acute schizophrenia. Journal of Abnormal Psychology, 1974, 83, 1
Cohen, R., Meyer-Osterkamp, S.: Experimentalpsychologische Untersuchungen in der psychopathologischen Forschung. In: Schraml, J., Baumann, U. (Hrsg.): Klinische Psychologie II. Bern: Huber, 1974
Cohen, R., Engel, D., Kelter, S., List, G., Strohner, H.: Restricted associations in aphasics and schizophrenics. Bericht des Sonderforschungsbereichs 99 "Linguistik", Universität Konstanz, 1976
Colby, K.M.: Computer simulation of neurotic processes. In: Stacy, R., Waxman, B.D. (Eds.): Computers in biomedical research, 1965, 1, 491
Colby, K.M., Hilf, F.D.: Multidimensional evaluation of a simulation of paranoid thought processes. In: Gregg, L.W. (Ed.): Knowledge and cognition. New York: Wiley, 1974
Costello, C.G.: Classification and Psychopathology. In: Costello, C.G. (Ed.): Symptoms of Psychopathology. New York: Wiley, 1970, 1
Court, J.H., Garwoli, E.: Schizophrenic performance on a reaction-time task with increasing levels of complexity. Journal of Abnormal Psychology, 1968, 7, 216
Craig, W.J.: Objective measures of thinking integrated with psychiatric symptoms. Psychological Reports, 1965, 16, 539
Craig, R.J.: Relationship between severity of illness and overinclusive thinking. Psychological Reports, 1970, 26, 571
Craig, R.J.: Interpersonal competition, overinclusive thinking and schizophrenia. Journal of Consulting and Clinical Psychology, 1973, 40, 9
Cranach, M., Frenz, H.: Systematische Beobachtung. In: Graumann, C.F. (Hrsg.): Handbuch der Psychologie, Bd. 7/1; Sozialpsychologie. Göttingen: Hogrefe, 1969, 269
Cromwell, R.L.: Stimulus redundancy and schizophrenia. Journal of Nervous and Mental Disease, 1968, 146, 360
Cromwell, R.L.: Strategies for studying schizophrenic behavior. Psychopharmacologia, 1972, 24, 146

Cromwell, R.L.: Assessment of schizophrenia. Annual Review of Psychology, 1975, 26, 593
Cromwell, R.L., Dokecki, P.R.: Schizophrenic language: a disattention interpretation. In: Rosenberg, S., Koplin, J.H. (Eds.): Developments in applied psycholinguistics research. New Jersey: Macmillan, 1968
Cromwell, R.L., Rosenthal, D., Shakow, D., Zahn, T.P.: Reaction time, locus of control, choice behavior and description of parental behavior in schizophrenic and normal subjects. Journal of Personality, 1961, 29, 363
Crookes, T.G.: Literalness in schizophrenia. British Journal of Medical Psychology, 1957, 30, 99
Crookes, T.G., Hutt, S.J.: Perception of hidden figures by neurotic and schizophrenic patients. British Journal of Psychiatry, 1970, 116, 335
Davidson, G.S., Neale, J.M.: The effects of signal-noise similarity on visual information processing of schizophrenics. Journal of Abnormal Psychology, 1974, 83, 683
Davies-Osterkamp, S., Rist, F., Bangert, A.: Selective attention, breadth of attention, and shifting attention in chronic nonparanoid schizophrenics. Journal of Abnormal Psychology, 1977, 86, 461
Davis, D.W., Cromwell, R.L., Held, L.M.: Size estimation in emotionally disturbed children and schizophrenic adults. Journal of Psychology, 1967, 72, 395
DeAmicis, L.A., Cromwell, R.L., Held, J.M.: Reaction time crossover in process chizophrenic patients, their relatives, and control subjects. Journal of Nervous and Mental Disease, 1979, 167, 59
Deckner, D.W., Cromwell, R.L.: Commonality of word association response in schizophrenia as a function of premorbid adjustment chronicity and paranoid status. Psychological Reports, 1970, 26, 503
Deckner, D.W., Greenberg, H.C., Cash, T.F.: The relationship of cue strength and temporal interval to schizophrenic associative disorders. Journal of Psychology, 1971, 79, 123
Densen, M.E.: Time perception and schizophrenia. Perceptual and Motor Skills, 1977, 44, 436
Depue, R.A., Dubicki, M.D., McCarthy, T.: Differential recovery of intellectual, associational, and psychophysiological functioning in withdrawn and active schizophrenics. Journal of Abnormal Psychology, 1975, 84, 325
Depue, R.A., Fowles, D.G.: Electrodermal activity as an index of arousal in schizophrenics. Psychological Bulletin, 1973, 79, 233
Depue, R.A., Woodburn, L.: Disappearance of paranoid symptoms with chronicity. Journal of Abnormal Psychology, 1975, 84, 84

Desai, M.: Intelligence and verbal knowledge in relation to Epstein's overinclusion test. Journal of Clinical Psychology, 1960, 16, 417
de S. Hamsher, K., Arnold, K.O.: A test of Chapman's theory of schizophrenic thought disorder. Journal of Abnormal Psychology, 1976, 85, 296
dc Silva, W.P., Hemsley, D.R.: The influence of context on language perception in schizophrenia. British Journal of Social and Clinical Psychology, 1977, 16, 337
De Vault, S.H.: Physiological responsiveness in reactive and process schizophrenia. Unpublished doctoral dissertation. Michigan State University, 1955
DeWolfe, A.S.: Are there two kinds of thinking in process and reactive schizophrenics? Journal of Abnormal Psychology, 1974, 83, 285
DeWolfe, A.S., Fedirka, P.J.: Interference in word associations in schizophrenia. Journal of Clinical Psychology, 1978, 34, 302
DeWolfe, A.S., Youkilis, H.D.? Stress and the word associations of process and reactive schizophrenics. Journal of Clinical Psychology, 1974, 30, 151
Dittrich, A.: Empirische Dimensionen veränderter Wachbewußtseinszustände. In Vorbereitung (1981-82)
Dokecki, P.R., Cromwell, R.L., Polidoro, L.G.: The chronicity and premorbid adjustment dimensions as they relate to commonality and stability of word associations in schizophrenics. Journal of Nervous and Mental Disease, 1968, 146, 310
Dokecki, P.R., Polidoro, L.G., Cromwell, R.L.: Commonality and stability of word associations responses in good and poor premorbid schizophrenics. Journal of Abnormal Psychology, 1965, 70, 312
Donchin, E., Callaway, E., Jones, R.T.: Auditory evoked potential variability in schizophrenia: II. The application of discriminant analysis. Electroencephalography and Clinical Neurophysiology, 1970, 29, 429
Donnelly, E.F., Reynolds, T.D., Waldman, F.N.: Nonverbal abstractive learning and schizophrenia. Perceptual and Motor Skills, 1976, 42, 74
Donovan, M.J., Webb, W.W.: Meaning dimensions and male-female voice perception in schizophrenics with good and poor premorbid adjustment. Journal of Abnormal Psychology, 1965, 70, 426
Dornette, W.: Decisional behavior of schizophrenic patients under varied conditions regarding partner and communication within a two-persons-non-zero-sum-game. Archiv für Psychologie, 1975, 127, 251
Douglas, F., Emery, K., Fuller, G.: Performance of paranoid schizophrenics on a dichotic listening task. Journal of Consulting and Clinical Psychology, 1974, 42, 583

Douglas, R.J., Pribram, K.M.: Learning and limbic lesions. Neuropsychologia, 1966, 4, 197
Downing, F.W., Ebert, J.N., Shubrooks, S.J.: Effect of phenotiazines on the thinking of acute schizophrenics. Perceptual and Motor Skills, 1963, 17, 511
Downing, R.W., Shubrooks, S.J., Ebert, J.N.: Intrusion of associative distractors into conceptual performance by acute schizophrenia. Perceptual and Motor Skills, 1966, 22, 460
Draffan, J.: Speed of function, thought-process disorder and flattening of affect. British Journal of Psychiatry, 1972, 120, 183
Draguns, J.G.: Responses to cognitive and perceptual ambiguity in chronic and acute schizophrenics. Journal of Abnormal and Social Psychology, 1963, 66, 2
Drasgow, J., Feldman, M.J.: Conceptual processes in schizophrenia revealed by the visual-verbal test. Perceptual and Motor Skills, 1957, 7, 251
Dunn, W.L.: Visual discrimination of schizophrenic subjects as a function of stimulus meaning. Journal of Personality, 1954, 23, 48
Easterbrook, J.A.: The effect of emotion on cue utilization and the organization of behavior. Psychological Review, 1959, 66, 182
Easterbrook, J.A., Costello, C.G.: Disorders of attention and concentration. In: Costello, C.G. (Ed.): Symptoms of Psychopathology. New York: Wiley, 1970, 134
Efstathiou, A., Morant, R.B.: Persistence of the waterfall illusion after-effect as a test of brain damage. Journal of Abnormal Psychology, 1966, 71, 300
Eliseo, T.S.: Overinclusive thinking in process and reactive schizophrenics. Journal of Consulting Psychology, 1963, 27, 447
Epstein, S.: Overinclusive thinking in a schizophrenic and a control group. Journal of Consulting Psychology, 1953, 17, 384
Epstein, S.: Toward a Unified Theory of Anxiety. In: Maher, B.A. (Ed.): Progress in experimental personality research. New York: Academic Press, 1967
Epstein, S., Coleman, M.: Drive theories of schizophrenia. Psychosomatic Medicine, 1970, 32, 113
Evarts, E.V., Magoun, H.W.: Some characteristics of cortical recruiting responses in unanesthetized cats. Science, 1957, 125, 1147
Ey, H.: Trouble de la conscience. Paris, 1955
Eysenck, H.J.: The structure of human personality. London: Methuen, 1953
Eysenck, H.J.: The biological basis of personality. Springfield: Thomas, 1967
Faibish, G.M.: Schizophrenic response to words of multiple meaning. Journal of Personality, 1961, 29, 414

Federn, P.: Ich-Psychologie und die Psychosen. Bern: Huber, 1956
Feeney, S.: Breadth of cue utilization and ability to attend selectively in schizophrenics and normals. Unpublished doctoral dissertation. University of California, Los Angeles, 1971
Feer, H.: Kybernetik in der Psychiatrie. Basel: Karger, 1970
Feffer, M.: The influence of affective factors on conceptualization in schizophrenia. Journal of Abnormal and Social Psychology, 1961, 63, 588
Feffer, M.: Symptom expression as a form of primitive decentering. Psychological Review, 1967, 74, 16
Feinberg, I., Mercer, M.: Studies of thought disorder in schizophrenia. Archives of General Psychiatry, 1960, 2, 504
Feldman, M.J., Drasgow, J.: A visual-verbal test for schizophrenics. Psychiatric Quarterly Supplement, 1951, 25, 55
Fenichel, O.: Psychoanalytische Neurosenlehre (1945). Band II. Olten: Walter, 1975
Fenz, W.D., Steffy, R.A.: Electrodermal arousal of chronically ill psychiatric patients undergoing intensive behavioral treatment. Psychosomatic Medicine, 1968, 30, 423
Fenz, W.D., Velner, J.: Physiological concomitants of behavioral indexes in schizophrenia. Journal of Abnormal Psychology, 1970, 76, 27
Fineman, C.A.: Goal setting strategies and the avoidance of evaluation in schizophrenia. Dissertation Abstracts International, 1973, 34, 1280
Fischer, R., Ristine, L.P., Wisecup, P.: Increases in gustatory acuity and hyperarousal in schizophrenia. Biological Psychiatry, 1969, 1, 209
Fish, F.: A neurophysiological theory of schizophrenia. Journal of Mental Science, 1961, 107, 88
Flechtner, H.J.: Grundbegriffe der Kybernetik. Stuttgart: Wissenschaftliche Verlagsgesellschaft MBH, 1970
Flegel, H.: Schizophasie in linguistischer Deutung. Berlin: Springer, 1965
Florin, I., Cohen, R., Meyer-Osterkamp, S.: Eine Untersuchung zum operanten Konditionieren sozialen Verhaltens bei chronisch Schizophrenen. Göttingen: Hogrefe, 1973
Florin, I., Meyer-Osterkamp, S.: Ansätze zur Verhaltenstherapie bei Schizophrenen. In: Kraiker, C. (Hrsg.): Handbuch der Verhaltenstherapie. München: Kindler, 1974, 465
Fogel, M.L.: The proverbs test in the appraisal of cerebral disease. Journal of General Psychology, 1965, 72, 269
Forrest, A.D., Hay, A.J., Kushner, A.Q.: Studies in speech disorder in schizophrenia. British Journal of Psychiatry, 1969, 115, 833
Forrest, D.V.: Nonsense and sense in schizophrenic language. Schizophrenia Bulletin, 1976, 2, 286

Foulds, G.A., Hope, K., McPherson, F.M., Mayo, P.R.: Cognitive disorder among the schizophrenics. I. The validity of some tests of thought-process disorder. British Journal of Psychiatry, 1967, 113, 1361
Fowles, D.G., Watt, N.F., Maher, B.A., Greenspoon, L.: Autonomic arousal in good and poor premorbid schizophrenics. British Journal of Social and Clinical Psychology, 1970, 33, 39
Freedman et al.: On the modification of paranoid symptomatology. Journal of Nervous and Mental Disease, 1967, 114, 29
Freedman, B., Chapman, L.J.: Early subjective experiences in schizophrenic episodes. Journal of Abnormal Psychology, 1973, 82, 46
Freeman, I., Cameron, J.L., McGhie, A.: Studies on Psychosis. London: Tavistock Publications, 1965
Frese, M., Schöfthaler-Rühl, R.: Kognitive Ansätze in der Depressionsforschung. In: Hoffmann, N. (Hrsg.): Depressives Verhalten. Salzburg: Otto Müller Verlag, 1976
Frese, M.: Psychische Störungen bei Arbeitern. Salzburg: Otto Müller Verlag, 1977
Freud, S.: Jenseits des Lustprinzips (1920). Gesammelte Werke, Bd. III. Frankfurt: Fischer, 1975
Freud, S.: Psychoanalytische Bemerkungen über einen autobiographisch beschriebenen Fall von Paranoia (1911). Gesammelte Werke, Bd. VIII. Frankfurt: Fischer, 1973
Friedman, M.: Perceptual and psychogalvanic responses of schizophrenic and normal subjects to cues of nurturance and rejection in interaction with mother, father, and peer figures. Unpublished doctoral dissertation. University of Massachussetts, 1966
Frieswyk, S.H.: Schizophrenic discrimination learning as a function of aversive social and physical reinforcement. Journal of Abnormal Psychology, 1977, 86, 47
Frith, C.D.: Consciousness, information processing, and schizophrenia. British Journal of Psychiatry, 1979, 134, 225
Fulcher, J.H., Gallagher, W.J., Pfeiffer, C.C.: Comparative lucid intervals after amobarbital CO_2 and arecoline in chronic schizophrenics. Archives of Neurology and Psychiatry, 1957, 78, 392
Furneaux, W.D.: Manual of Nufferno speed tests. London: National Foundation of Educational Research, 1965a
Furneaux, W.D.: Manual of Nufferno level tests. London: National Foundation of Educational Research, 1965b
Gaines, J.A., Mednick, S.A., Higgins, J.: Stimulus generalisation in acute and chronic schizophrenia. Acta Psychiatrica Scandinavia, 1963, 39, 601
Gamble, K.R.: Paranoid integration and thought disorder. Journal of Clinical Psychology, 1975, 31, 604

Gamburg, A.L.: The orienting and defensive reactions in simple and paranoid forms of schizophrenia. In: Voronin, L.G. (Ed.): The orienting reflex and orienting-investigation behavior. Moscow: Moscow Acad. Pedagogical Science, 1958
Gardner, R.W.: Cognitive controls of attention deployment as determinants of visual illusions. Journal of Abnormal and Social Psychology, 1961, 62, 120
Gardner, R.W., Holzman, P.S., Klein, G.S., Linton, H.B., Spence, D.P.: Cognitive control: A study of individual consistencies in cognitive behavior. Psychological Issues, 1959, 1 (4)
Gardner, R.W., Long, R.I.: Control, defence and centration effect: A study of scanning behavior. British Journal of Psychology, 1962a, 53, 129
Gardner, R.W., Long, R.I.: Cognitive controls of attention and inhibition: A study of individual consistencies. British Journal of Psychology, 1962b, 53, 381
Gardner, R.W., Schoen, R.A.: Differentiation and abstraction in concept formation. Psychological Monographs, 1962, 76, 560
Garmezy, N.: The prediction of performance in schizophrenia. In: Hoch, P.H., Zubin, J. (Eds.): Psychopathology of Schizophrenia. New York: Grune & Stratton, 1966, 129
Garmezy, N., Rodnick, E.H.: Premorbid adjustment and performance in schizophrenia: Implications for interpreting heterogeneity in schizophrenia. Journal of Nervous and Mental Disease, 1959, 129, 540
Ghadirian, A.M., Butter, H.J.: Sensory perception and motoric reactivity in schizophrenic patients. Journal of Clinical Psychology, 1978, 34, 629
Gift, T.E., Strauss, L.S., Ritzler, B.A., Kokes, D.F., Harder, D.W.: How diagnostic concepts of schizophrenia differ. Journal of Nervous and Mental Disease, 1980, 168, 3
Glass, D., König, R.: Soziale Schichtung und soziale Mobilität. Köln: Westdeutscher Verlag
Goldfried, M.R., Goldfried, A.P.: Kognitive Methoden der Verhaltensänderung. In: Kanfer, F.H., Goldstein, A.P. (Hrsg.): Möglichkeiten der Verhaltensänderung. München: Urban & Schwarzenberg, 1977
Goldman, A.E.: A comparative-developmental approach to schizophrenia. Psychological Bulletin, 1962, 59, 57
Goldman, J.: Syllogistic reasoning in normals and schizophrenics. Proceedings of the Annual Convention of the Am.Psych. Ass., 1969, 4, 579
Goldman-Eisler, F.: The distribution of pause durations in speech. Language and Speech, 1961, 4, 232
Goldstein, K.: The organism. New York: American Book, 1939
Goldstein, K.: Methodological approach to the study of schizophrenia. In: Kasanin, J.S. (Ed.): Language and thought in schizophrenia. Berkeley: University of California Press, 1944

Goldstein, K.: The organismic approach. In: Arieti, S. (Ed.): American Handbook of Psychiatry. Vol. II. New York: Basic Books, 1959, 1333
Goldstein, K., Scheerer, M.: Abstract and concrete behavior, an experimental study with special tests. Psychological Monographs, 1941, 53
Goldstein, L., Murphree, H.B., Sugarman, A.A., Pfeiffer, L.L., Jenney, E.H.: Quantitative electroencephalographic analysis of naturally occurring schizophrenia and drug induced psychotic states in human males. Clinical Pharmacology and Therapeutics, 1963. 4. 10
Goldstein, L., Pfeiffer, L.G.: Quantitative electroencephalographic correlates of the psychological status in schizophrenics. Schizophrenia: Current Concepts and Research, Sankor, D.V. (Ed.): PJD Publications, Hicksville, New York, 1969
Goldstein, L., Sugarman, A.A., Stolberg, H., Murphree, H.B., Pfeffer, L.L.: Electrocerebral activity in schizophrenics and non-psychotic subjects, Quantitative EEG amplitude analysis. Electroencephalography and Clinical Neurophysiology, 1965, 19, 350
Goldstone, S.: The variability of temporal judgement in psychopathology. In: Kietzman, M.L., Sutton, S., Zubin, J. (Eds.): Experimental approaches to psychopathology. New York: Academic Press, 1975
Gonen, J.V.: Associative interference in schizophrenia as a function of paranoid status and premorbid adjustment. Journal of Consulting and Clinical Psychology, 1970, 34, 221
Gorelick, L.: Affiliation among schizophrenics: A new test of the "social censure hypothesis". Dissertation Abstracts International, 1971, 31, 5622
Gorham, D.R.: Use of the proverbs test for differentiating schizophrenics from normals. Journal of Consulting Psychology, 1956c, 20, 435
Gorham, D.R.: Clinical manual for the proverbs test. Psychological Test Specialists, 1956b, 1
Gottesman, L.E.: Forced-choice word association in schizophrenia. Journal of Abnormal and Social Psychology, 1964, 69, 673
Gottesman, L.E., Chapman, L.J.: Syllogistic reasoning errors in schizophrenia. Journal of Consulting Psychology, 1960, 24, 250
Gray, A.L.: Autonomic correlates of chronic schizophrenia: A reaction time paradigm. Journal of Abnormal Psychology, 1975, 84, 189
Grechishnikova, G.M., Osinitskii, A.K.: Probability estimation in normal and pathological states. Voprosy Psikhologii, 1972, 18, 39
Green, R.A.: Effects of signal intensity, prestimulation, and time controls upon simple reaction time in process schizophrenic patients. PhD thesis. University of Waterloo, Ontario/ Canada

Greenberg, A.: Directed and undirected learning in chronic schizophrenia. Unpublished PhD thesis. Columbia University, New York, 1953
Gregg, A.H., Frank, G.H.: An analysis of conceptual thinking in process and reactive schizophrenics. Proceedings of the 74th Annual Convention of the Am.Psych.Ass. Westington: American Psychological Association, 1966, 183
Gregory, R.L.: Eye and brain. New York: McGraw-Hill, 1966
Gregson, R.A., Fearnley, H.: Atypical relative similarity judgements in schizophrenia. British Journal of Social and Clinical Psychology, 74, 13, 80
Grimes, C., McGhie, A.: Stimulus overload in schizophrenia. Canadian Journal of Behavioral Science, 1973, 5, 101
Grinker, R.R.: An essay on schizophrenia and science. Archives of General Psychiatry, 1969, 20, 1
Grinker, R.R.: The relevance of general systems theory to psychiatry. In: Arieti, S. (Ed.): American Handbook of Psychiatry. New York: Basic Books, 1976, 251
Gruber, J.: The Von Domarus principle in the reasoning of schizophrenics. Unpublished doctoral dissertation, Southern Illinois University, 1965
Gruhle, H.W.: Verstehende Psychologie. Stuttgart: Thieme, 1948
Gruzelier, J.H.: Bilateral asymmetry of skin conductance orienting activity and levels in schizophrenics. Biological Psychology, 1973, 1, 21
Gruzelier, J.H.: Clinical attributes of schizophrenic skin conductance responders and non-responders. Psychological Medicine, 1976, 6
Gruzelier, J.H., Lykken, D.T., Venables, P.H.: Two-flash thresholds and electrodermal activity in activated and nonactivated conditions. Archives of General Psychiatry, 1972, 6, 427
Gruzelier, J.H., Venables, P.H.: Skin conductance orienting activity in a heterogeneous sample of schizophrenics. Journal of Nervous and Mental Disease, 1972, 155, 277
Gruzelier, J.H., Venables, P.H.: Skin conductance responses to tones with and without attentional significance in schizophrenic and nonschizophrenic psychiatric patients. Neuropsychologia, 1973, 11, 221
Gruzelier, J.H., Venables, P.H.: Bimodality and lateral asymmetry of skin conductance orienting activity in schizophrenics: Replication and evidence of lateral asymmetry in patients with depression and disorders of personality. Biological Psychiatry, 1974, 8, 55
Gruzelier, J.H., Venables, P.H.: Two-flash threshold, sensitivity and β in normal subjects and schizophrenics. Psychophysiology, 1974, 26, 549
Gruzelier, J.H., Venables, P.H.: Evidence of high and low levels of physiological arousal in schizophrenics. Psychophysiology, 1975, 12, 66

Gruzelier, J.H., Venables, P.H.: Relations between two-flash discrimination and electrodermal activity, reexamined in schizophrenics and normals. Journal of Psychiatric Research, 1975, 12, 73

Guilford, L.P.: Persönlichkeit. Weinheim: Beltz, 1971

Gurland, B.J., Fleiss, J.L., Cooper, J.E., Sharpe, L., Kendell, R.E., Roberts, P.: Cross-national study of diagnosis of mental disorders. Comprehensive Psychiatry, 1970, 11, 18

Hagbarth, K.E., Kerr, D.B.: Central influences on spinal afferent conduction. Journal of Neurophysiology, 1954, 17, 295

Haimo, S.F., Holzman, P.S.: Thought disorder in schizophrenics and normal controls: social class and race differences. Journal of Consulting and Clinical Psychology, 1979, 47, 963

Haley, J.: An interactional description of schizophrenia. Psychiatry, 1959, 22, 321

Hamilton, V.: Size constancy and cue responsiveness in psychosis. British Journal of Psychology, 1963, 54, 25

Hamilton, V.: The size constancy problem in schizophrenia: A cognitive skill analysis. British Journal of Psychology, 1972, 63, 73

Hamlin, R.M.: The stability of intellectual function in chronic schizophrenia. Journal of Nervous and Mental Disease, 1969, 149, 496

Hamlin, R.M., Folsom, A.T.: Input deficit and the schizophrenic spectrum. Proceedings of the Am.Psych.Ass., 1971, 6, 803

Hamlin, R.M., Folsom, A.T.: Impairement in abstract responses of schizophrenics, neurotics, and brain-damaged patients. Journal of Abnormal Psychology, 1977, 86, 483

Hamlin, R.M., Haywood, H.C., Folsom, A.T.: Effect of enriched input on schizophrenic abstraction. Journal of Abnormal Psychology, 1965, 70. 390

Hamlin, R.M., Jones, R.E.: Vocabulary deficit in improved and unimproved schizophrenic subjects. Journal of Nervous and Mental Disease, 1963, 136, 360

Hamlin, R.M., Lorr, M.: Differentiation of normals, neurotics, paranoids, and non-paranoids. Journal of Abnormal Psychology, 1971, 77, 90

Hammer, A.G., Johnson, L.: Overinclusiveness in schizophrenia and organic psychosis. British Journal of Social and Clinical Psychology, 1965, 4, 47

Hammer, M., Salzinger, K.: Some formal characteristics of schizophrenic speech as a measure of social deviance. Annals of New York Academy Science, 1964, 105, 861

Hanfmann, E., Kasanin, J.: Conceptual thinking in schizophrenia. Nervous and Mental Disease Monographs, 1942, 67, 1

Harris, J.G.: Size estimation of pictures as a function of thematic content for schizophrenic and normal subjects. Journal of Personality, 1957, 25, 651

Harrow, M., Adler, D., Hanf, E.: Abstract and concrete thinking in schizophrenia during the prechronic phases. Archives of General Psychiatry, 1974, 31, 27

Harrow, M., Grinker, R.R., Holzman, P.S., Kayton, L.: Anhedonia and schizophrenia. American Journal of Psychiatry, 1977, 134, 794

Harrow, M., Tucker, G., Himmelhoch, J., Putnam, N.: Schizophrenic "thought disorders" after the acute phase. American Journal of Psychiatry, 1972, 128, 824

Hart, D.S.: Language and overinclusive thought disorder. Unpublished PhD thesis: Queens University Library, Kingston/Canada, 1964

Hart, D.S., Payne, R.W.: Language structure and predictability in overinclusive patients. British Journal of Psychiatry, 1973, 123, 643

Hartig, M. (Hrsg.): Selbstkontrolle. München: Urban & Schwarzenberg, 1973

Harway, N.I., Salzman, L.F.: Size constancy in psychopathology. Journal of Abnormal and Social Psychology, 1864, 69, 606

Hasenfus, N., Magaro, P.: Creativity and schizophrenia: An equality of empirical constructs. British Journal of Psychiatry, 1976, 129, 346

Hawks, D.V.: The clinical usefulness of some tests of overinclusive thinking in psychiatric patients. British Journal of Social and Clinical Psychology, 1964, 3, 186

Hawks, D.V.: Overinclusive thought disorder in psychiatric patients. Unpublished PhD thesis. Queens University Library. Kingston/Canada, 1967

Hawks, D.V., Marshall, W.L.: A parsimonious theory of overinclusive thinking and retardation in schizophrenia. British Journal of Medical Psychology, 1972, 45, 57

Hawks, D.V., Robinson, K.N.: Information processing in schizophrenia: The effect of varying the rate of presentation and introducing interference. British Journal of Social and Clinical Psychology, 1971, 10, 30

Hay, A.J., Forrest, A.D.: The diagnosis of schizophrenia and paranoid psychosis. British Journal of Medical Psychology, 1972, 45, 233

Haynes, E.T., Phillips, J.P.: Inconsistency, loose construing and schizophrenic thought disorder. British Journal of Psychiatry, 1973, 123, 209

Heather, N.: The specificity of schizophrenic thought disorder: A replication and extension of previous findings. British Journal of Social and Clinical Psychology, 1976, 15, 131

Heckhausen, H.: Leistungsmotivation. In: Thomae, H. (Hrsg.): Handbuch der Psychologie. 2. Bd. Allgemeine Psychologie, II. Motivation. Göttingen: Hogrefe, 1965

Heidbreder, E.: Conceptual achievements during card-sorting. Journal of Psychology, 1949, 27, 3
Heilbrun, A.B.: An analogue study of disattentional strategies in schizophrenia. Journal of Abnormal Psychology, 1977, 86, 135
Held, J.M., Cromwell, R.L. Premorbid adjustment in schizophrenia: An evaluation of a method and some general comments. Journal of Nervous and Mental Disease, 1968, 146, 264
Hemsley, D.R.: A two-stage model of attention in schizophrenia research. British Journal of Social and Clinical Psychology, 1975, 14, 81
Hemsley, D.R.: Attention and information processing in schizophrenia. British Journal of Social and Clinical Psychology, 1976, 15, 199
Hemsley, D.R.: What have cognitive deficits to do with schizophrenic symptoms? British Journal of Psychiatry, 1977, 130, 167
Hemsley, D.R., Richardson, P.H.: Shadowing by context in schizophrenia. Journal of Nervous and Mental Disease, 1980, 168, 141
Hemsley, D.R., Zawada, S.L.: "Filtering" and the cognitive deficit in schizophrenia. British Journal of Psychiatry, 1976, 128, 456
Henkin, R.I., Gill, J.R., Bartter, F.C.: Studies on taste thresholds in normal man and in patients with adrenal cortical insufficiency. Journal of Clinical Investigation, 1963, 42, 727
Hernandez-Peon, R.: Psychiatric implications of neurophysiological research. Bulletin of the Menninger Clinic, 1964, 28, 165
Hernandez-Peon, R.: Some neurophysiological models in psychopathology. In: Kietzman, M.L., Sutton, S., Zubin, J. (Eds.): Experimental approaches to psychopathology. New York: Academic Press, 1975
Herrington, R.N., Claridge, G.S.: Sedation threshold and Archimedes spiral effect in early psychoses. Journal of Psychiatric Research, 1965, B, 159
Herrmann, T.: Einführung in die Psychologie: Sprache. Bern: Huber, 1972
Hersen, M., Levine, J., Church, A.: Parameters of the spiral after-effect in organics, schizophrenics, and normals. Journal of Genetic Psychology, 1972, 120, 177
Hewlett, J.H.: An investigation into some aspects of thought disorder in abnormal groups. Unpublished PhD thesis: University of London Library, 1959
Hieatt, D.J., Tong, J.E.: Differences between normals and schizophrenics on activation-induced change in two-flash fusion threshold. British Journal of Psychiatry, 1966, 142, 418
Higgins, J.: Commonality of word association responses as a function of chronicity and adjustment. Journal of Nervous and Mental Disease, 1968, 146, 312

Higgins, J.: Process-reactive schizophrenia. Journal of Nervous and Mental Disease, 1966, 142, 418
Higgins, J., Mednick, S.A., Thompson, R.E.: Acquisition and retention of remote associates in process-reactive schizophrenia. Journal of Nervous and Mental Disease, 1966, 142, 418
Hiner, D.M.: Word association responses of normals and schizophrenics under different instructional sets. Dissertation, University of Huston, 1971
Hirsch, C.L., DeWolfe, A.S.: Associative interference and premorbid adjustment in schizophrenia. Journal of Abnormal Psychology, 1977, 86, 589
Hirt, M., Cuttler, M., Genshaft, J.: Information processing by schizophrenics when task complexity increases. Journal of Abnormal Psychology, 1977, 86, 256
Ho, D.Y.: Modern logic and schizophrenic thinking. Genetic Psychology Monographs, 1974, 89, 145
Hoellen, B., Kessler, B.H.: Selbstkontrolle und kognitive Verhaltenstherapie bei Schizophrenen: Ein Überblick. Mitteilungen der DGVT, 1979, 1, 61
Hoffer, A., Osmond, H.F.: Schizophrenia - an autonomic disease. Journal of Nervous and Mental Disease, 1955, 122, 448
Hoffer, A., Osmond, H.: People are watching me. Psychiatric Quarterly, 1963, 37, 7
Holland, H.G.: The spiral after effect. NY: Macmillan, 1965
Holtzman, W.H., Gorham, D.R., Moran, L.J.: A factor-analytic study of schizophrenic thought processes. Journal of Abnormal and Social Psychology, 1964, 69, 355
Holzberg, J.D.: Sex differences in schizophrenia. In: Beigel, H.G. (Ed.): Advances in sex research. New York: Hoeber Medical Division of Harper & Row, 1963
Holzman, P.S., Levy, D.L., Proctor, L.R.: Smooth pursuit eye movements, attention, and schizophrenia. Archives of General Psychiatry, 1976, 33, 1415
Honess, T., Nickols, K.A.: Types of overinclusive and emotional arousal. Perceptual and Motor Skills, 1974, 38, 933
Horn, G.: Attention and the orientation response. In: Kietzman, M.L., Sutton, S., Zubin, J. (Eds.): Experimental approaches to psychopathology. New York: Academic Press, 1975
Houpt, J.L., Tucker, G.J., Harrow, M.: Disordered cognition and stimulus processing. American Journal of Psychiatry, 1972, 128, 1505
Howe, E.S.: G.S.R. conditioning in anxiety states, normals, and chronic schizophrenic subjects. Journal of Abnormal Psychology, 1958, 56, 183
Hull, C.L.: Principles of behavior. New York: Appleton-Century-Crofts, 1943
Hull, C.L.: A behavior system. Yale University Press, 1952
Hume, W.I., Claridge, G.S.: A comparison of two measures of arousal in normal subjects. Life Sciences, 1965, 4, 545

Hunt, J., Cofer, C.: Psychological deficit in schizophrenia. In: Hunt, J. (Ed.): Personality and the behavior disorders, Vol. 2. New York: Ronald Press, 1944

Hustmyer, F.E.: Eye-movement consistency and relationship to the process-reactive dimension in schizophrenia. Perceptual and Motor Skills, 1969, 29, 448

Hustmyer, F.E.: Eye movements, intelligence and field dependency in schizophrenics. Perceptual and Motor Skills, 1970, 30, 703

Huston, P.E., Cohen, B.D., Senf, R.: Shifting of set and goal orientation in schizophrenia. Journal of Mental Science, 1955, 101, 423

Huston, P.E., Shakow, D., Riggs, L.A.: Studies of motor function in schizophrenia: II. Reaction time. Journal of General Psychology, 1937, 16, 39

Ilanit, N.: Some psychological correlates of the process-reactive concept of schizophrenia. Unpublished doctoral dissertation. University of Southern California, 1961

Inderbitzin, L.B., Buchsbaum, M., Silverman, J.: EEG-averaged evoked response and perceptual variability in schizophrenics. Archives of General Psychiatry, 1970, 23, 438

Jacobs, M.R.: The effect of interpersonal content on the logical performance of schizophrenics. Dissertation Abstracts International, 1969

Jahreiss, W.: Störungen des Denkens. In: Bumke, O. (Hrsg.): Handbuch der Geisteskrankheiten. 1. Bd. Berlin: Springer, 1928

Janucci, G.I.: Size constancy in schizophrenia: A study of subgroup differences. Unpublished dissertation, Rutgers State University, 1964

Jasper, H., Naquet, R., King, E.E.: Thalamo-Cortical Recruiting Responses in Sensory Receiving Areas in the Cat. Encephalography and Clinical Neurophysiology, 1955, 7, 99

Jelinkovà, J., Remr, J.: Some pecularities of schizophrenic thinking. Ceskoslovenska Psychiatrie, 1974, 70, 98

Joensen, E., Lund, Y., Richardt, C.: A comparison between the Grid test of schizophrenic thought disorder and diagnostic psychological testing. Scandinavian Journal of Psychology, 1977, 18, 153

Johannsen, W.J.: Motivation in schizophrenic performance: a review. Psychological Reports, 1964, 15, 839

Johnson, M.H.: Verbal abstracting ability and schizophrenia. Journal of Consulting Psychology, 1966, 30, 275

Johnson, M.H., Ries, H.A. Validational study of the self-report scale for process-reactive schizophrenia. Journal of Consulting Psychology, 1967, 31, 321

Johnson, D.W., Bursill, A.E.: Probability learning and width of attention in normal and schizophrenic groups. British Journal of Social and Clinical Psychology, 1973, 12, 402

Johnson, J,E.: An evaluation of the Von Domarus principle in light of Chapman's hypothesis. Dissertation Abstracts International, 1968, 1898-B

Johnson, J.E., Petzel, T.P.: Temporal orientation and time estimation in chronic schizophrenics. Journal of Clinical Psychology, 1971, 27, 194

Jones, R.T., Blacker, K.H., Callaway, E.: Perceptual dysfunction in schizophrenia: Clinical and auditory evoked response findings. American Journal of Psychology, 1966, 123, 639

Jones, R.T., Callaway, E.: Auditory evoked response in schizophrenia: A reassessment. Biological Psychiatry, 1970, 2, 291

Juchler, K.: Systemtheoretische Aspekte zu einer materialistischen Konzeption humaner Systeme. Unveröffentlichte Lizentiatsarbeit, Universität Zürich, 1974

Jung, C.G.: Über die Psychologie der Dementia praecox. Halle: Marhold, 1907

Kahn, R.M., Arbib, M.: A cybernetic approach to childhood psychosis. Journal of Autism and Childhood Schizophrenia, 1973, 3, 261

Kantor, R.E., Wallner, J.M., Winder, C.L.: Process and reactive schizophrenia. Journal of Consulting Psychology, 1953, 17, 157

Kaplan, B.: The study of language in psychiatry. In: Arieti, S. (Ed.): American Handbook of Psychiatry. New York: Basic Books, 1974, 1046

Kaplan, R.D.: The crossover phenomenon: Three studies of the effect of training and information on process schizophrenic reaction time. PhD thesis. University of Waterloo, Ontario/ Canada, 1974

Kar, B.C., Müller-Lyer illusion in schizophrenics as a function of field distraction and exposure time. Unpublished masters thesis, George Peabody College for Teachers, 1967

Karras, A.: Effects of competing and complex responses on the reaction time of acute psychiatric groups. Journal of Abnormal Psychology, 1973, 82, 134

Kasanin, J.S. (Ed.): Language and thought in schizophrenia. Berkeley: University of California Press, 1944

Kasanin, J.S.: The disturbance of conceptual thinking in schizophrenia. In: Kasanin, J.S. (Ed.): Language and thought in schizophrenia. Berkeley: University of California Press, 1944

Kaufman, G.: Capacity to handle unassimilable material: Coping strategies of schizophrenics and normals. Journal of Personality Assessment, 1973, 37, 519

Kay, S.R., Singh, M.M.: A developmental approach to delineate components of cognitive dysfunction in schizophrenia. British Journal of Social and Clinical Psychology, 1975, 14, 387

Kay, S.R., Singh, M.M., Smith, J.M.: Colour Form Representation Test: A developmental method for the study of cognition in schizophrenia. British Journal of Social and Clinical Psychology, 1975, 14, 401

Kayton, L., Koh, S.D.: Hypohedonia in schizophrenia. Journal of Nervous and Mental Disease, 1975, 161, 412

Keefe, J.A., Magaro, P.A.: Creativity and schizophrenia: An equivalence of cognitive processing. Journal of Abnormal Psychology, 1980, 89, 390

Kelly, G.A.: The Psychology of Personal Constructs. Vols. I + II. New York: Norton, 1955

Kernberg, O.: Borderline conditions and pathological narcissism. New York: Jason Aronson, 1975

Keupp, H. (Hrsg.): Verhaltensstörungen und Sozialstruktur. München: Urban & Schwarzenberg, 1974

Kick, H.: Electroencephalography in clinical research into psychoses. Fortschritte der Neurologie, Psychiatrie und ihrer Grenzgebiete, 1978, 46, 33

Kietzman, M.L., Sutton, S., Zubin, J. (Eds.): Experimental approaches to psychopathology. Academic Press, New York, 1975

Kilburg, R.R., Siegel, A.W.: Formal operations in reactive and process schizophrenics. Journal of Consulting and Clinical Psychology, 1973, 40, 371

Killiam, K.F., Killiam, E.K.: Drug Action on Pathways Involving the Reticular Formation, read at International Symposium on the Reticular Formation. Detroit, 1957

Kingsley, L., Struening, E.L.: Changes in intellectual performance of acute and chronic schizophrenics. Psychological Reports, 1966, 18, 791

Klein, G.S.: Need and regulation. In: Jones, M.R. (Ed.): Nebraska Symposium on motivation. Lincoln: University of Nebraska Press, 1954, 222

Klein, G.S.: Cognitive control and motivation. In: Lindzey, G. (Ed.): Assessment of human motives. New York: Rinehart, 1958, 87

Klein, D.F., Davis, J.M.: Diagnosis and drug treatment of Psychiatric Disorders. Baltimore: Williams & Williams, 1969

Klix, F.: Information und Verhalten. Berlin: VEB Deutscher Verlag der Wissenschaften, 1971

Knehr, C.A.: Schizophrenic reaction time responses to variable preparatory intervals. American Journal of Psychiatry, 1954, 110, 585

Knight, R.G., Russell, P.N.: Global capacity reduction and schizophrenia. British Journal of Social and Clinical Psychology, 1978, 17, 275

Knight, R., Sherer, M., Shapiro, J.: Iconic imagery in overinclusive and nonoverinclusive schizophrenics. Journal of Abnormal Psychology, 1977, 86, 242

Knight, R., Sherer, M., Putschat, C., Carter, G.: A picture integration task for measuring iconic memory in schizophrenics. Journal of Abnormal Psychology, 1978, 87, 314

Knight, R., Sims-Knight, J., Petchers-Cassell, M.: Overinclusion, broad scanning, and picture recognition in schizophrenics. Journal of Clinical Psychology, 1977, 33, 635

Koh, S.D.: Remembering of verbal materials by schizophrenic young adults. In: Schwartz, S. (Ed.): Language and cognition in schizophrenia. Hillsdale: Erlbaum, 1978

Kohut, H.: Narzißmus. Frankfurt: Suhrkamp, 1976

Kopfstein, J.H., Neale, J.M.: Size estimation in schizophrenic and nonschizophrenic subjects. Journal of Consulting and Clinical Psychology, 1971, 36, 430

Korboot, P.J., Damiani, N.: Auditory processing speed and signal detection in schizophrenia. Journal of Abnormal Psychology, 1976, 85, 287

Korboot, P.J., Yates, A.J.: Speed of perceptual functioning in chronic nonparanoid schizophrenics: Partial replication and extension. Journal of Abnormal Psychology, 1973, 81, 296

Kornetsky, C., Mirsky, A.F.: On certain psychopharmacological and physiological differences between schizophrenic and normal persons. Psychopharmacologia, 1965, 8, 309

Kraepelin, E.: Ein Lehrbuch für Studierende und Ärzte. Leipzig: Barth, 1909

Krauth, J., Lienert, G.A.: Die Konfigurationsfrequenzanalyse (KFA). Freiburg: Alber, 1973

Kretschmer, E.: Körperbau und Charakter. Berlin: Springer, 1951

Krishnamoorti, S.R., Shagass, C.: Some psychological test correlates of sedation threshold. In: Wartis, J. (Ed.): Recent advances in biological psychiatry. Vol. 6. New York: Plenum Press, 1964

Kristofferson, M.W.: Shifting attention between modalities: A comparison of schizophrenics and normals. Journal of Abnormal Psychology, 1967, 72, 388

Krooth, D.M.: Cortical arousal in paranoid schizophrenics as a function of a word association task. Journal of Nervous and Mental Disease, 1971, 153, 366

Krus, D.M., Wapner, S., Freeman, H., Casey, T.M.: Differential behavior responsivity to LSD-25: Study in normal and schizophrenic adults. Arch. of Gen.Psych., 1963, 8, 557

Kugelmass, S., Fondeur, M.R.: Zaslows test of concept formation: reliability and validity. Journal of Consulting Psychology, 1955, 19, 227

Lacey, J.I.: Somatic response patterning and stress. Some revisions of activation theory. In: Appley, M.H., Trumbull, R. (Eds.): Psychological stress: Issues in research. New York: Appleton, 1967, 14

Lacey, J.I., Kagan, J., Lacey, B.C., Moss, H.A.: The Visceral Level: Situational Determinants and Behavioral Correlates of Autonomic Response Patterns. In: Expressions of Emotions in Man. Knapp, P. (Ed.): International University Press, New York, 1963

Lacey, J.I., Lacey, B.C.: Relationship of resting autonomic activity to motor impulsivity. In: The brain and human behavior. New York: Hofner Publishing Co., 1966
Landau, S.G., Buchsbaum, M.S. et al.: Schizophrenia and stimulus intensity control. Archives of General Psychiatry, 1975, 32, 1239
Lang, P.J., Buss, A.H.: Psychological deficit in schizophrenia: II. Interference and activation. Journal of Abnormal and Social Psychology, 1965, 70, 77
Lang, P.J., Luoto, K.: Mediation and associative facilitation in neurotic, psychotic, and normal subjects. Journal of Abnormal and Social Psychology, 1962, 64, 113
Lapidus, L.B., Schmolling, P.: Anxiety, arousal, and schizophrenia: A theoretical integration. Psychological Bulletin, 1975, 82, 689
Lawson, J.S.: Disorder of attention and language in schizophrenia. Unpublished doctoral dissertation, University of St. Andrews, 1965
Lawson, J.S., McGhie, A., Chapman, J.: Perception of speech in schizophrenia. British Journal of Psychiatry, 1964, 110, 375
Lawson, J.S., McGhie, A., Chapman, J.: Distractibility in schizophrenia and organic cerebral disease. British Journal of Psychiatry, 1966, 113, 527
Lazarus, A.A.: Verhaltenstherapie im Übergang. München: Reinhardt, 1978
Leavitt, F., Garron, D.C.: Choice of association by schizophrenics as a function of probability. Journal of Consulting and Clinical Psychology, 1973, 38, 439
Lehmann, H.E.: Types and characteristics of objective measures of psychopathology. In: Kietzman, M.L., Sutton, S., Zubin, J. (Eds.): Experimental approaches to psychopathology. New York: Academic Press, 1975
Leibowitz, H.W., Pishkin, V.: Perceptual size constancy in schizophrenia. Journal of Consulting Psychology, 1961, 25, 196
Lerner, S., Bie, I., Lehrer, P.: Concrete-operational thinking in mentally ill adolescents. Merrill-Palmer Quarterly, 1972, 18, 287
Lerner, J., Nachshon, I., Carmon, A.: Responses of paranoid and nonparanoid schizophrenics in a dichotic listening task. Journal of Nervous and Mental Disease, 1977, 164, 247
Levine, F.M., Whitney, N.: Absolute auditory threshold and threshold of unpleasantness of chronic schizophrenic patients and normal controls. Journal of Abnormal Psychology, 1970, 75, 74
Levine, M.: Hypothesis theory and nonlearning despite ideal S-R-reinforcement contingencies. Psychological Review, 1971, 78, 130
Levit, R.A., Sutton, S., Zubin, J.: Evoked potential correlates of information processing in psychiatric patients. Psychological Medicine, 1973, 3, 487

Lewine, P.R.: Response complexity and social interaction in the psychophysical testing of chronic and paranoid schizophrenics. Psychological Bulletin, 1978, 85, 284

Lewinsohn, P.M., Riggs, A.: The effect of content upon thinking of acute and chronic schizophrenics. Journal of Abnormal and Social Psychology, 1962, 65, 206

Lewis, N.P.: Cognitive style, cognitive complexity, and behavior prediction in process and ractive schizophrenia. Dissertation Abstracts International, 1971, 1217-B

Lidz, T.: The Origin and Treatment of Schizophrenic Disorders. New York: Basic Books, 1973

Lienert, G.A.: Testaufbau und Testanalyse. Weinheim: Beltz, 1969

Lifshitz, K., Gradijan, J.: Relationships between measures of the coefficient of variation of the mean absolute EEG voltage and spectral intensities in schizophrenics and control subjects. Biological Psychiatry, 1972, 5, 149

Lindsley, D.B.: The reticular formation and perceptual discrimination. In: Jasper, H.H., Proctor, L.D., Knighton, R.S., Noshay, W.C., Costello, R.T. (Eds.): Reticular formation of the brain. London: Churchill, 1958

Lipton, R.B., Frost, L.A., Holzman, P.S.: Smooth pursuit eye movements, schizophrenia and distraction. Perceptual and Motor Skills, 1980, 50, 159

Lisman, S.A., Cohen, B.D.: Self-editing deficits in schizophrenia: A word association analogue. Journal of Abnormal Psychology, 1972, 79, 181

Lishman, W.A. et al.: Dichotic listening in psychotic patients. British Journal of Psychiatry, 1978, 132, 333

Little, L.K.: Effects of the interpersonal interaction on abstract thinking performance in schizophrenics. Journal of Consulting Psychology, 1966, 30, 158

Lloyd, D.N.: Overinclusive thinking and delusions in schizophrenic patients: A critique. Journal of Abnormal Psychology, 1967, 72, 451

Loreto, D.: Spearmans general factor theory in relation to schizophrenic thinking. Neuropsichiatria, 1973, 29, 27

Lorr, M., Hamlin, R.M.: Estimation of the major psychotic disorders by objective test scores. Journal of Nervous and Mental Disease, 1970, 151, 219

Lovibond, S.H.: The object sorting test and conceptual thinking in schizophrenia. Australian Journal of Psychology, 1954, 6, 52

Lovinger, E.: Perceptual contact with reality in schizophrenia. Journal of Abnormal Psychology, 1956, 52, 87

Lubin, A., Gieseking, C.F., Williams, H.L.: Direct measurement of cognitive deficit in schizophrenia. Journal of Consulting Psychology, 1962, 26, 139

Luborsky, L., Blinder, B., Mackworth, N.: Eye fixation and the contents of recall and images as a function of heart rate. Perceptual and Motor Skills, 1964, 18, 421

Luchins, A.S., Luchins, E.H.: Rigidity of behavior. Eugene: University of Oregon, 1959

Ludwig, A.M.: Altered states of consciousness. Archives of General Psychiatry, 1966, 15, 225

Ludwig, A.M., Farrelly, F.: The code of chronicity. Archives of General Psychiatry, 1966, 15, 562

Ludwig, A.M., Stilson, D.W., Wood, B.S., Downs, M.P.: Further studies in audition in schizophrenia. American Journal of Psychiatry, 1963, 120, 70

Ludwig, A.M., Wood, B.S., Downs, M.P. Auditory studies in schizophrenia. American Journal of Psychiatry, 1962, 119, 122

Lycaki, H., Rosenbaum, G., Cromwell, R.L.: The effects of white noise and message repetition on proverb interpretation in good and poor premorbid schizophrenics. Journal of Nervous and Mental Disease, 1973, 157, 37

Lykken, D.T., Maley, M.: Autonomic versus cortical arousal in schizophrenics and nonpsychotics. Journal of Psychiatry Research, 1968, 6, 21

Magaro, P.A.: An hypothesis concerning the relations between drive and size estimation for paranoids and nonparanoids within specific schizophrenic subgroups. Perceptual and Motor Skills, 1970, 31, 489

Magaro, P.A.: Basal level and reactivity in schizophrenia as a function of premorbid adjustment, chronicity, and diagnosis. Journal of Genetic Psychology, 1972, 120, 61

Magaro, P.A.: Form discrimination performance of schizophrenics as a function of social censure, premorbid adjustment, chronicity, and diagnosis. Journal of Abnormal Psychology, 1972, 80, 58

Magaro, P.A.: Skin conductance basal level and reactivity in schizophrenia as a function of chronicity, premorbid adjustment, diagnosis, and medication. Journal of Abnormal Psychology, 1973, 81, 270

Magaro, P.A.: Theories of the schizophrenic performance deficit: An integration theory synthesis. In: Maher, B.A. (Ed.): Progress in experimental personality research. Vol. 7. New York: Academic Press, 1974, 149

Magaro, P-A., Vojtisek, J.E.: Embedded figures performance of schizophrenics as a function of chronicity, premorbid adjustment, diagnosis, and medication. Journal of Abnormal Psychology, 1971, 77, 184

Maher, B.A.: Principles of psychopathology. New York: McGraw-Hill, 1966

Maher, B.A.: Language in schizophrenia: A review and interpretation. British Journal of Psychiatry, 1972, 120, 3

Mahoney, M.J.: Kognitive Verhaltenstherapie. München: Pfeiffer, 1977
Malmo, R.B.: Measurement of drive: an unsolved problem in psychology. In: Jones, M.R. (Ed.): Nebraska symposium on motivation. Lincoln/Nebraska: University of Nebraska Press, 1958, 229
Malmo, R.B., Shagass, C., Davies, F.H.: Electromyographic studies of muscular tension in psychiatric patients under stress. Journal of Clinical and Experimental Psychopathology, 1951, 12, 45
Mandler, G.: The interruption of behavior. In: Levine, D. (Ed.): Nebraska Symposium on motivation. Lincoln: University of Nebraska Press, 1964, 163
Marchbanks, G., Williams, M.: The effect of speed on comprehension in schizophrenia. British Journal of Social and Clinical Psychology, 1971, 10, 55
Marshall, W.L.: Cognitive functioning in schizophrenia. British Journal of Psychiatry, 1973, 123, 413
Matte-Blanco, I.: A study of schizophrenic thinking: Its expression in terms of symbolic logic and its representation in terms of multi-dimensional space. International Journal of Psychiatry, 1965, 1, 19
May, P.R.: Treatment of schizophrenia. New York: Science House, 1968
Mayer-Gross, W.: Schizophrenie. In: Bumke, O. (Hrsg.): Handbuch der Geisteskrankheiten. Bd. IX. Berlin: Springer, 1932
McClelland, D.C., Watt, N.F.: Sex-role alienation in schizophrenia. Journal of Abnormal Psychology, 1968, 73, 226
McCormick, W.K.: Cardiac rate and size estimation in schizophrenic and normal subjects. MA thesis. University of Wisconsin, Madison
McCormick, D.J., Broekema, V.J.: Size estimation, perceptual recognition, and cardiac rate response in acute paranoid and nonparanoid schizophrenics. Journal of Abnormal Psychology, 2978, 87, 385
McGaughran, L.S., Moran, L.J.: "Conceptual level" v. "Conceptual area" analysis of object-sorting behavior of schizophrenic and nonpsychiatric groups. Journal of Abnormal and Social Psychology, 1956, 52, 43
McGaughran, L.S., Moran, L.J.: Differences between schizophrenic and brain-damaged groups in conceptual aspects of object sorting. Journal of Abnormal and Social Psychology, 2957, 54, 44
McGhie, A.: Psychological studies in schizophrenia. British Journal of Medical Psychology, 1966, 39, 281
McGhie, A.: Pathology of attention. Baltimore: Penguine, 1969
McGhie, A.: Attention and perception in schizophrenia. In: Maher, B.A. (Ed.): Progress in experimental personality research. Vol. 5. New York: Academic Press, 1970

McGhie, A.: Input dysfunction in schizophrenia. In: Mac Lean, P.D.: A triune concept of the brain and behavior. Toronto: Toronto Press, 1973
McGhie, A., Chapman, J.: Disorders of attention and perception in early schizophrenia. Brit.J. of Med.Psych., 1961, 34, 103
McGhie, A., Chapman, J., Lawson, J.S.: The effects of distraction on schizophrenic performance: I. Perception and immediate memory. British Journal of Psychiatry, 1965a, 111, 383
McGhie, A., Chapman, J., Lawson, J.S.: The effect of distraction on schizophrenic performance: II. Psychomotor ability. British Journal of Psychiatry, 1965b, 111, 391
McKinnon, T., Singer, G.: Schizophrenia and the scanning cognitive control: a reevaluation. Journal of Abnormal Psychology, 1969, 74, 242
McPherson, F.M.: "Psychological" constructs and "psychological" symptoms in schizophrenia. British Journal of Psychiatry, 1972, 120, 197
McPherson et al.: Flattening of affect and personal constructs. British Journal of Psychiatry, 1970, 116, 39
McPherson, F.M., Barden, V., Buckley, F.: The use of "psychological" constructs by affectively flattened schizophrenics. British Journal of Medical Psychology, 1970, 40, 291
McPherson, F.M., Blackburn, F.M., Draffan, W., McFadyen, M.: A further study of the Grid Test of thought disorder. British Journal of Social and Clinical Psychology, 1973, 12, 420
McPherson, F.M., Buckley, F.: Thought-process disorder and personal construct subsystems. British Journal of Social and Clinical Psychology, 1970, 9, 380
McPherson, F.M., Gray, A.: Psychological construing and psychological symptoms. British Journal of Medical Psychology, 1976, 49, 73
McPherson, F.M., Buckley, F., Draffan, J.: "Psychological" constructs and delusions of persecution and "non-integration" in schizophrenia. Brit.J. of Med.Psychology, 1971, 44, 277
McPherson, F.M., Buckley, F., Draffan, J.: "Psychological" constructs, thought-process disorder and flattening of affect. British Journal of Social and Clinical Psychology, 1971, 10, 267
McReynolds, P.: Anxiety, Perception, and Schizophrenia. In: Jackson, D. (Ed.): The Etiology of Schizophrenia. New York: Basic Books, 1960, 248
McReynolds, P., Collins, B.: Concept-forming behavior in schizophrenic and nonschizophrenic subjects. Journal of Psychology, 1961, 52, 369
Mednick, S.A.: Distortions in the gradient of stimulus generalization related to cortical brain damage and schizophrenia. Journal of Abnormal and Social Psychology, 1955, 51, 536
Mednick, S.A.: A learning theory approach to research in schizophrenia. Psychological Bulletin, 1958, 55, 316

Mednick, S.A.: A longitudinal study of children with a high risk for schizophrenia. Mental Hygiene, 1966, 50, 522
Mednick, S.A.: Breakdown in individuals at high risk for schizophrenia: Possible predispositional perinatal factors. Mental Hygiene, 1970, 50, 50
Mednick, S.A.: Electrodermal recovery and psychopathology. In: Mednick et al. (Eds.): Genetics, Environment, and Psychopathology. Amsterdam: North Holland, 1974
Mednick, S.A.: Autonomic nervous system recovery and psychopathology. Nordisk Tidskrift for Beteendeterapi, 1975, 4, 55
Mednick, S.A., Schulsinger, F.: A preschizophrenic sample. Acta Psychiatrica Scandinavica, 1964, 40, 135
Mednick, S.A., Schulsinger, F.: Some premorbid characteristics related to breakdown in children with schizophrenic mothers. Journal of Psychiatric Research, 1968, 6, 267
Mednick, S.A., Schulsinger, F., Garfinkel, R.: Children at high risk for schizophrenia: Predisposing factors and intervention. In: Kietzman, M.L., Sutton, S., Zubin, J. (Eds.): Experimental approaches to psychopathology. New York: Academic Press, 1975
Meehl, P.E.: Schizotaxia, schizotypy, schizophrenia. American Psychologist, 1962, 17, 827
Mefferd, R.: Influence of distraction on the reproduction of spoken words by schizophrenics. Journal of Nervous and Mental Disease, 1969, 149, 504
Mehl, M.M.: The effect of brief sensory deprivation and sensory stimulation on the cognitive functioning of schizophrenics. Unpublished doctoral dissertation. George Peabody College for Teachers, 1966
Mehrabian, A.: Nonverbal communication. Chicago: Aldin Atherton, 1972
Meichenbaum, D.H.: The effects of social reinforcement on the level of abstraction in schizophrenics. Journal of Abnormal Psychology, 1966, 71, 354
Meichenbaum, D.H., Cameron, R.: Training schizophrenics to talk to themselves: A means of developing attentional controls. Behavior Therapy, 1973, 4, 515
Meichenbaum, D.H., Cameron, R.: The clinical potential of modifying what clients say to themselves. Psychotherapy: Theory, Research and Practice, 1974, 11, 103
Meichenbaum, D.H., Turk, D., Burstein, S.: The nature of coping with stress. In: Sarason, J.G., Spielberger, C.D. (Eds.): Stress and anxiety. New York: Wiley, 1975, 337
Meiselman, G.C.: Broadening dual modality cue utilization in chronic nonparanoid schizophrenics. Journal of Consulting and Clinical Psychology, 1973, 41, 447
Meldman, M.J.: Diseases of attention and perception. Oxford: Pergamon Press, 1970

Melges, F.T., Freeman, A.M.: Persecutory delusions: A cybernetic model. American Journal of Psychiatry, 1975, 132, 1038
Menninger, K., Ellenberger, H., Pruyser, P., Mayman, M.: The unitary concept of mental illness. Bulletin of the Menninger Clinic, 1958, 22, 4
Menninger, K., Mayman, M., Pruyser, P.: The Vital Balance. New York: Viking, 1963
Meyer-Osterkamp, S., Cohen, R.: Zur Größenkonstanz bei Schizophrenen, eine experimentalpsychologische Untersuchung. Berlin: Springer, 1973
Milgram, N.A.: Preference for abstract versus concrete word meanings in schizophrenic and brain-damaged patients. Journal of Clinical Psychology, 1959, 15, 207
Miller, G.A.: The magical number seven, plus or minus two: Some limits on our capacity for processing information. Psychological Review, 1956, 63, 81
Miller, G.A.: Decision units in the perception of speech. IRE (Institute of Radio Engineers), Transactions on Informal Theory, 1963, it 8, 81
Miller, G.A., Chapman, L.J.: Response bias and schizophrenic beliefs. Journal of Abnormal Psychology, 1968, 73, 252
Miller, G.A., Galanter, E., Pribram, K.H.: Strategien des Handelns. Stuttgart: Klett, 1973
Miller, G.A., Johnson-Laird, N.: Language and Perception. Cambridge: Belknap Press, 1976
Miller, J.G.: Living Systems. New York: McGraw-Hill, 1978
Miller, S., Saccuzzo, D., Braff, D.: Information processing deficit in remitted schizophrenics. Journal of Abnormal Psychology, 1979, 88, 446
Mirsky, A.: Neuropsychological bases of schizophrenia. Annual Review of Psychology, 1969, 20, 321
Mishler, E.G., Waxler, N.E.: Family interaction processes and schizophrenia: a review of current theories. International Journal of Psychiatry, 1966, 2, 375
Mishler, E.G., Waxler, N.E. (Eds.): Family processes and schizophrenia. New York: Science House, 1968
Mo, S.S., Kersey, R.: Foreperiod effect on time estimation and simple reaction time in schizophrenia. Journal of Clinical Psychology, 1980, 36, 94
Möller, H.J.: Methodische Grundprobleme der Psychiatrie. Stuttgart: Kohlhammer, 1976
Moran, L.J.: Vocabulary knowledge and usage among normal and schizophrenic subjects. Psychological Monographs, 1953, 67
Morikawa, S.: A study on concept formation in schizophrenics. Japanese Journal of Clinical Psychology, 1967, 6, 21
Moruzzi, G., Magoun, H.W.: Brain Stem Reticular Formation and Activation of the EEG. Electroencephalography and Clinical Neurophysiology, 1949, 1, 455

Moser, U.: Modellkonstruktion im Bereich der klinischen Psychologie. In: Schraml, W.J., Baumann, U. (Hrsg.): Klinische Psychologie II. Bern: Huber, 1974

Mourer, S.A.: Some issues regarding semantic generalization in schizophrenics. Proceedings of The Annual Convention of the Am.Psych.Ass., 1971, 6, 449

Mourer, S.A.: A prediction of patterns of schizophrenic error resulting from semantic generalization. Journal of Abnormal Psychology, 1973, 81, 250

Mukundan, C.R., Murthy, H.N.: Skin potential in chronic schizophrenics: An assessment of level of arousal. Transactions of All-India-Institute of Mental Health, 1969, 9, 59

Muntz, H.J., Power, R.P.: Thought disorder in the parents of thought disordered schizophrenics. British Journal of Psychiatry, 1970, 117, 707

Murray, L.: The relationship between conceptual, perceptual, and electroencephalographic factors in process and reactive schizophrenics. Dissertation Abstracts International, 1969, 30, 3872

Murray, D.R.: Differential effects of enriched input on the abstracting ability of acute and chronic schizophrenics. Dissertation Abstracts International, 1973, 34, 1280

Nachmani, G., Cohen, B.D.: Recall and recognition free learning in schizophrenics. Journal of Abnormal Psychology, 1969, 74, 511

Nathan, P.E.: A comparative investigation of schizophrenic and normal conceptual performance. Journal of Nervous and Mental Disease, 1964, 138, 443

Neale, J.M.: Perceptual span in schizophrenia. Journal of Abnormal Psychology, 1971, 77, 196

Neale, J.M., Cromwell, R.L.: Size estimation of schizophrenics as a function of stimulus presentation time. Journal of Abnormal Psychology, 1968, 73, 44

Neale, J.M., Cromwell, R.L.: Attention in schizophrenia. In: Maher, B.A. (Ed.): Progress in experimental personality research, Vol. 5. 1970

Neale, J.M., Davis, D., Cromwell, R.L.: Size estimation in schizophrenia: A failure to replicate. Unpublished manuscript, Vanderbilt University, 1967

Neale, J.M., Davis, D., Cromwell, R.L.: The size estimation in schizophrenia: some additional controls. Perceptual and Motor Skills, 1971, 32, 363

Neale, J.M., Held, J.M., Cromwell, R.L.: Size estimation in schizophrenics: A review and reanalysis. Psychological Bulletin, 1969, 71, 210

Neale, J.M., McIntyre, C.W., Fox, R., Cromwell, R.L.: Span of apprehension in acute schizophrenics. Journal of Abnormal Psychology, 1969, 74, 593

Neisser, U.: Kognitive Psychologie. Stuttgart: Klett, 1974

Neufeld, R.W.: Response-selection processes in paranoid and nonparanoid schizophrenia. Perceptual and Motor Skills, 1977, 44, 499

Neufeld, R.W.: The nature of deficit among paranoid and non-paranoid schizophrenics in the interpretation of sentences: an information processing approach. Journal of Clinical Psychology, 1978, 34, 333

Neufeld, R.W., Broga, M.I.: Relations between diagnostic-demographic variables and thought-disorder symptomatology among process schizophrenics. Multivariate Experimental Clinical Research, 1977, 3, 133

Neuringer, C., Fiske, J.P., Goldstein, G.: Schizophrenic adherence to strong meaning associations. Perceptual and Motor Skills, 1969, 29, 394

Neuringer, C., Fiske, J.P., Schmidt, M.W., Goldstein, G.: Adherence to strong verbal meaning definitions in schizophrenics. Journal of Genetic Psychology, 1972, 121, 315

Neuringer, C., Kaplan, H.A., Goldstein, G.: Schizophrenic avoidance of strong meaning associations to emotional words. Journal of Genetic Psychology, 1974, 124, 123

Nickols, J.: Overinclusion under unstructured conditions. Journal of Clinical Psychology, 1964, 20, 422

Nideffer, R.M., Cromwell, R.L.: Sensitivity and response factors in the choice reaction time for good and poor premordid schizophrenic and normal subjects. Proceedings of the Am. Psych.Ass., 1972, 331

Nidorf, L.J.: The role of meaningfulness in the serial learning of schizophrenics. Journal of Clinical Psychology, 1964, 20, 92

Norman, D.A.: Toward a theory of memory and attention. Psychological Review, 1968, 75, 522

Norman, D.A.: Aufmerksamkeit und Gedächtnis. Weinheim: Beltz, 1973

Nuttall, R.L., Solomon, L.F.: Factorial structure and prognostic significance of premorbid adjustment in schizophrenia. Journal of Consulting Psychology, 1965, 29, 362

O'Brien, J.P., Weingartner, H.: Associative structure in chronic schizophrenia. Archives of General Psychiatry, 1070, 22, 136

Oltmanns, T.F.: Selective attention in schizophrenic and manic psychoses: the effect of distraction on information processing. Journal of Abnormal Psychology, 1978, 87, 212

Oltmanns, T.F., Neale, J.M.: Schizophrenic performance when distractors are present: Attentional deficit or differential task difficulty? Journal of Abnormal Psychology, 1975, 84, 205

Oltmanns, T.F., Neale, J.M.: Distractibility in relation to other aspects of schizophrenic disorder. In: Schwartz, S. (Ed.): Language and cognition. Hillsdale: Erlbaum, 1978

Ornitz, E.M.: Vestibular dysfunction in schizophrenia and childhood autism. Comprehensive Psychiatry, 1970, 11, 159
Orzack, M.H., Kornetsky, C.: Environmental and familial predictors of attention behavior in chronic schizophrenics. Journal of Psychiatric Research, 1971, 9, 21
Otteson, J.P., Holzman, P.S.: Cognitive controls and psychopathology. Journal of Abnormal Psychology, 1976, 85, 125
Pascal, G.R., Swensen, C.: Learning in mentally ill patients under conditions of unusual motivation. Journal of Personality, 1952, 21, 240
Patterson, R.L.: The effects of censure on state anxiety and performance for good and poor premorbid schizophrenics. Dissertation Abstracts International, 1972, 32, 6657
Patterson, T.: Skin conductance responding/non responding and Pupillometrics in chronic schizophrenia: A confirmation of Gruzelier and Venables. Journal of Nervous and Mental Disease, 1976, 163, 200
Pavlov, I.P.: Conditioned Reflexes. Oxford, 1927
Pavlov, I.P.: Conditioned Reflexes and Psychiatry. New York: International Universities Press, 1941
Pavy, D.: Verbal behavior in schizophrenia: A review of recent studies. Psychological Bulletin, 1968, 70, 164
Pawlik, K. (Hrsg.): Psychologische EEG-Forschung. In: Reinert, G. (Hrsg.): Bericht über den 27. Kongreß der Deutschen Gesellschaft für Psychologie. Göttingen: Hogrefe, 1973
Pawlik, K.: Psychologische EEG-Forschung: Methoden, Ergebnisse, Anwendungen. In: Schraml, W.J., Baumann, U. (Hrsg.): Klinische Psychologie. II. Bern: Huber, 1974
Payne, R.W.: Experimentelle Untersuchung zum Spaltungsbegriff von Kretschmer. Zeitschrift für die experimentelle und angewandte Psychologie, 1955, 3, 65
Payne, R.W.: Cognitive abnormalities. In: Eysenck, H.J. (Ed.): Handbook of Abnormal Psychology. New York: Basic Books, 1961
Payne, R.W.: An object classification test as a measure of overinclusive thinking in schizophrenic patients. British Journal of Social and Clinical Psychology, 1962, 1, 213
Payne, R.W.: The measurement and significance of overinclusive thinking and retardation in schizophrenic patients. In: Hoch, P.H., Zubin, J. (Eds.): Psychopathology of Schizophrenia. New York: Grune & Stratton, 1966, 77
Payne, R.W.: The long-term prognostic implications of overinclusive thinking in mental patients: A follow-up study using objective tests. Proceedings of the IV. World Congress of Psychiatry, Madrid, 1966. New York: Excerpta Medica Foundation, 1968, 2657
Payne, R.W.: Disorders of thinking. In: Costello, C.G. (Ed.): Symptoms of Psychopathology: A Handbook. New York: Wiley, 1970, 49

Payne, R.W.: Cognitive defects in schizophrenia: Overinclusive thinking. In: Hellmuth, J. (Ed.): Cognitive studies. Vol. 2: Deficits in cognition. New York: Brunner/Mazel, 1971

Payne, R.W., Ancevich, S.S., Laverty, S.G.: Overinclusive thinking in symptom-free schizophrenics. Canadian Psychiatric Association Journal, 1963, 8, 225

Payne, R.W., Caird, W.K.: Reaction time, distractibility and overinclusive thinking in psychotics. Journal of Abnormal Psychology, 1967, 72, 112

Payne, R.W., Caird, W.K., Laverty, S.G.: Overinclusive thinking and delusions in schizophrenic patients. Journal of Abnormal and Social Psychology, 1964, 68, 562

Payne, R.W., Friedlaender, D.: A short battery of simple tests for measuring overinclusive thinking. Journal of Mental Science, 1962, 108, 362

Payne, R.W., Friedlaender, D., Laverty, S.G., Haden, P.: Overinclusive thought disorder in chronic schizophrenics and its response to "Proketazine". British Journal of Psychiatry, 1963, 109, 523

Payne, R.W., Hawks, D.V., Friedlaender, D., Hart, D.S.: The diagnostic significance of overinclusive thinking in an unselected psychiatric population. British Journal of Psychiatry, 1972, 120, 173

Payne, R.W., Hewlett, J.G.: Thought disorder in psychotic patients. In: Eysenck, H.J. (Ed.): Experiments in Personality. Vol. II. London: Routledge and Kegan Paul, 1960

Payne, R.W., Hochberg, A.G., Hawks, D.V.: Dichotic stimulation as a method of assessing the disorder of attention in overinclusive schizophrenic patients. Journal of Abnormal Psychology, 1970, 76, 185

Payne, R.W., Mattussek, P., George, E.I.: An experimental study of schizophrenic thought disorder. Journal of Mental Science, 1959, 105, 627

Payne, R.W., Van Allen, R.K.: The relationship between overinclusive thinking, perceptual rigidity, and the discrimination learning of new concepts. Canadian Journal of Behavioral Science, 1969, 1, 193

Penk, W.E.: Effects of ambigous and unambigous stimulus word differences on popular responses of schizophrenics. Journal of Clinical Psychology, 1978, 34, 838

Penk, W.E., Kidd, R.V.: Differences in word association commonality of schizophrenics: The self-editing-deficit model vs. the partial-collapse-of-response-hierarchy hypothesis. Journal of Clinical Psychology, 1977, 33, 32

Perez, P.: Experimental instructions and stimulus content as variables in the size constancy perception of schizophrenics and normals. Unpublished dissertation, New York University, 1955

Perez, A.: Size constancy in normals and schizophrenics. In: Ittelson, W.H., Katush, S.B. (Eds.): Perceptual changes in psychopathology. New Brunswick/N.J.: Rutgers University Press, 1961
Petrie, A.: Individuality in Pain and Suffering. Chicago: University of Chicago Press, 1967
Petzel, T.P., Johnson, J.E.: Time estimation by process and reactive schizophrenics under crowded and uncrowded conditions. Journal of Clinical Psychology, 1972, 28, 345
Petzel, T.P., Johnson, J.E.: Formation of concepts of varying degrees of dominance by process and reactive schizophrenics. Journal of Consulting and Clinical Psychology, 1973, 41, 234
Pfeifer, R.: Formalisierung in der Psychologie mit Hilfe von Computersimulation. Berichte aus der interdisziplinären Konfliktforschungsstelle. Nr. 5. Zürich, 1979
Pfeiffer, C.C., Goldstein, L., Murphree, H.B., Sugarman, A.A.: Time series, frequency analysis, and electrogenesis of the EEG's of normals and psychotics before and after drugs. American Journal of Psychiatry, 1965, 121, 1147
Pfersdorff, C.: Les catégories du language aphasique et la dissociation schizophrénique. Annales médico-psychologiques, 1935, 93, 11
Philips, J.E., Jacobson, N., Turner, W.J.: Conceptual thinking in schizophrenics and their relatives. British Journal of Psychiatry, 1965, 478, 823
Phillips, L.: Case history data and prognosis in schizophrenia. Journal of Nervous and Mental Disease, 1953, 117, 515
Piaget, J.: La pensée symbolique et la pensée de l'enfant. Archives de Psychologie, 1923, 28, 273
Piaget, J.: La psychologie de l'intelligence. Paris: Librairie Armand Colin, 1947
Piaget, J., Vinh-Bang, Matalon, B.: Note on the law of the temporal maximum of some optico-geometric illusions. American Journal of Psychology, 1958, 71, 277
Piaget, J.: Die Äquilibration der kognitiven Strukturen. Stuttgart: Klett, 1976
Pinkava, V.: A logical model of some schizophrenic thought impairments. International Journal of Man-Machine Studies, 1971, 3, 81
Piro, S.: La dissociation sémantique. Annales médico-psychologiques, 1960, 118, 407
Piro, S.: Il linguaggio schizofrenico. Milano: Feltrinelli, 1967
Pishkin, V.: Electromyography in cognitive performance by schizophrenics and normals. Perceptual and Motor Skills, 1973, 37, 382
Pishkin, V., Blanchard, R.J.: Stimulus and social cues in concept identification of schizophrenics and normals. Journal of Abnormal and Social Psychology, 1963, 67, 554

Pishkin, V., Bourne, L.E.: Concept identification by schizophrenic and normal subjects as a function of problem complexity and relevance of social cues. Journal of Abnormal Psychology, 1969, 74, 314
Pishkin, V., Hershiser, D.: Respiration and GSR as functions of white sound in schizophrenia. Journal of Consulting Psychology, 1963, 27, 330
Pishkin, V., Lovallo, W.R., Lenk, R.G., Bourne, L.E.: Schizophrenic cognitive dysfunction: a deficit in rule transfer. Journal of Clinical Psychology, 1977, 33, 335
Pishkin, S.M., Lovallo, W.R., Pishkin, V.: Relationship between schizophrenic thinking and MMPI for process and reactive patients. Journal of Clinical Psychology, 1977, 33, 116
Pishkin, V., Smith, T.E., Leibowitz, H.W.: The influence of symbolic stimulus value on perceived size in chronic schizophrenia. Journal of Consulting Psychology, 1962, 26, 223
Pishkin, V., Williams, W.V.: Schizophrenic hypothesis behavior in concept identification. Bulletin of the Psychonomic Society, 1976, 8, 385
Pishkin, V., Williams, W.V.: Cognitive rigidity in information processing of chronic undifferentiated schizophrenics. Journal of Clinical Psychology, 1977, 33, 625
Plaum, E.: Experimentalpsychologisch fundierte Theorien der kognitiven Störungen bei Schizophrenen. Fortschritte der Neurologie, Psychiatrie und ihrer Grenzgebiete, 1975, 43, 1
Pogue-Geile, M.F., Oltmanns, T.F.: Sentence perception and distractibility in schizophrenic, manic, and depressed patients. Journal of Abnormal Psychology, 1980, 89, 115
Polidoro, L.G. (personal communication), zit. in: Neale, J.M., Cromwell, R.L.: Attention and schizophrenia. In: Maher, B.A. (Ed.): Progress in experimental personality research. New York: Academic Press, 1970
Poljakov, J.: Schizophrenie und Erkenntnistätigkeit. Stuttgart: Hippokrates, 1973
Polayakov, V.F.: The experimental investigation of cognitive functioning in schizophrenia. In: Cole, M., Maltzman, I. (Eds.): A Handbook of Contemporary Soviet Psychology. New York: Basic Books, 1969
Powell, B.J.: Role of verbal intelligence in the field approach of selected groups of psychotics. Journal of Abnormal Psychology, 1970, 76, 47
Powers, W.T.: Behavior: The control of perception. Chicago: Aldine Publishing Company, 1973
Pribram, K.H.: Emotion: Steps toward a neuropsychological theory. In: Glass, D.L. (Ed.): Neurophysiology and Emotion. New York: Rockefeller University Press, 1967
Pribram, K.H., Melges, F.T.: Psychophysiological basis of emotion. In: Vinkin, P., Bruyn, G.W. (Eds.): Handbook of Clinical Neurology. Amsterdam: North Holland, 1969, 316

Price, A.C., Deabler, H.L.: Diagnosis of organicity by means of spiral after-effect. Journal of Consulting Psychology, 1955, 19, 299
Price, R.: Task requirements in tests of schizophrenic overinclusion. British Journal of Clinical and Social Psychology, 1970, 9, 60
Price, R.H.: Psychological deficit versus impression management in schizophrenic word association performance. Journal of Abnormal Psychology, 1972
Price, R.H., Eriksen, C.W.: Size constancy in schizophrenia: A reanalysis. Journal of Abnormal and Social Psychology, 1966, 71, 155
Rabin, A.I., Winder, C.L.: Psychological studies. In: Bellak, L., Loeb, L. (Eds.): The schizophrenic syndrome. New York: Grune and Stratton, 1969
Radley, A.R.: Schizophrenic thought disorder and the nature of personal constructs. British Journal of Social and Clinical Psychology, 1974, 13, 315
Radomisli, M.: Schizophrenia and stimulus immediacy: A critique. American Journal of Psychotherapy, 1972, 26, 563
Raeburn, J.M., Tong, J.E.: Experiments of contextual constraint in schizophrenia. British Journal of Psychiatry, 1968, 114, 43
Ralph, D.E., McCarthy, J.F.: Experimental control, subject selection and problems of generalization in research with schizophrenic subjects. Psychological Reports, 1967, 21, 963
Rapaport, D.: Organization and Pathology of Thought. New York: Columbia University Press, 1951
Rapaport, D., Gill, M., Schafer, R.: Diagnostic Psychological Testing. Chicago: Year Book Publishers, 1945
Rappaport, M.: Competing voice messages: Effects of message load and drugs on the ability of acute schizophrenics to attend. Archives of General Psychiatry, 1967, 17, 97
Rappaport, M. et al.: Selective drug utilization in the management of psychoses. Report to the NIMH, 1974, unpublished.
Rappaport, M., Hopkins, H.K., Hall, K., Belleza, T.: Averaged visual evoked potential differences between normal and schizophrenic subjects: Maximum amplitude, frequency of peaks and phenothiazine effects. Proceedings of the 81st Annual Convention of the Am.Psych.Ass., Montreal/Canada, 1973, 8, 1045
Rappaport, M., Rogers, N., Reynolds, S., Weinmann, R.: Comparative ability of normal and chronic schizophrenic subjects to attend to competing voice messages. Journal of Nervous and Mental Disease, 1966, 143, 16
Rashevsky, N.: A neurobiophysical model of schizophrenias and their possible treatment. Bulletin of Mathematical Biophysics, 1964, 26, 167

Ratna, K., Murthy, H.N.: Cognitive conctrol in schizophrenia. Transactions of All-India-Institute of Mental Health, 1970, 10, 45
Rattan, R.B., Chapman, L.J.: Associative intrusions in schizophrenic verbal behavior. Journal of Abnormal Psychology, 1973, 82, 169
Raush, H.L.: Perceptual constancy in schizophrenia. Journal of Personality, 1952, 21, 176
Reed, J.L.: Schizophrenic thought disorder. Comprehensive Psychiatry, 1970, 11, 403
Reilly, F. et al.: Looseness of associations in acute schizophrenia. British Journal of Psychiatry, 1975, 127, 240
Reitan, R.M.: Psychological deficit. Annual Review of Psychology, 1962
Rey, E.-R.: Die Interferenzhypothese als Erklärung kognitiver Störungen bei Schizophrenen. Psychologische Rundschau, 1978, 29, 113
Richtberg, W.: Schizophrenia and rigidity: Results of an experimental-psychological investigation. Psychiatria Clinica, 1973, 6, 150
Ritzler, B., Ebner, E.: Contrast and stimulus intensity in kinesthetic figural aftereffects with normal and schizophrenic subjects. Perceptual & Motor Skills, 1973, 37, 927
Ritzler, B., Rosenbaum, G.: Proprioception in schizophrenics and normals. Proceedings of the 81st Annual Convention of the Am.Psych.Ass. Montreal/Canada, 1973, 8, 439
Roberts, M.A., Schuham, A.I.: Word associations of schizophrenics and alcoholics as a function of strength of associative distracter. Journal of Abnormal Psychology, 1974, 83, 426
Rodnick, E.H., Garmezy, N.: An experimental approach to the study of motivation in schizophrenia. In: Jones, M.R. (Ed.): Nebraska Symposium on motivation, 1957. Lincoln: University of Nebraska Press, 1957, 109
Rodnick, E.H., Shakow, D.: Set in the schizophrenic as measured by a composite reaction time index. American Journal of Psychiatry, 1940, 97, 214
Romney, D., Leblanc, E.: Relationship between formal thought disorder and retardation in schizophrenia. Journal of Consulting and Clinical Psychology, 1975, 43, 217
Rosenbaum, G.: Reaction time indices of schizophrenic motivation: A cross cultural replication. British Journal of Psychiatry, 1967, 113, 537
Rosenberg, S., Cohen, B.D.: Referential processes of speakers and listeners. Psychological Review, 1966, 73, 208
Rosenthal, D., Lawlor, W.G., Zahn, P.P., Shakow, D.: The relationship of some aspects of mental set to degree of schizophrenic disorganisation. Journal of Personality, 1960, 28, 26

Rosenzweig, N.: Sensory deprivation and schizophrenia: Some clinical and theoretical similarities. American Journal of Psychiatry, 1959, 116, 326
Routh, D.K., Keller, W.: Instruction, word associations, and the hospitalized psychiatric patient. Psychological Reports, 1973, 32, 579
Royer, F.L.: Reaction time of process and reactive schizophrenics to multidimensional visual stimuli. Newsletter for Research in Mental Health and Behavioral Sciences, 1973, 15, 27
Rubens, R.L., Lapidus, L.B.: Schizophrenic patterns of arousal and stimulus barrier functioning. Journal of Abnormal Psychology, 1978, 87, 199
Rubin, L.S., Barry, T.L.: The effect of the cold pressor test on pupillary reactivity of schizophrenics in remission. Biological Psychiatry, 1972, 5, 181
Rump, E.E.: A note on "Distance constancy in schizophrenic patients". Journal of Mental Science, 1961, 107, 48
Russell, P.N., Consedine, C.E., Knight, R.G.: Visual and memory search by process schizophrenics. Journal of Abnormal Psychology, 1980, 89, 109
Rutschmann, J.: Time judgements by magnitude estimation and magnitude production and anxiety. Journal of Psychology, 1973, 85, 187
Rutter, D.R., Wishner, J., Kopytynska, H., Button, M.: The predictability of speech in schizophrenic patients. British Journal of Psychiatry, 1978, 132, 228
Ryan, D.V., Neale, J.M.: Test-taking sets and the performance of schizophrenics on laboratory tests. Journal of Abnormal Psychology, 1973, 82, 207
Saccuzzo, D.P.: Bridges between schizophrenia and gerontology: Generalized or specific deficits? Psychological Bulletin, 1977, 84, 595
Saccuzzo, D.P., Braff, D.L.: Associative cognitive dysfunction in schizophrenia and old age. Journal of Nervous and Mental Disease, 1980, 168, 41
Saccuzzo, D.P., Miller, S.: Critical interstimulus interval in delusional schizophrenics and normals. Journal of Abnormal Psychology, 1977, 86, 261
Saletu, B., Itil, T.M., Saletu, M.: Auditory evoked response, EEG, and thought process in schizophrenics. American Journal of Psychiatry, 1971, 128, 336
Salmon, P., Bramley, J., Presley, A.S.: The word-in-context test as a measure of conceptualization in schizophrenics with and without thought disorder. British Journal of Medical Psychology, 1967, 40, 253
Salzinger, K.: Shift on judgement of weights as a function of anchoring stimuli and instructions in early schizophrenics and normals. Journal of Abnormal and Social Psychology, 1957, 55, 43

Salzinger, K.: An hypothesis about schizophrenic behavior. American Journal of Psychotherapy, 1971, 25, 601
Salzinger, K.: Schizophrenia: Behavioral aspects. New York: Wiley, 1973
Salzinger, K., Portnoy, S., Feldman, R.S.: Verbal behavior of schizophrenic and normal subjects. Annals of the New York Academy of Sciences, 1964, 105, 845
Salzinger, K., Portnoy, S., Feldman, R.S.: Verbal behavior in schizophrenics and some comments toward a theory of schizophrenia. In: Hoch, P.H., Zubin, J. (Eds.): Psychopathology of Schizophrenia. New York: Grune & Stratton, 1966
Salzinger, K., Portnoy, S., Pisoni, D.B., Feldman, R.S.: The immediacy hypothesis and response-produced stimuli in schizophrenic speech. Journal of Abnormal Psychology, 1970, 76, 258
Salzinger, K., Portnoy, S., Feldman, R.S.: Communicability deficit in schizophrenics resulting from a more general deficit. In: Schwartz, S. (Ed.): Language and cognition in schizophrenia. Hillsdale: Erlbaum, 1978
Sappington, J.: Thresholds of shock-induced discomfort in process and reactive schizophrenics. Perceptual and Motor Skills, 1973, 37, 489
Sappington, J.: Perception of threatening simuli in process and reactive schizophrenics. Journal of Consulting and Clinical Psychology, 1975, 43, 154
Scharfetter, C.: Allgemeine Psychopathologie. Stuttgart: Thieme, 1976
Schenck, H.U., Surber, C.: Regression in schizophrenics as a function of censure, reinforcement cues, and response habit hierarchies. Journal of Genetic Psychology, 1974, 124, 69
Scherer, M.W.: Number and position of visual stimuli as determinants of reaction time in schizophrenia: Canadian Journal of Behavioral Science, 1972, 4, 118
Schilder, P.: Medizinische Psychologie für Ärzte und Psychologen. Berlin: Springer, 1924
Schilder, P.: Über Gedankenentwicklung. Zeitschrift für die gesamte Neurologie und Psychiatrie, 1920, 59, 250
Schlesinger, H.J.: Cognitive attitudes in relation to susceptibility to interference. Journal of Personality, 1954, 22, 354
Schmolling, P., Lapidus, L.B.: Arousal and task complexity in schizophrenic performance deficit: A theoretical discussion. Psychological Reports, 1972, 30, 315
Schmolling, P., Lapidus, L.B.: Effect of enriched stimulus and instructional conditions on verbal abstracting ability in acute schizophrenics. Psychological Reports, 1977, 41, 1203
Schneider, C.: Die Psychologie der Schizophrenen. Leipzig: Thieme, 1930
Schneider, S.J.: Selective attention in schizophrenia. Journal of Abnormal Psychology, 1976, 85, 167

Schooler, C., Buchsbaum, M.S., Carpenter, W.T.: Evoked response and kinesthetic measures of augmenting/reducing in schizophrenics: Replications and extensions. Journal of Nervous and Mental Disease, 1976, 163, 221

Schooler, C., Feldman, S.E.: Experimental studies of schizophrenia. Goleta: Psychonomic Press, 1967

Schooler, C., Silverman, J.: Perceptual styles and their correlates among schizophrenic patients. Journal of Abnormal Psychology, 1969, 74, 459

Schooler, C., Silverman, J.: Differences between correlates of perceptual style and Petrie task performance in chronic and acute schizophrenics. Perceptual and Motor Skills, 1971, 32, 595

Schooler, C., Zahn, T.P.: The effect of closeness of social interaction on task performance and arousal in chronic schizophrenia. Journal of Nervous and Mental Disease, 1968, 147, 394

Schuck, J., Leventhal, D., Corbonell, J.: A test of the schizophrenic's ability to process information in one or two sensory modes. British Journal of Social and Clinical Psychology, 1978, 17, 243

Schuham, A.I.: The double-bind hypothesis a decade later. Psychological Bulletin, 1967, 68, 409

Schulte, D.: Diagnostik in der Verhaltenstherapie. München: Urban & Schwarzenberg, 1976

Schwartz, S.: Cognitive deficit among remitted schizophrenics: The role of a life-story variable. Journal of Abnormal Psychology, 1967, 72

Schwartz, S.: Diagnosis, level of social adjustment, and cognitive deficits. Journal of Abnormal Psychology, 1967b, 72, 446

Schwartz, S.: Language and cognition: A review and synthesis. In: Schwartz, S. (Ed.): Language and cognition in schizophrenia. Hillsdale: Erlbaum, 1978

Schwartz-Place, E.J., Gilmore, G.C.: Perceptual organization in schizophrenia. Journal of Abnormal Psychology, 1980, 89, 409

Scott, D.F., Schwartz, M.S.: EEG features of depressive and schizophrenic states. Brit.J. of Psychiatry, 1975, 126, 408

Seeman, M.V.: Analysis of psychotic language: A review. Diseases of the Nervous System, 1970, 31, 92

Seligman, M,E.: Gelernte Hilflosigkeit. München: Urban & Schwarzenberg, 1978

Shagass, C.: Drug thresholds as indicators of personality and affect. In: Uhr, L., Miller, J.G. (Eds.): Drugs and behavior. New York: Wiley, 1960

Shagass, C., Overton, D.A.: Measurement of cerebral "excitability" characteristics in relation to psychopathology. In: Kietzman, M.L., Sutton, S., Zubin, J. (Eds.): Experimental approaches to psychopathology. New York: Academic Press, 1975

Shagass, C., Schwartz, M.: Cerebral responsiveness in psychiatric patients. Archives of General Psychiatry, 1963, 8, 87

Shagass, C., Schwartz, M.: Evoked potential studies in psychiatric patients. Annual NY of Academic Science, 1964, 125, 526

Shagass, C., Schwartz, M., Krishnamoorti, S.: Some psychologic correlates of cerebral responses evoked by light flash. Journal of Psychosomatic Research, 1965, 9, 223

Shakow, D.: The nature of deterioration in schizophrenic conditions. Nervous and Mental Disease Monographs, 1946, 70

Shakow, D.: Some psychological features of schizophrenia. In: Reynert, M. (Ed.): Feelings and emotions. New York: Mc Graw-Hill, 1950, 383

Shakow, D.: Segmental set: A theory of the formal psychological deficit of schizophrenia. Archives of General Psychiatry, 1962, 6, 1

Shakow, D.: Psychological deficit in schizophrenia. Behavioral Science, 1963, 8, 275

Shakow, D.: On doing research in schizophrenia. Archives of General Psychiatry, 1969, 20, 618

Shakow, D.: Some observations on the psychology (and some fewer, on the biology) of schizophrenia. Journal of Mental Disease, 1971, 153, 300

Shakow, D.: Segmental set: The adaptive process in schizophrenia. American Psychologist, 1977, 32, 129

Shakow, D., Rosenzweig, S., Hollander, L.: Auditory apperceptive reactions to the tautophone by schizophrenic and normal subjects. Journal of Nervous and Mental Disease, 1966, 143, 1

Shannon, C.E.: Prediction and entropy of printed English. Bell System Technical Journal, 1951, 30, 50

Sherman, J.A.: Problems of sex differences in space perception and aspects of intellectual functioning. Psychological Review, 1967, 74, 290

Shimkunas, A.M.: Reciprocal shifts in schizophrenic thought processes. Journal of Abnormal Psychology, 1970, 76, 423

Shimkunas, A.M.: Conceptual deficit in schizophrenia: a reappraisal. British Journal of Medical Psychology, 1972, 45, 149

Shimkunas, A.: Hemispheric asymmetry and schizophrenic thought disorder. In: Schwartz, S. (Ed.): Language and cognition in schizophrenia. Hillsdale: Erlbaum, 1978

Shimkunas, A.M., Gynther, M.D., Smith, K.: Abstracting ability of schizophrenics before and during phenothiazine therapy. Archives of General Psychiatry, 1966, 14, 79

Shimkunas, A.M., Gynther, M.D., Smith, K.: Schizophrenic responses to the Proverbs Test: abstract, concrete, or autistic? Journal of Abnormal Psychology, 1967, 72, 128

Shimkunas, A.M., Young, J.M.: Abstract-conrete concept shifts and learning deficit in schizophrenia. Preceedings of the 81st Annual Convention of the Am.Psych.Ass., Montreal/Canada, 1973, 8, 469

Shneidman, E.S.: Schizophrenia and the MAPS test: a study of certain formal psychosocial aspects of fantasy production in schizophrenia as revealed by performance on the Make-A-Picture-Story (MAPS) test. Genetic Psychological Monographs, 1948, 38, 145

Silverman, J.: Psychological deficit reduction in schizophrenia through response-contingent noxious reinforcement. Psychological Reports, 1963, 13, 487

Silverman, J.: The problem of attention in research and theory in schizophrenia. Psychological Review, 1964a, 71, 352

Silverman, J.: The scanning control mechanism and "cognitive filtering" in paranoid and nonparanoid schizophrenia. Journal of Consulting Psychology, 1964b, 28, 385

Silverman, J.: Perceptual control of stimulus intensity in paranoid and nonparanoid schizophrenia. Journal of Nervous and Mental Disease, 1964c, 139, 545

Silverman, J.: Variations in cognitive control and psychophysiological defense in the schizophrenias. Psychosomatic Medicine, 1967c, 29, 225

Silverman, J.: A paradigm for the study of altered states of consciousness. British Journal of Psychiatry, 1968, 114, 1201

Silverman, J.: When schizophrenia helps. Psychology Today, 1970, 4, 62

Silverman, J.: Stimulus intensity modulation and psychological disease. Psychopharmacologia, 1972, 24, 42

Silverman, J.: Altered states of consciousness: Positive and negative outcomes. Journal of Altered States of Consciousness, 1975-76, 2, 295

Silverman, J.: Research with Psychedelics. Archives of General Psychiatry, 1971, 25, 498

Silverman, J., Berg, P.S., Kantor, R.: Some perceptual correlates of institutionalization. Journal of Nervous and Mental Disease, 1966, 141, 651

Silverman, J., Buchsbaum, M., Henkin, R.: Stimulus sensitivity and stimulus intensity control. Perceptual and Motor Skills, 1969, 28, 71

Silverman, J., Buchsbaum, M., Stierlin, H.: Sex differences in perceptual differentiation and stimulus intensity control. Journal of Personality and Social Psychology, 1973, 25, 309

Silverman, J., Gaarder, K.: Rates of saccadic eye movement and size judgements of normals and schizophrenics. Perceptual and Motor Skills, 1967, 25, 661

Silverman, J., King, C.: Pseudoperceptual differentiation. Journal of Consulting and Clinical Psychology, 1970, 34, 119

Silverman, L.H., Silverman, D.K.: Ego impairment in schizophrenia as reflected in the object sorting test. Journal of Abnormal and Social Psychology, 1962, 64, 381

Sims-Knight, J.E., Knight, R.A.: Logical and nonlogical classification systems: A look at the underlying complexity of overinclusion in schizophrenics. Journal of Clinical Psychology, 1978, 34, 857

Singer, J.L., Antrobus, J.S.: Eye movements during fantasies. Archives of General Psychiatry, 1965, 12, 71

Singer, M.T., Wynne, L.C.: Differentiating characteristics of the parents of childhood schizophrenics, childhood neurotics and young adult schizophrenics. American Journal of Psychiatry, 1963, 120, 234

Slade, P.D.: Rate of information processing in a schizophrenic and a control group: the effect of increasing task complexity. British Journal of Social and Clinical Psychology, 1971, 10, 152

Smith, B.D.: Habituation and spontaneous recovery of skin conductance and heart rate in schizophrenics and controls as a function of repeated tone presentations. Unpublished doctoral dissertation, University of Massachussetts, 1967

Smith, E.E.: Associative and editing processes in schizophrenic communication. Journal of Abnormal Psychology, 1970, 75, 182

Snyder, S., Rosenthal, D., Taylor, I.A.: Perceptual closure in schizophrenia. Journal of Abnormal and Social Psychology, 1961, 63, 131

Sofair, T.: Positive disintegration and constructive change in schizophrenia. American Journal of Psychoanalysis, 1972, 32, 170

Sokolov, E.N.: Perception and Conditioned Reflex. Oxford: Pergamon, 1963

Solomon, L., Zlotowski, M.: The relationship between the Elgin and the Philips measures of process-reactive schizophrenia. Journal of Nervous and Mental Disease, 1964, 138, 32

Sommer, R., Dewar, R., Osmond, H.: Is there a schizophrenic language? Archives of General Psychiatry, 1960, 3, 665

Space, L.G., Cromwell, R.L.: Personal constructs among schizophrenic patients. In: Schwartz, S. (Ed.): Language and cognition in schizophrenia. Hillsdale: Erlbaum, 1978

Speisman, J.C., Lazarus, R.S., Mordkoff, A., Davison, L.: Experimental reduction of stress based on ego-defense theory. Journal of Abnormal and Social Psychology, 1964, 68, 367

Spelman, M.S., Harrison, A.W., Mellsop, G.W.: Grid Test for schizophrenic thought disorder in acute and chronic schizophrenia. Psychological Medicine, 1971, 1, 234

Spence, J.T., Lair, C.V.: Associative interference in the verbal learning performance of schizophrenics and normals. Journal of Abnormal and Social Psychology, 1964, 68, 204

Spence, K.W.: Behavior theory and slective learning. In: Jones, M.R. (Ed.): Nebraska symposium on motivation. Lincoln/Nebraska: University of Nebraska Press, 1958, 73

Spence, K.W., Farber, I.E., McFann, H.H.: The relation of anxiety (drive) level to performance in competitional and non-competitional paired associate learning. Journal of Experimental Psychology, 1956a, 52, 296

Spence, K.W., Taylor, J.A.: The relation of conditioned response strength to anxiety in normal, neurotic, and psychotic subjects. Journal of Experimental Psychology, 1953, 45, 265

Sperling, G.: The information available in brief visual presentations. Psychological Monographs, 1960a, 74, 11

Spoerri, T.: Sprachphänomene und Psychose. Basel: Karger, 1964

Spohn, H.E., Thetford, P.E., Woodham, R.L.: Span of apprehension and arousal in schizophrenia. Journal of Abnormal Psychology, 1970, 75, 113

Spring, B.J.: Shift of attention in schizophrenics, siblings of schizophrenics, and depressed patients. Journal of Nervous and Mental Disease, 1980, 168, 133

Sprung, L., Wenzel, C.: Analogous conception of the classification process in schizophrenic thought disorder. Zeitschrift für Psychologie, 1976, 184, 518

Starr, B.J., Leibowitz, H.W., Lundy, R.M.: Size constancy in catatonia. Perceptual and Motor Skills, 1968, 26, 747

Steffy, R.A., Galbraith, K.: A comparison of segmental set and inhibitory deficit explanations of the crossover pattern in process schizophrenic reaction time. Journal of Abnormal Psychology, 1974, 83, 227

Steffy, R.A., Galbraith, K.: Time-linked impairement in schizophrenic reaction time performance. Journal of Abnormal Psychology, 1975, 84, 315

Steffy, R.A., Galbraith, R.A.: Relation between latency and redundancy-associated deficit in schizophrenic reaction time performance. Journal of Abnormal Psychology, 1980, 89, 419

Stenn, P.G.: The relation between eye-movement frequency and size estimation in schizophrenics and non-psychiatric patients. Unpublished manuscript, presented at Eastern Psychological Association Meeting. Philadelphia, 1969

Stern, E.J., Riegel, K.F.: Comparisons of the restricted association of chronic schizophrenic and normal control subjects. Journal of Abnormal Psychology, 1970, 75, 164

Sternberg, S.: The discovery of processing stages: extensions of Donder's method. Acta psychologica, 1969, 30, 276

Sternberg, S.: Memory Scanning: New findings and current controversies. Quarterly Journal of Experimental Psychology, 1975, 27, 1

Stevens, J.M., Derbyshire, A.J.: Shifts along the alert-repose continuum during remission of catatonic stupor with amobarbital. Psychosomatic Medicine, 1958, 20, 99

Stilson, D.W., Koppel, B.S.: The recognition of visual signals in the presence of visual noise by psychiatric patients. Journal of Nervous and Mental Disease, 1964, 139, 209

Stilson, D.W., Koppel, B.S., Vandenbergh, R., Downs, M.P.: Perceptual recognition in the presence of noise by psychiatric patients. Journal of Nervous and Mental Disease, 1966, 142, 235

Storch, A.: Über das archaische Denken in der Schizophrenie. Z. ges. Neurol. Psychiatrie, 1922, 78, 500

Storms, L.H., Acosta, F.X.: Effects of dynamometer tension on stimulus generalization in schizophrenic and nonschizophrenic patients. Journal of Abnormal Psychology, 1974, 83, 204

Storms, L., Broen, W.E.: Verbal associative stability and appropriateness in schizophrenics, neurotics, and normals as a function of time pressure. American Psychologist, 1964, 19, 460

Storms, L.H., Broen, W.E.: A theory of schizophrenic behavioral disorganization. Archives of General Psychiatry, 1969, 20, 129

Storms, L.H., Broen, W.E., Levin, I.P.: Verbal associative stability and commonality as a function of stress in schizophrenics, neurotics, and normals. Journal of Consulting Psychology, 1967, 31, 181

Stransky, E.: Über Sprachverwirrtheit. Halle: Marhold, 1905

Straube, E., Klemm, W.: Sprachverhalten Schizophrener. Archiv für Psychiatrie und Nervenkrankheiten, 1975, 221, 67

Straube, E., Germer, K.: Dichotic shadowing and selective attention to word meaning in schizophrenia. Journal of Abnormal Psychology, 1979, 88, 34

Strauss, M.E.: Thematic content and trials effects in the size estimation of meaningful stimuli. Journal of Abnormal Psychology, 1970, 76, 276

Strauss, M.E.: Strong meaning-response bias in schizophrenia. Journal of Abnormal Psychology, 1975, 84, 295

Strauss, M.E., Foureman, W.C., Parwatiker, S.D.: Schizophrenics size estimations of thematic stimuli. Journal of Abnormal Psychology, 1974, 83, 117

Stretslova, N.L.: The characteristics of some unconditioned reflexes in schizophrenics. In: Proceedings of the all-union theoretical-practical conference dedicated to the centenary of S.S. Korsokov and to current psychological problems. Moscow: Medgiz, 1955

Studemund, M.: Language and Psychiatry. Information sources in schizolinguistics (Forum Linguisticum 5). Frankfurt, 1975

Sturm, E.I.: "Conceptual area" among pathological groups: a failure to replicate. Journal of Abnormal and Social Psychology, 1964, 69, 216

Sturm, E.I.: Overinclusion and concreteness among pathological groups. Journal of Consulting Psychology, 1965, 29, 9

Suchotliff, L.C.: Relation of formal thought disorder to the communication deficit in schizophrenics. Journal of Abnormal Psychology, 1970, 76, 250

Sullivan, H.S.: The language of schizophrenia. In: Kasanin, J.S. (Ed.): Language and Thought in Schizophrenia. New York: Norton, 1944

Sutton, S., Zubin, J.: Effect of sequence on reaction time in schizophrenia. In: Welford, A.T., Birren, J.E. (Eds.): Behavior, aging, and the nervous system. Springfield: Thomas, 1965, 562

Taylor, J.N.: A comparison of delusional and hallucinatory individuals using field dependency as a measure. Unpublished doctoral dissertation, Purdue University, 1956

Taylor, J.F., Hirt, M.: Irrelevance of retention interval length and distractor-task similarity to schizophrenic cognitive interference. Journal of Consulting and Clinical Psychology, 1975, 43, 281

Teulié, G.: La schizophasie. Annales médico-psychologiques, 1931, 89, 113

Thetford, P.E., Spohn, H.E., Evards, J.P.: Psychophysiological patterns of response in schizophrenia. Journal of Nervous and Mental Disease, 1974, 158, 104

Tizard, J., Venables, P.H.: Reaction time responses by schizophrenics, mental defectives and normal adults. American Journal of Psychiatry, 1956, 112, 803

Tolor, A.: Abstract ability in organics and schizophrenics. Journal of Projective Technics in Personality Assessment, 1964, 28, 257

Tomkins, S.S.: Affect, imagery, consciousness (Vols. 1 + 2). New York: Springer, 1962-63

Topping, G.G., O'Connor, N.: The response of chronic schizophrenics to incentives. British Journal of Medical Psychology, 1960, 33, 211

Treisman, A.M.: Contextual cues in selective listening. Quarterly Journal of Experimental Psychology, 1960, 12, 242

Treisman, A.M.: Monitoring and storage of irrelevant messages in selective attention. Journal of Verbal Learning and Verbal Behavior, 1964a, 3, 449

Treisman, A.M.: Verbal cues, language, and meaning in selective attention. American Journal of Psychology, 1964b, 77, 206

Treisman, A.M.: The effects of redundancy and familiarity on translating and repeating back a foreign and a native language. British Journal of Psychology, 1965, 56, 369

True, J.E.: Learning of abstract responses by process and reactive schizophrenic patients. Psychological Reports, 1966, 18, 51

Trunnell, T.L.: Thought disturbance in schizophrenia. Archives of General Psychiatry, 1964, 11, 126

Trunnell, T.L.: Thought disturbance in schizophrenia: Replication study utilizing Piaget's theories. Archives of General Psychiatry, 1965, 13, 9

Tutko, A.M., Spence, J.T.: The performance of process and reactive schizophrenics and brain injured subjects on a conceptual task. Journal of Abnormal and Social Psychology, 1962, 65, 387

Ullmann, L., Giovannoni, J.M.: The development of a self-report measure of the process-reactive continuum. Journal of Nervous and Mental Disease, 1964, 138, 38

Van Dyke, W.K., Routh, D.K.: Effects of censure on schizophrenic reaction time: Critique and reformulation of the Garmezy censure-deficit model. Journal of Abnormal Psychology, 1973, 82, 200

Van Zoost, B.L., McNuity, J.A.: Autonomic functioning in process and reactive schizophrenia. Canadian Journal of Behavioral Science, 1971, 3, 307

Venables, P.H.: The effect of auditory and visual stimulation on the skin potential response of schizophrenics. Brain, 1960, 83, 77

Venables, P.H.: Selectivity of attention, withdrawal, and cortical activation. Archives of General Psychiatry, 1963, 9, 74

Venables, P.H.: The relationship between level of skin potential and fusion of paired light flashes in schizophrenic and normal subjects. Journal of Psychiatry Research, 1963, 1, 279

Venables, P.H.: Input dysfunction in schizophrenia. In: Maher, B.A. (Ed.): Progress in experimental personality research. Vol. I. New York: Academic Press, 1964, 1

Venables, P.H.: Psychophysiological aspects of schizophrenia. British Journal of Medical psychology, 1966, 39, 289

Venables, P.H.: The relation of two-flash and two-click thresholds to withdrawal in paranoid and non-paranoid schizophrenics. British Journal of Social and Clinical Psychology, 1967, 6, 60

Venables, P.H.: Signals, noise, refractoriness, and storage: some concepts of value to psychopathology? In: Kietzman, M.L., Sutton, S., Zubin, J. (Eds.): Experimental approaches to psychopathology. New York: Academic Press, 1975

Venables, P.H.: Psychophysiology and psychometrics. Psychophysiology, 1978, 15, 302

Venables, P.H., in: Wing, J.K. (Ed.): Schizophrenia: Towards a New Synthesis. New York: Academic Press, 1978

Venables, P.H., O'Connor, N.: Reaction times to auditory and visual stimulation in schizophrenic and normal subjects. Quarterly Journal of Experimental Psychology, 1959, 11, 175

Venables, P.H., Wing, J.K.: Level of arousal and the subclassification of schizophrenia. Archives of General Psychiatry, 1962, 7, 114

Verleger, R., Cohen, R.: Effects of certainty, modality shift and guess outcome on evoked potentials and reaction time in chronic schizophrenics. Psychological Medicine, 1978, 8, 81

Vetter, H. (Ed.): Language behavior in schizophrenia. Springfield: Ch.C. Thomas, 1968
Vojtisek, J.E., Magaro, P.A.: The two factors present in the Embedded Figures Test and a suggested short form for hospitalized psychiatric patients. Journal of Consulting and Clinical Psychology, 1974, 42, 554
Von Domarus, E.: The specific laws of logic in schizophrenia. In: Kasanin, J.S. (Ed.): Language and Thought in Schizophrenia. Berkeley: University of California, 1944
Vygotsky, L.S.: Tought in schizophrenia. Archives of Neurology and Psychiatry, 1934, 31, 1063
Wagner, B.R.: The training of attending and abstracting responses in chronic schizophrenics. Journal of Experimental Research of Personality, 1968, 3, 77
Wahl, O.: Schizophrenic patterns in dichotic shadowing performance. Journal of Nervous and Mental Disease, 1976, 163, 401
Wahl, O., Wishner, J.: Schizophrenic thinking as measured by developmental tests, 1972, 155, 232
Waldbaum, K.J., Sutton, S., Kerr, J.: Shift of sensory modality and reaction time in schizophrenia. In: Kietzman, M.L., Sutton, S., Zubin, J. (Eds.): Experimental approaches to psychopathology. New York: Academic Press, 1975
Warner, D.E.: Cardiac rate responses in two groups of schizophrenics during the performance of a size estimation task. MA thesis. University of Wisconsin, Madison, 1973
Watson, C.G.: Interrelationships of six overinclusion measures. Journal of Consulting Psychology, 1967, 31, 517
Watson, C.G.: Abstract thinking deficit and autism in process and reactive schizophrenics. Journal of Abnormal Psychology, 1973, 82, 399
Watson, C.G.: Roles of interpersonal contact and verbal content in abstract thinking deficits of schizophrenics. Psychological Reports, 1973, 32, 1023
Watson, C.G.: Effects of content verbalness and intangibility on schizophrenics' deficits in abstract thinking. Psychological Reports, 1974, 34, 1115
Watson, C.G.: The relationships of the process/reactive, paranoid/nonparanoid, length of illness, and length of hospitalization dimensions to schizophrenic abstract thinking deficits. Journal of Nervous and Mental Disease, 1976, 163, 334
Watson, C.G., Anderson, R., Schulte, D.: Responses of high and low emotional deficit patients to exciting, grating, and neutral stimuli. Journal of Clinical Psychology, 1977, 33, 552
Watson, C.G., Jacobs, L.: Evidence for a dual factor concept of psychopathological emotional deficit: Anhedonia and sensation-seeking. Journal of Clinical Psychology, 1977, 33, 385

Watson, C.G., Jacobs, L.: Pain adaptation and emotional deficits. Journal of Clinical Psychology, 1977, 33, 555
Watson, C.G., Vangerpen, C.: Schizophrenic subtypes and differential responsiveness to reward and punishment. Journal of Clinical Psychology, 1977, 33, 630
Watson, C.G., Wold, J., Kucala, T.: A comparison of abstractive and nonabstractive deficits in schizophrenics and psychiatric controls. Journal of Nervous and Mental Disease, 1976, 163, 193
Watzlawick, P., Beavin, J.H., Jackson, D.D.: Menschliche Kommunikation. Bern: Huber, 1969
Wechsler, D.: The measurement and appraisal of adult intelligence. Baltimore: Williams & Williams, 1958
Weckowicz, T.E.: Size constancy in schizophrenic patients. Journal of Mental Science, 1957, 103, 475
Weckowicz, T.E.: Autonomic activity as measured by the mecholyl test and size constancy in schizophrenic patients. Psychosomatic Medicine, 1958, 20, 66
Weckowicz, T.E.: Perception of hidden figures by schizophrenic patients. Archives of General Psychiatry, 1960, 2, 521
Weckowicz, T.E., Blewett, D.B.: Size constancy and abstract thinking in schizophrenic patients. Journal of Mental Science, 1959, 105, 909
Weckowicz, T.E., Sommer, R., Hall, R.: Distance constancy in schizophrenic patients. Journal of Mental Science, 1958, 104, 1174
Weinberger, E., Cernak, L.S.: Short-term retention in acute and chronic paranoid schizophrenics. Journal of Abnormal Psychology, 1973, 82, 220
Weinstein, A.D., Goldstone, S., Boardman, W.K.: The effects of recent and remote frames of reference on temporal judgements of schizophrenic patients. Journal of Abnormal and Social Psychology, 1958, 52, 241
Werner, H.: Comparative Psychology of Mental Development. New York: International Universities Press, 1957
Werner, H.: Symbol Formation. New York: Wiley, 1963
West, L.J.: A general theory of hallucinations and dreams. In: West, L.J. (Ed.): Hallucinations. New York: Grune and Stratton, 1962
Whitaker, L.C.: Whitaker Index of Schizophrenic Thinking (WIST): Manual; Forms A and B; Scoring Keys. Los Angeles: Western Psychological Services, 1973
White, M.A.: A study of schizophrenic language. Journal of Abnormal and Social Psychology, 1949, 44, 61
White, W.A.: The language of schizophrenia. Archives of Neurology and Psychiatry, 1926, 16, 395
Wilder, J.: The law of initial values. Psychosomatic Medicine, 1950, 12, 392

Williams, E.B.: Deductive reasoning in schizophrenia. Journal of Abnormal and Social Psychology, 1964, 69, 47
Williams, E., Quirke, C.: Psychological construing in schizophrenics. British Journal of Medical Psychology, 1972, 45, 79
Williams, M.: Psychophysiological responsiveness to psychological stress in early chronic schizophrenic reactions. Psychosomatic Medicine, 1953, 15, 456
Williams, R.M., Hemsley, D.R., Denning-Duke, C.: Language behavior in acute and chronic schizophrenia. British Journal of Social and Clinical Psychology, 1976, 15, 73
Williams, W.V.: Concept identification: Effect of stimulus redundancy and hypothesis behavior in schizophrenics and normals. International Dissertation Abstracts, 1969, 880-B
Willner, A.: Impairment of knowledge of unusual meanings of familiar words in brain damage and schizophrenia. Journal of Abnormal Psychology, 1965, 70, 405
Winer, H.R.: Incidental learning in schizophrenics. Unpublished PhD thesis, Purdue University, Lafayette/Indiana, 1954
Winter, D.A.: Some characteristics of schizophrenics and their parents. British Journal of Social and Clinical Psychology, 1975, 14, 279
Wishner, J., Wahl, O.: Dichotic listening in schizophrenia. Journal of Consulting and Clinical Psychology, 1974, 42, 538
Witkin, H.A.: Psychological differentiation and forms of pathology. Journal of Abnormal Psychology, 1965, 70, 317
Witkin, H.A., Dyk, R.B., Faterson, H.F., Goodenough, P.R., Karp, S.A.: Psychological differentiation. New York: Wiley, 1962/1974
Witkin, H.A., Goodenough, D.R.: Field dependence and interpersonal behavior. Psychological Bulletin, 1977, 84, 661
Witkin, H.A., Lewis, H.B., Hertzman, M., Machovner, K., Meissner, P.B., Wappner, S.: Personality through perception. New York: Harper & Row, 1954
Wittchen, H.-U., Rey, E.-R.: Experimentelle Methoden und Untersuchungen. In: Schmidt, L.R. (Hrsg.): Lehrbuch der Klinischen Psychologie. Stuttgart: Enke, 1978, 308
Wittman, M.P.: A scale for measuring prognosis in schizophrenic patients. Elgin State Hospital Papers, 1941, 4, 20
Wright, D.: Thought disorder in the parents of poor-premorbid male schizophrenics. Archives of General Psychiatry, 1973, 29, 472
Wright, D.: Impairment in abstract conceptualization and Bannister and Fransella's Grid Test for schizophrenic thought disorder. Journal of Consulting and Clinical Psychology, 1973, 41, 474
Wright, D.: Impairment in abstract conceptualization in schizophrenia. Psychological Bulletin, 1975, 82, 120

Wynne, L.C., Cromwell, R.L., Matthysse, S.: The Nature of Schizophrenia: New Approaches to Research and Treatment. New York: Wiley, 1978
Wynne, L.C., Singer, M.T.: Thought disorder and family relations of schizophrenics: I. A research strategy. Archives of General Psychiatry, 1963a, 9, 191
Wynne, L.C., Singer, M.T.: Thought disorder and family relations of schizophrenics: II. A classification of forms of thinking. Archives of General Psychiatry, 1963, 9, 199
Wyrsch, J.: Der Geisteskranke und die Sprache. Roma: Archivio di Filosofia (E. Castelli), 1955
Yates, A.J.: Psychological deficit. Annual Review of Psychology, 1966, 111
Yates, A.J.: Data-processing levels and thought disorder in schizophrenia. Australian Journal of Psychology, 1966, 18, 103
Yates, A.J., Korboot, P.: Speed of perceptual functioning in chronic nonparanoid schizophrenics. Journal of Abnormal Psychology, 1970, 76, 453
Yerkes, R.M., Dodson, J.D.: The relation of strength of stimulus to rapidity of habit-formation. Journal of Comparative Neurology, 1908, 18, 450
Zaffy, D.J., Bruning, J.L.: Drive and the range of cue utilization. Journal of Experimental Psychology, 1966, 71, 382
Zahn, T.P., Acquired and symbolic affective value as determinants of size estimation in schizophrenic and normal subjects. Journal of Abnormal and Social Psychology, 1959, 58, 39
Zahn, T.P.: Size estimation of pictures associated with success and failure as a function of manifest anxiety. Journal of Abnormal and Social Psychology, 1960, 61, 457
Zahn, T.P.: Autonomic reactivity and behavior in schizophrenia. Psychiatric Research Report, 1964, 19, 156
Zahn, T.P.: Effects of reductions in uncertainty on reaction time in schizophrenic and normal subjects. Journal of Experimental Research of Personality, 1970, 4, 135
Zahn, T.P.: Effects of uncertainty on reaction time in schizophrenic and normal subjects. Journal of Experimental Research of Personality, 1970, 4, 135
Zahn, T.P.: Psychophysiological concomitants of task performance in schizophrenia. In: Kietzman, M.L., Sutton, S., Zubin, J. (Eds.): Experimental approaches to psychopathology. New York: Academic Press, 1975
Zahn, T.P.: On the bimodality of the distribution of electrodermal orienting responses in schizophrenic patients. Journal of Nervous and Mental Disease, 1976, 162, 195
Zahn, T.P., Rosenthal, D., Shakow, D.: Reaction time in schizophrenic and normal subjects in relation to the sequence of a series of regular preparatory intervals. Journal of Abnormal and Social Psychology, 1961, 63, 161

Zahn, T.P., Rosenthal, D., Shakow, D.: Effects of irregular preparatory intervals in reaction time in schizophrenia. Journal of Abnormal and Social Psychology, 1963, 67, 44

Zaslow, R.W.: A new approach to the problem of conceptual thinking in schizophrenia. Journal of Consulting Psychology, 1950, 14, 335

Zeigarnik, B.: The pathology of thinking. New York: Consultants Bureau Enterprises, 1965

Zigler, E., Levine, J.: Premorbid adjustment and paranoid-nonparanoid status in schizophrenia. Journal of Abnormal Psychology, 1973, 82, 189

Zimet, C.N., Fishman, D.B.: Psychological deficit in schizophrenia and brain damage. Annual Review of Psychology, 1970, 113

Zubin, J.: Cross-national study of diagnosis of the mental disorders: Methodology and planning. American Journal of Psychiatry, Supplement, 1969, 125, 12

Zubin, J.: Problem of attention in schizophrenia. In: Kietzman, M.L., Sutton, S., Zubin, J. (Eds.): Experimental approaches to psychopathology. New York: Academic Press, 1975

Zubin, J., Spring, B.: Vulnerability, a new view of schizophrenia. Journal of Abnormal Psychology, 1977, 86, 103

Zuckerman, M.: The sensation seeking motive. In: Maher, B.A. (Ed.): Progress in experimental personality research. Vol. 7. New York: Academic Press, 1974

Personenregister

Abraham, T. 247
Abramyan, L.A. 142
Acosta, F.X. 210
Adams, H.E. 268
Addams-Weber, L.R. 270, 272
Adinolfi, A.A. 267
Adler, D. 251, 268
Al Issa, I. 198, 258, 271
Alumbaugh, R.V. 56
Ancevich, S.S. 265
Anderson, R. 112
Andersson, A.L. 171
Andreasen, N.J. 266
Anker, J.M. 110
Antrobus, J.S. 95
Arbib, M. 371
Arieti, S. 17, 277, 278, 279, 280, 282, 341, 344, 380, 381
Arnold, K.O. 230
Ashman, G.R. 167
Atkinson, R.L. 212
Attkisson, C.C. 110
Ayllon, T. 126
Ax, A. 158, 173
Babcok, H. 57, 273
Bakal, D. 198
Bangert, A. 141, 213
Bannister, D. 269, 270, 271, 284, 289, 295
von Bannsberc-Freiheit, J. 397
Barden, V. 272
Barison, F. 235
Barker, W.J. 352
Barocas, R. 267
Barrett, E.T. 171
Barry, T.L. 172, 180
Bartter, F.C. 96
Bateson, G. 16, 90, 122, 394
Bauman, E. 59, 62, 259
Beavin, J.H. 126
Beck, A.T. 146
Beeker, C. 247
Begelman, D.D. 99
Bellak, L. 12
Belleza, T. 169
Bellissimo, A. 139
Bemporad, L.R. 53
Benjamin, J.D. 250
Benjamin, T.B. 231
Bercik, A.M. 211
Berg, I.A. 92, 117, 120, 265, 268, 327, 328
Bergius, R. 129
Beringer, K. 234, 235, 341
Bernstein, A.S. 175
Bernstein, L. 252
Bertalanffy, L. 343, 344, 346, 355, 358
Berze, J. 234
Bible, G.H. 212, 216, 222
Bie, I. 267
Billig, O. 402
Birbaumer, N. 177
Blackburn, F.M. 271
Blacker, K.H. 169
Blanchard, L.J. 247, 276
Blaney, P.H. 47, 231, 232
Blaufarb, H. 211, 242
Bleuler, E. 49, 234, 235, 238, 341
Blewett, D.B. 52, 99
Blinder, B. 95
Blumberg, S. 53
Blumenthal, R. 274
Boardman, W.K. 167

Boland, T.B. 208, 212, 216, 229, 230
Bonbon, J. 234
Borinsky, M. 170, 178
Boudreau, F. 171
Bourne, L.E. 246, 247, 335
Bradley, I. 141
Braff, D.L. 329
Braginsky, B.M. 18
Braginsky, D.D. 18
Bramley, J. 271
Brattemo, C.E. 251
Brauchi, J.T. 247
Breaky, W.R. 271, 328
Brelje, T.B. 231
Brengelmann, J.C. 235
Broadbent, D.E. 28, 29, 32, 33, 37, 50, 51, 52, 59, 60, 63, 65, 145, 146, 154, 229, 233, 257, 334, 370, 384
Broadhurst, A. 332
Broekema, V.J. 102
Broen, W.E. 15, 22, 49, 96, 151, 194, 200, 201, 202, 205, 206, 207, 208, 209, 210, 211, 212, 213, 214, 215, 219, 220, 221, 222, 223, 228, 230, 233, 240, 260, 266, 268, 335, 337, 340, 381
Broga, M.I. 253
Bromet, E. 266
Brosgole, L. 86, 115
Brown, G.W. 25, 301
Bruner, J.S. 92, 119
Bruning, J.L. 151
Bryant, A.R. 106
Buchsbaum, M.S. 80, 81, 87, 88, 98, 106, 107, 108, 119, 169
Buckley, F. 271, 272
Bullock, G.M. 277
Burdick, J.A. 172, 174, 180
Bursill, A.E. 167
Burstein, A.G. 53, 252, 265
Burstein, S. 126
Buss, A.H. 15, 110, 138, 166, 168, 176, 177, 180, 198, 240, 268, 299, 328
Butter, H.J. 142
Button, M. 47
Bzhalava, I.I. 140, 146, 328
Caird, W.K. 53, 257, 258, 265
Calhoun, J.F. 58, 243
Callaway, E. 12, 151, 152, 154, 158, 169, 186, 371, 374, 375, 377, 378, 388
Cameron, J.L. 16
Cameron, N. 17, 92, 203, 254, 255, 256, 380
Cameron, R. 126
Camhi, J. 47, 48, 193, 229, 233, 252
Campbell, D.T. 225
Cancro, R. 141, 275
Cannon, W.B. 127, 128
Carbonell, L. 53
Carmon, A. 55
Carpenter, W.T. 107
Carter, G. 260
Casey, T.M. 52, 254
Cash, T.F. 12, 23, 40, 58, 231, 293, 314, 320
Cavanaugh, D.K. 212
Cegalis, L.A. 167
Chapman, J. 26, 36, 53, 54, 228, 335
Chapman, L.J. 15, 16, 17, 20, 36, 40, 47, 53, 59, 63, 111, 112, 143, 146, 193, 194, 198, 208, 210, 212, 216, 217, 225, 226, 229, 230, 231, 232, 249, 252, 258, 264, 265, 281, 292, 299, 304, 307, 310, 315, 316, 317, 318, 321, 322, 323, 325, 331, 337, 381
Chapman, L.P. 15, 16, 17, 20, 40, 47, 59, 63, 111, 112, 143, 146, 193, 194, 198, 216, 217, 225, 226, 230, 232, 249, 281, 292, 299, 304, 307, 310, 315, 316, 318, 321, 322, 323, 325, 331, 337
Cheadle, J. 274
Cheek, F.E. 313
Chomsky, N. 233
Church, A. 171

Ciottone, R.A. 110
Claridge, G.S. 151, 160, 161, 162, 163, 171, 182, 184, 188, 215, 258, 268, 336, 342
Cofer, C. 15, 242, 335
Coghill, G.E. 127, 128
Cohen, B.D. 47, 48, 140, 145, 147, 193, 229, 233, 252, 328
Cohen, R. 15, 84, 99, 100, 126, 141, 177, 183, 288
Cohen, W. 212
Colby, K.M. 371
Coleman, M. 151, 164, 177, 178, 180, 181, 182, 187, 189, 194, 198, 215, 216, 218, 336, 342, 390
Collins, B. 268
Consedine, C.E. 62
Cooper, J.E. 293
Costello, C.G. 291
Court, J.H. 59
Craig, R.J. 251, 263, 264, 265
Cranach, M. 362
Cristal, R. 80, 115
Cromwell, R.L. 11, 15, 40, 43, 44, 45, 55, 56, 58, 84, 96, 102, 103, 104, 113, 114, 139, 140, 170, 177, 178, 182, 183, 209, 260, 270, 284, 286, 288, 289, 293, 300, 301, 226, 351
Crookes, T.G. 58, 99
Cuttler, M. 57, 59, 61, 62, 335, 336
Damiani, N. 57, 59
Daniell, E.F. 198, 268
Davidson, G.S. 55
Davies-Osterkamp, S. 141, 213
Davis, D.W. 102
Davis, F.H. 171
Davis, J.M. 315
Davison, L. 95
Daut, R.L. 40, 111
Day, D. 252, 265
Deabler, H.L. 171
De Amicis, L.A. 140
Deckner, C.W. 209, 231
Dembo, D. 151, 157
Densen, M.E. 332
Depue, R.A. 170, 176, 303
Derbyshire, A.J. 171
De S. Hamsher, K. 230
De Silva, W.P. 46
De Vault, S.H. 95, 178
Dewar, R. 208
De Wolfe, A.S. 17, 213, 221
Dittrich, A. 97
Dokecki, P.R. 40, 209, 351
Donchin, E. 169
Donnelly, E.F. 254
Donovan, M.J. 55
Dornette, W. 276
Douglas, F. 55
Douglas, R.J. 157
Downing, R.W. 53
Downs, M.P. 55, 335
Draffan, J. 271, 272
Draguns, J.G. 95
Drasgow, J. 252
Dubicki, M.D. 170
Dunn, W.L. 166
Dyk, R.B. 75
Easterbrook, J.A. 151, 182
Ebert, J.M. 53
Ebner, E. 18
Efstathiou, A. 184
Eliseo, T.S. 265
Ellenberger, H. 344
Emery, K. 55
Engel, D. 328
Epstein, S. 22, 151, 164, 177, 178, 180, 181, 182, 187, 189, 194, 198, 215, 216, 218, 262, 264, 265, 336, 342, 390
Eriksen, C.W. 99
Evards, L.P. 172
Evarts, E.V. 153
Ey, H. 235
Faibish, G.M. 252
Farber, I.E. 201
Farrelly, F. 18
Faterson, H.F. 75
Fathauer, W.F. 167
Federn, P. 16
Fedirka, P.J. 213
Feeney, S. 151
Feer, H. 344, 345

Feffer, M. 17, 251, 353
Feinberg, I. 53
Feldman, M.J. 252, 332
Feldman, R.S. 46
Feldman, S.E. 12, 110, 122
Fenz, W.D. 172, 173
Fineman, C.A. 277
Fischer, R. 98
Fish, F. 18
Fishman, D.B. 15
Fiske, L.P. 231
Flechtner, K.J. 346
Flegel, H. 235
Fleiss, J.L. 293
Florin, I. 126
Fogel, M.L. 251
Folsom, A.I. 211, 242, 243, 309, 336
Fondeur, M.R. 265
Forrest, A.D. 54, 301
Forrest, D.V. 402
Foulds, G.A. 258, 264
Foureman, W.C. 103
Fowles, D.G. 172, 176
Fox, R. 55, 58, 170, 178
Franco, E.A. 107
Frank, G.H. 251
Fransella, F. 271
Franzén, G. 171
Freedman, B. 36
Freedman et al. 98
Freeman, A.M. 398, 400
Freeman, H. 53
Freeman, I. 16, 254
Frese, M. 146, 400
Frenz, H. 362
Freud, S. 16, 88
Friedlaender, D. 250, 263, 264, 265, 266, 268
Friedman, M. 178
Frieswyk, S.H. 110
Frith, C.D. 38, 134, 245, 381, 390
Frost, L.A. 105
Fulcher, J.H. 171
Fuller, G. 55
Furneaux, W.D. 273
Gaarder, K. 104
Gaines, L.A. 198
Galanter, E. 370
Galbraith, K. 139, 140, 146, 193
Gallagher, W.J. 171
Gamble, K.R. 271
Gamburg, A.L. 383
Gardner, R.W. 72, 73, 74, 75, 92, 102, 113, 114
Garfinkel, R. 175, 199, 224
Garmezy, N. 90, 91, 110, 122
Garron, D.C. 230
Garwoli, E. 59
Genshaft, J. 57, 59, 61, 62, 335, 336
George, E.I. 26, 250, 252, 256, 257, 263, 265, 267, 268
Germer, K. 55
Ghadirian, A.M. 142
Gieseking, C.F. 312
Gift, T.E. 292
Gill, J.R. 96
Gill, M. 312
Giller, D.W. 53
Gilmore, G.C. 55, 58
Giovannoni, J.M. 25, 300
Glass, D. 312
Goldberg, D.H. 209, 210
Goldfried, A.P. 126
Goldfried, M.R. 126
Goldman, A.E. 17
Goldman, J. 282
Goldman-Eisler, F. 37
Goldstein, G. 231
Goldstein, K. 237, 238, 239, 240, 250, 252, 264
Goldstein, L. 169
Goldstone, S. 167. 332, 351, 356
Gonen, J.V. 53
Goodell, H. 271, 328
Goodenough, P.R. 75, 78
Gorelick, L. 110
Gorham, D.R. 250, 251, 268
Gottesman, L.E. 53, 208. 230, 281
Gradijan, J. 170
Gray, A.L. 142, 272
Grechishnikova, G.M. 142
Green, R.A. 139

Greenberg, A. 166
Greenberg, H.C. 231
Greenspoon, L. 172
Gregg, A.H. 251
Gregory, R.L. 85
Grimes, C. 53
Grinker, R.R. 17, 112, 344
Gruber, J. 281
Gruhle, H.W. 234, 235, 341
Gruzelier, L.H. 157, 174, 175, 178, 179, 185, 190, 193, 198
Guilford, J.D. 186
Gurland, B.J. 293
Gynther, M.D. 240, 250
Haden, P. 265, 268
Hagbarth, K.E. 153
Haimo, S.F. 312
Haley, J. 16, 17
Hall, K. 169
Hall, R. 99, 154
Hamilton, V. 99, 101, 114, 276
Hamlin, R.M. 211, 242, 243, 309, 312, 314, 321, 336
Hammer, A.G. 265
Hammer, M. 252
Hanf, E. 251
Hanfman, E. 16, 235, 237
Harder, D.W. 292
Harris, J.G. 101
Harrison, A.W. 271
Harrow, M. 17, 107, 112, 251, 266, 268
Hart, D.S. 258, 264, 265, 266
Hartig, M. 126
Harway, N.I. 99
Hasenfus, N. 402
Haughton, E. 126
Hawks, D.V. 44, 53, 55, 58, 257, 258, 263, 264, 266
Hay, A.J. 54, 301
Haynes, E.T. 271
Haywood, H.C. 211, 242, 243, 309. 336
Heather, N. 272
Heckhausen, H. 396, 397
Heidbreder, E. 246
Heilbrun, A.B. 40
Held, L.M. 102, 103, 114, 300
Hemsley, D.R. 22, 46, 50, 51, 55, 60, 62, 63, 193, 213, 328, 331, 335, 340, 361
Henkin, R. 87, 96
Hernandez-Peon, R. 18, 94, 119, 121, 182, 336, 342
Herrington, R.N. 170, 184
Herrmann, T. 391
Hersen, M. 171
Hershiser, D. 179
Hertzman, M. 75
Hewlett, J.G. 57, 250, 253, 257, 263, 265, 266, 268, 273
Hieatt, D.J. 170
Higgins, J. 198, 209, 269, 299
Hilf, F.D. 371
Himmelhoch, J. 266
Hiner, D.M. 209
Hirsch, C.C. 213
Hirt, M. 56, 57, 59, 61, 62, 335, 336
Ho, D.Y. 282
Hochberg, A.G. 55, 257
Hoellen, B. 126
Holland, H.G. 184
Hollander, L. 268
Holzberg, J.D. 313
Holzman, P.S. 17, 72, 103, 105, 112, 312
Holtzman, W.H. 250
Honness, T. 265
Hope, K. 258, 264
Hopkins, H.K. 169
Horn, G. 383
Houpt, J.L. 107
Hull, C.L. 194, 195, 199, 202
Hume, W.I. 184
Hunt, J. 15, 242, 335
Hustmyer, F.E. 107
Huston, P.E. 139, 140
Hutt, S.J. 58
Ilanit, N. 102
Inderbitzin, L.B. 88, 169
Itil, T.M. 169
Jackson, D.D. 16, 126
Jacobs, L. 17, 112
Jacobson, N. 251, 264
Jahrreiss, W. 235

Janucci, G.I. 99
Jasper, H. 153
Jelinkovà, J. 282
Jenney, E.H. 169
Joensen, E. 271
Johannsen, W.J. 110
Johnson, B.S. 277
Johnson, D.W. 167
Johnson, J.E. 211, 281, 332
Johnson, L. 265
Johnson, M.H. 251, 300
Johnson-Laird, N. 386
Jones, R.E. 312
Jones, R.T. 169
Juchler, K. 346, 348
Jung, C.G. 16, 17
Justesen, D.R. 247
Kagan, J. 95
Kahn, R.M. 371
Kantor, R. 92, 117, 120, 265, 327, 328, 400
Kaplan, B. 75
Kaplan, H.A. 231
Kaplan, R.D. 139
Kar, B.C. 106, 166
Karp, S.A. 75
Karras, A. 58, 211
Kasanin, J. 16, 235, 237
Kaufman, G. 276
Kay, S.R. 17
Kayton, L. 17, 112
Keefe, J.A. 96, 97, 402
Keller, W. 209
Kelly, G.A. 269, 270
Kelter, S. 328
Kendell, R.E. 293
Kernberg, O. 126
Kerr, D.B. 153
Kerr, J. 56, 141, 143, 144
Kersey, R. 140
Kessler, B.H. 126
Keupp, H. 304, 312
Kick, H. 181
Kidd, R.V. 208
Kilburg, R.R. 276
Killiam, E.K. 153
Killiam, K.F. 153
King, C. 196, 115
King, E.E. 153
Kingsley, L. 312
Klein, D.F. 315
Klein, G.S. 72, 73, 85, 118
Klemm, W. 56, 265
Klix, F. 244, 274, 346, 348
Knight, R.G. 62, 259, 260, 352
Knowles, R.R. 53
König, R. 313
Koh, S.D. 18, 62, 236
Kohut, H. 126
Kolisnyk, E. 62
Kokes, D.F. 292
Kopell, B.S. 18, 55, 335
Kopfstein, J.H. 102, 115
Kopytynska, H. 47
Korboot, P. 57, 59, 335
Kornetsky, C. 18, 170
Kraepelin, E. 234, 235
Krauth, J. 180
Kretschmer, E. 235
Krishnamoorti, S. 108, 171
Kristofferson, M.W. 141
Krooth, D.M. 198
Krus, D.M. 52, 254
Kucala, T. 241
Kugelmass, S. 265
Kushner, A.Q. 54
Lacey, B.C. 95, 96
Lacey, J.I. 95, 168, 179, 184
Lair, C.V. 194, 198, 268
Landau, S.G. 98, 108
Lang, P.J. 15, 110, 138, 166, 168, 176, 177, 180, 198, 211, 212, 240, 299, 328
Lapidus, L.B. 150, 174, 243, 335
Larkin, N. 198
Laverty, S.G. 258, 265, 268
Lawlor, W.C. 141, 144
Lawson, J.S. 26, 36, 53, 54, 228, 335
Lazarus, A. 126
Leavitt, F. 230
Leblanc, E. 271
Leen, D. 167
Leibowitz, H.W. 99, 247
Lehmann, H.E. 320

Lehrer, P. 276
Lenk, R.G. 247
Lerner, J. 55
Lerner, S. 276
Leventhal, D. 53
Levine, F.M. 109
Levine, J. 171, 300, 304
Levine, M. 146
Levit, R.A. 169
Levy, D.L. 105
Lewine, P.R. 335
Lewinsohn, P.M. 251
Lewis, H.B. 75
Lidz, T. 16, 235
Lienert, G.A. 180, 322
Lifshitz, K. 170
Lindsley, D.B. 153
Linton, H.B. 72
Lipton, R.B. 105
Lishman, W.A. 55, 328
Lisman, S.A. 47, 48
List, G. 328
Little, L.K. 251
Lloyd, D.N. 258
Logue, P.E. 171
Long, R.I. 72, 75, 102
Loreto, D. 248, 250
Lorr, M. 243
Lovallo, W.R. 247
Lovibond, S.H. 265
Lovinger, E. 99
Lubin, A. 312
Luborsky, L. 95
Luchins, A.S. 146
Luchins, E.H. 146
Ludwig, A.M. 18, 55, 97, 335
Lund, Y. 271
Lundy, M. 99
Luoto, K. 211
Lycaki, H. 56
Lykken, D.T. 179, 184, 185, 193
Machovner, K. 75
Mackworth, N. 95
Magaro, P. 15, 96, 97, 106, 107, 110. 175. 212, 216, 219, 220, 222, 331, 341, 342, 360, 361, 402
Magoun, H.W. 153, 158
Maher, B.A. 16, 26, 54, 166, 172, 240
Mahoney, M.J. 126
Maley, M. 184
Malmo, R.B. 168, 171
Mandler, G. 189, 377, 388
Marchbanks, G. 59
Marshall, W.L. 44, 49, 50, 51, 53, 58, 60, 62, 63, 193, 331, 335, 352. 361
Matalon, B. 74, 122
Mattussek, P. 26, 250, 252. 256, 257, 263, 265, 267, 268
May, P.R. 315
Mayer-Gross, W. 243
Mayman, M. 344
Mayo, P.R. 258, 264
McCarthy, J.F. 110, 306
McCarthy, T. 170
McClelland, D.C. 313
McCormick, D.J. 102
McCormick, W.K. 102
McFadyen, M. 271
McFann, H.H. 201
McGaughran, L.S. 265, 268
McGhie, A. 15, 16, 26, 36, 53, 54, 121, 136, 228, 335, 354, 378
McIntyre, C.W. 55, 58
McKinnon, T. 104, 114
McNuity, J.A. 172
McPherson, F.M. 258, 271, 272
McReynolds, P. 268, 389
Mednick, S.A. 151, 175, 193, 194, 196, 197, 198, 199, 224, 228, 258, 268, 269, 335
Meehl, P.E. 18
Mefferd, R. 55
Mehl, M.M. 102
Mehrabian, A. 16
Meichenbaum, D.H. 126, 254
Meiselman, G.C. 167
Meissner, P.B. 75
Meldman, M.J. 328, 383
Melges, F.T. 103, 336, 398, 400
Mellsop, G.W. 271
Meltzoff, J. 274

Menninger, K. 344
Mercer, M. 53
Meyer-Osterkamp, S. 15, 84, 99, 100, 113, 126, 177, 183, 288
Milgram, N.A. 252
Miller, G.A. 37, 193, 194, 226, 230, 258, 281, 370, 386
Miller, J.G. 346, 350, 353, 356, 357
Miller, S. 37, 58, 59, 61
Mirsky, A.F. 18, 166, 170
Mishler, E.G. 16
Mo, S.S. 140
Möller, H.J. 287, 289
Moran, L.J. 250, 264, 265, 268
Morant, R.B. 184
Mordkoff, A. 95
Morgan, R. 274
Morikawa, S. 253
Moruzzi, G. 153
Moser, U. 345, 371
Moss, H.A. 95
Mourer, S.A. 231
Mueller, J.H. 211
Mukundan, C.R. 175
Muntz, H.J. 272
Murphree, H.B. 169
Murray, D.J. 259, 264
Murray, D.R. 243
Murray, L.M. 254
Murray, M.L. 169
Murthy, H.N. 103, 175
Nachmani, G. 47, 48
Nachshon, I. 55
Nakamura, C.Y. 212, 220
Naquet, R. 153
Neale, J.M. 15, 40, 54, 55, 56, 58, 63, 84, 102, 103, 104, 113, 114, 115, 170, 177, 178, 182, 183, 209, 253, 286, 374
Neisser, U. 31
Neufeld, R.W. 59, 62, 253
Neuringer, C. 231
Nickols, J. 265
Nickols, K.A. 265
Nidorf, L.J. 54
Norman, D.A. 33, 34, 51, 64, 147, 229, 334, 384, 386
Nuttal, R.L. 300, 301
O'Brien, J.P. 209. 230
O'Connor, N. 54, 166
Oltmanns, T.F. 54, 55, 56, 62, 63, 253, 328, 374
Ornitz, E.M. 18
Orzack, M.H. 170
Osinitskii, A.K. 142
Osmond, H. 208
Otteson, J.P. 103, 105
Overton, D.A. 158, 169, 182
Parwatiker, S.D. 103
Pascal, G.R. 211
Patterson, I. 175
Pavlov, I.P. 88, 151, 185, 193
Pavy, D. 15
Pawlik, K. 177
Payne, R.W. 15, 26, 37, 53, 55, 57, 208, 235, 239, 250, 252, 253, 256, 257, 258, 263, 264, 265, 266, 267, 268, 273, 274,
Penk, W.E. 208, 211
Perez, P. 99
Petrie, A. 72, 79, 81, 87, 88, 107, 119
Petschers-Cassel, M. 259
Petzel, T.P. 211, 332
Pfeifer, R. 371, 375, 379, 382
Pfeiffer, C.C. 171
Pfeiffer, C.G. 169
Pfersdorff, C. 235
Philips, J.E. 251, 264
Phillips, J.P. 271
Phillips, L. 25, 300
Piaget, J. 17, 74, 122, 353
Pinkava, V. 237
Piro, S. 235, 261, 262, 263, 341
Pishkin, V. 68, 99, 121, 178, 247, 276, 335, 368, 390
Pisoni, D.B. 46
Plaum, E. 15
Pogue-Geile, M.F. 55
Polidoro, L.G. 55, 209
Poljakov, J. 40
Polyakov, V.F. 235
Portnoy, S. 46
Powell, B.J. 107
Power, R.P. 272

Powers, P.S. 266
Powers, W.T. 362, 364, 365, 368
Presley, A.S. 271
Pribram, K.H. 44, 103, 157, 336, 370, 388
Price, R.H. 99, 171, 209, 267, 331
Proctor, L.R. 105
Pruyser, P. 344
Putnam, N. 266
Putchat, C. 260
Quirke, C. 272
Rabin, A.I. 15
Radley, A.R. 270, 271
Radomisli, M. 47
Raeburn, J.M. 54
Ralph, D.E. 306
Rapaport, D. 16, 312
Rappaport, M. 56, 108. 169
Rashevsky, N. 18
Ratna, K. 103
Rattan, R.B. 53, 229, 230
Raulin, M.L. 17, 112
Raush, H.L. 99
Reed, J.L. 15
Reilly, F. 268
Reiner, M.J. 167
Reitan, R.M. 15
Remr, J. 282
Restle, F. 246
Rey, E.-R. 15
Reynolds, S. 56
Reynolds, T.D. 254
Richardson, P.H. 50, 55
Richardt, C. 271
Richtberg, W. 275
Riegel, K.F. 208
Ries, H.A. 300
Riggs, A. 251
Riggs, L.A. 139
Ring, K. 17
Rist, F. 141, 213
Ristine, L.P. 98
Ritzler, B.A. 18, 292
Roberts, M.A. 230
Roberts, P. 293
Robertson, J.P. 271
Robinson, K.N. 55, 58
Robinson, N.M. 212
Rodnick, E.H. 90, 91, 122, 139, 141, 144
Rogers, N. 56
Romney, D. 271
Rosenbaum, G. 18, 56, 140
Rosenberg, S. 47, 48, 244
Rosenthal, D. 52, 139, 140, 141, 144
Rosenzweig, S. 268
Routh, D.K. 140, 209
Royer, F.L. 146
Rubens, R.L. 174
Rubin, L.S. 172, 180
Russell, P.N. 62, 352
Rutschmann, J. 332
Rutter, D.R. 47
Ruuth, E. 171
Ryan, D.V. 209
Saccuzzo, D.P. 57, 58, 59, 301, 314, 328, 329
Saletu, B. 169
Saletu, M. 169
Salmon, P. 271
Salzinger, K. 15, 45, 46, 167, 194, 252
Salzman, L.F. 99
Sappington, J. 109, 117
Schafer, R. 312
Scharfetter, C. 338
Schenck, H.U. 110
Scherer, M. 239, 250
Scherer, M.W. 167
Schilder, P. 16, 235
Schlesinger, H.J. 74
Schmith, M.W. 231
Schmolling, P. 150, 243, 335
Schneider, C. 234, 235
Schneider, S.J. 55, 60
Schöfthaler-Rühl, R. 146
Schoen, R.A. 72, 92
Schooler, C. 12, 87, 89, 107, 116, 120, 123, 173, 298, 332
Schuck, J. 53
Schuham, A.I. 16, 230
Schulsinger, F. 158, 175, 197, 198, 199, 224

Schulte, D. 112, 304
Schwartz, M. 108
Schartz, M.S. 170
Schartz, S. 15, 53, 63, 240, 252
Schwartz-Place, E.J. 55, 58
Scott, D.F. 170
Seeman, M.V. 15
Seligman, M.E. 146, 400
Senf, R. 140
Shagass, C. 108, 158, 169, 171, 182
Shakow, D. 127, 130, 131, 132, 133, 134, 135, 136, 137, 138, 139, 140, 141, 144, 268, 274, 285, 290, 291, 296, 307, 312, 335, 398, 400, 401
Shannon, C.E. 37
Shapiro, J. 259
Sharpe, L. 293
Sherer, M. 259, 260
Sherman, J.A. 86, 115
Shimkunas, A.M. 170, 240, 250, 254, 268
Shneidman, E.S. 264, 265
Shubrooks, S.J. 53
Siegel, A.W. 276
Silverman, D.K. 265, 268
Silverman, J. 71, 85, 86, 87, 88, 89, 91, 92, 93, 94, 95, 96, 97, 98, 102, 103, 104, 105, 106, 107, 108, 110, 115, 116, 117, 120, 122, 123, 125, 169, 265, 285, 298, 316, 327, 328, 368, 395
Silverman, L.H. 265, 268
Sims-Knight, J. 259
Singer, G. 104, 114, 398
Singer, M.T. 16, 19, 90, 95, 123
Singh, M.M. 17
Slade, P.D. 57, 335
Smith, B.D. 180
Smith, J.M. 17
Smith, T.E. 99, 247
Snyder, S. 52
Sofair, T. 96, 353
Sokolov, E.N. 382
Solomon, E.J. 167
Solomon, L.F. 300, 301
Sommer, R. 99, 154, 208
Space, L.G. 270
Speisman, J.C. 95
Spelman, M.S. 271
Spence, D.P. 72
Spence, J.T. 194, 196, 252, 268, 265, 328
Spence, K.W. 194, 199, 201
Sperling, G. 259
Spoerri, T. 235
Spohn, H.E. 58, 172, 173
Spring, B. 11, 141
Sprung, L. 275
Starr, B.J. 99
Steffy, R.A. 139, 140, 146, 149, 173, 193
Stenn, P.G. 104, 114
Stern, E.J. 208
Sternberg, S. 50, 63, 331, 352, 361
Stevens. J.M. 171
Stilson, D.W. 18, 55, 335
Stierlin, H. 106
Stolberg, H. 169
Stone, E. 154, 186
Storms, L.H. 22, 49, 151, 193, 194, 200, 201, 202, 203, 207, 208, 209, 210, 211, 212, 219, 222, 223, 228, 233, 240, 260, 268, 335, 337, 340, 381
Storch, A. 16
Stransky, E. 235, 341
Straube, E. 55, 56, 265
Strauss, L.S. 292
Strauss, M.E. 103
Stretslova, N.L. 383
Strohner, H. 328
Struoning, E.L. 312
Studemund, M. 12
Sturm, E.I. 268
Sugarman, A. 141, 169
Sullivan, H.S. 17
Surber, C. 110
Sutton, S. 56, 141, 143, 144, 146, 169
Sweney, A.B. 56

Swensen, C. 211
Taylor, I. 52
Taylor, J.A. 53, 194, 265
Taylor, J.F. 56
Taylor, J.N. 106
Tegtmeyer, P.F. 167
Teulié, G. 235
Thetford, P.E. 58, 172, 173
Thompson, R.E. 198, 269
Thomson, S.V. 151
Tizard, J. 141
Tolor, A. 252
Tomkins, S.S. 151
Tong, J.E. 54, 170
Topping, C.G. 54, 166
Treisman, A.M. 30, 31
True, J.E. 254
Trunnell, T.L. 17, 252
Tucker, G.J. 107, 266
Turk, D. 126
Turner, W.J. 251, 264
Tutko, A.M. 252, 265, 328
Ullmann, L. 25, 300
Van Allen, R.K. 257, 265
Vandenbergh, R. 55
Van Dyke, W.K. 140
Vangerpen, C. 110
Velner, J. 172
Venables, P.H. 15, 54, 141, 151, 154, 155, 156, 157, 166, 167, 170, 171, 174, 175, 177, 178, 179, 184, 185, 187, 190, 193, 208
Verdone, P. 252, 265
Verleger, R. 141
Vetter, H. 15
Vinh-Bang 74, 122
Vojtisek, J.E. 106
Von Domarus, E. 279
Vygotsky, L.S. 16, 235, 237, 250, 253
Wagner, B.R. 254
Wahl, O. 55, 59, 62, 253
Waldbaum, K.J. 56, 141, 143, 144
Waldman, F.N.
Wallner, J.M. 300
Wapner, S. 52, 254
Wappner, S. 75
Warner, D.E. 102
Watson, C.G. 17, 110, 112, 241, 258, 264
Watt, N.F. 172, 231, 313
Watzlawick, P. 126
Waxler, N.E. 16
Weakland, J.W. 16
Webb, W.W. 55
Wechsler, D. 311
Weckowicz, T.E. 52, 99, 154, 156, 157, 253
Weingartner, H. 209, 230
Weinmann, R. 56
Weinstein, A.D. 167
Wenzel, C. 275
Werner, H. 17, 75, 278, 356, 358
West, L.J. 151
Whitaker, L.C. 246, 305
White, M.A. 268
White, W.A. 237
Whitney, N. 109
Whright, D. 253
Wilder, J. 156, 167, 168, 177
Williams, E. 272
Williams, E.B. 281
Williams, H.L. 312
Williams, M. 59, 171
Williams, R.M. 213
Williams, W.V. 247, 276, 335, 336
Willner, A. 252
Winder, C.L. 15, 300
Winer, H.R. 166
Wing, J.K. 170, 171
Winter, D.A. 272
Wisecup, P. 98
Wishner, J. 47, 55, 59, 62, 253
Wittchen, H.-U. 15
Witkin, H.A. 75, 78, 85, 90, 105, 106, 118, 122, 313, 353, 354
Wittman, M.P. 25, 300
Wold, J. 241
Wood, B.S. 55, 335
Woodburn, L. 303
Woodham, R.L. 58, 173

Wynne, L.C. 16, 19, 90, 95, 123, 398
Wyrsch, J. 234
Yaroush, R.A. 247
Yates, A.J. 15, 39, 57, 59, 121, 331, 335, 351, 352, 370
Youkilis, H.D. 213
Young, J.M. 254
Zaffy, D.J. 151
Zahn, T.P. 101, 102, 139, 140, 141, 143, 144, 166, 173, 175
Zaslow, R.W. 264
Zawada, S.L. 328
Zeigarnik, B. 235
Zigler, E. 300, 304
Zimet, C.N. 15, 110, 122
Zlotowski, M. 300
Zoost, Van, B.L. 172
Zubin, J. 11, 56, 141, 143, 149, 169, 293, 382
Zuckerman, M. 112

Sachregister

Ablaufsteuerung 376
Ablenkbarkeit/Ablenkung 52-55, 59 ff, 67 ff, 207 f, 215, 229, 232, 257 f, 265, 273, 328 f, 337, 339, 402
Abstraktions-
- defizit 239, 241 ff, 248, 253, 358
- defizithypothese 240, 267
- fähigkeit 240 f, 243, 251, 253 f, 275, 358
- niveau/-ebene/-stufe 242, 244 f, 261 f
Abwehr-
- massnahme 389 f
- massnahme kompensatorische 358, 395
- mechanismus psychophysiologischer 39, 121, 124
- mechanismus spezifisch schizophrener 93, 98, 109, 117
- motivation 91, 93, 119
- strategie 248, 398 f, 401
- struktur 395
- system 90 f, 122
- verhalten 90, 338 ff
- vorrichtung 93, 116
Adressen-Signale 366 ff
Aktivität
- parasympathische 156 ff, 172
- spontane 355
- symbolische 344, 358
- sympathische/sympathikotone 151 ff, 157, 172, 189
- zentrale sympathomimetische 152 f
Algorithmus 364, 373
Alter 283, 317
Analyse-durch-Synthese 31 f
Anfangswert
- Gesetz vom 121, 156, 168, 177, 181
Angst 77, 90-94, 102, 122, 164, 196-200, 389 f, 394, 397-400
Anhedonie 17, 112, 165
Ansatz
- Familien- 16, 90, 122
- ganzheitlich-integrativer 343
- kommunikationstheoretischer 16
- perzeptiv-kognitiver 97
- psychostruktureller 277
- sozialhistorischer 11, 394
- systemtheoretischer 343
Anspruchsniveau 277, 396 f
Antwort
- abstrakte 249, 251, 254
- idiosynkratische 251, 253, 267 ff, 311, 368
- konkrete 240, 249, 251, 254, 267, 269, 311, 368
- präferierte 225, 230
- überinklusive 259, 267, 269
Äquivalenz 203 ff, 220
Arousal (Aktivation/Erregung) 64, 104 f, 120 f, 133, 148, 150 f, 153 ff, 158-161, 164 f, 168, 179, 186 f, 189 ff, 200, 204 f, 217, 219, 239, 383, 388 ff
-Aufmerksamkeitstheorie 151, 154 f, 166, 182

- autonomer 112, 153, 171, 178 f, 181, 183 ff, 200, 215, 388
- corticaler 153, 156, 168, 171, 178 f, 181, 183 ff, 215
- gradient 190 f, 164
- habituelles Niveau 161, 168, 177
- Hyper-(Über-) 178, 180 f
- Hyper-/Hypothese 177
- Hypo-(Unter-) 178, 180 f
- Hypo-/Hypothese 177
- Interferenz-Hypothese 388
- Masse 176, 179
- Masse autonome 155, 184 f, 215
- Masse corticale 155, 158, 184 f, 215
- Mechanismus 16o, 164
- Modulation 164
- Modulationssystem 160-163, 187 ff
- Niveau 22, 121, 141, 155 f, 157, 159, 163, 165, 168, 176, 184, 197, 201-204, 335
- Niveau erhöhtes 45, 95, 163, 166, 169-179, 183 ff, 199, 201 ff, 205 f, 209 f, 212, 214 ff, 218-220, 249, 258, 260, 268, 328, 335, 357, 388, 402
- Niveau niedriges (gesenktes) 163, 166, 172, 176-179, 183 f, 199, 254
- Niveau elektrodermales 168, 172 ff, 175 f, 178, 184 f
- Niveau kardiovaskuläres 96, 168, 172 f, 177
- Niveau muskuläres 168, 172, 177, 209
- parameter 150, 173 f, 176, 179 f
- prozess 67, 151, 155, 164 f, 181 f, 383
- sympathikotoner 156
- system aufsteigendes reticuläres (ARAS) 152 f, 158 f
- system tonisches 160-163, 188 ff
- theorie/-modell 26, 150 f, 160, 162, 166, 388

Aspekt
- symbolisch-konnotativer 94 ff

Assoziation(s) 48, 208, 233, 353, 374, 381, 383, 391
- freie 225 f
- idiosynkratische 381
- interferenz 199, 240
- irrelevante 133, 197, 374
- nicht-dominante 381
- präferierte 381
- störung 145, 205, 213, 218, 235, 328,382

Assimilation 389 f

Asyndesie 255

Atemfrequenz 172

Ätiologie 11, 22, 69, 9o, 122, 147, 189, 220

Auffassungsspanne 55

Aufgaben
- experimentelle 284 f, 310, 313
- komplexität 51, 247, 334 ff, 360 f

Aufmerksamkeit(s) 27, 31 ff, 36 f, 40, 51, 56, 60, 66, 71, 74, 81, 91, 93 ff, 96 ff, 105, 118, 121 ff, 127, 133 f, 145 f, 151-156, 159, 167, 182 f, 186 f, 189 ff, 206 f, 213, 218, 220, 236, 238, 245, 254, 339, 351, 382-385
- Aspekt extensiver 72, 120
- Aspekt intensiver 72, 87, 120
- Aspekt selektiver 72, 115, 120
- breite 74
- einengung 152, 167, 182, 206 f, 214, 220-223
- eingeengte 167, 183, 208, 222, 152-156, 166 f, 190, 367, 402
- erweiterte 152, 156, 166 f, 182 f
- faktoren 71, 82

- fokale 31, 129, 386, 390
- fokus 152
- konstrukt 27, 82, 120
- prozess 69, 334, 383 f, 387
- selektive 26, 29, 33, 37, 56, 67, 85, 132, 291
- spanne 151 ff, 155, 161, 163, 207
- strategie 119, 122, 385
- theorie/-modell 26 f, 30-34, 36, 49, 51, 59 f, 66-70, 115, 118 ff, 125, 382 ff
- verhalten 71, 114, 119, 122, 382
- verteilung 86, 75, 384
- wechsel 56, 143 f

Augenbewegung 75, 83, 103 ff, 144
Auswahlstufe 47 f
Automatisierung 128
Autonomie 72, 76, 128, 144, 356, 357

Bedeutung(s)
- antwort 281
- Aufgabe 226 ff
- Haupt- 230 f
- Neben 231 f
- Response stärkste 227 f
- Response dominante 227 f

Begriffe
- abstrakte 237, 24o, 249, 280
- deviante 223, 232, 236
- konkrete 242, 249
- indiosynkratische 237
- überinklusive 249

Begriffs-
- aufgabe 53, 210 f
- bildung 43, 60, 63, 70, 88, 92, 117, 120, 235 ff, 240, 242, 253, 255-258, 263, 265, 268, 279 f, 328, 330, 332
- erwerb 246, 256 f
- grenze 92, 237, 254, 256
- störungen 37, 43, 205, 218, 234, 236
- untersuchungen (studien) 93, 214, 229

Bewertungsfunktion 374 f, 379 f, 395
Bewußtseinszustände
- veränderte 96 ff, 125

Bild 372 f, 378 f, 389, 393, 395

Cortex 154 f, 158 ff, 186, 189 ff, 194, 196
Crossover-Effekt 105, 114, 117, 124, 139, 140, 143

Dämon 381 ff
Deautomatisierungsprozess 134
Dedifferenzierung 256, 272, 356
Defizit
- allgemeines 47, 230, 320 f, 325, 327, 331
- differentielles 321-324, 326 f
- kognitives 12, 18, 67, 165, 213, 234, 241
- motivationales 112
- primäres 218, 221 f
- spezifisches 230, 234, 241, 286, 320 f, 325 f
- Sprachwahrnehmungs- 38
- stufenspezifisches 61, 65

Denken
- deduktives 277, 281 f
- idiosynkratisches 213, 240, 251, 268
- induktives 239, 250
- konkretes 226, 253
- paläologisches 279 f, 282

Denkstörung 39, 62, 67, 69, 107, 111, 121, 126, 155, 187, 197, 219, 224, 234-236, 240, 245 ff, 258, 264, 266, 269, 271 ff, 275, 279, 290, 299, 312, 338, 340, 358, 374, 378, 380
- dissoziative 270

Deprivation
- sensorische 79, 93, 102

Design 19, 284, 320, 325, 326 f
- experimentelles 283, 31o

- fragen 288
- probleme 317, 324 f
Desintegration(s) 131, 133, 136, 148 f, 164, 181, 185, 189, 192, 249, 335, 337, 353, 359 f, 367, 377 f, 380, 386, 395, 398, 400 f
- hypothese 337, 341, 343, 361, 370, 377, 390
- prozess 135, 145, 148, 239
- stufen 337, 359
- theorie 342 f
- verhalten 337, 402 f
Despontaneisierungsprozess 134, 390
Dezentralisierung 356 ff
Dezentrierungshypothese 249, 278
Diagnose 13, 291-298
Dichotisches Hören 29, 54 f, 57, 60, 258, 328
Dichotomie 307 f
Differenzierung(s) 75 f, 86
- grad 72, 76, 78, 354, 356
- hypothese 76, 78, 106, 119
- stufe 76
Disattention-Hypothese 40, 351
Dissoziation 162, 179 ff, 184 ff, 215, 341
Distanzschätzung 99, 154 f, 156
Distraktion 53-56, 60, 66
Distraktor 52, 56, 229, 230, 232
Drive 195 ff, 199, 202, 217, 268
- Erhöhung 196 f
- Niveau 196, 199
- Theorie 151
Drogen 152 f, 182, 309, 315 ff

EEG 8o, 153, 168 ff, 176 f, 254
Effekt
- autokinetischer 83, 85
- exzitatorisch 157, 159
- inhibitorischer 157, 159
Ein-Kanal-System 28, 33
Einstellung 129 f, 144
- abstrakte 237
- konkrete 237 f
Einstellungstheorie 146
Einzelprozesse 65, 330-333, 335, 341 f, 360
Embedded Figures Test 86, 98, 106, 115 f, 119
Erholungszeit 197-200
Erkenntnistätigkeit
- schizophrene 41 f, 44
Erwartungsstruktur 385

Feedback-Schlaufe
- afferente viszerale 96
- negative 160 ff, 188
Fehler-
- art 273,
- häufigkeit 273
- hierarchie 208
Fehlertendenz
- normale 208, 224 ff
Feldabhängigkeit 74, 76, 78, 85 ff, 105 ff, 119, 313
Feldartikulation 72, 74 f, 85 ff, 90, 98, 105, 112, 115, 117, 119 f, 123, 386, 402
- hohe 78, 85 f, 91 f
- niedrige 78, 85 f, 91, 93, 97
Feldunabhängigkeit 74, 76, 78, 85, 105 f, 119, 313
Figur-Hintergrund 238
- Verhältnis 156
Filter 29 f, 32 f, 39, 50 ff, 58, 60, 63 f, 69 f, 93, 95, 112, 153, 161, 351
- Amplitudentheorie 30
- defekt 36 ff, 67, 245
- Defekt-Theorie 36, 39, 52, 54, 56, 66, 69
- kognitiver 71, 91 f, 115, 117, 119 f, 124
- hypothese 257
- konstrukt 27, 40
- Mechanismus 26, 30, 37, 66, 245, 257

- perzeptiv-symbolischer 93, 96, 119
- störung 54, 60, 62, 66 ff, 121, 228
- system 31
- theorie/-modell 18, 26 f, 29 f, 33, 35, 37 f, 44 f, 50-61, 65, 67 f, 70 f, 154, 186, 336, 351
- zusammenbruch 38, 62, 69, 257, 399

Formatio reticularis 153, 158 f
Fusionsschwelle 166, 170, 184

Gedächtnis
- operatives 245 f
- prozess hypernormaler 259
- visuelles 259
- signale 366

Geschlecht 283, 293, 313 f, 317
Grid-
- Methode 270
- Test 253, 271 f

Grössenkonstanz 82-85, 98-101, 113 f, 153 f, 156 f, 166, 182 f
- aufgabe 83 f

Grössenschätz-
- aufgabe 75, 83, 102
- verfahren 75, 82 f, 98, 102

Grössenschätzung 45, 73, 75, 101-106, 113 ff, 153 f
Grundstörung 19, 22, 61, 66 f, 130 f, 135, 145-148, 165, 180, 190, 256, 287, 299, 309, 315, 329 f, 340, 375, 398

Habit 195 f
- generalisation 195 f
- stärke 195, 197, 199 ff, 203, 205, 214, 217, 219

Habituation 157, 165, 175 f, 383
H_C 200 f, 203
H_D 200 f, 203
Hautleit-
- fähigkeit 152
- masse 141

Hautwiderstand 172
Hemmung 205, 220, 257
- protektive 88, 185, 194

Hemmungs-
- gradient 164
- prozess 164 f
- system 165

Herzfrequenz 141
Herzschlag-
- rhythmus 95 f
- tätigkeit 95 f, 102, 117, 121, 141

Heuristik 364
Homöostase 97, 127 f, 181, 344, 347, 355 f
Hospitalisations-
- dauer 25, 83, 87, 89, 123, 300 ff
- effekt 284, 309

Humansystem 348, 362
Hyperreaktivität 87, 95, 108, 121, 137, 165, 168, 177, 183, 214
Hyporeaktivität 108, 121, 136, 165, 168, 177 f, 183, 214
Hyperscanning 260, 385
Hyposcanning 248, 402
Hypothese
- sozio-motivationale 110 f

Hypothesenverhalten 246 ff, 274, 276, 305

Identität 78, 255 f, 394, 400
Idiosynkrasie 241, 337, 353
Immediacy-Hypothese 45 ff
Ineffizienz perzeptive 89
Informationsaufnahme und -verarbeitung (IV) 26, 29, 37, 39, 44 f, 49, 50-63, 71, 91, 94, 118, 132, 144, 151, 187, 236, 245, 253, 257, 331, 334, 341, 345-353, 356 f, 370, 386, 399
- Ansatz 26, 59, 62, 65
- Defizithypothese 242 f

- hierarchisches Modell der 236
- Kapazität 37, 62
- parallele 376, 382 f, 387
- Prozess 39 f, 45, 50 f, 58 , 62-65, 154, 236, 243, 259, 272, 330, 343, 352, 361 f, 370
- serielle 376, 380, 382 f, 387
- Stufe 22, 51, 57, 61-65, 121, 220, 248, 272, 274, 330, 352, 361 f, 370, 384
- Suchverhalten 403
- system 49, 51, 193
- Theorie/-Modell 15, 36, 45, 52, 59, 62, 67, 242, 270
- Vermeidung 401 f

Inkohärenz 67, 89, 397, 381 f

Input-
- Anreicherung 241 ff, 336
- defizit 241, 243
- Defizithypothese 242
- dysfunktion 154
- Funktion 268, 364
- Interferenz 379 f
- Output-Abstimmung 333 f
- reduktion 402
- Regelung afferente 345
- seite 22, 51
- sensorischer 33, 36, 154 f, 158, 163, 248, 385
- steigerung 402
- störung 58, 155, 187
- stufe 57 f, 333
- system 151 f
- Theorie 242, 351

Institutionalisierungseffekt 293, 302, 329

Integration(s-) 13, 22, 47 f, 65, 76 f, 96, 98, 124 f, 127 f, 130, 134, 175, 237 f, 278, 331, 334, 341 ff, 351, 353, 356, 375 ff, 383 f, 387, 395, 402
- defizit 336, 400
- hierarchische 356
- kapazität 336, 393, 398
- mechanismus 356, 358
- multipler Prozesse 330 f, 352
- störung 13, 76, 131 f, 149, 181, 330, 332, 336, 340 f, 351, 353, 355, 359, 361 f, 375
- stufen 278 f, 337, 356, 358, 361, 377 f
- zentrum 131, 355, 402

Intelligenz (niveau) 310 f, 317
- allgemeine 250, 310, 321
- verbale 243

Interferenz
- Arousal-Hypothese 388
- assoziative 378, 380, 402
- bei Plänen 371, 374 f, 377 ff, 388
- theorie 240

Interpenetration 203 f

Inzidenz 292 f

IQ
- aktueller 310 ff, 325, 327
- prämorbider 311 f, 314, 325

Item-
- schwierigkeit 322 f, 326
- Kennwerte 322

Kanal mit begrenzter Kapazität 28, 32, 36, 39, 62, 66-69, 121, 370

Kapazität 64, 136 f, 147, 260, 318, 333, 349, 390

Kapazitätsniveau 138, 150, 237, 245

Kinästhetisch-Figuraler Nach-Effekt (KFA) 79, 98, 107, 116
- Test 79, 88 f, 116

Klassen-/Kategorienbildung 236, 242, 280, 349

Klinikstatus 304, 309

Komplexitätsebene 377

Konditionierung 196, 198

Konflikt 368 f, 399
- theorie 368

Konkretheit(concreteness) 95, 117, 120, 124, 229, 237-244, 248-255, 280, 328 f, 353, 368, 399, 402

- Theorie der 237
Konkretisierung 145
- aktive 248, 280
Konstrukt
- persönliches 237, 269-272, 328
Kontrolle 74, 77 f, 81, 91, 97, 129, 131, 134, 149, 155, 161 f, 182, 376, 386, 389, 400 f, 403
- experimentelle 283, 293, 310-317
- hierarchische 188
- inhibitorische 96
- zentrale 129
Kontroll-
- aufgabe 241, 321, 324 ff
- technik 19, 288
- system 334
Konzept-
- bildung 236, 246
- identifikation 244, 245 ff
- identifikationsaufgabe 244, 247, 305
Konzeption
- ganzheitlich-integrative 330, 346
Kreativität 344, 401 f
Kritikempfindlichkeit 9o, 98, 110 f, 122

Langzeitstudien 19, 303, 307 f, 311, 314
Latenzzeit 139 f, 197
Leistungsmotivation 111, 276, 396
Lernen
- inzidentelles 166, 183
Lerntheorie 193, 195, 222
- mediationstheoretische 194, 233, 343
- neobehavioristische 49, 193 f, 217 f, 343
Lerntransfer 245 ff
Lokalisation 22, 51, 58, 62 f, 68, 119, 121, 137, 146, 189, 193, 219, 244, 286, 331, 351 f, 368, 378

Mechanismus
- Adressier- 266
- Bewußtseins- 39, 381
- defensiver 399
- Disattention- 40
- exzitatorischer 159
- Feedback- 151, 156
- der Gesamtintegration 128
- inhibitorischer 159
- Integrations- 334
- lokaler 127, 131
- Problemlöse- 97, 124 f
- Reaktions-, hypothetischer 82
- Regulations- 185
- Reizschutz- 88
- der Reizverarbeitung 81
- der Relevanzzumessung 385 f
- Response- 85
- Response-Screening- 345, 381
- reticulärer 158
- Schutz- 87, 94 f, 220, 399
- Selektions- 27, 33, 152, 384 f
- Steuer- 72, 334, 341
- Stimulus-analysierender 35
- zentraler 127, 129 f, 144, 146, 356
Mess-
- methode 318 ff
- problem 288, 317
- verfahren 218, 283, 294
Metonymie 255, 262
Modell
- kognitives, der hierarchischen Verhaltensorganisation 370
Modulation
- exzitatorische 164 f
Motiv 374, 393

Neophobie 136, 148, 274
Nicht-Responder 174 f, 305
Normalisierungstendenz 137, 147, 150

Operation
- abstrakte 244 f
- deduktive 236
- induktive 236

Operations-(Handlungs-) Phase 364, 371 f, 374 f, 378
Organisationsprinzip 73
- assoziationistisches 218
Organisationsstruktur 344
- kognitive 235
Organisationsstufe 72 f, 393
Output-
- Funktion 366, 368
- Interferenz 379, 380
- Seite 22, 51
Overexclusion (Überexklusivität) 45, 92, 117, 120, 206 ff, 248 f, 254, 256, 328
Overinclusion (Überinklusivität) 45, 53, 55, 62, 70, 89, 92, 117, 206, 223, 229, 237, 240, 254-267, 353, 402
- Test 263 f

Paläophobie 148
Parallelisierung (matching) 310-314, 317, 324-327
- der Aufgaben 321 ff
Personal-Construct-Theorie 269 f
Persistenz, intellektuelle 224
Persönlichkeits-
- aufbau (-organisation) 78, 394 f
- desintegration 147, 341, 358
- schutz 341
- störung 338 f, 341, 343
- system 72, 119, 121, 124, 330, 395
- theorie (-modell) 72, 86, 188
Perzepte 98, 389 f
PGR 167, 197, 199 f
PI 139 f, 142
PI-Abfolge
- regelmäßige 139, 141
- unregelmäßige 139, 141, 143
Plan 370, 372-382, 386-397, 401 f
- defensiver 386
- heuristischer 373, 375, 377, 386, 403
- hierarchie 375, 377 f, 380, 386, 399
- Lebens- 373, 377, 392-396
- Meta- 373, 375, 377 f, 393, 399, 403
- strategischer 373 f, 377, 380, 392 f, 403
- struktur 374 f, 386, 391
- Such- 387
Planungszentrum 390, 392
Post-Input-Stufe 58 f, 62
Potential
- evoziertes (AER) 80, 88, 98, 106 ff, 116, 168, 378
PPI 139, 142 ff
Präferenz
- dominanter Responsen 213
Probandenauswahl 288 f, 306, 310
Problemlöse(n) 244, 246, 255, 273 ff, 277 ff
- prozess 43, 240, 274 f
- strategie 235, 246, 275
- tempo 273
- verhalten 98, 272 ff, 376
Projektionssystem thalamisches 159
Prozess
- der Abstraktion 120
- datengesteuerter 382, 387
- ebene/-stufe 236, 351 f, 357
- kognitiver 63, 112, 187, 234, 249, 276, 343, 383, 386, 401
- Konzeptualisierungs- 244
- multipler 335
- partizipatorischer 389
- präattentiver 31
- präparatorischer 388 f
- stufen 47
- Transformations- 349
- variable 242
- zielgerichteter 382, 387
Prüf-/Testkriterien 364, 371-375, 377 f, 380

.ndomisierungsprozess 223
Rating-Skalen 292, 295 f, 319 f
Rauschen 31, 56, 60, 79
Reaktionszeit 45, 49 f, 58, 108, 138-144, 146 f, 328, 402
- aufgabe 58
- defizit 143, 145, 149, 211 ff
- experiment/-studie 40, 57, 138, 140, 142 f
- versuch 138, 167
Reaktivität 43, 96, 136 f, 142, 181, 197 f, 215
- autonome 168, 173 f, 177
- corticale 168, 174, 177
- EEG 168 f
- elektrodermale 167 f, 172 ff, 175 f, 184 f
- kardiovaskuläre 168, 172 f
- muskuläre 168, 172
- psychomotorische 168
Redundanz 30, 37, 45, 103, 139, 141, 143, 242 f, 248, 260, 336, 388
- hypothese/-theorie 44, 103
- Input-Defizit-Hypothese 242
- niveau 44, 103, 242
Reduzierer 79 ff, 87 f, 107, 116, 121, 123
Referenz-Niveau 366 f, 369
Refokussierung automatisierter Pläne 390
Regen-in-die-Traufe-Effekt 124, 400 f
Regression(s) 76, 278 f, 356, 358
- progressive teleologische 248 f, 280
- statistische 324, 327
- theorie 16 f
Regel-Lernen 244-247, 303
Regel-
- größe 347, 369
- kreis 160, 189, 346 ff, 362
- modell hierarchisches 362, 365, 370
- modus 366 f
- system 345, 347, 363 f, 368 f
Regelung(s) 345, 347, 363 f, 366, 369, 397
- system 346 ff
Regler 81, 345, 347 f
- Feedback- 345
- modell 344
Regulierung/Regulation(s) 79 f, 118, 344, 353
- des Arousals 157
- prinzip 72
- der Reaktionen 187
- störung 181, 334, 336, 340, 345
Reintegration 98, 149 f
Reiz-
- hunger 80, 112
- intensitätsregulierung 72, 80 f, 87 f, 90, 98, 107, 116, 120 f, 123
- intensitätskonstrukt 79, 82, 87, 110, 119
- reduktion 72, 80 ff, 87 ff, 91, 93, 106 ff, 116, 121, 367, 402
- reduktion defensive 81 f, 87, 98
- Regler 81, 119
- schranke 88, 98
- schutz 71, 192, 224
- verankerung 89
- verarbeitung/-aufnahme 100, 133, 220
- verstärkung 72, 80 ff, 87, 91, 106 ff, 116 120, 123
Rekodierungsprozess 37 f, 67 f
Relevanz 33 ff, 51, 68, 118, 229, 245, 385
- mass 385
- verteilung 376, 382, 386
- zumessung 68, 385 f
Reliabilität 291, 297, 322 f, 326
Repräsentationsparadigmen 379
Response/Reaktion(s)
- abstrakte 240
- Aufmerksamkeits- 147, 206

- auswahl/-abgabe 39, 49 ff, 62 f, 147, 193, 203, 217, 226, 351
- bereitschaft 121, 129 f, 248
- bereitschaft auf sensorische Attribute 93 ff
- Desorganisation 116, 206 ff, 214, 220
- Disposition 73, 91
- dominante 197, 199-203, 205, 207, 209-212, 214 f, 216 f, 224, 268
- konkrete 240, 250
- Filter 49, 145, 228, 233
- Hierarchie 126, 200, 204 f, 208 f, 223, 267 f
- Hierarchie-, partieller Zusammenbruch der 200, 205 f, 208
- idiosynkratische 227, 240, 267 ff, 337
- interferierende 206 f
- interferenz 200-203, 212-215, 218-224, 337, 374
- interferenztheorie 151, 193 f, 200, 203, 208, 213-217, 218 ff, 223 f, 233, 249, 260, 268
- irrelevante 197
- Komplexität 50, 224, 334
- Konformität 208 f, 214
- konkurrierende 196 f, 199 f, 203 ff, 210 ff, 214 f, 218, 232, 240, 249, 268
- Orientierungs- 157, 178, 383
- Potential 195 f
- präferenz normale 224 ff, 228 f, 231 ff, 260, 337, 390 f
- präferenztheorie/-hypothese 229, 232, 249, 260, 266, 277, 282
- präferierte 212, 227 f, 385
- Seite 61, 384
- Stabilität 208 f, 214
- stärke 196, 200 f, 205, 212, 268
- stärke, obere Grenze des 201-206, 211 f, 214-217, 219-222, 224, 249, 260, 268
- system 136, 193, 219, 222 f
- tendenz 86, 193, 201, 216, 228, 233
- tendenz konkurrierende 193, 204, 206, 220, 224
- theorie 51, 193, 218, 351
- ungewissheit 50
- variabilität intraindividuelle (IRV) 332 ff
- Vermeidung 197
- vermittelnde 227 ff

Responder 174 f, 305
Restitution 133 f, 256, 358
Rod-and-Frame-Test 86, 98, 106 f, 115
RS_C 200-205, 210 f, 214
RS_D 200-205, 214
Rückkoppelung(s) 73, 347, 397
- kreis 371 ff, 375, 377
- negative 347
- prozess positiver 388
- schleife 371

Scanner
- extremer 74, 84 f, 91, 101 f
- minimaler 74, 84 f, 93, 95, 101, 117

Scanning 72 f, 75, 83, 85, 89-94, 99, 101, 103 f, 112 ff, 118, 120, 132, 145, 328, 386
- Disposition 82
- extensives 45, 75, 82 f, 89, 91 ff, 101, 113 f, 116 f, 123, 261, 402
- konstrukt 72, 74 f, 85, 98
- minimales 45, 75, 82 f, 91, 93, 97, 101, 104, 113 f, 117, 124, 248, 367, 402
- tendenz 75, 83, 113 f, 123
- theorie 103, 113 f
- verhalten 75, 82 ff, 103, 105, 114, 117

Schalterfunktion 366
Schicht (soziale Klasse) 301, 312 f, 317

Schliessen
- syllogistisches 230, 277, 279, 281
Schulbildung 243, 251, 311 f, 314, 317
Schutz-
- massnahme (-verhalten) 90, 93, 122
- reaktion 207, 221 f, 256
- system für die Persönlichkeit 90
- vorrichtung 94, 120
SCOR 157 f, 191
Sedationsschwelle 160, 162 f, 171, 184 f, 188
Segmentierungsprozess 135, 137, 145
Selbstaktivität 77, 344, 394
Selbstbild 278, 354, 364, 372 f, 379, 393-396, 400
Selbstwert 358, 379, 395-398
- regulierung 359 ff
Selektion(s) 28 ff, 32-35, 49, 51 f
- prozess 334, 386
- der Schizophrenen 289, 294, 305 f, 328
- störung 62, 69
Semantische(r)
- Dispersion 262
- Dissoziation 261 ff
- Dissolution 263
- Distorsion 263
- Hof 261 ff
Sensitivität (Sensibilität) 81, 87, 93, 98, 108, 110 ff, 207, 213, 220, 402
Sensorisierungsprozess 93, 112, 117, 124, 148, 248
Set 127, 129 f, 141, 144, 232, 237 f, 257, 274, 328, 337, 374, 380, 401
- automatisierter 130
- fixierter 140, 146
- generalisierter 127, 130
- Hierarchie 131
- Index 141, 144
- segmenteller 129, 131
- Segmentierung 130-134, 136, 138, 142-148, 150, 359, 398
- spezialisierter 130, 146
- Theorie 127, 139, 141-147, 149, 341
- übergeordneter 127, 129 f, 133, 142, 144-147, 226
- untergeordneter 130 f, 133
Shadowing 53 f
Simulation(s)
- Computer- 370 f
- forschung 375 f, 378 f, 381 f
- methode 371
- modelle 371
Situationsspezifität 113, 360
Sollwert 346 f, 350, 362 f, 367 f, 397
- Signale 363-366, 368 f
- Steuerung 397
Sortieraufgabe 60, 208, 212, 231, 238, 246, 249, 252 f, 263
Spezialisierung 356
Spezifitätsfrage 290, 327
Spiralen Nach-Effekt 160, 162 f, 170 f, 184 f, 188
Spontaneität 128
Sprichwort(test) 211, 240 ff, 250-253, 264
Status
- sozioökonomischer 283
- Drogen- 394
Steuer-
- prinzip 72 f, 86, 103, 118 f
- prinzip kognitives 72 f, 75, 90, 103, 118
- system/-zentrum 131, 164
Steuerung 60, 73 f, 77, 85, 119, 122, 238 f, 341, 343, 345, 349, 353, 363, 364, 370 ff, 375, 383, 397
- aktive 347 f
- der Aufmerksamkeit 71, 82, 118, 155, 159, 189
- Fehl- 345
- der Informationsaufnahme und -verarbeitung 186, 191
- inhibitorische 165

- des sensorischen Input 157
- Verhaltens- 45 f
- Verhaltens-, hierarchische 362
- der Wahrnehmung 124, 363
- zentrale 135, 144, 159

Stil kognitiver 274 f
- Flexibilität 274
- Rigidität 274 f

Stimulus/Reiz
- ablenkender 27
- analyse 63
- anforderung 173
- auswahl 147
- feld 72 ff, 77, 85 ff, 103, 108
- fokaler 133
- generalisation 196-199, 209, 281
- generalisationsgradient 197, 210, 258
- generalisationshypothese 258
- input 92, 336
- intensität 80 f, 87, 108, 112, 168 f, 187, 196, 218
- interferenz 133, 173, 203, 337, 374
- interferenztheorie 50 f, 193, 203
- irrelevanter 27, 29, 32, 37, 40, 52, 54 ff, 59 f, 98, 108, 121, 133, 139, 142, 147, 166, 197, 208, 247, 259, 267, 373
- komplexität/-ungewiss-heit 50, 95, 115, 167, 206, 247 f, 334 f, 361
- peripherer 133, 152, 154, 166
- relevanter 27, 29, 37, 52, 55, 72, 92, 133, 259
- sampling 104, 155, 187
- Standard- 74 f, 83 f, 99-103, 113 f
- stärke 46, 225
- unmittelbarkeit 46, 225
- zentraler 152, 167

Störbarkeit emotionale 17, 91, 98, 111 f

Störung(s)
- Aufmerksamkeits- 37, 51, 56, 59 f, 115, 142, 165, 187, 192, 328, 340, 384
- ebene 51
- Gedächtnis- 18, 236
- generalisierte 284
- kognitive 26, 234
- primäre 51, 58, 62, 68, 398 ff
- Schweregrad der 98, 247, 265, 275, 299, 301, 305, 309 f, 314
- spezifische 236, 325
- Sprach- 12, 24, 37, 46, 54, 69, 340, 358
- Sprachwahrnehmungs- 38, 54, 60 f, 67 f
- Wahrnehmungs- 18, 42, 62, 67, 69, 111, 126, 154, 187, 189, 340

Strategie 364, 373, 390, 392 ff, 396, 398 f, 401, 403
- abwehrmotivierte 116
- bilden 274, 276
- Defensiv- 206, 222
- defensive 40 ff, 369, 386, 398 f
- heuristische 373
- kognitive 118, 121, 126, 247
- Koordinations- 129
- primäre 385
- sekundäre 385
- Vermeidungs- 207

Strukturprinzip 347 f, 362

Subcortex 155, 186, 190

Substitution 203

Subsystem 76, 118, 124, 330, 335, 343, 350-354, 356 f, 359, 361, 370, 383 f, 385

Suchprozess/-strategie 273, 275, 381, 386

Syllogismus 232, 274, 279-282

System 72, 76, 124, 334, 343-352, 354-358, 363 f, 379, 383, 385, 389, 391

- ansatz regelungstheoretischer 346
- ebene 362 f, 365-368, 370
- höherer Ordnung 363-367, 369
- komponente (REZ, PER KG etc.) 121, 330, 349-354, 357, 359, 363, 370, 395
- niederer Ordnung 363-369
- störung 343
- theorie 118, 124, 343 f

Tendenz desintegrative 332, 337, 354 f, 357, 359, 378, 398 f
Test-(Prüf-) 372 f, 376 ff, 380 f, 388, 396
- kriterien 373, 377 f
Theorie/Modell
- assoziationistische (Assoziations-) 235, 391
- Familien- 391
- Entwicklungs- 16 f
- Impression-management- 18
- der integrierten Handlung 127
- der nicht-assimilierten Perzepte
- perzeptiv-kognitive 71, 113, 118, 120
- psychodynamische 16 f
- sozialhistorische 17 ff
Tiefenkriterien 99 f, 113
TOTE-
- Einheit 371-375, 378 f, 388
- Modell 370, 388, 392
Transformation kognitive 278 f
Trennschärfe 322 f, 326

Übererregung 170-174, 176 ff, 185, 192
Untererregung 170-174, 177 f, 185, 192
Untergruppenbildung 13, 24, 291, 296, 310

Validierung serielle 271
Variabilität/Varianz 98, 145, 162, 254, 284, 291, 294, 378
- interindividuelle 285, 297, 306, 360
- intraindividuelle 285, 297, 306, 332, 334, 360, 397
- Leistungs- 132, 284
- der Messwerte 291, 294, 296, 306, 329, 332
- Response- 218, 328
- Verhaltens- 148, 402
Verallgemeinerungsfähigkeit abstrakte 250
Vergleichsreiz 75, 83 ff, 99-103
Vergleichsstufe 47 f
Verhalten(s)
- desorganisation 218
- fixierung 218
- organisation/-aufbau 330, 337, 341, 365, 370, 386, 370, 390 f
- organisation hierarchische 337, 362 f, 395
- organisation, hierarchisches Modell der 391
Verlangsamungstheorie/-hypothese 39, 44, 57 ff, 61, 66, 273, 336, 351
Vermeidung(stendenz)
- hoch-generalisierte 136
- konditionierte 200
Verstärker 79 ff, 87 ff, 107, 116, 123
Von Domarus-Prinzip 277, 279 f
Vorbereitungsintervall 138, 141

Wahrnehmung(s)/Perzeption
- abwehr 92 f, 116 f, 124
- abwehrmotivierte 109, 121
- feld 74, 77, 93, 117
- feldabhängige 77f
- feldunabhängige 77 f
- funktion 365
- regression 117, 124
- signal 363, 365 f, 368
- einer statistischen Struktur 167, 183

- strategie defensive 90, 112
Weltbild 278, 364, 372 f, 394 f, 400
Werte 374, 393 f
WIST 246 f, 304 f
Wort-
- assoziationstest 48, 208, 211
- bedeutungstest 252
- definitionstest 229 ff
- kommunikationsaufgabe 47, 49
- schatz 241, 251, 265, 311 f, 324

Zentralisierung 356 f
Zentralität 136 f
Zentrierungseffekt 74, 101
Ziel 73, 346 f, 369, 372 ff, 379 f, 382, 386, 393 f, 396, 398 f
- hierarchie 375, 380, 386

Klinische Psychologie

Hans-Ulrich Wittchen/
Manfred M. Fichter
Psychotherapie in der Bundesrepublik
Materialien und Analysen zur psychosozialen und psychotherapeutischen Versorgung. 1980. 235 S. br DM 36,– 54607

Dieses Buch basiert auf der bislang umfangreichsten Untersuchung zur psychotherapeutischen Versorgung in der BRD. Sie wurde im Auftrag des Bundesministeriums für Jugend, Familie und Gesundheit am Max-Planck-Institut für Psychiatrie durchgeführt und behandelt u.a. die Aus- und Weiterbildungssituation sowie die berufliche Lage der im psychosozialen Bereich tätigen Berufsgruppen, analysiert die psychotherapeutischen Versorgungsstrukturen und macht auf die nach wie vor erheblichen Mängel in dieser Versorgung aufmerksam. Diese Studie knüpft an die „Enquête zur Lage der Psychiatrie" von 1975 an und erweitert sie um wesentliche Informationen und Analysen.

Alfons Bense
Klinische Handlungstheorie
Erleben, Verhalten und Handeln in der Klinischen Psychologie. 1981. 256 S. br ca. DM 27,– 54618

Der Autor entwickelt eine klinische Handlungstheorie als Beitrag zur theoretischen Ordnung und Integration verschiedener klinisch-psychologischer Schulen. Während bisherigen denk- und handlungspsychologische Konzepte zu sehr von definierten Problemen ausgingen und dabei die subjektive Konfusion und „Leere" des Klienten vernachlässigten, gewinnt die erweiterte Handlungstheorie Anschluß an Fragestellungen der Physiologie, der Medizin und vor allem auch der Allgemeinen Psychologie.

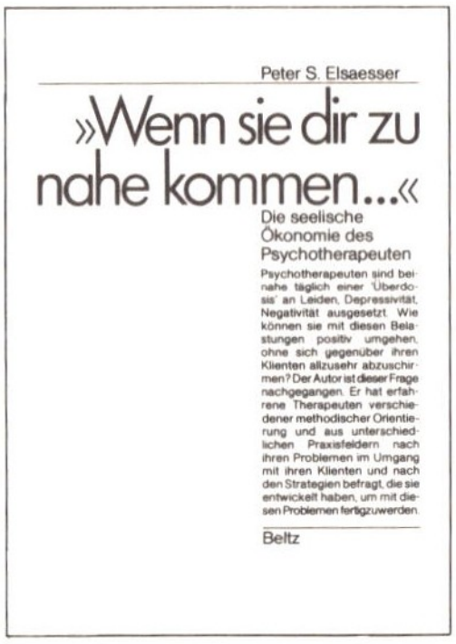

Peter S. Elsaesser
„Wenn sie dir zu nahe kommen . . ."
Die seelische Ökonomie des Psychotherapeuten. 1981. 172 S. br DM 24,80 54617

Der Autor hat erfahrene Psychotherapeuten verschiedener methodischer Orientierung und aus unterschiedlichen Praxisfeldern nach ihren Problemen im Umgang mit ihren Klienten befragt, nach ihrer eigenen „Psychohygiene" und nach den Strategien, die sie entwickelt haben, um mit den Belastungen ihres Berufes fertigzuwerden. Auf diese Weise entstand ein ungewöhnlich realistisches Bild von der wirklichen therapeutischen Situation und ihrer inneren Dynamik.

Lothar Wittmann
Verhaltenstherapie und Psychodynamik
Therapeutisches Handeln jenseits der Schulengrenzen. 1981. 216 S. br DM 29,– 54615

Der Autor, selbst Verhaltenstherapeut, entwickelt ein Konzept der therapeutischen Interaktion, in das er auch psychodynamische Ansätze integriert. In den Mittelpunkt stellt er dabei die Selbstbeobachtung des Therapeuten, sein subjektives Reaktionsspektrum. Das Buch stellt einen wichtigen Schritt in Richtung auf eine integrative Therapietheorie dar.

Sol L. Garfield
Psychotherapie
Ein elektrischer Ansatz. Aus dem Amerikanischen von H. Wenninger. 1981. Ca. 350 S. Pp ca. DM 38,– 54625

Der Autor, ein prominenter Therapeut und Wissenschaftler, hat das große Wagnis unternommen, ein alle wichtigen „Schulen" umfassendes und dennoch selbständiges Psychotherapiekonzept zu entwerfen. Dieses Buch kann mit einigem Recht als das erste Lehrbuch der Psychotherapie überhaupt bezeichnet werden.

Rainer Welz/Hermann Pohlmeier (Hrsg.)
Selbstmordhandlungen
Suizid und Suizidversuch aus interdisziplinärer Sicht. 1981. Ca. 220 S. br ca. DM 30,– 54613

Die Zahl der Selbstmorde und Selbstmordversuche ist seit über 10 Jahren im Ansteigen begriffen. Der vorliegende Sammelband zeigt die Vielschichtigkeit dieses ernsten Problems und bietet einen umfassenden Überblick über den gegenwärtigen Kenntnisstand. Namhafte Wissenschaftler aus unterschiedlichen Disziplinen, Psychologen, Soziologen, Mediziner und Epidemiologen haben daran mitgearbeitet.

BELTZ

Beltz Verlag, Postfach 1120, 6940 Weinheim · Verlag Beltz Basel, Postf. 2346, 4002 Basel

Preisänderungen vorbehalten. 216.81